JN323580

顎関節の徒手理学療法

顎関節症における機能的な関連を
明らかにする検査・診断・
治療・症例

著者：カイ・バルトロウ
Kay Bartrow
監修：中山 孝
翻訳：松井 博

顎関節症治療への新しいアプローチ

"これはきっと素晴らしい本だ！"ドイツ語で書かれた原著を初めて拝見した時の印象である。

とにかく「顎関節に関する徒手理学療法」の書籍としては、類を見ない優れた書物であることは間違いない。顎関節症に対する徒手理学療法を理論的かつ臨床実践的に記載した書物はなかなか見当たらない。この領域に対する理学療法に携わる専門家のみならず、顎関節治療に関与する全ての専門職に是非一読していただきたいと思い、翻訳監修に着手した。

筆者であるカイ・バルトロウ氏はMaitlandコンセプトを修得しているが、PNFコンセプト上級コースも修了され、8年間にわたり顎関節治療に専念してきた。本書は顎関節を専門とする整形外科医との学際的協力体制を確立し、顎関節症治療において理学療法士がどれほど貢献できるかチャレンジしているようにも受け取れる。

第1章では顎関節症の定義から始まり、歴史的経緯、病因論、分類、リスク要因や診断の多様性について言及し、専門チームによる学際的治療の重要性を説いた。第2章では顎関節症とその関連領域の解剖・運動学を臨床との関連から論述した。3章では顎関節のバイオメカニズム、4章では多様な症状発現を呈する関連組織について説明を加え、それらを第5章においてクリニカル・リーズニングとして論理的に問題解決すべきことを強調している。6章以降は具体的な治療を記述している。8章では75頁にもわたり明確な図表を利用し、身体評価を非常にわかり易く説明している。9章では顎関節症で大きな問題となると同時に治療目標ともいうべき定量的・定性的開口障害、関節雑音や痛みについて焦点をあてて論述しているため、思考の整理に有用である。続く10章でも顎関節症の病因モデルを考え、治療全体を概観でき

るよう工夫を凝らしている。関節、筋、神経などの組織ごとの具体的治療技術を詳説した第11章では、筆者の臨床治療経験を生かした手技が多数紹介され、姿勢を変化させた治療技術など、臨床治療で役立つものばかりで圧巻である。12章は理学療法士に必要な歯科治療、13章では筆者の経験に基づいた疫学的分析が紹介され、最後の14章に至っては治療実例が3症例紹介され、臨床家にとって極めて参考になる治療プロセスが記載され、ありがたい。

このように、本書は理学療法士の役割を明確にしつつ、顎関節に対する有効な治療を追求する筆者の姿勢が随所に示され、顎関節の徒手理学療法を体系づけた秀逸な書籍といえる。

本邦では学校教育や臨床教育においても、顎関節症ならびにそれに関連する頭痛、頸部痛、肩関節障害などに対し、曖昧な知識、技術が紹介されるにとどまっているため、理学療法実践に躊躇する臨床家も多い。専門家に委ね、自分とは無関係であると一蹴せず、本書をとおして顎関節障害に苦しむ多くの方々に手を差し伸べるきっかけとなって欲しいと願う。

監修 中山 孝

頭蓋下顎機能障害（CMD）における理学療法の大いなる可能性

　この度、この頭蓋下顎機能障害（CMD）に関する専門書を上梓することができたことをたいへん嬉しく思う。

　本書は、理学療法士および徒手療法にたずさわる方々に是非ご一読頂き、顎関節システムの検査および治療のプロセスの一助となることを願って書かれたものであり、わたしのこの7年間におけるCMDに重点をおいた理学療法士としての活動を通して得られた経験と、顎関節症に関する最新の文献からの情報が記載されている。

　顎関節に関する業務は、わたしの療法士としての活動において、緩やかにその占める位置を拡大し、開業当初からずっとその専門的な位置づけを強めてきた。

　理学療法士を育成するための基礎トレーニングにおいて、顎関節について触れられるのはごくわずかであり、手技に関する専門的トレーニングにおいても、顎関節についての内容はかなり概観的なものであるが、これはわたしの職業的な関心を呼び覚ますのには十分だった。わたしは理学療法の中でもこの分野に強い関心を持っていたが、歯科医から理学療法士を訪れるように言われてくる患者に対し、十分に準備ができた状態ではないまま治療を行っていたこともあって、7年と少しばかり前に、初めてCMDおよび顎関節症に関する専門トレーニングを受けた。

　顎関節の機能障害で理学療法士を訪れるように言われてくる患者の数は、最初のうちは月に1～2名だったが、それがいつの間にか1日に10～15名にまで増えていた。今日では、顎関節症の患者の数は、わたしの1日の治療内容の70％以上を占めることもあるほどに増加している。

　毎年わたしはこのテーマに関する文献を探しては読むのだが、そのたびに、まだ理学療法の視点から書かれたCMDに関する文献がないということを確認していた。ほとんどの文献は歯科医または顎整形外科医の立場から書かれたものであった。理学療法は、CMDの検査および治療にあたって、多くの有用な手がかりを与えることができるにもかかわらず、これはたいへん残念なことだと感じていた。

　この状況が、わたしがこの理学療法士向けの専門書を上梓することの、大きな動機のひとつとなった。

　これ以外の動機としては、わたしのCMD患者に関する理学療法士としての臨床経験を、各療法士やCMDに関係する医療の現場の各部門に対して公開すること。そしてこの重要性の高い治療行為の実際の中に理学療法を今まで以上に効果的に組み込み、顎関節症患者の治療に関係する専門職間に情報交換の流れを作りたいということなどである。

　患者に対する最善の治療を行うには、学際的なチームとしての作業、手順および治療に関与する者の間での情報交換が不可欠であり、それを実現するために、本書が役立てばと願う次第である。

著者　*カイ・バルトロウ*

目 次

顎関節症治療への新しいアプローチ　中山 孝 …………………………………………Ⅲ
頭蓋下顎機能障害における理学療法の大いなる可能性 ……………………………Ⅳ

1　頭蓋下顎機能障害（CMD）の基本　　　　　　　　　　　　　　　　　1

1.1　CMDの定義 ……………………………2
1.2　CMDの歴史 ……………………………3
1.3　病因 ……………………………………3
1.4　CMDの分類 ……………………………5
1.5　CMDが起こる頻度 ……………………7
　　　成人と高齢者／小児および少年
1.6　リスク要因 ……………………………9
　　　素因／開始因子／慢性化因子
1.7　診断の多様性 …………………………10
1.8　CMDチームの学際的治療 ……………11
　　　チームでの理学療法士の位置／
　　　理学療法士の主な役割

2　側頭下顎関節：解剖学的構造と臨床的関連　　　　　　　　　　　　　18

2.1　顎関節の構造 …………………………18
2.2　頭蓋下顎系の筋の構造 ………………20
　　　咀嚼筋／舌骨上筋／舌骨下筋／表情筋
2.3　神経系の構造 …………………………25
2.4　関節内部の構造（関節円板、二層部）……28
2.5　関節周囲の構造（関節包靱帯） ………29

3　側頭下顎関節のバイオメカニズム　　　　　　　　　　　　　　　　　31

3.1　運動の方向 ……………………………32
　　　下制／挙上／外側偏位および内側偏位／
　　　前方突出／後退
3.2　可動域の標準値 ………………………33
3.3　顎の運動
　　　（関節腔内部での下顎頭の運動） ……34
　　　下部関節腔／上部関節腔
3.4　円板転位 ………………………………35

4　CMD症状および症状部位　　　　　　　　　　　　　　　　　　　　　39

4.1　顎関節部 ………………………………40
　　　コラム：歯について
4.2　歯部 ……………………………………42
4.3　顎／顔面部の筋組織 …………………44
4.4　耳部 ……………………………………46
4.5　額部／側頭部 …………………………47
4.6　眼部 ……………………………………48
4.7　腹部頸部（喉） …………………………49
4.8　頭部（頭蓋骨） …………………………50
4.9　頸部（頸椎上部） ………………………51
4.10　肩部 …………………………………53

5 検査計画およびクリニカルリーズニング　57

- 5.1 クリニカルリーズニング――
  診断的クリニカルリーズニング …………58
- 5.2 自分の処置を客観的に見る――
  治療方法の管理 ……………………………60
- 5.3 クリニカルリーズニングプロセスの概要 …61

6 理学療法における検査の構成要素　63

- 6.1 理学療法における検査のパターン ………64
- 6.2 検査パターンの詳細 ………………………65

7 CMD患者の既往歴の聴取　67

- 7.1 仮説を立てる ………………………………68
- 7.2 仮説と身体的検査の計画立案 ……………69
- 7.3 表記（文書化、記録）……………………70

8 身体的検査　73

- 8.1 視診 …………………………………………75
  口腔外の視診／身体姿勢の視診／
  口腔内の視診
- 8.2 自動運動検査および検査手順 ……………99
  自動運動の方向別の測定／
  自動運動の質の判定／
  痛みを伴う自動運動の表記／
  自動運動検査における開始姿勢の可変性
- 8.3 神経学的検査 ………………………………108
  感受性の検査／障害された筋の検査／
  反射の検査／三叉神経孔の触診／
  下顎神経の緊張検査
- 8.4 触診 …………………………………………115
  口腔内の触診[歯／顎関節包の一部／咬筋／
  内側翼突筋／口底筋]／口腔外の触診
- 8.5 他動運動検査 ………………………………123
  生理学的他動運動検査／
  他動的加圧運動（オーバープレッシャー）による
  他動運動検査／他動運動検査の可変性
- 8.6 筋機能検査 …………………………………129
  筋機能検査の実施[咀嚼筋の／舌骨上筋の／
  舌骨下筋の／頸椎屈筋の／頸椎伸筋の検査]
- 8.7 クリック音 …………………………………134
  クリック音の分析／
  関節雑音の機械的可変性の検査テクニック／
  関節円板前方転位
- 8.8 CMDのスクリーニング …………………139
  カテゴリー1：咬合の問題／
  カテゴリー2：関節の問題／
  カテゴリー3：筋の問題／スクリーニング検査
- 8.9 スクリーニングに重要な、
  隣接する身体部位 …………………………145
  上部頸椎のスクリーニングテスト／
  肩関節と肩甲帯のスクリーニング／
  胸椎のスクリーニング

9 CMDにおける4つの主要症状　　　　　　　　　　　　　151

- 9.1 開口運動の定量的障害 ……………152
- 9.2 開口運動の質的障害 ………………153
- 9.3 関節雑音 ……………………………155
- 9.4 痛み …………………………………157

10 顎関節機能障害の4つの主要な原因　　　　　　　　　159

- 10.1 筋に起因するもの …………………160
- 10.2 関節に起因するもの ………………162
- 10.3 関節円板に起因するもの …………164
- 10.4 神経に起因するもの ………………166

11 理学療法としての治療技術　　　　　　　　　　　　　169

- 11.1 関節テクニック ……………………173
  生理的および副運動的な他動運動／
  生理的他動運動と副運動モビライゼーション
  テクニックの組み合わせ／
  副運動モビライゼーションテクニック
  [腹側への／尾側への／背側への／外側・内側への
  滑りモビライゼーション]／
  副運動モビライゼーションテクニック：
  上部頸椎／上部胸椎
- 11.2 筋テクニック ………………………188
  軟部組織テクニック[咬筋／内側翼突筋／
  顎舌骨筋、顎二腹筋、オトガイ舌骨筋]／
  トリガーポイントテクニック[増幅筋(下行部)／
  胸鎖乳突筋／肩甲挙筋／斜角筋／後頭下筋／
  咬筋]／PNFテクニック／神経生理学作用原理
- 11.3 神経テクニック ……………………203
  神経の治療テクニックの効果／
  機械的接触位置の治療
- 11.4 ポジションの組み合わせによる治療 ……210
  適用されるバイオメカニズム／
  頸椎の調節による治療開始姿勢の変化／
  胸椎の調節による治療開始姿勢の変化
- 11.5 頭蓋骨テクニック …………………215
- 11.6 患者ができる自己トレーニング …………219
  モビライゼーショントレーニング
  [モビライゼーションとしての開口運動／
  側方運動／前方突出運動／後退運動]／
  調節トレーニング／難易度の高い調節トレーニング／
  安定性および筋力強化トレーニング／
  表情筋の活性化

12 歯科医療による治療　　　　　　　　　　　　　　　　229

- 12.1 スプリントの使用 …………………230
  スプリント治療の第1段階／第2段階／第3段階
- 12.2 選択的切削措置 ……………………233

13 CMD患者治療における6年間の統計データ　　　　　235

- 13.1 性別分布 ……………………………236
- 13.2 診断の多様性 ………………………236
- 13.3 年齢分布 ……………………………237
- 13.4 主要症状および随伴症状 …………237

14 実例　239

14.1 実例1:特殊な傷のある患者 …………240
既往歴の聴取／クリニカルリーズニング／
この他の検査(計画)との一貫性／視診の所見／
触診の所見／運動検査／
身体的検査のすべての関連する所見のまとめ／
最初に立てた仮説の修正／治療セッション

14.2 実例2:急性の顎関節外傷の患者 ………255
既往歴の聴取／クリニカルリーズニング／
視診の所見／触診の所見／運動検査／
最初に立てた仮説の修正／治療例／
治療の経過と結果

14.3 実例3:
歯根を除去した患者 ………………264
クリニカルリーズニング／視診の所見／
触診の所見／運動検査／
最初に立てた仮説の修正／治療例／
治療の経過と結果

15 復習問題　273

付録:所見用書式と治療報告書のサンプル　285

索引　293

著者、監修者紹介　302

1 頭蓋下顎機能障害(CMD)の基本

- 1.1 CMDの定義　2
- 1.2 CMDの歴史　3
- 1.3 病因　3
- 1.4 CMDの分類　5
- 1.5 CMDが起こる頻度　7
- 1.6 リスク要因　9
- 1.7 診断の多様性　10
- 1.8 CMDチームの学際的治療　11

「頭蓋下顎機能障害」（craniomandibular dysfunction；略語CMD）と診断された患者は、顎関節、咀嚼筋、頭部あるいは顔面に局所的な機能障害または痛みを持っている。しかし、「CMD」の診断は、構造に特化したものでもなければ、症状に特化したものでもない。CMD患者のグループには、実にさまざまな種類の機能障害や問題点がある。CMDの診断というものはそもそも方向性を示す表現であって、どちらかといえば一般にもよく知られている「脊柱症候群」や「肩関節周囲炎（いわゆる五十肩;PHS）」と似ており、しばしば問題自体はそれほど重篤でなくても、それに対して打つ手がない状況に見舞われることがある。

　その言葉本来の意味からすれば、これは上顎と下顎との連動に関係する機能障害である。以下の周辺構造、すなわち咀嚼筋（咬筋、側頭筋、内側および外側翼突筋）、舌骨上筋、舌骨下筋、表情筋、血管構造、眼部（眼窩上部および眼窩下部）、耳部（外耳道）および神経構造などが基本的に影響する。これらの構造は、顎関節と直近の位置にある関係で、顎関節内外で発生する症状に直接関与している。これらは、その機能（機械的な負荷、変形または変化）によって、およびその機能障害（過負荷、生理学的/解剖学的な限界以上の変形など）によって、顎関節の通常の生理的機能に対してネガティブな影響を与え得る。

　少々離れた位置にある機能の複合体、例えば肩部および頸椎なども、解剖学的に顎関節とは関係が深いため、軽視できない領域である。そのため、セラピストはこれらの領域も検査の対象としており、所見によっては治療の対象にもなり得る。これらの領域の機能障害の影響は多重的であり、CMDには問題となる多くの側面がある。

1.1　CMD（頭蓋下顎機能障害）の定義

　CMDの病像についての説明または定義を行うことは、これまでに何度も試みがなされており、議論が重ねられてきた。ここに、これまでに使用されてきた定義を挙げておく。
- 「頭蓋下顎機能障害（CMD）は、側頭下顎機能障害（噛み合わせ症候群TMD）とも呼ばれ、かつてはコステン症候群とも呼ばれていた、頭部肩部組織の機能連携におけるシステム的な疾病である。CMDは主として強制的な咬合やてこのモーメントが働く歯並びの不全および咬合不全によって引き起こされる」（Risse、2010年）
- 「CMDは英語のcranio-mandibular dysfunctionの略である。この語によって頭蓋下顎系の機能不全を表す。頭蓋の部位に何らかの機能不全が発生すると、他の部位もまた機能不全に陥る可能性がある」（Undt、2010年）
- 「頭蓋下顎機能障害（CMD）は、筋機能または顎関節機能の構造的、機能的、バイオメカニカル、および心理的な調節障害の上位概念である。この調節障害は痛みを伴う可能性があるが、かならず痛みを伴うというわけではない。狭義では咀嚼筋の痛み（筋筋膜痛）、顎関節内の軟骨円板の伸長（関節円板転位）、および顎関節の炎症または変性による病変（関節痛、関節炎、関節症）などを指す」（Wikipedia、2010年）
- 「共通点についていうならば、CMDとは（筋の）痛みと（顎関節の）制限である」（Rauscher、2008年）
- 「CMD、頭蓋下顎機能障害（英語；cranio-mandibular dysfunction）は、咀嚼システムの疾病の多様な複合体を指す集合的名称であり、頭部頸部咽喉部の症状と関連する」（Zahnwissen、2010年）

1.2　CMDの歴史

　症状が特化されにくく、その上極めてさまざまな様態で現れるため、CMDは長い間「知られざる病」となっていた。最初につけられた名称（コステン症候群）は、米国の耳鼻咽喉科医であるジェームス・コステン（James Costen；1895-1962）にちなんだもので、1934年、これによって初めてコステンの専門領域、すなわち耳鼻咽喉科と顎関節との関係性が示された。コステンによって説明された症状とは、顎関節の雑音または摩擦、耳部の痛み、開口の際の下顎の逸脱および後頭部の痛みである。今日のCMD患者を見れば、これらがCMD患者の中でたいへんよく知られ、広まっている症状であることがわかる。

　それ以降、このあまりよく知られていなかった病像がどんどん医学界の注目を浴びるようになり、一般社会からの興味も深まるようになった。初期の疾病の仮説は骨と関節に関係するものが主流であった。しかし、咬合や筋の状態が考慮されるようになって以降は、多面的で多因的な今日のCMDの病像にまで発展していった（表1.1）。

表1.1　CMDのたどってきた歴史

年	執筆者	病像の名称	病因論／説明モデル
1934	J.B.Costen	コステン症候群	耳鼻咽喉科で見られる症状と顎関節領域の機能障害との関連
1934	G.Steinhart	Arthiritis deformans（変形関節炎）	骨の問題
1963	L.Hupfauf	Motorische Unarten（運動的悪習慣）	筋の問題
1964	A.Gerber	咬合関節障害	骨システムと咬合システムとの連結
1968	S.P.Ramfjord	機能的顎関節障害	機能的な観点に立った関節を中心に据えた説明モデル
1970	W.Schulte	Myoarthropathie（筋関節症）	筋の問題
1981	W.Schulte	Myo-arthro-okkluso-neuro-psychopathie（筋関節咬合神経精神病質）	多因的な病因論の端緒
1988	HIS分類	Classification and diagnostic criteria for headache disorders, cranial neuralgias and facial pain（頭痛障害、頭蓋神経痛、および顔面痛の分類基準ならびに診断基準）	新しい概念CMDを提唱（英語：craniomandibular dysfunction）

1.3　病因

　極めて多くの要因によってCMDの症状が発現する状況が生まれるため、CMDの原因を究明する作業は困難な状況にある。一般的にもCMDの原因が多因的であることが認知されており、文献も存在する。

　病因論的な分類を根底に持つコンセプトは、CMDの病状そのものと同じくらいに多様である。構造的な病因論モデルを作成するための一助となるのが国際生活機能分類（ICF International Classsification of Function, Disability and Health, ICF; DIMDI 2005）である（図1.1）。

　ICFは疾病と健康に関する身体心理社会的な理解に基づくものである。ICFによれば、個人的な疾病の経験と、患者の解剖・機能学的構造、個人としての活動、および社会参加への病理学的な所見の

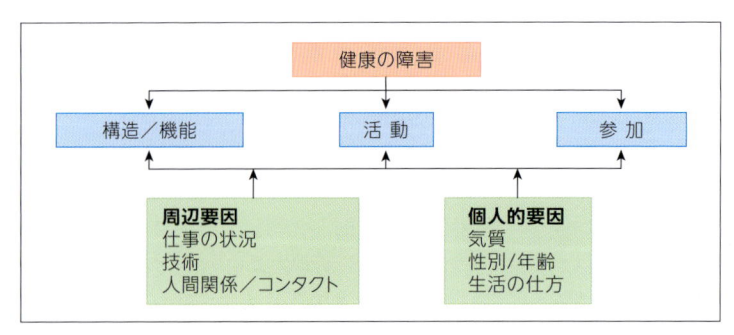

図1.1 ICFの身体心理社会的疾病モデル（DIMDI 2005）

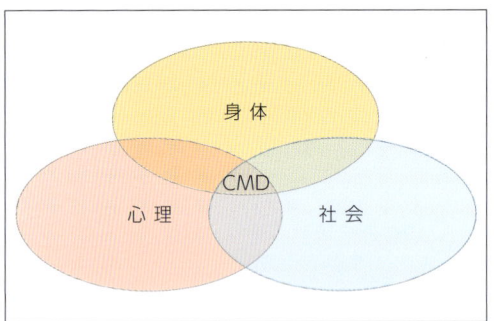

図1.2 CMDの状況における身体心理社会的疾病モデル

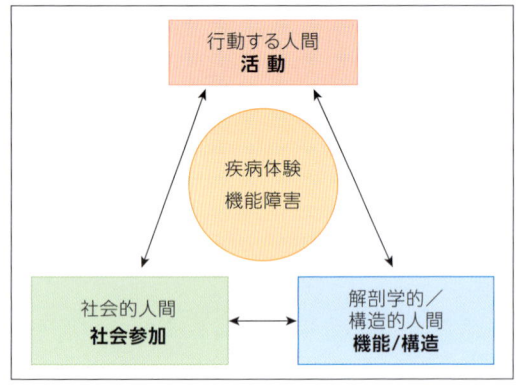

図1.3 疾病体験の領域

直接の影響との間に相互作用が発生する（図1.2、1.3）。

CMDが唯一の独立した原因から発生するという事実を、科学的な観点から発見することはできない。むしろ、さまざまなカテゴリーに属する要因が、CMDの発生に関与しているといえる（図1.4）。方法としてもっとも妥当なのは、この病因となり得る要因を、科学的に認知された身体心理社会的疾病モデル（1976年のエンゲル式方法、そして2005年のICF分類を根底に置く）にしたがって、各グループに分類することである。

ここから、以下の3つの一次病因グループが割り出される：

- 形態学的観点に立った場合、骨と歯の解剖学的構造の変化における—
    * 骨に関係する病因（位置のずれ、外傷）

咬合要因	神経筋的要因	心理社会的要因
* 咬合の接触不良 * 早期接触 * 歯の欠損 * 支持ゾーンの喪失 * 下顎骨折後の歯5 * 抜歯 * 歯科治療後の歯 * フィリング（充てん物） * インレイ（詰め物） * クラウン（被せ物） * ブリッジ（加工義歯） * 歯の位置の不良（歯の異形） * 顎の位置の不良（骨格の異形）	* パラファンクション（歯ぎしり、喫煙） * チューインガム嗜好 * 喫煙 * 歯ぎしり * 歯の圧迫 * 頬や唇を噛む * 小児の親指しゃぶり * 身体姿勢（静的な）	* ストレス * 個人的特徴 * 完璧主義 * 攻撃性 * 不安性 * 心理的外傷につながる人生経験 * 離婚 * 失業 * 喪失感 * 鬱 * 身体姿勢

図1.4 CMDの病因論モデル

* 咬合に関係する病因（歯の位置の不良、悪い歯並び、抜歯、充てん物）
● 機能的観点に立った場合、神経と筋の連動における—
　* 咀嚼筋への異常な刺激の伝達および刺激の処理（神経筋の制御不良による緊張状態の変化）
　* 中枢神経の障害（薬品、大量のアルコール摂取、薬物の摂取）
　* パラファンクション（歯ぎしり、喫煙）
　* 習慣（チューインガムの嗜好、飴の嗜好、歯の圧迫、頬を噛む）
　* 静的変化による身体姿勢の影響（隣接する解剖学的部位との神経筋の連結、バイオメカニカルなてこ作用、など）
● 物理的観点に立った場合、負荷の量およびそれと関連して起こる刺激の受容と処理の変化による：
　* ストレス（苦悩）
　* 個性に関連する問題（完璧主義）
　* 生活の質に影響するほどのネガティブな体験

セラピストがCMD患者を検査すると、たいてい、身体構造と身体機能の領域に原因を発見する。これらの原因は、さらに4つの原因グループ、すなわち、関節症、関節円板症、筋症、神経症の4つに分類される。この4つのグループについては、本書第10章に詳述する。

1.4　CMDの分類

ひとつの病像の分類および診断法は、なによりも病因、発生頻度、疾病の症状との関連が深い。CMDの場合、まさしくこの状態（多因的な病因論、不定的な症状）が、その分類を困難なものにしている。CMDの分類システムは多数存在するが、それぞれ統制がとれておらず、個別の方法でアプローチしたものである。統一的な分類方法を確立しようとする試みは、複雑な病像ならびに症状が多くの要素から成り立っていることなどが理由で挫折してきた。患者の症状の主なもの（関節の痛み、開口障害、頭痛、ストレスなど）にしたがって、それぞれ異なった専門分野がそれにあたる。そして、それぞれの専門分野には、症状を分類するためのそれぞれの評価法がある。

表1.2　Helkimo式機能障害

既往の機能障害等級	臨床的機能障害等級
A0： 既往機能障害なし **A1：** 軽度の既往機能障害： ■ 関節雑音（クリック音、軋轢音） ■ 顎の運動の際の、または朝起床後の疲労感、強直感 **A2：** 重度の既往機能障害： ■ 閉口障害 ■ 開口の際のブロック ■ 運動の際の痛み ■ 関節の痛み ■ 筋の痛み ■ 顔面、顎、側頭部、耳部の痛み	下顎の可動性： ■ 開口の制限 ■ 側方移動の制限 ■ 前方移動の制限 顎関節機能： ■ 顎関節雑音（クリック音/軋轢音） ■ 開口の際の偏位 咀嚼筋の触診の際の敏感さ： ■ 過敏な箇所の数（トリガーポイント） 顎関節の触診の際の敏感さ： ■ 側方からの触診の際の痛み ■ 背側からの触診の際の痛み これらから以下の臨床的機能障害インデックスが割り出される： **D0：**　臨床的機能障害なし **D1：**　軽度の臨床的機能障害 **D2：**　中度の臨床的機能障害 **D3：**　重度の臨床的機能障害

これらの分類システムはすべて、少なくともひとつの基本的理念に沿っている。それはすなわち、既往歴と臨床的検査手順とを同時に取り入れることである。しかし、CMDは極めて多様な症状を通じて自覚されるので、これらの手順は検査者の専門分野にも応じてさまざまな性質を持つ。こういう状態であるため、結果として同一の患者に対して異なった診断（分類）が出されることになる。さらに、どのように分類されるかは、検査者それぞれの検査手順や臨床経験によって異なってくる。

　CMDの分類システムで広く採用されているもののひとつに、Helkimo式機能障害指標がある（表1.2-表1.4; Helkimo 1974）。このシステムは、既往の機能障害と臨床的に確認された機能障害とを考慮したものである。

表1.3 Helkimo式機能障害指標のための臨床的評価

評価パラメーター	ポイント
顎関節の可動性	
開口	
>40mm	0
30-39mm	1
<30mm	5
側方移動（右）	
>7mm	0
4-6mm	1
0-3mm	5
側方移動（左）	
>7mm	0
4-6mm	1
0-3mm	5
前方移動	
>7mm	0
4-6mm	1
0-3mm	5
可動性検査の合計	
A=0ポイント	0
B=1-4ポイント	1
C=5-20ポイント	5
顎の運動の性質	
A=質的な変化なし	0
B=関節雑音（クリック音、軋轢音、偏差）	1
C=開口の制限あり（<35mm、偏差あり）	5
筋の触診	
A=触診による所見なし	0
B=痛みを感じる筋1-3カ所	1
C=痛みを感じる筋4カ所以上	5
関節の触診	
A=問題なし	0
B=側方からの触診に敏感	1
C=背側からの触診に敏感	5
下顎の運動の際の痛み	
A=痛みなし	0
B=下顎の運動の際に痛みがある（1方向）	1
C=2種類またはそれ以上の下顎の運動の際に痛みがある（>2方向）	5

表1.4 Helkimo式機能障害指標の臨床的評価の総合結果

パラメーター1-5のポイント	機能障害グループ	Helkimo機能障害指標
0	0	D0-機能障害なし
1-4	1	D1-軽度の機能障害
5-9	2	D2-中度の機能障害
10-13	3	D3-重度の機能障害
14-17	4	
18-25	5	

表1.5 RDC/TMDによるCMDの臨床的診断（DworkinおよびLeResche 1992）

診断グループ	診断
グループ1：顎の筋の痛み	筋筋膜痛 開口の制限を伴う筋筋膜痛
グループ2：関節円板転位	開口の際のリポジショニング（復位）のある関節円板転位 リポジショニングがなく開口の制限のある関節円板転位 リポジショニングおよび開口の制限のない関節円板転位
グループ3：関節の問題	顎関節痛 顎関節炎 顎関節症

表1.6　RDC／TMDによる検査の臨床的手順

運動試験	顎の雑音	触診時の痛み
■ 能動的な開口、痛みなし ■ 能動的な開口、痛みあり ■ 受動的な開口 ■ 動作の到達の判定 ■ 側方移動(右/左) ■ 前方移動 ■ 水平過蓋咬合(オーバージェット) ■ 垂直過蓋咬合(オーバーバイト) ■ 偏位、歪みの判定	■ 関節のクリック音 ■ 軋轢音	■ 側頭筋(後部、中央部、前部) ■ 咬筋(根元、筋中央部、先端) ■ 顎下部:内側翼突筋、顎二腹筋(前腹) ■ 顎関節側方 ■ 顎関節後方 ■ 外側翼突筋

　この分類ツールをより正確なものに発展させたのが、「側頭下顎機能障害の診断基準リサーチ」(RDC/TMD; DworkinおよびLeResche 1992)である。ここでは、検査の順序および実行の仕方が厳密に定められた、首尾一貫した構成を持った検査が行われている。これによって、所見の作成や症状の分類が容易になった(表1.5、表1.6)。

　Helkimoの指標の場合と同じく、ここでも既往症と臨床的所見とが前面に立てられている。ただし、精神治療学の領域では臨床的分類によって補完されている。このようにして、身体的機能障害(症状)と精神治療学的/心理社会学的な症状およびパラメータを把握できる、2つの軸からなる分類システムが生まれた。基本的に第1軸(身体的レベルでの臨床的分類)の「診断」は、筋の障害および関節の障害での分類ということになる。この時、3つの診断グループは、合計8種類の診断に分かれる。

1.5　CMDが起こる頻度

　大衆の中でCMDの障害が起こる頻度を数量的に特定することは、基本的に、どの基準/症状によって数量特定するか、および何を数量特定するかによって異なる。すなわち、どの分類システムを使用するかによって検査の結果に決定的な違いが生まれる。

● 成人と高齢者

　成人と高齢のCMD患者における発症頻度の基礎データから、以下の事実が読みとれる。
- 多くの研究において、18-45才の患者がもっともCMDの症状を多く示している
- 女性の発症率は、男性の約2倍である
- 成人のCMD患者で痛みを感じる人の割合は、約10%である
- 客観的治療が必要であるのは、被験者の約3%である
- 加齢とともに、組織が衰弱する障害が見られるようになる

(JohnおよびWefers 1999a-b, John他 2001)

　ドイツ口腔衛生研究(DMS III, IVおよびSHIP-0)の最新の数値によれば、われわれが取り組むのは、CMDの複雑な発現所見／症状の最高50%までであるといえる(JohnおよびWefers 1999a-b; 表1.7)。この検査結果には大きなばらつきがあるが、その原因は検査方法と診断手段が統一的でなかったこと、CMDの定義および分類が異なっていたこと(Helkimo機能障害指標またはRDC/TMD)、および個々の被験者の研究ごとに選択して抽出されていたことなどによる。基本的に、この3つの大規模な研究の結果は、関連の深い領域の数多くの小さな研究および検査によるデータを裏付けるものである。

表1.7　口腔機能障害の研究結果のまとめ(DMS III+IV+SHIP-0, 成人)(JohnおよびWefers 1999a-b)

所見／症状	35-44才の占める割合(%)
臨床的に客観化できる所見(顎関節雑音、偏位、運動の制限など)―そのうち：	約50
■ 痛み(顎関節または咀嚼筋)	5
■ 軽度の機能障害	約46
■ 平均的な機能障害	約3
■ 重度の機能障害	約1

● 小児および少年

　頻度を示すCMDの基礎データは、3-18才の小児および少年にもおよんでいる。小児および少年のCMDの症状の頻度分布をまとめることは、成人の場合と同様の難しさがある。問題はまず、研究ごとに取り組む課題やそこに集められる被験者なども異なるという点にある。しかしながら、最新のデータをもとにして、小児および少年におけるCMDの分布および発生については、成人についての研究の結果とよく似た傾向があるといえる(表1.8)。

表1.8　小児および少年における既往の機能障害

所見／症状	3-18才の占める割合(%)
開口障害	37
関節雑音(クリック音/軋轢音)	34
歯ぎしり	35
開口の際の痛み	39
顎関節痛	26
頭痛、顔面痛	31
咀嚼時の痛み	30

　多くの研究において、臨床症状は以上のような順序で発生している場合がほとんどあると報告されている。

- 顎部(関節、筋、頭部、顔面)の痛みを訴える例が最も多い(NilnerおよびLassing 1981, Riolo他 1988, NielsenおよびTerp 1990, Widmalm他 1995c)
- 顎関節雑音(クリック音、軋轢音)を訴える例が僅差でこれに続く(Egermark他 1981, Kononen他 1987, List他 1999, Pilley他 1992)
- 開口に制限が現れる例は比較的少ない(List他 1999, NielsenおよびTerp 1990, Pilley他 1992, Nilner 1981, Alamoudi他 1998)

　CMDの発症、症状の始まり、分布は、しばしば過小評価されている。CMDは運動系のさまざまな神経筋骨格障害との強い相関を示すため、頭痛、顔面痛、頸部障害(拘縮、痛み)、耳部の問題(耳鳴り)、または視覚障害や嚥下障害などの健康面の問題においても、頭蓋下顎系(CMS)について考慮する必要がある(表1.9)。

　実際は、その発症や症状の始まりをさまざまなカテゴリーに分類する必要のある疾病所見である。機能障害の程度や症状の与える刺激の強さに応じて、さまざまな等級付けが行われる。

表1.9　頻度判定の分類：CMD直接のものと周辺作用

能動的で症状のはっきりしたCMD(主導的/第一義的な病状の場合も)	潜在的持続的な、代償性CMD(周辺作用を伴う二次的付随伴症状の場合も)
このカテゴリーは顎関節部における症状が直接臨床的に現れたものである ■ 原因不明の歯痛 ■ 顎関節痛 ■ 咀嚼筋痛 ■ 開口障害 ■ 偏位、運動の制限 ■ 顎関節雑音(クリック音/軋轢音)	このカテゴリーは顎関節システム(CMS)と解剖学的に連結する、顎関節周囲の組織すべてを含む ■ 頭痛および顔面痛 ■ 耳の問題(耳鳴り、耳痛) ■ 脊柱の障害 ■ 視覚障害 ■ 嚥下障害

1.6　リスク要因

すでに、病因および頻度についての考察からもわかるように、CMDの問題を引き起こす要因は多面的である。そのため、潜在的な個人個人のリスク要因も、さまざまな分野に分けられ（図1.5）、CMDが発生するさまざまな段階の説明モデルとして見なされる。

20〜49才のグループにおいては特に、主観的にネガティブな感覚、不適切なストレス処理、個人的なストレスの高まり（苦痛）、および咀嚼筋の痛みなどの間に関係性が見られる（SHIP-O 1997-2001）。

● 素　因

素因としては、個々の有機的組織の要件があり、それは、解剖学的構造（隣接、構成、形状など）、隣接する構造の機能（神経系の相互作用および能動的な運動器官）、および心理的な安定性（性格、感情の強さ、個人的な行動特性などによって異なる）に関連する。これは、後の発症の原因となり得る既存の好発部位のことを指す。これらの好発部位が、CMDへの罹患を示す。

● 開始因子

開始因子とは、病理学的な性格を有する発症のきっかけとなる出来事のことをいう。これは、ドイツの諺でいう「樽を溢れさせる一滴」に似ている。これは、外傷を受けることがきっかけになることもある。例えば、下顎または上顎の骨折、殴打や転倒などが原因となった直接の外傷による関節包の傷、または歯科治療（抜歯あるいは充填など）などがある。

● 慢性化因子

慢性化因子は、頭蓋下顎領域の障害を増大もしくは維持するものである。例えば、ストレスが解消されないままでいると、人の健康状態にマイナスに働きかけ、それによって、あらゆる種類の健康障害を強める、あるいは維持することが認知されている。

ストレス（苦痛）は、身体の免疫作用を弱め、それによって人の身体は障害を受けやすく（発生しやすく）なる。しかし、ストレスだけが慢性化の働きをするのではない。代謝障害や代謝を損なう疾病、例えば糖尿病や炎症性リウマチ（慢性多発性関節炎、線維筋痛症など）などは、既存の機能障害を強めるか、少なくともその持続期間を延長する性格を持っている。

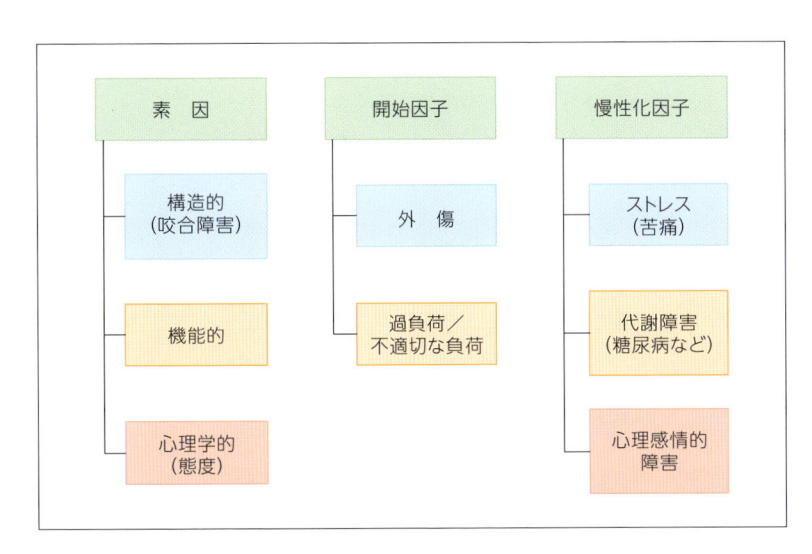

図1.5
発症因子モデル：
CMDのリスク要因

1.7　診断の多様性

　症状の現れる多様な部位のリストが明示しているように、頭蓋下顎の諸問題は、唯一の発生メカニズムや唯一の障害（唯一の開始因子）に起因するものではないとされることがしばしばである。症状が多面的であるということは、その発生の説明モデルもまた変化に富んでおり、多様であると病理学ではいわれている。

　外傷に起因するCMD（激しい力が働いた結果による関節包の損傷や骨折）だけを対象としない場合、顎関節の諸問題の発生原因は単一の原因によるものでもなければ、互いに影響し合わない個別の原因によるものでもない。むしろCMDの発生は複数の原因が重なった結果とみなす必要がある（図1.6、1.7）。筋の機能不全（ストレス処理の不全または直接の外傷などによる、咀嚼筋の緊張亢進または咀嚼筋の過負荷による損傷）は、顎関節のメカニズムを機能障害へと導く。この機能障害の連鎖に、関節包および関節包近傍の構造も含まれる。

　CMDの症状がこれほどに多様であるということは、それに対して立てられる診断もまた異なるということになる。この診断はもちろん検査を行う医師によっても異なる。各医師の考え方は当然それぞれの専門分野と密接に結びついているため、歯科医の立てる診断は神経科医や耳鼻咽喉科医の立てる診断とは異なる。それぞれの観点はその専門分野によって異なるため、最終的な（患者の本来の個人的な機能障害または症状に関する）診断の持つ説得力は非特定的な状態にとどまる。CMD患者の診断の多様性の例を以下に示す：

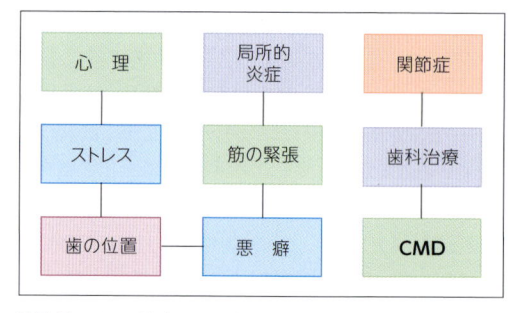

- CMD（頭蓋下顎機能障害）
- TMJ（側頭下顎機能障害）
- 顎関節症（Myarthropathy）
- 顎関節障害（Myoarthropathy）
- 下顎機能不全症
- コステン症候群
- 顎関節痛症候群
- 開口障害
- 頭蓋顔面痛症候群
- 歯ぎしり
- 顎の筋痛障害
- 顎障害（運動の制限あり）
- 顎障害（運動の制限なし）
- 顎関節不全症候群
- 顎関節雑音
- 口腔機能障害
- 口腔顔面機能障害

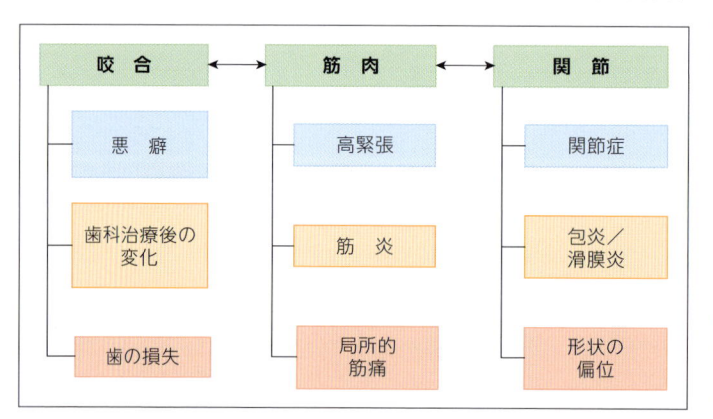

図1.7　CMD発生の際に考えられる付随因子

図1.6　CMDの病像における発生の複数因子：複数の柱を持つCMD発生の説明モデル

1.8　CMDチームの学際的治療

　CMD患者の機能不全および障害は、非常に複雑に現れる可能性があり、そのため、学際的な協力体制が治療の効果に大きなメリットをもたらす。患者の持つ障害が複雑に入り組み多重性を持つほど、より広範な治療を行わなければならない。対応する方向性を持つ専門分野から治療へ参加することが望ましい。

　シンプルな治療組織は、開口障害や筋痛、あるいは偏位などの機能的障害などを持つ、「通常の」頭蓋下顎機能障害の状態から導き出される（Lauer & Weigek 2004、Danner & Sander 2004、Lechner 2009）。そこから、たいていひとつの概観的な配置図が生まれる（図1.8）。

　患者が顎関節周辺に抱えている障害が多ければ多いほど、この配置図は複雑になる。顎関節周辺に存在する部位（耳部、眼部、喉部、頸部、他）に障害が拡がると、当然この配置図に記入される専門分野の数も増加する（Lechner 2009）。そうなると、もっと踏み込んだ鑑別診断による措置を講じることが必要となる。これは、共同作業を行う場合には複数の専門分野が必要となることを意味する（図1.9）。

　離れた位置で関連している部位や、解剖学的あるいは機能的に関連している部位に現れた症状は、確実に原因を解明するために、専門医によってそれがCMDに関連しているか検査が行われるのが望ましい（表1.10）。症状は、解剖学的な部位に割り当てて、患者を該当する専門分野に紹介できるようにするとよい。

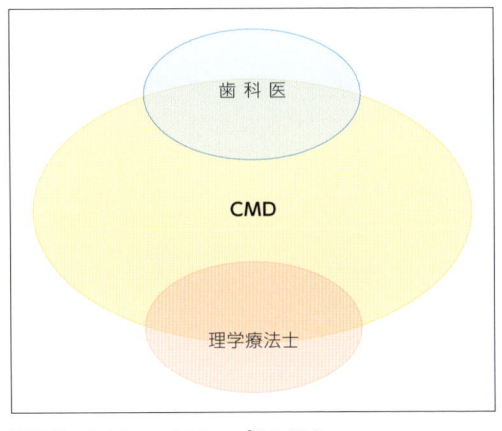

図1.8　CMDチームのシンプルな構成

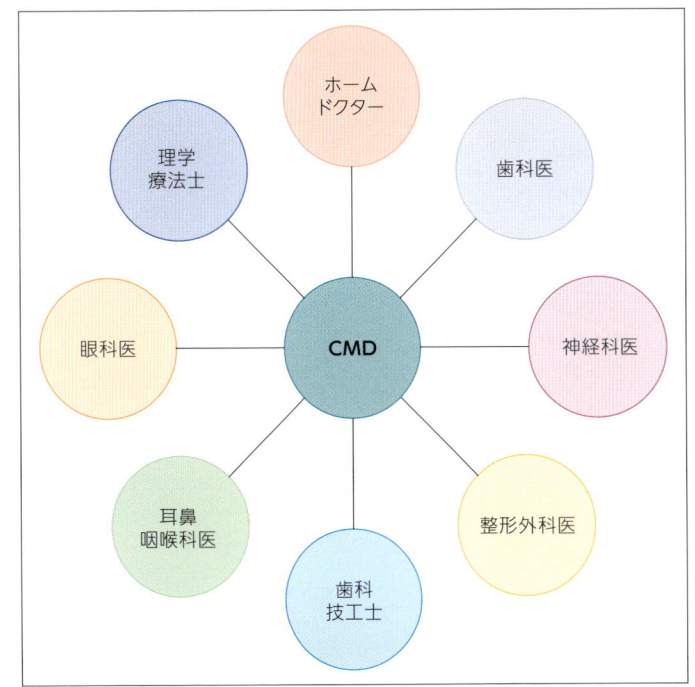

図1.9
鑑別診断の図解：
複数の因子を持つ症状がある場合の
複雑化したCMDチーム

表1.10 ひとりのCMD患者の症状と鑑別診断に関係する専門分野

症　状	関連する部位/構造	鑑別診断の専門分野
視覚障害 複視 眼が焼ける 眼圧の増大 涙量の増加 眼の充血	眼	眼科医
歯痛 顎痛 歯知覚過敏	歯	歯科医
耳痛 耳内の圧迫感 耳鳴り 嗅覚障害 鼻痛 嚥下障害 声枯れ(嗄声)	咽喉、鼻、耳	耳鼻咽喉科医
歯ぎしり 食事中の関節雑音 開口時の偏位	咬合	歯科医/歯科技工士
顔面または頭部に拡がる痛み 頭痛 腕内に拡がる痛み	神経構造/椎間関節	神経科医/整形外科医

● チームでの理学療法士の位置

顎関節は力学の法則(生体力学)の影響下にある滑液関節であるため、理学療法士による徒手療法などの多面的アプローチ(マルチモードアクセス)はたいへん効果的である。歯科医向けの専門書も、歯科医と理学療法士との学際的協力作業(協働治療)との重要性について言及している(Lechner 2008、Seeher 2008、Rauscher 2008、Lotzmann 2002)。

理学療法士は運動系のスペシャリストであり、運動系には当然顎関節が含まれている。CMD患者の治療に専門的な関心を持つ理学療法士は、そこに新しい課題を発見し、また、顎関節と解剖学的または機能的に関連する部位障害を持つ他の患者の治療への新しい可能性を見出すであろう。ただしこれは、治療を神経筋骨格系に絞り込むという一面を内包する。CMD患者の治療において必要とされるであろうこれ以外の措置、例えば、スプリントの使用、選択的な切削措置、咬合機能治療、あるいは耳鼻咽喉科診断などは、患者の総合マネジメントのための学際的治療の意味において、該当する専門分野において行われるべきである。このようにして初めて、患者の回復のための学際的な方向付けを持つ総合治療が、包括的、効果的に行われ成功を収めることができるのである(図1.10)。

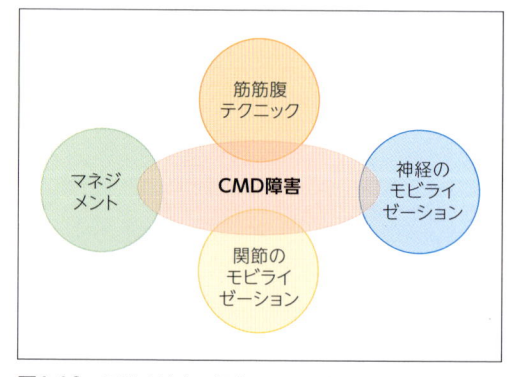

図1.10 理学療法士の視点から見た治療の可能性

● 理学療法士の主な役割

学際的治療における理学療法士の基本的な役割は、本来の多面的理学療法の他に、神経筋骨格系の包括的な検査がある。これは、患者の機能的な障害を正確に診断することを目的としている。理学療法士の役割を、表1.11に3つの要素に分けて記載する：

- 要素1、神経筋骨格系の所見：正確な機能診断を行うのに役立つ、あらゆる措置を行う。
- 要素2、治療介入：症状の改善に向けて、あらゆる能動的および受動的措置を行う。
- 要素3、多面的な患者マネジメント：これら以外の（治療におけるマンツーマンの直接のセッションから実行できる）あらゆる包括的治療の措置を含む。この時、身体的心理的社会的治療計画および治療構成の一環として、患者の社会的な活動や関与（職業、趣味、休日の過ごし方など）にも考慮する。

表1.11 理学療法士の介入の役割および要素

神経筋骨格系の検査	療法士としての治療介入	多面的な患者マネジメント
病歴 ↓ 仮説鑑定 ↓ 身体検査計画	**多面的な理学療法** —治療計画（筋力強化、モビライゼーション、スタビライゼーション） —物理療法（暖、冷） —軟部組織テクニック —電気療法 ↓ **徒手治療** —局所的関節モビライゼーション（さまざまなモビライゼーションレベル、モビライゼーション方向、開始位置） —関節包のモビライゼーション —軟部組織のテクニック	**治療計画の統合** ↓ **作業場所の人間工学的快適性** —作業姿勢 **ストレスの軽減** —ストレス管理 **睡眠挙動** —歯ぎしりのコントロール —スプリントの使用

参考文献

Alamoudi N, Farsi N, Salako NO, Feteih R. Temporomandibular disorders among school children; J Clin Pediatr Dent. 1998: 22:323-328

Beale K.. Clinical review - Temporomandibular Joint Disorder. Cinahl Information System; 2008

Bernhardt O, Gesch D, Schwahn C, Mack F, Meyer G, Ulrich J, Kocher T. Risk factors fur headache, including TMD signs and symtoms and their impact on quality of life. Results of the study of Health in Pomerania (SHIP-O). Quintessence Int. 2005;36: 55-64

Bumann A, Lotzmann U. Funktionsdiagnostik und Therapieprinzipien. Stuttgart: Thieme ; 2000

Celar A G, Bantleon H P. Kraniomandibulare Dysfunktion: Review und Analyse. Inf Orthod Kieferorthop. 2004;36: 1-8

Costen JB. Syndrome of ear and sinus symptoms dependent upon disturbed function of the temporomandibular joint; Am Otol Rhin. 1934: 43,1-15

Danner H-W, Sander M. Orhtophdische und physiotherapeutische Konsiliarbehandlungen bei CMD. zm-online. 2004;2: o.S.

Deutsches Institut ftr Medizinische Dokumentation und Information (DIMDI), Hrsg. Internationale Klassifikation der Funktionsfähigkeit, Behinderung und Gesundheit. Genf: World Health Organization: 2005

Diehl A, Nickel W, Blomeyer J. Einfluss von Stress auf die Unterkieferlage. Q]uintessenz Team-Journal. 2008;38 : o.S.

Dijkstra PU, Kropmans TJ, Stengenga B. The association between generalized joint hypermobility and temporomandibular joint disorders: a systematic review. J Dent Res. 2002;81 : 158-163

Dworkin SF, LeResche L. Research diagnostic criteria for temporomandibular disorders: review, criteria, examinations and specifications, critique. J Craniomandibular Disorders. 1992;6: 301-355

Egermark I, Carlsson GE, Ingervall B. Prevalence of mandibular dysfunction and orofacial parafunction in 7-11, and 15 year old Swedish children. Eur J Orthod. 1981;3: 163-172

Engel GL. Psychisches Verhalten in Gesundheit und I(rankheit. Bern: Huber ; 1976

Fischer MJ, Riedlinger K, Hoy L, Gutenbrunner C, Bernateck M. Abhängigkeit von extrakranieller Schmerzlokalsisation und Dysfunktionen im kraniomandibularen System. Hessisches Ärzteblatt. 2009;6: 386-392

Gabler M, Reiber T, John M. Die mehrdimensionale Charakterisierung einer Patientenpopulation mit kraniomandibularen Dysfunktionen. Deutsche Zahnärztliche Z. 2001 ;5: 332-334

Gerber A. Logik und Mystik der Kiefergelenksbeschwerden I+11. Schweiz. Monatsschrift Zahnmed. 1964;74: 8-14

Gesundheitsberichterstattung des Bundes (RK1) "Mundgesundheit".2009;Heft 47, Juli

Greene CS. The etiology of temporomandibular disorders: implications for treatment. J. Orofac Pain. 2001 ;15: 93-l05

Helkimo M. Studies on function and dysfunction of the masticatory system II. Index for anamnestic and clinical dysfunction and occlusal state. Swed. Dent J. 1974;67: 101-121

Hirsch C, John M, Schaller HG, Setz J. Korrelieren CMD Symptome bei Kindern und Jugendlichen mit allgemeinen Schmerzen? Deutsche Zahnarztl. Z. 2001 ;56: 327-331

Hirsch C. Kraniomandibuläre Dysfunktionen (CMD) bei Kindern und Jugendlichen - Pr~valenz, Beeintr~chtigungen und Einfltisse der physischen Entwicklung. Dissertation; 2003

Hirsch C. Kraniomandibul~re Dysfunktionen (CMD) bei Kindern und Jugendlichen. Oralprophylaxe&Kinderzahnheilkunde. 2007; 29: 42-46

Hdfel L. Die Psyche und der Zahn - Stress und Bruxismus - Teil 1+2. Cosmetic dentistry. 2006;3

Huang GJ, LeResche L, Critchlow CW, Martin MD, Drangsholt MT. Risk factors for diagnostic subgroups of painful temporomandibular disorders. J Dent Res. 2002; 81: 284-288

Hupfauf L. Symptomatik und Genese chronischer KiefeF gelenkserkrankungen. Dtsch Zahn~rztliche Zeitschrift. 1963; 18: 225-235

John M, Hirsch C, Reiber T. Häufigkeit, Bedeutung und Behandlungsbedarf kraniomandibulärer Dysfunktionen. Zeitschrift fur Gesundheitswissenschaften. 2001; 9: 136-155

John M, Hirsch C, Reiber T. Häufigkeit, Bedeutung und Behandlungsbedarf kraniomandibulärer Dysfunktionen. Zeitschr f Gesundheitswissenschaften. 2001 ; 9: 1 36-1 55

John M, Micheelis W. OHIP (Oral Health Impact Profile) - Mundgesundheitsbezogene Lebensqualität - IDZ-Information. 2003;1

John M, Wefers KP. Orale Dysfunktionen bei den Erwachsenen. In: Deutsche Mundgesundheitsstudie 111 (DMS III). K6ln: Deutscher Arzte Verlag; 1999

John M, Wefers KP. Orale Dysfunktionen bei den Senioren. In: Deutsche Mundgesundheitsstudie 111 (DMS III); Köln: Deutscher Ärzte Verlag;1999

Kares H. Kraniomandibuläre Dysfunktionen (CMD) bei Kindern und Jugendlichen. KiM - Komplement. integr. Med. 2007;1 : 26-30

Kononen M, et al. Signs and symptoms of craniomandibular disorders in a series of Finnish children. Acta Odontol Scand. 1987:45: 109-114

Lauer HC, Weigl P. Differentialdiagnose bei kraniomandibulärer Dysfunktion (CMD), zm. 2004;2

Lechner KH. Kritische Betrachtungen zur Therapie von CMD-Patienten. Hessisches Ärzteblatt. 2009; 4

List T et al. TMD in children and adolescents: prevalence of pain, gender differences and perceived treatment need; J Orofacial Pain. 1999: 13: 9-20

Lotzmann U. Okklusion, Kiefergelenk und Wirbelsaule, zm. 2002;1

Madsen H. Evidenzbasierte Medizin in der Kieferorthopädie. Q]uintessenz 59. 2008; 9: 977-984 (2008)

Madsen H. Schmerztherapeutische Prinzipien bei Diagnose und Therapie von TMD. Zahn Prax. 2004;7: 478-483

Micheelis W, Reich E. Dritte Deutsche Mundgesundheitsstudie (DMS 111). Köln: Deutscher Arzte Verlag K6ln, 1999

Micheelis W,Schiffner U. Vierte Deutsche Mundgesundheitsstudie (DMS IV). Kdln: Deutscher Arzte Verlag, 2006

Nielsen L, Terp S. Screening ftir functional disorders of the masticatory system among teenagers: Community Dent Oral Epidemiol. 1990; 18: 281-287

Nilner M, Lassing SA. Prevalence of functional disturbances and diseases of the stomatignathic system in 7-14 year olds. Swed Dent J. 1981; 5: 173-187

Okeson JP. Orofacial Pain. Guidelines for assessment, diagnosis and management. Chicago: Quintessenz; 1 996

Palla S. Grundsätze zur Therapie des myoarthropathischen Schmerzes. Schmerz. 2002: 16: 373-380

Peroz I. Differenzierung temporomandibulärer Funktionsstorungen anhand anamnestischer und klinischer Befunde. Dtsch Zahnärztl Z. 1997: 52: 299-304

Peroz I. Epidemiologie von craniomandibularen Funktionsstdrungen - Eine retrospective Studie. Zahnarztl Welt. 1997;106: 736-740

Peroz I. Symptomatik Craniomandibularer Dysfunktionen. Q]uintessenz Team-Journal. 2003; 33: 329-332

Pilley J R et al. A survey of craniomandibular disorders in 800 15 year olds. A follow-up study of children with malocclusion. Eur J Orthod. 1992; 14: 152-161

Pow EH, Leung KC, McMillan AS. Prevalance of symptoms associated with temporomandibular disorders in Hong Kong Chinese. J Orofac Pain. 2001 ; 15: 228-234

Ramfjord SP, Ash M jr. Physiologie und Therapie der Okklusion. Berlin: Quintessenz: 1968

Rauscher T. Funktionsstdrungen erkennen und behandeln - Management von Patienten mit craniomandibulären Dysfunktionen. BZB. 2008; Juli/August: 58-59

Riolo M L et al. Clinical validity of the relationship between TMJ signs and symptoms in children and youth. ASDC J Dent Child. 1988; 55: 110-113

Risse G. www.cmd-institut.de, abgerufen 30.01.2010 Schulte W. Anlage und Gebrauch des Diagnose- und The rapieschemas bei Myoarthropathien des Kauorgans. Dtsch Zahnärztl. Zeitschrift. 1970; 25: 437-485

Schulte W. Myoarthropathien: Epidemiologische Gesichtspunkte, analytische und therapeutische Ergebnisse; Dtsch. Zahnärztl Zeitschrift. 1981; 36: 343-353

Seeher WD. Funktionsdiagnostik. BZB. 2008; Juli-August:49-57

Steinhardt G. Untersuchung uber die Beanspruchung der Kiefergelenke und ihre gewebliche Folgen. Stuttgart: Thieme; 1934

Turp JC, John M, Nilges P, Jürgens J. Schmerzen im Bereich der I(aumuskulatur und I(iefergelenke. Empfehlungen zur standardisierten Diagnostik und I(1assifikation von Patienten. Schmerz. 2000; 14: 416-428

Türp JC, Schindler HJ, Bartzela T. Schmerzhafte Myoarthropathien des I(ausystems - evidenzbasierte Diagnostik. I(ieferorthop. 2005; 19: 173-181

Undt G. www.kiefergelenk.at/de/kiefergelenkerkrankungenlfunktionsstoerungen-cmd/cmd-definition, html, abgerufen 30.01 .201 O

Ververs MJB, Ouwerkerk JL, van der Heijden GJMG, Steenks MH, deWijer A. Ätiologie der kraniomandibulären Dysfunktion: eine Literaturübersicht. Deutscher Ärzte Verlag. Deut Zahnärztl Z. 2004;59: 556-562

Widmalm SE et al. Prevalence of signs and symptoms of craniomandibular disorders and orofacial parafunction in 4-6 year old African-American and Caucasian children. J Oral Rehabil. 1995c; 22: 87-93

Wikipedia. Kraniomandibuläre Dysfunktion. www.wikipedia.de, abgerufen 30.01.2010

Wolowski A. Bruxismus und psychovegetative Spannungszustande. zm. 2002;1

Zahnwissen. CMP. www.zahnwissen.delframeset_lexi.htm, abgerufen 30.01.2010

Zwijnenburg A, John M, Reiber T. Schmerz als bestimmender Faktor ftir den subjektiven Behandlungsbedarf kraniomandibularer Dysfunktionen. In: Lipp M., Raab W., Wahl G. (Hrsg): Kiefer- und Gesichtsschmerz. Hannover: Schlüterscher Verlag; 2002

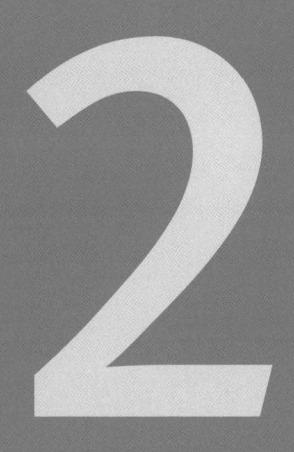

2 側頭下顎関節：解剖学的構造と臨床的関連

- 2.1 顎関節の構造　18
- 2.2 頭蓋下顎系の筋の構造　20
- 2.3 神経系の構造　25
- 2.4 関節内部の構造（関節円板、二層部）　28
- 2.5 関節周囲の構造（関節包靱帯）　29

ここで図表やテキストで提供する解剖学的解説は、臨床的な症状のすべてを解明するものではない。しかしながら、機能連鎖や構造的なつながりを知ることによって臨床的な症状を解明することの助けになるものである。現代の理学療法は、解剖学的な直接の関係、ならびに機能連鎖（機能-機能障害の連鎖）によって患者の病像との関連を導き出す。今日、解剖学的に位置が密接していることによって、機能的または機械的な影響を受けると見なすことは自明のこととなっている。患者の持つ障害の多くは、解剖学的な関連の影響下にある。多くの障害について、機能または機能障害から対応する解剖学的関連を導き出さなければならない。

> "形状は機能に影響し、機能は形状に従う"

この「形状と機能の関係」を、患者の検査および治療に際して常に計算に入れておかなければならない。以下の部分では、臨床機能的な関係を示すために、側頭下顎関節（TMJ）の、臨床的に関連する解剖学的構造について述べる。

2.1 顎関節の構造

顎関節は左右両側で、下顎頭（下顎骨、すなわち可動性を持つ顎の関節パートナー）と下顎窩（側頭骨 – 固定された顎の関節パートナー）とで構成されている。この他の重要な骨部位には側頭骨関節結節がある（側頭骨のひとつの部位）。これは関節窩をともに形成する（図2.1）。

動き（開口および閉口）とともに、骨の状態、すなわち関節腔内の窩と顆（関節パートナー）と関節円板の関節内構造との関係は以下のように変化する：

- 閉口ポジション（筋収縮による咬合ではなく、通常の力を入れないで口を閉じた状態）では、下顎顆、関節円板、下顎窩とは、いわゆる中間位の関係にある。この状態は通常、骨の関節パートナーと負荷のかからない関節包部分とが理想的な接触状態にあることを意味する。
- 開口すると、下顎顆の位置が変化する：下顎顆は腹側に移動して関節結節の下にくる。関節包の緊張度もこの動きに対応して変化する（図2.2）。

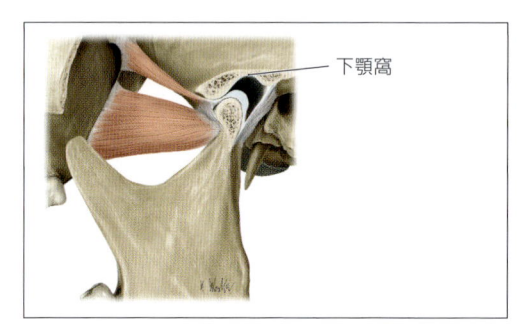

図2.2 関節の構造と開口時の関節の状態

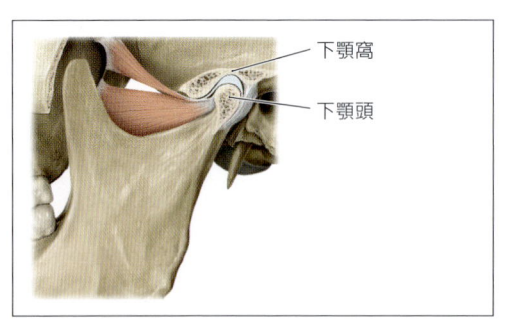

図2.1 頭蓋下顎系の関節骨の解剖学的構造の概観

■ 臨床的関連

顎関節と、顎関節と隣接する構造の密接状態は、臨床的にも重要な意味を持つ。隣接する構造との解剖学的および機能的なつながりから、その相互作用も互いの機能的な影響も論理的な説明がつく。

特に顎関節と外耳道および眼窩が解剖学的に密接な関係を持つことは強調すべきである。これらは部分的に頬骨および上顎骨とともに形成されてい

2. 側頭下顎関節:解剖学的構造と臨床的関連　　19

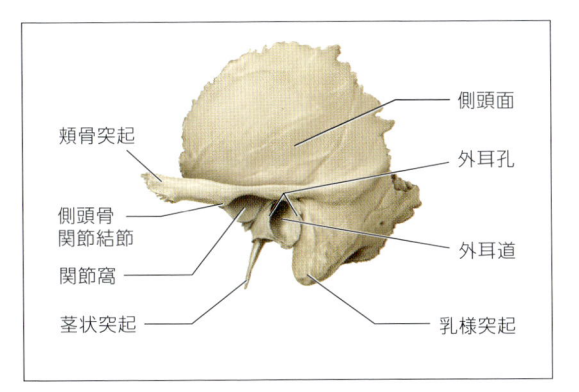

る。図2.3および図2.4は、形状および機能の密接なつながりを明確にし、頭蓋下顎系における解剖学的構造の位置的な関連性をわかりやすく説明している（表2.1）。

図2.3 耳 道

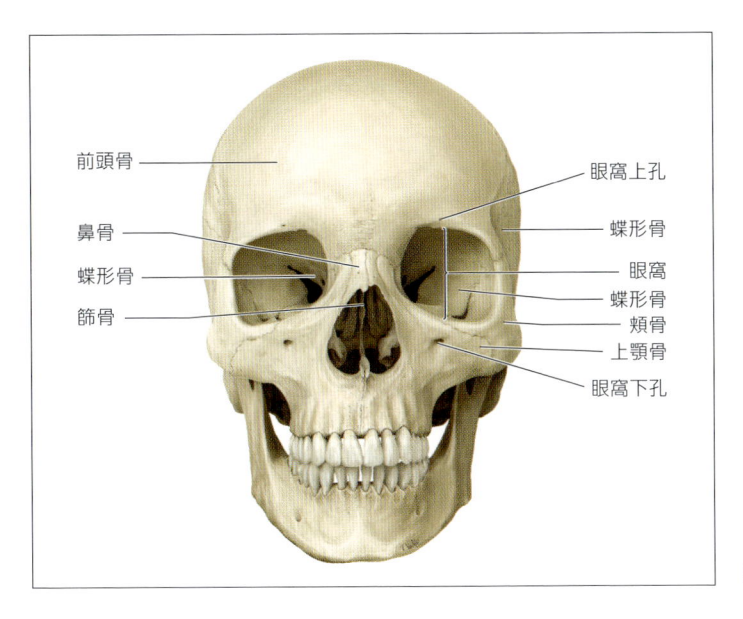

図2.4 眼窩との解剖学的な関連性

表2.1 頭蓋下顎系の隣接部位との解剖学的なつながり

顎関節の骨系を介した解剖学的な直接のつながり		
隣接する部位	顎関節とつながる構造	考えられる臨床的な影響/症状
耳部	側頭骨 — 外耳道、関節包、二層部上層の線維	圧迫感 聴力低下 内耳の換気障害 耳の痒み 耳鳴り
眼部	側頭骨（頬骨突起）— 頬骨 — 眼窩 上顎骨 — 眼窩	眼圧の増加 視覚障害 涙量の増加 神経分岐箇所の過敏 （眼窩下神経および眼窩上神経）

2.2 頭蓋下顎系の筋の構造

頭蓋下顎系の筋構造は、その位置および機能によるグループに分けることで、もっともわかりやすく表記し説明することができる。筋結合によって、顎関節は機能的および解剖学的に他の部位との密接な関係性を保つ。顎関節に関係する筋系は、まず以下の4つのグループに分けられる。

- 咀嚼筋：側頭下顎関節部の運動の"駆動装置"と捉えることができ、顎関節、主に下顎骨を頭蓋骨と結合させる（表情筋も咀嚼機能に関わっている）。
- 舌骨上筋：口底を形成し、それによって顎関節（下顎骨）を舌骨および頸椎上部と結ぶ。
- 舌骨下筋：舌骨を介して、顎関節を頸部（筋および神経）、肩部（肩甲舌骨筋）、および胸部（甲状舌骨筋）と機能的に結ぶ。
- 表情筋：個人個人の顔の表情（情緒の表現）を形成する機能を持つ。日常的に行う、食べる、飲む、話す、あるいは情緒的な反応を示すなどの行為には、表情筋が正常な機能を発揮することが必要である。

● 咀嚼筋

咀嚼筋は、咀嚼の際に大きく貢献する筋、すなわち咬筋、内側および外側翼突筋、側頭筋によって構成され、「本来は」閉口を司るが、その帰結として咀嚼運動を担う筋である（図2.5）。咀嚼筋は下顎骨を挙上させる。下顎神経枝（V3）が咀嚼筋を神経支配する。

■ 臨床的関連

咀嚼筋の障害は、筋線維を抑えると局所的な痛みを感じるという程度から、開口時の痛みを伴う運動機能不全（運動量の制限または中心線からの偏位）に到るまで多面的な臨床的病像を示す。拘縮、筋線維組織の癒着、あるいは単なる運動障害などがつくり上げた臨床的病像によって、理学療法士がこれらの筋に対して、またはその症状を持つ患者に対してどのような作業を行うかも決まる（表2.2）。

● 舌骨上筋

舌骨上筋は口底を形成し、開口運動を司るが、舌骨が固定されているときには、下顎骨に対し下制筋

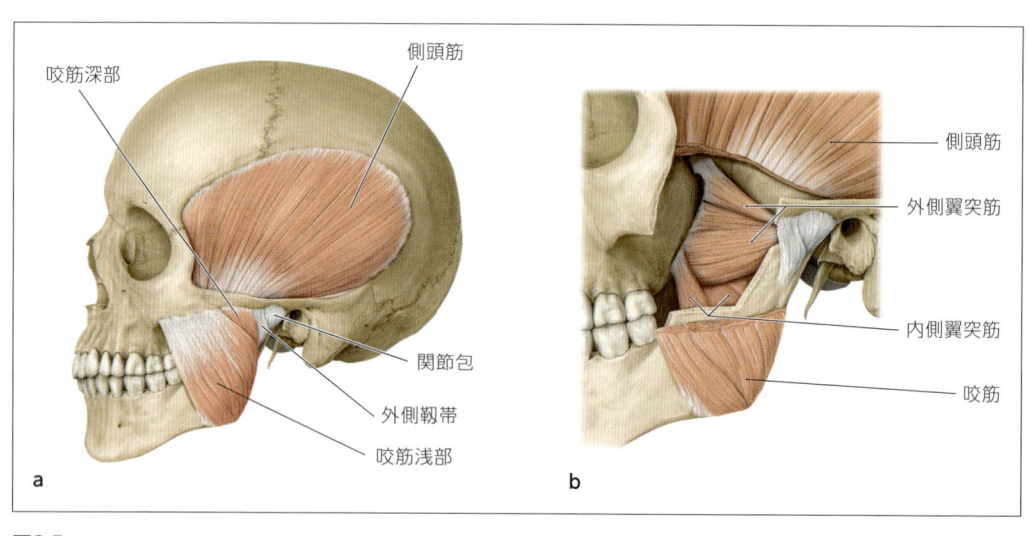

図2.5　咀嚼筋
a　咬筋および側頭筋
b　外側および内側翼突筋

表2.2 咀嚼筋の機能と神経支配(Platzer 1991)

筋　肉	神経支配	機　能
咬筋	咬筋神経	閉口
側頭筋	深側頭神経	閉口
外側翼突筋	外側翼突神経	下顎骨のあらゆる能動的な動きを支持し、制御する重要な筋 → 下顎骨の位置をセンターに合わせ調和の取れた開口動作を司る(マイオセントリック)。
内側翼突筋	内側翼突神経	閉口 前方移動 側方移動

表2.3 舌骨上筋の機能および神経支配(Laekeman & Kreutzer 2009)

筋　肉	神経支配	機　能
顎二腹筋(後腹)	顔面神経(VII)	開口 → 舌骨を上げる
顎二腹筋(前腹)	下顎神経(V3)(顎舌骨神経)	開口 → 舌骨を上げる
顎舌骨筋	顎舌骨神経(V3)	口底を緊張させる → 舌骨の安定
茎突舌骨筋	顔面神経(VII)	舌骨を上げる → 嚥下プロセスにおける受動的な咽頭の閉鎖
オトガイ舌骨筋	舌下神経(XII)	開口 → 舌骨の安定

的な働きをする。その他に舌骨上筋および舌骨下筋は、機能的に協力して、舌骨の安定および最適なポジショニングに貢献する(図2.6、表2.3)。

この部位の筋に機能障害(頸椎の問題によるもの、むち打ち症、または類似の機能障害)がある場合、嚥下障害(喉の詰まり感)を発生する可能性がある。臨床的にみれば、これもCMDに併発する障害である。

● 舌骨下筋

舌骨下筋の持つ機能のうち臨床的にもっとも重要なものは、開口状態における舌骨の固定であり、それをとおして開口動作に対し機能的に参加、協力することである。舌骨下筋はこれによって調和のとれた開口動作の基礎を固め、舌骨上筋が機能的に問題なく働くことができるようにする。さらに舌骨下筋は舌骨上筋とともに、閉口時に共同筋として頭部の屈曲に関与する(表2.4)。

■ 臨床的関連

この部位において、肩甲舌骨筋はその解剖学的な位置および機能によって臨床的にとりわけ重要な意味合いを持つ(Anatomische Lage/Funktion、Platzer 1991)。

- 腕神経叢に近い：肩甲舌骨筋は、神経構造を機械的に刺激することができる。これは、上肢に痛みなどの障害が放射状に拡がる場合、臨床機能的に重要な筋である。
- 内頸静脈と直接の結合：肩甲舌骨筋の線維結合によって、静脈が腔を保っており、これによって頭部から上大静脈への血液の環流を助ける。頭痛を発症している患者の場合、この関係性を考慮する必要がある。
- 舌骨および肩甲骨との直接の解剖学的結合：肩甲舌骨筋によって、顎部と肩甲帯とのあいだに機械的な結合が生じている。この臨床機能的な結合は、むち打ち症の際の頭蓋下顎系 ― 頸椎 ―

肩甲帯の間での障害や機能不全などの説明モデルなどとしても用いられる。

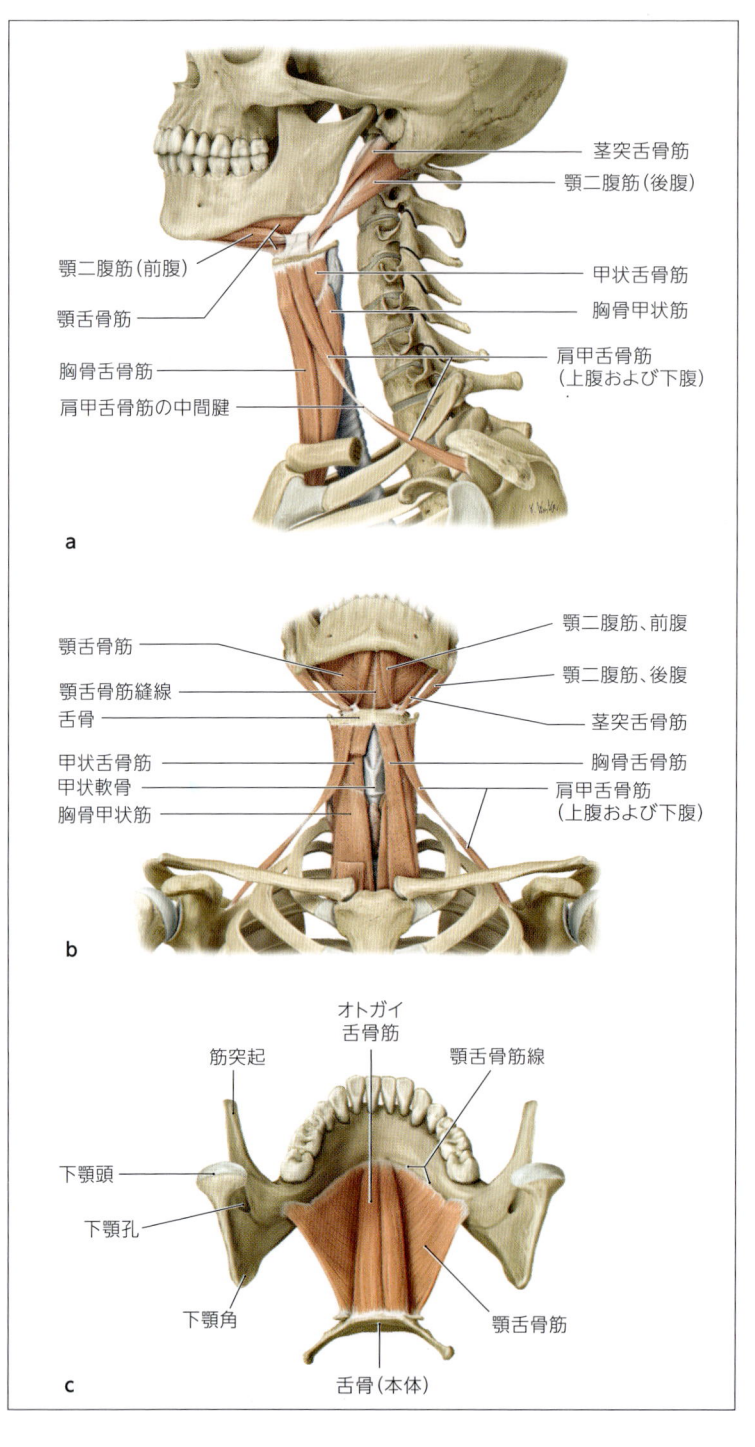

図2.6 舌骨上筋および舌骨下筋
a 左側面から見た図
b 前面から見た図
c 頭蓋背面から見た図（舌骨上筋のみ）

表2.4 舌骨下筋の機能および神経支配(Platzer 1991、Laekeman & Kreutzer 2009)

筋肉	神経支配	機能
肩甲舌骨筋	深頸神経ワナおよび甲状舌骨筋枝(C1〜C3)	■ 開口 ■ 屈曲、転がり、頭部および頸椎の側屈 ■ 外頸静脈の負荷緩和 ■ 頭部から上大静脈への血液の環流補助
胸骨舌骨筋	深頸神経ワナおよび甲状舌骨筋枝(C1〜C3)	■ 開口 頭部および頸椎の屈曲
甲状舌骨筋	深頸神経ワナおよび甲状舌骨筋枝(C1〜C3)	■ 舌骨の尾側への移動
胸骨甲状筋	深頸神経ワナおよび甲状舌骨筋枝(C1〜C3)	■ 咽頭の尾側への移動

機能的神経解剖学

舌骨下筋の神経支配は、深頸神経ワナ(C_1〜C_3部より。頸神経枝および舌下神経が頸神経ワナを形成する)に起源する。これによって頸部への神経機能的結合が形成される。すなわち、舌骨下筋の神経支配を介して、舌骨下筋と上頸部との解剖学的な結合が生じ、三叉神経脊髄路核(咀嚼筋の神経支配のための運動中枢領域)がこの上頸部(C_1〜C_3)にまで達しているからである(Duus 2009)。(図2.7、表2.5)

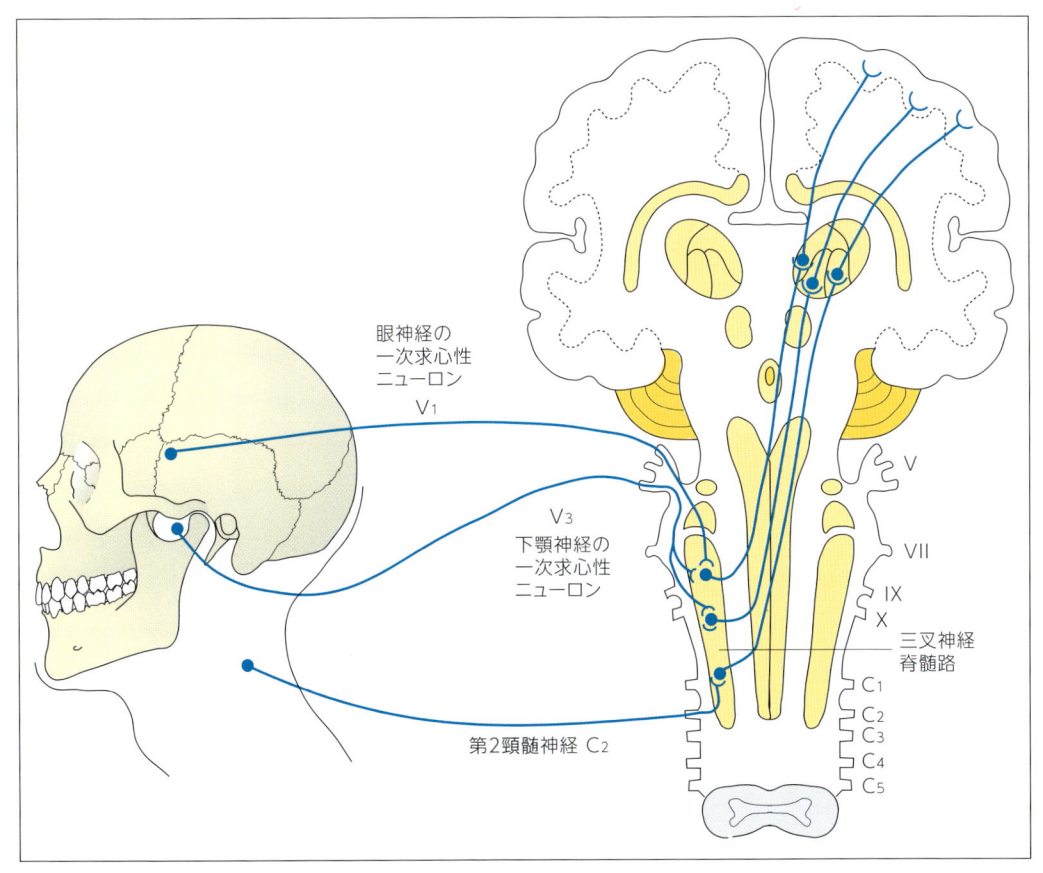

図2.7 上頸部の三叉神経の中枢領域:側頭下顎関節部への神経解剖学的結合(Stelzenmüller 2004)

表2.5 舌骨下筋の機能および神経支配（Platzer 1991、Laekeman & Kreutzer 2009）

筋肉	神経支配	機能
肩甲舌骨筋	深頸神経ワナおよび甲状舌骨筋枝（C1～C3）	開口、屈曲、転がり、頭部および頸椎の側方屈曲 → 外頸静脈の負荷緩和、頭部から上大静脈への血液の環流補助
胸骨舌骨筋		開口、頭部および頸椎の屈曲
甲状舌骨筋		舌骨の尾側への移動
胸骨甲状筋		咽頭の尾側への移動

● 表情筋

表情筋が顔の表情をつくる。表情筋は、皮膚および顔部の弾性組織と結合しており、必要な顔面の運動能力を提供し、皮膚を移動させ、大小のしわを形成する。表情筋はこれ以外に、眼の保護（眼輪筋）や噛み合わせ（口輪筋。発語や飲食などの際の口の形状を形成する）に対して貢献する（図2.8、表2.6）。

表2.6 表情筋の機能および神経支配（Platzer 1991、Laekeman & Kreutzer 2009）

筋肉	神経支配	機能
後頭前頭筋	顔面神経（VII）	額にしわを寄せる、眉毛を挙げる
眼輪筋		瞼を閉じる、まばたきをする、涙を流す
眉毛下制筋		額のしわを伸ばす→眉間にしわを寄せる
小頬骨筋		口角を挙げる
大頬骨筋		口角を側方に引く→笑筋
笑筋		口角を側方に維持する→笑いじわ
口角下制筋		口角を尾側に引く
下唇下制筋		下唇を尾側に下げる
皺眉筋		眉毛を尾側内側に下げる→眉間のしわ
鼻根筋		鼻根にしわを寄せる
上唇挙筋		上唇を挙げる
口角挙筋		口角を頭蓋方向に挙げる
オトガイ筋		顎の皮膚を挙げる→えくぼ
口輪筋		唇の形状を整える→噛み合わせ、閉口

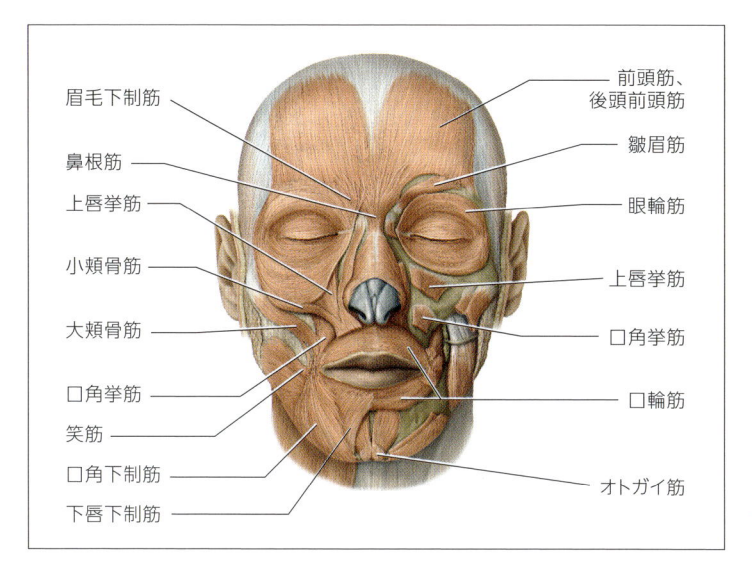

図2.8 表情筋
（機能については表2.6を参照）

2.3 神経系の構造

遅くともバトラーの論文「神経系のモビライゼーション」(Mobilisation des Nervensystems 1995/1998)およびシャクロックの論文「使用される神経運動学」(Angewandte Neurodynarnik 2008)が発表されて以来、上肢、下肢、ならびに体幹の多様な病状に神経構造が関与していることが広く知られ、科学的にも裏付けられている。CMDのような複雑な病状の場合、神経構造の持つ臨床的な意味を無視することはできず、決して過小評価してはならない。

> CMD患者の場合、神経構造の機能障害は、中心的な位置を占め得る。神経系に起源する症状は、CMD患者の場合その割合が顕著に増加する。

患者が例えば、チクチクする痛み、刺痛、放射痛、刺激感、麻痺感などを自分の症状として挙げるとする。これらの症状は、神経の構造的な障害や負傷だけによって引き起こされるものではなく、神経構造への機械的な刺激によって引き起こされることもある。これは、ひとつには顎関節の関節骨構造の近傍に神経構造があるということ、さらには関与する組織の神経機能的結合（神経支配）という観点から説明することができる。例えば、神経組織の接触面に対する直接的な機械的摩擦刺激、または関与する筋、関節包、または関節内組織への神経支配の障害（二層部の障害など）に起因する機能障害などである。

神経に起因する症状は、側頭下顎関節部、眼部、耳鼻咽喉部、ならびに頭蓋骨部（骨からの神経の分岐孔部で）などに見られる。この側頭下顎関節部の神経構造の解剖学的な挙動、結合、機能の連鎖には、大いに注意を払う必要がある。

■ 臨床的関連（頭蓋下顎系）

頭蓋下顎系は、基本的に以下の4つの脳神経によって支配されている。

- **三叉神経(V)**：三叉神経には眼神経、上顎神経、下顎神経の3枝があり、額部、眼部、上顎部、下顎部を支配し、この部位の痛み、温度、圧迫刺激を求心伝導する。CMDの運動面における臨床的関連は、下顎神経のみにとどまる。

―下顎神経は、咀嚼筋、口底、軟口蓋筋(口蓋帆張筋、口蓋帆挙筋)、ならびに鼓膜張筋を周辺枝によって神経支配する。
―眼神経は、額部および眼部を支配し、臨床的に関連する圧迫痛(眼窩上神経)の原因となる。
―上顎神経は、主に上顎部の歯を支配する。ここに刺激を受けることによる慢性の歯痛(いわゆる、歯槽痛)は、神経支配の複雑さゆえに、痛みを特定することが難しい。

● **顔面神経**：第一次的な役割(表情筋の神経支配)のほか、顔面神経の持つその他の機能も、CMDの多要素的症状の要素のひとつという意味において、興味深い。顔面神経の機能範囲は、舌の持つ味覚への関与から、唾液腺の支配(舌下腺、顎下腺)および眼の湿潤のためには忘れてはならない涙腺の神経支配にまでおよぶ。

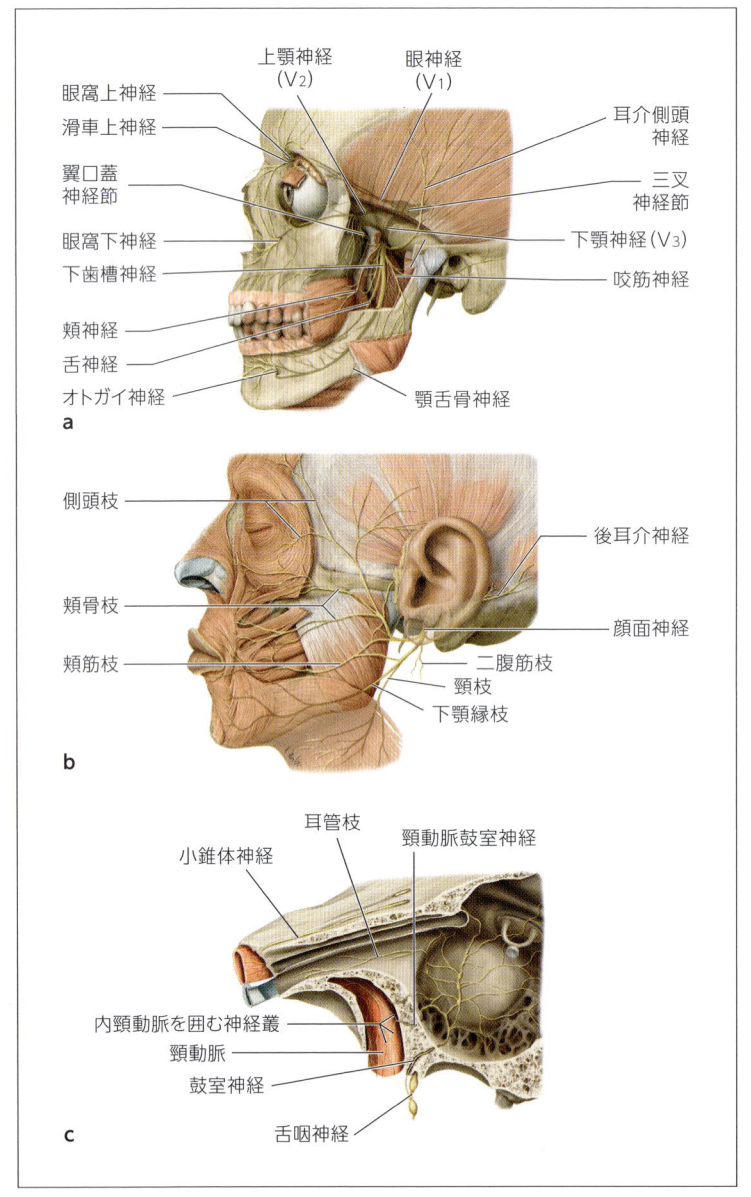

図2.9 側頭下顎関節部の臨床的関連のある一次神経構造
a 三叉神経
b 顔面神経枝
c 舌咽神経の分枝(鼓室)

また、アブミ骨筋神経による中耳の支配という点も興味深い。アブミ骨筋神経は同名の筋、すなわちアブミ骨筋を神経支配し、神経障害により音が緩衝され、聴覚に異常が生じる一種の遮音状態に陥る。

- **舌咽神経(IX)**：神経支配の機能連鎖によって、舌咽神経は咽頭筋に作用する(このとき、舌咽神経は、軟口蓋の制御をとおして、発語および嚥下プロセスに対して大きな意味を持つ)。咽頭筋の神経支配は迷走神経の助けを得て行われる。これによって、副交感神経系とも密接な解剖学的相互関係が成立する。舌咽神経は、これをとおして呼吸の制御および循環器系の制御にも貢献する。また中耳組織(および耳管)ならびに舌の味覚芽も、舌咽神経によって支配される。
- **舌下神経(XII)**：舌下神経は舌筋の運動を唯一支配する神経で、そのため、発語、食事、嚥下にとって大きな意味を持つ。

神経系はひとつの連続体として、身体のあらゆる部位を、情報伝達レベルおよび機械的レベルで結ぶ。神経とは、ひとつには中央(脳)との情報伝達(フィードバック/フィードフォワード)の手段であり、さらには解剖学的な構造のひとつでもある。神経も運動の法則の影響下にあり、このため、機能障害が生じた場合にはその原因となる可能性もある。上述の4つの脳神経とそれらが支配する身体部位との機能的および機械的な結合を観察すれば、CMD患者が同じ身体部位に多くの症状を持っていることがわかる(図2.9)。

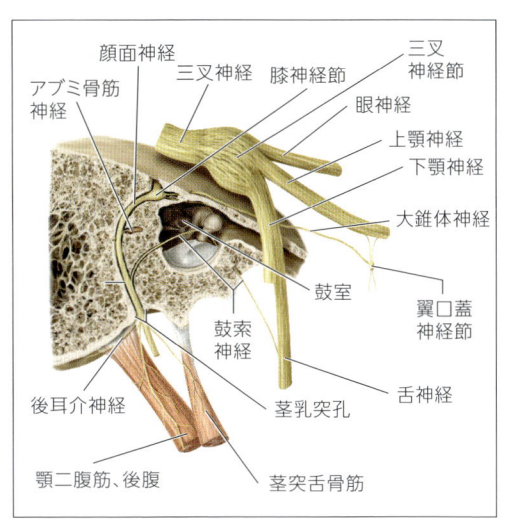

図2.10 神経支配と関節筋機能との位置的関係 (内耳道の機能)

顔面神経との関連

表情筋を支配する神経である顔面神経は、ほぼすべての顔面部位に張り巡らされており、そこにはCMDの症状が発生し得る。顔面神経の頭蓋内の経路を見ると、顔面神経は内耳(膝神経節)、中耳から外耳道下の茎乳突孔に到るまでの経路と密接な関連があることがわかる(Trepel 2004)。耳下腺神経叢は、耳下腺を支配し、その周辺分枝によって顔面を支配する(側頭枝、頬骨枝、頬筋枝、下顎縁枝、頸枝。いずれも表情筋支配の一部)。

顔面神経は、顔面部(表情筋)と耳部(アブミ骨筋神経経由。これは中耳のアブミ骨筋を支配し、そこで「遮音」機能を果たす)とを結ぶ。鼓索神経(その

表2.7 顔面神経の日常的な機能と臨床的関連(Trepel 2004)

運動	副交感神経系	感覚
アブミ骨筋	涙腺	舌の前2/3の味覚(舌神経経由)
顎二腹筋(後腹)	舌下腺	
茎突舌骨筋	顎下腺	
表情筋		
→中耳における遮音	→唾液の分泌	
→顔の表情	→角膜および網膜の湿潤	

表2.8 CMDと関連する耳鳴りの説明モデル

臨床的観点	モデル1	モデル2
問題	耳管筋の間代性筋痙攣	軟口蓋筋の間代性筋痙攣
関与する筋	鼓膜張筋	口蓋帆張筋 口蓋帆挙筋
神経支配	下顎神経	下顎神経
神経運動学的機能障害	1回ごとの痙攣が鼓膜を直接刺激する(East & Hazel 1987)(Diehl & Wilmes 1990)	粘膜の癒着によって耳管を開き続けることが困難になる。粘膜が剥がれる際の雑音が激しい(Feldmann 1998)

経路において中耳の槌骨および砧骨をとおる)を介して、舌神経への感覚的な線維結合を示す(下顎神経V3より)(表2.7)。

顔面神経を臨床的側面から捉えると、頭蓋下顎に問題を抱えた患者においては、その解剖学的な配置および顔面神経と上顎神経(頬骨神経経由)ならびに下顎神経(舌神経経由)との結合(Trepen 2004)だけにとどまらず、神経支配構造およびそれによって生じる諸機能にまで及んでいる(図2.10)。

このように、CMDと関連する神経筋機能連鎖を介して、顎部または表情筋の神経支配と耳鳴りとの間の臨床的関連が生じる。

アブミ骨筋神経(顔面神経)によって支配されるアブミ骨筋は、間代性筋痙攣に由来する機能障害によって神経構造に力学的な血管性刺激が起こることにより、耳小骨の異常運動を引き起こす可能性がある。その結果、耳鳴りを伴いながら鼓膜にその振動が伝わる(Yamamoto他、1985)。この他のCMDに関連する、耳鳴りの病態生理学的説明モデルを、表2.8に記載する。耳管筋および軟口蓋筋の神経支配を観察すれば、頭蓋下顎領域との新たな関係性を見出すことができる。これはCMD患者にも重要な意味を持つ。

2.4 関節内部の構造(関節円板、二層部)

関節包と合生しながら、関節円板は顎関節を上部関節腔と下部関節腔とに分ける(図2.11)。関節円板は背側の二層部で関節包と合生する。こうして2つの機能的な関節腔ができる。そのひとつである円板側頭骨側の関節腔(頭蓋側)は関節円板と側頭骨下顎窩の間の空間で、主に開口動作の際の下顎頭の移動が行われる。もうひとつの円板下顎骨側の関節腔(尾側)は、関節円板と下顎頭の間の空間で、開口動作初期(20〜25mm)の下顎頭の転がり運動が行われる(Steenks & de Wijer 1991、Platzer 1996)。関節円板は、腹側では関節包および外側翼突筋(下顎頭上部)と合生する。関節円板は尾側において、二層部の上層の弾性線維によって保持される。関節円板は、移動可能な関節臼窩をつくる。

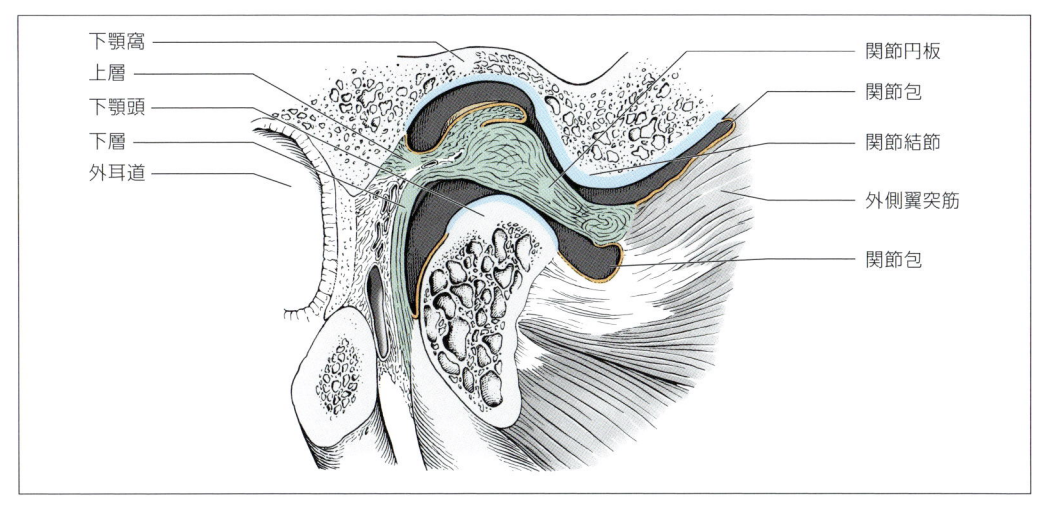

図2.11 側頭下顎関節の断面（関節内の構造）

2.5　関節周囲の構造（関節包靱帯）

　弛緩性の関節包は下顎頭を完全に包み、外側靱帯で補強される。関節包は関節潤滑のための滑液をつくり、顎関節の補強をしながら動作補助装置としても機能している。関節包に含まれているセンサー、すなわち神経末端や機械受容器などは、下顎骨の求心性「ポジションセンサー」の役割を果たす。これらの器官は顎関節の位置と機能についての情報を伝達する。関節包の神経支配は三叉神経枝によって行われる（図2.12）。

　背側の関節包壁は二層部の上層および下層の線維によって補強され形状を維持する。このことは、CMD患者の臨床検査を行うときに忘れないようにしなければならない。背側の関節包壁は線維によって二層部と直接つながっており、これによって関節円板の運動および機能に対する影響力を持つからである。

　腹側の関節包壁は、外側翼突筋、下顎頭上部、外側靱帯によって、線維による補強および神経筋レベルでの調和の取れた動作補助を受ける。関節包前部と咬筋深部との間にも臨床的に重要で密接な関係性がある。この部位には、局所的に存在する咬筋深部の線維が直接関節包に触れることによって、機械的刺激が発生する可能性がある。

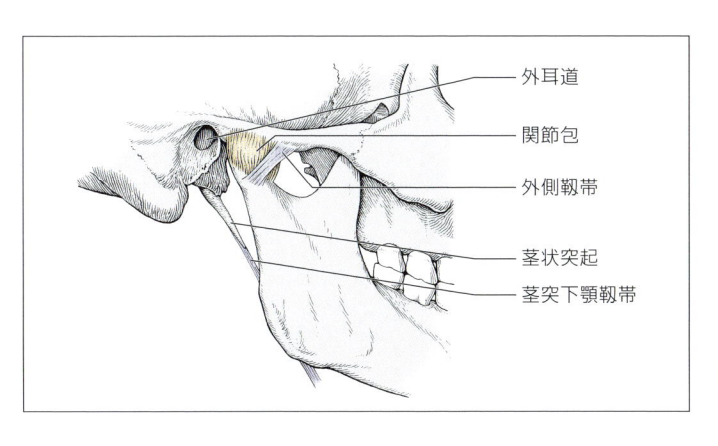

図2.12
側頭下顎関節の関節包の構造

参考文献

Butler DS. Mobilisation des Nervensystems. 2. Aufl. Heidelberg: Springer Verlag; 1998

Diehl GE, Wilmes E. Zur Ätiologie und Klinik des phlatinalen Myoklonus. Laryngo-Rhino-Otol. 1990;69: 369-372

Duus P. Neurologisch-topische Diagnostik: Anatomie - Funktion - Klinik. 9. Aufl. Stuttgart: Thieme Verlag; 2009

East CA, Hazel JWP. The supression of palatal (or intratympanic) myoclonus by tinnitus masking devices. J Laryngol Otol. 1987;101 : 1230-1234

Feldmann H. Tinnitus - Grundlagen einer rationalen Diagnostik und Therapie. 2.akt. Auflage. Stuttgart: Thieme Verlag; 1998

Hellmann D. Grundlagen der Funktionslehre - Teil 3 : Bewegungen des Unterkiefers. Quintessenz Zahntech. 2007;33: 1143-1152

Kahle W, Leonhardt H, Platzer W. Taschenatlas der Anatomie. Band I : Bewegungsapparat. 6. überarb. Aufl. Stuttgart: Thieme Verlag; 1991

Laekeman M, Kreutzer R. Großer Bildatlas der Palpation. Heidelberg: Springer Verlag; 2009

Netter F. Atlas der Anatomie. 4. Aufl. München: Urban&Fischer bei Elsevier; 2008

Paoletti S. Faszien. München: Urban&Fischer; 2001

Peroz I. Die Bewegungen des Unterkiefers. Charité - Abteilung für Zahnärztliche Prothetik und Alterzahnmedizin; 2006

Reichert B. Anatomie in vivo - Palpieren und verstehen Rumpf und Kopf. Stuttgart: Thieme Verlag; 2007

Schieferstein H, Zäh M, Reinhart G, Hrsg. Experimentelle Analyse des menschlichen Kausystems. iwb Forschungsberichte: Band 180. Mtinchen: Herbert Utz Verlag; 2003

Schünke M, Schulte E, Schumacher U, Voll M, Wesker K. Prometheus Kopf, Hals und Neuroanatomie. Stuttgart: Thieme Verlag; 2009

Shacklock M, Butler DS, Gifford L. Ein Konzept zur Behandlung abnormaler neuraler Dynamik. 2. überarb. Auflage. ZVK; 1997

Shacklock M. Angewandte Neurodynamik. München: Urban&Fischer; 2008

Sobotta J, Putz R, Pabst R, Hrsg. Sobotta, Atlas der Anatomie des Menschen. 21 . Auflage. Mtnchen: Urban&Fischer; 2002

Steenks MH, deWijer A. Kiefergelenkfehlfunktionen aus physiotherapeutischer und zahnarztlicher Sicht. Berlin: Q]uintessenz; 1991

Stelzenmtlller W, Wiesner J. Therapie von Kiefergelenkschmerzen. Stuttgart: Thieme Verlag; 2004

Trepel M. Neuroanatomie - Struktur und Funktion. 3. Auflage. München: Urban&Fischer; 2004

Walter M. Die Funktionen des craniomandibulären Systems aus klinischer Sicht, Folgen des Zahnverlustes. Vorlesungsskript Universitätsklinikum Dresden; 2002

Wühr E. Form und Funktion des Kraniomandibulären Systems (2004). www.cmd-dachverband.de, abgerufen 30.05.2009

Wühr E. Neuroanatomische Vernetzung des Kraniomandibulären Systems mit anderen Körpersystemen (2004). www.cmd-dachverband.de, abgerufen 30.05.2009

Wühr E. Vernetzung des Kraniomandibulären Systems mit anderen Körpersystemen über das Fasziensystem (2004). www.cmd-dachverband.de, abgerufen 30.05.2009

3 側頭下顎関節のバイオメカニズム

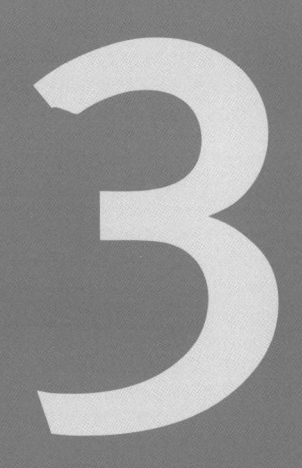

- 3.1 運動の方向　32
- 3.2 可動域の標準値　33
- 3.3 顆の運動（関節腔内部での下顎頭の運動）　34
- 3.4 円板転位　35

顎部に関与する構造の機械的な関わり合いの機能的関係性を解明することは、バイオメカニズムの目的のひとつである。これは、個々の構造の双方向的な交流および相互作用がその対象であり、臨床的な観点からも同様のことが言える。バイオメカニズムとは、このように、解剖学、生理学、および力学などの分野をカバーするものである。バイオメカニズムは、運動様式（motor behavior）と外部からの機械的刺激に対する組織の適合（形状と機能）であると定義されている。バイオメカニズムの知見は、主に症状や機能的欠陥の説明モデルを作成する際に応用できる。

顎関節のバイオメカニズムの全体像は、下顎骨の機械的な運動様式および機能的な関係性、ならびに外界からの刺激に対する周辺構造の適合メカニズムによって形成される（Steenks & Wijer 1991、Ahlers & Jakstat 2007、Bumann & Lotzmann 2000）。

3.1 運動の方向

側頭下顎関節は、3つの運動軸と6つの運動方向を備えている。すなわち、下制と挙上、外側偏位と内側偏位、前方突出と後退である（図3.1）。

●下 制

開口運動の際、下顎骨は外向きの運動をする。その動きは機能的な観点から3相に分けられる。この時、開口運動のこれら3相はそれぞれが微妙に異なる可動性を持ち、それぞれの相の移行がスムーズに行われるということを心に留めておくことが大切である。開口運動の際、下顎骨は腹側尾側方向に動く。

- **開口運動初期**（最大咬頭嵌合*-25mm）：この開口運動の最初の段階では、顆が固定された蝶番運動軸の回りを転がる運動が行われる。この運動は、「円板下顎骨」関節すなわち顎関節の下部関節腔で行われる。

*訳者註：咬頭嵌合とは上顎と下顎の歯列が最もよく咬み合う状態のこと。

- **開口運動中期**（20-35mm）：この段階では、開口運動は上部関節腔（円板側頭骨関節）でも始まり、顆または顆に固定されている関節円板が側頭骨関節結節下部に移動する。
- **開口運動末期**（30-55mm）：開口運動の最終段階では、関節包および関与する誘導靱帯（外側靱帯）に張力がかかる。顆（下顎骨）の腹側および二層部後方の背側部分の関節円板の靱帯固定部にかかる張力によって開口運動が終わる。咬筋および側頭筋の線維もまた開口運動の限度設定に関与する（Beuche & Peroz 2006、Bumann & Lotzmann 2000）。

●挙 上

閉口運動の際、下顎骨は内向きの運動をする。閉口のための下顎骨の挙上にも、前述の開口運動の際と同じように3つの相がある。周辺の解剖学的構造のバイオメカニズム的な変化は、基本的に開口運動の場合と逆の順序で生じる。閉口運動の際、下顎骨は背側頭蓋側方向に動く。

- **閉口運動初期**（55-30mm）：関節包の当該部分および外側靱帯の緊張緩和の開始。下顎骨は、側頭骨結節から離れ下顎窩の方向に移動する。

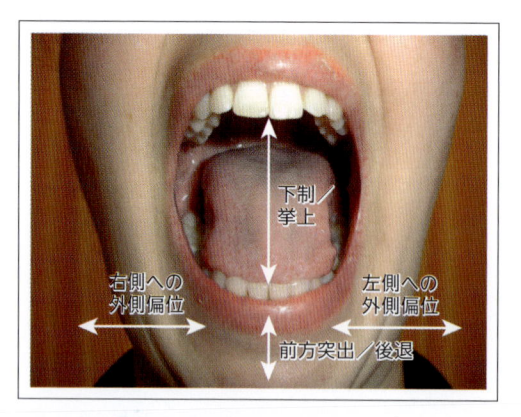

図 3.1 下顎の運動：下顎骨の運動の方向

- **閉口運動中期**(35-20㎜)：下顎骨は、中心位に向かって下顎窩内へ戻る。
- **閉口運動末期**(25㎜-最大咬頭嵌合)：中心位の最終位置に転がり運動を伴いながら戻る（DGZMK 2005、Ahlers & Jakstat 2007、Bumann & Lotzmann 2000）。

● 外側偏位および内側偏位

顎関節は左右両側に関節点があるため、側方への偏位の場合、左右の関節顆はそれぞれ異なった運動をする。（身体の）左側への偏位の場合、左顎関節では関節顆の外側偏位（左関節顆の背側頭蓋側方向への軽度の移動）となり、右顎関節では関節顆の内側変異（右関節顆の内側および腹側尾側への軽度の移動を伴う）となる。

この側方への運動は、関節包にかかる張力（運動方向に応じて、内側または外側関節包壁のどちらか）によって制限される。

> 外側偏位および内側偏位は相互に影響し合う。2つの運動方向による連動システムが形成される。

● 前方突出

この腹側に向かう運動の場合、関節顆は開口運動の節に記載したように、側頭骨結節下部にまで移動する。この時、関節円板が受動的に腹側に引かれ、これによって関節顆の安定がはかられる。関節の背側（二層部）での関節円板を固定する靱帯にかかる張力によって、前方突出運動の限度が決まる。

● 後 退

関節顆の尾側および後側への滑走は、たいへん高度な、神経と筋による理想的な運動の誘導を要求する（特に外側翼突筋に求められるものが多い）。後側への滑走は、骨の誘導点に依存することが少なく、むしろ大部分を関節内の線維組織（関節円板、関節面の軟骨被覆、二層部）によって方向付けられる。後退運動は、二層部の変形および圧力の増加によって制限される。また、関節包腹側の張力によっても、多少制限される。

3.2　可動域の標準値

歯科医療では、下顎骨の最大限可能な可動性のことを「下顎限界可動性」とも呼んでいる。顎関節の標準可動性として、文献にはさまざまな記載がある（表3.1-表3.6を参照）。執筆者および分類に用いたモデルによって、顎関節内で能動的に行うことのできる運動の方向ごとの可動性の記載値は異なっている。

このため、統一された診断を下し、患者の状態や臨床症状を判定することは、当然たいへん困難になる。しかしながら、これらの多様な記載内容から臨床的に必要な平均値を求め、治療の確実性を高めるために用いる。これまでの報告からもっとも一致点の多い測定値は、開口に関するものであった。

表3.1 文献に見られる下制／開口運動の可動性

執筆者および論文名	開口寸法
Baele K. Temporo-mandibular Joint Disorder – Clinical Review. cinahl; 2008	38-45mm または指3本分
Helkimo-Dysfuktions index	>40mm
Reichert B. Palpieren und verstehen – Rumpf und Kopf. Thieme Verlag; 2007	>40mm または、同じ側の側方への偏位の数値に3および4を掛けたものが、期待する開口寸法の「標準値」に相当する。 開口寸法が左右非対称の場合、小さい方の値を基準とした。
Ahlers OM, Jakstat HA. Klinische Funktionsanalyse. 3. Aufl. dentaconcept; 2007	>38mm 開口寸法が左右非対称の場合、小さい方の値を基準とした。 または、同じ側の側方への偏位の数値に4を掛けたものが、期待する開口量に相当する。

表3.2 下顎部の可動標準値

執筆者／版元	下制 (mm)	右側／左側への 側方偏位(mm)	前方突出 (mm)	後退 (mm)
Helkimo Dysfunktions index (1974)	40	7	7	—
Ahlers & Jakstat (2007)	能動的：>38 受動的：+2-3 (能動的値に対して)	11-15	5-7	—
Hesse (2004)	>40	♂：7.9-12.5 ♀：6.9-13.7	♂：6.2-11.8 ♀：7.3-10.9	0-2
DGZMK (2005)	能動的：>40 受動的：+1-2 (能動的値に対して)	8	8	0-1
Bartrow (2009/2010)*	能動的：>40 受動的：+2-4 (能動的値に対して)	11-15	7-10	0-3

* Bartrow(訳注：本書の著者)による、文献研究と自らの臨床記録をもとにして適合を施した下顎の可動性

3.3 顎の運動(関節腔内部での下顎頭の運動)

顎関節は機能的および解剖学的に2つの関節腔に分けられる。関節円板によって隔てられた、解剖学的に見れば「2つの関節」と言える腔は、機能的に異なっており、それぞれの腔で行われる運動も異なる。

● 下部関節腔

下顎頭(下顎顆)と関節円板の間にある関節腔(円板下顎骨関節、図3.2)では、開口運動初期(運動の開始から20-25mmまで)の転がり運動が行われる(Ahlers & Jakstat 2007、Steeks & de Wijer 1991)。個々の解剖学的な条件に応じて、開口運動初期において(初期の下顎骨の外向きの

3. 側頭下顎関節のバイオメカニズム　35

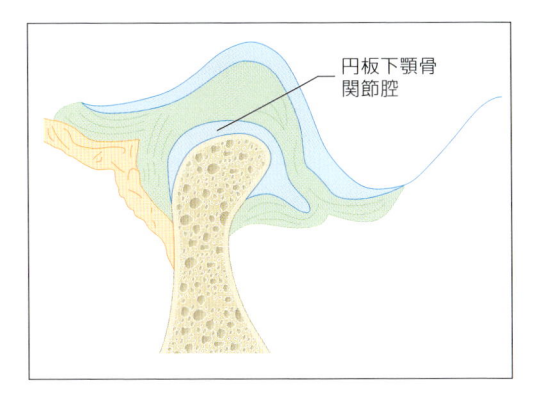

図3.2 円板下顎骨関節腔（顎関節の矢状断面図）

運動)、運動軸は固定されており、これによって関節円板下部での関節顆の転がり運動が可能となる（図3.3）。

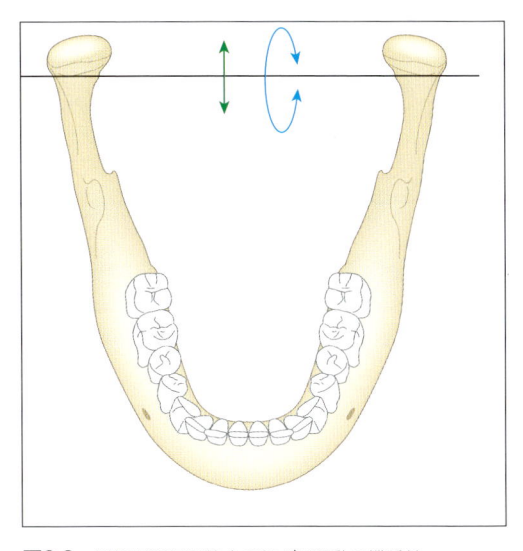

図3.3 円板下顎骨関節内の転がり運動の蝶番軸（Hesseによる）

● **上部関節腔**

関節円板と下顎窩の間に上部関節腔がある（図3.4）。この円板側頭骨関節内で、開口運動中期から末期までの運動（個々の開口域に応じて25mm-約45mm）のほとんどが行われる。ここで、下顎頭は関節円板に覆われながら側頭骨下顎窩から腹側に移動し、側頭骨結節の下に移動する。

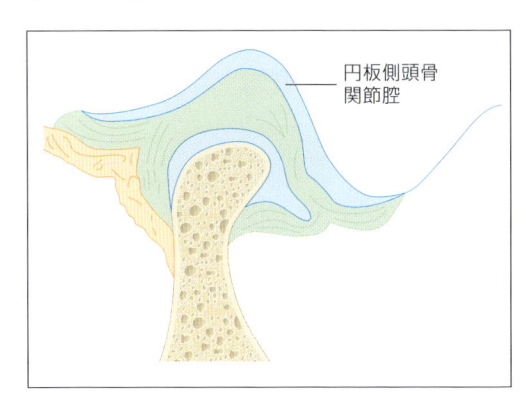

図3.4 円板側頭骨関節腔（顎関節の矢状断面図）

3.4　円板転位

下顎が運動するとき、関節円板は軟骨面を保護するための緩衝機能付きの移動式関節窩として機能する。正常に機能している場合、関節円板は開口運動時には関節顆とともに腹側に移動し、関節結節の下部に移動する（図3.5）。もし何らかの不一致があった場合でも、関節円板によって不一致が相殺され、下顎骨および側頭骨の関節軟骨面に過大な機械的負荷がかからないように保護される（DGZMK 2005、Ahlers & Jakstat 2007、Bumann & Lotzmann 2000）。

関節円板の直接の外傷や円板組織の変性などによる機能的不全がある場合、関節円板はその本来の機能を果たすことができないか、またはごく一部しか遂行することができなくなる。すると、局所的な機能障害が発生し、その影響は広範に及び、しばしば末梢にまで到ることもある（図3.6 a-d）。これによって起こり得る臨床的症状は以下のとおりである。

● 円板転位（多くは前方、すなわち関節円板前方

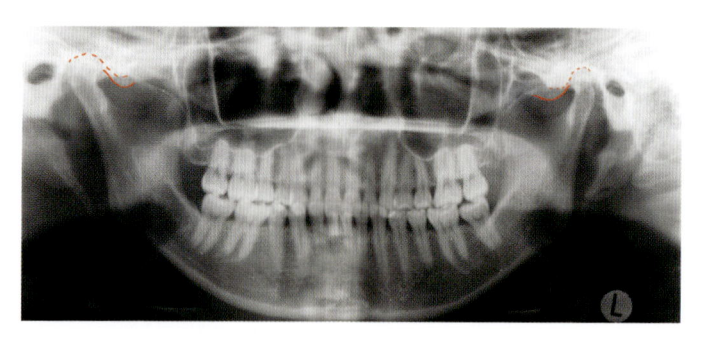

図3.5 通常の関節円板のメカニズム：顎関節が閉じられている場合の円板の関係

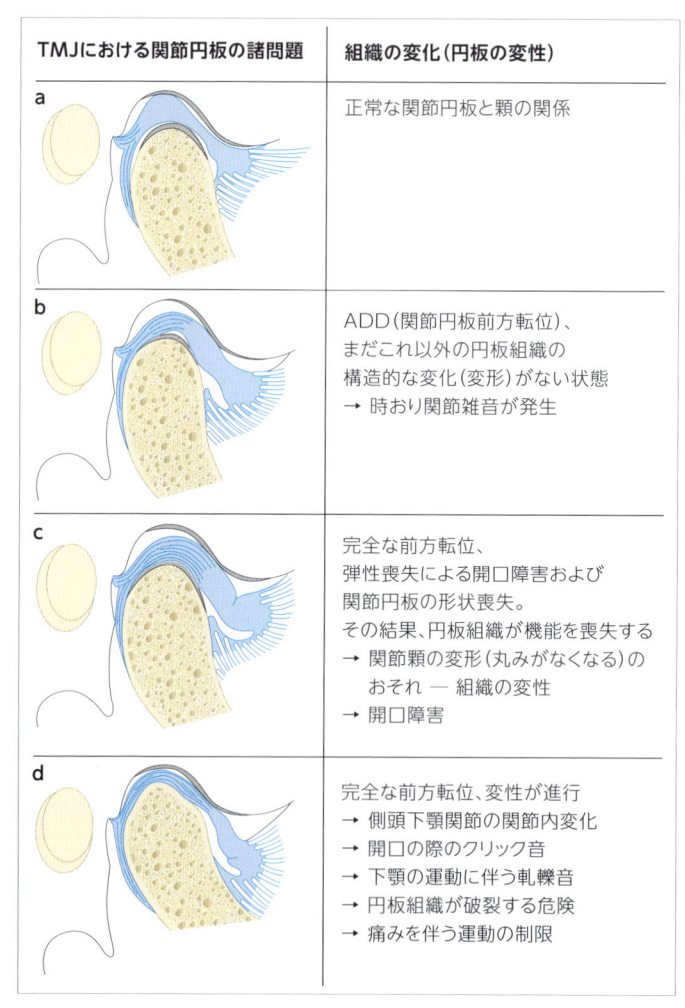

TMJにおける関節円板の諸問題	組織の変化（円板の変性）
a	正常な関節円板と顆の関係
b	ADD（関節円板前方転位）、まだこれ以外の円板組織の構造的な変化（変形）がない状態 → 時おり関節雑音が発生
c	完全な前方転位、弾性喪失による開口障害および関節円板の形状喪失。その結果、円板組織が機能を喪失する → 関節顆の変形（丸みがなくなる）のおそれ ― 組織の変性 → 開口障害
d	完全な前方転位、変性が進行 → 側頭下顎関節の関節内変化 → 開口の際のクリック音 → 下顎の運動に伴う軋轢音 → 円板組織が破裂する危険 → 痛みを伴う運動の制限

図3.6 a-d 関節円板の変形の病理学的過程と臨床的結果

転位）
- 関節円板破裂（部分的または全体）
- 転位による関節円板の変形
- それらの結果として、相応の機械的過負荷および場合によっては組織の変性を伴う関節面の不一致（関節症発症の可能性がある）
- 関節雑音（軋轢音またはクリック音）
- 開口障害（痛みによる運動の制限）

参考文献

Ahlers OM, Jakstat HA. Klinische Funktionsanalyse. 3. Auflage. dentaconcept 2007

Beale K. Clinical review - Temporomandibular Joint Disorder. Cinahl Information System; 2008

Becker CM, Kaiser DA, Schwalm C. Mandibular centricity: Centric relation. J Prosthet Dent. 2000;83: 158-160

Bennett NG. A contributation to the study of the movements of the mandible. Prc Roy Soc Med Sect Odontol. 1908:7: 79-84

Beuche D, Peroz I. Die Bewegungen des Unterkiefers. Zentrum fur Zahnmedizin Charit6. l0.06.2006

Bumann A, Lotzmann U. Funktionsdiagnostik und Therapieprinzipien. Stuttgart: Thieme Verlag; 2000

Campion GC. Method for recording graphically the movements of mandibular condyles in living subjects. Br Dent J. 1902;23: 713-716

Campion GC. Some graphic records of movements of the mandible in the living subjects. Dent Cosmos. 1905;47: 39-42

Chiba M, Echigo S. Longitudinal MRI follow-up of temporomandibular joint internal derangement with closed lock after successful disk reduction with mandibular manipulation. Dentomaxillofac Radiol. 2005 : 34; 106-111

Davies SJ, Gray RJM. What is occlusion? Brit Dent J. 2001;191 : 235-239

Deutsche Gesellschaft ftir Zahn-Mund- und Kieferheilkunde (DGZMK), Hsrg. Der klinische Funktionsstatus der Arbeitsgemeinschaft fur Funktionsdiagnostik und Therapie in der DGZMK. 2005

Emshoff R, Innerhofer K, Rudisch A, Bertram S. Clinical versus magnetic resonance imaging findings with internal derangement of the temporomandibular joint: An evaluation of anterior disk displacement without reduction. J Oral Maxillofac Surg. 2002;60: 36-41

Fallon SD, Fritz GW, Laskin DM. Panoramic imaging of the temporomandibular joint: An experimental study using cadaverlc skulls. J Oral Maxillofac Surg. 2006; 64: 223-229

Gallo LM. Modeling of temporomandibular joint function using MRI and jaw-tracking techologies mechanics. Cell Tissues Organs. 2005;180: 54-68

Goto TK, Nishida S, Nakayama E, Nakamaru Y. et al. Correlation of the mandibular deviation with temporomandibular joint MR dimensions, MR disk position and clinical symptoms. Oral Surg Oral Med Oral Pathol Oral Radiol Endod. 2005;100: 743-749

Griethe M. Morphometrische Vermessung von MRT-Aufnahmen des Kiefegelenks. Zahnmed Diss; 2005

Helkimo M. Studies on function and dysfunction of the masticatory system II. Index for anamnestlc and clinical dysfunction and occlusal state; Swed. Dent J. 1974;67: 101-121

Hellmann D. Grundlagen der Funktionslehre - Teil 3 : Bewegungen des Unterkiefers. Quintessenz Zahntech. 2007;33: 1143-1152

Hesse JR. Unterkiefergrenzbewegungen (2004), aus www.zahnwissen.de/frameset_lexi.htm, abgerufen 1 9.1 2.2009

Hulse M, Losert-Bruggner B, Schottl R, Zawadzki W. Neuromuskular ausgerichtete Bisslagenbestimmung mit Hilfe niedrigfrequenter transkutaner elektrischer Nervenstimulation. Manuelle Medizin. 2003;41: 1 20-1 28

Incesu L, Taskaya-Yilmaz N, Ogutcen-Toller M, Uzun E. Relationship of condylar position to disk position and morphology. Euro J Radiol. 2003;51 : 269-273

Kahle W, Leonhardt H, Platzer W. Taschenatlas der Anatomie Band I : Bewegungsapparat. 6. tiberarb. Aufl. Stuttgart: Thieme Verlag; 1991

Katzberg RW, Westesson PL, Tallents RH, Drake CM. Anatomic disorders of the temporomandibular joint disk in asymptomatic subjects. J Oral Maxillofac Surg. 1996;54: 147-153

Koolstra JH, van Eijden T. The jaw open-close movements predicted by biomechanical modelling. J Biomech. 1997;30: 943-950

Koolstra JH. Dynamica of the human masticatory system - Critical Review. Oral Biol Med. 2002;13: 366-376

Kurita H, Koike T, Tarikawa J, Nakatsuka A, Kobayashi H, Kurashina K. Relationship between alteration of horizontal size and bony morphological change in the mandibular condyle. Dentomaxillofac Radiol. 2003;32: 355-358

Laekeman M, Kreutzer R. Gro~er Bildatlas der Palpation. Heidelberg: Springer Verlag: 2009

Lemke AJ, Griethe M, Peroz I, Lange KP, Felix R. Morphometrische Analyse des Kiefergelenkes anhand von 320 Gelenken mit der MRT. RdFo. 2005; 1 77: 21 7-228

Lindauer SJ, Sabol G, Isaacson RJ, Davidovitch M. Condylar movement and mandibular rotation during jaw opening. Am j Orthod Dentofac Orthop. 1995;107: 573-577

McMillan AS, McMillan DR, Darvell BW. Centers of rotation durcing jaw movements. Acta Odontol Scand. 1989;47: 323-328

Netter F. Atlas der Anatomie. 4. Aufl. Mtinchen: Urban&Fischer bei Elsevier; 2008

Paoletti S. Faszien. Mtnchen: Urban&Fischer; 2001

Parch~ E. Funktionslehre I - Biomechanik. Seminarmanuskript Abteilung ftr Zahnersatzkunde I, Univ. Klinik ftr Zanh-, Mund- und Kieferheilkunde Graz; 2006

Pullinger AG, Seligman DA, John MT, Harkins S. Multifactoral comparison of disk displacement with and without reduction to normals according to temporomandibular joint hard tissue anatomic relationships. J Prosthet Dent. 2002;87: 298-310

Pullinger AG, Seligman DA. Multifactorial analysis of differences in temporomandibular joint hard tissue anatomic relationships between disk displacement with and without reduction in women. J Prosthet Dent. 2001 ;86: 407-41 9

Rammelsberg P, Jager L, Pho-Duc JM. Magnetic resonance imaging-based joint space measurements in temporomandibular joints with disk displacements and in controls. Oral Surg Oral Med Oral Pathol Oral Radiol Endod. 2000;90: 240-248

Rees LA. The structure and the function of the mandibular joint. Br Dent J. 1954;96: 125-133

Reichert B. Anatomie in vivo - Palpieren und verstehen Rumpf und Kopf. Stuttgart: Thieme Verlag; 2007

Ren YF, Isberg A, Westesson PL. Condyle position In the temporomandibular joint: comparison between asymptomatic volunteers with normal disk position and patients with disk displacement. Oral Surg Oral Med Oral Pathol Oral Radiol Endod. 1995;80: 101-1 07

Righellis S. Gelenkachsenposition und Funktionsstdrungen des Kiefergelenkes. Inform Orthod Kieferorthop. 1999;31 : 315-317

Salaorni C, Palla S. Condylar rotation and anterior translation in healthy human temporomandibular joints. Schweiz Monatsschr Zahnmed. 1994;104: 415-422

Schieferstein H, Z~h M, Reinhart G, Hrsg. Experimentelle Analyse des menschlichen Kausystems. iwb Forschungsberichte: Band 180. Mtinchen: Herbert Utz Verlag; 2003

Schierz O, Rei~mann DR. Die elektronische Vermessung der Gelenkbahn. Digital Dental NEWS. 2008 ;2: 21 -27

Schmitter M. Bildgebung des Kiefergelenks in der Funktionsdiagnostik. Digital Dental News. 2008;2: 14-18

Schrdder HU. Orale Strukturbiologie: Entwicklungsgeschichte, Struktur und Funktion normaler Hart- und Weichgewebe der Mundhohle und des Kiefergelenks. 5. Aufl. Stuttgart: Thieme Verlag: 2000

Schtnke M, Schulte E, Schumacher U, Voll M, Wesker K. Prometheus Kopf, Hals und Neuroanatomie. Stuttgart: Thieme Verlag; 2009

Seeher WD. Funktionsdiagnostik; BZB. 2008 ; Juli-August: 49-57

Sobotta J, Putz R, Pabst R, Hrsg. Sobotta, Atlas der Anatomie des Menschen. 21 . Auflage. Mtnchen: Urban& Fischer; 2002

Sommer OJ, Aigner F, Rudisch A, Gruber H, Fritsch H, Millesi W, Stiskal M. Cross sectional and functional imaging of the temporomandibular joint: Radiology, Pathology and Basic Biomechanics of the jaw. Radiographics. 2003; 23: o.S.

Steenks MH, de Wijer A. Kiefergelenksfehlfunktionen aus physiotherapeutischer und zahnmedizinischer Sicht - Diagnose und Therapie. Berlin: Q]uintessenz; 1991

Steinhardt G.Untersuchung tiber die Beanspruchung der Kiefergelenke und ihre gewebliche Folgen. Stuttgart: Thieme Verlag; 1934

Tanaka E, van Eijden T. Biomechanical behaviour of the temporomandibular joint disk - Critical Review. Oral Biol Med. 2003;14: 138-150

Turp JC, Schindler HJ, Rodiger O, Smeekens S, Marinello CP. Vertikale und horizontale Kieferrelation in der rekonstruktiven Zahnmedizin. Schweiz Monatsz Zahnmed. 2006;Vol 1 16: 403-411

Vogel A. Konzept zur die Bestimmung der Unterkieferposition. ZWP. 2007;9: 1 10-11 1

Vogel A. Verhalten der Kaumuskeln - Ein Uberblick. Zahn Prax. 2008;(1 1)6: 41 2-41 7

Walter M. Die Funktionen des craniomandibularen Systems aus klinischer Sicht, Folgen des Zahnverlustes. Vorlesungsskript Universitatsklinikum Dresden; 2002

Wtihr E. Form und Funktion des Kraniomandibularen Systems (2004). www.cmd-dachverband.de, abgerufen 30.5.2010

Wuhr E. Neuroanatomische Vernetzung des Kraniomandibularen Systems mit anderen K~rpersystemen (2004). www.cmd-dachverband.de, abgerufen 30.5.201 O

Wuhr E. Vernetzung des Kraniomandibularen Systems mit anderen Kdrpersystemen uber das Fasziensystem (2004). www.cmd-dachverband.de, abgerufen 30.5.2010

4 CMD患者の症状および症状部位

4.1 顎関節部 40

4.2 歯部 42

4.3 顎／顔面部の筋組織 44

4.4 耳部 46

4.5 額部／側頭部 47

4.6 眼部 48

4.7 腹側頸部（喉） 49

4.8 頭部（頭蓋骨） 50

4.9 頸部（頸椎上部） 51

4.10 肩部 53

CMD患者は、それぞれが異なった臨床的所見および症状を持つ。解剖学的に隣接し機能的な連携のある部位には、運動の障害や痛みという形での機能障害が発症する。患者が理学療法士のもとに送られてくる頃には、患者はすでに多くの医師のもとを訪れた後であることが多い。眼、顎、歯、耳、顔面、または頭部に特定できない症状を持つ患者は、一般の開業医から、耳鼻咽喉科、眼科、そして歯科に到るまで、多くの医療部門を歴訪していることが多い。この時、症状を総体的に見ずに、患者の持つ症状の前後関係のみを見て、各専門医が各々の専門分野のやり方で、総体的な構造に特化した所見を得ることなく検査が行なわれることも多い。そのために、CMDであるということがわからずに、治療も行われないということになる。

すでに述べたように、症状は解剖学的な連携のあるさまざまな部位に現れる。これらの部位は、CMDとの関連においても異なった方法で検査され治療が行われる可能性がある。この症状部位は10のホットスポットに分けられる（図4.1）。

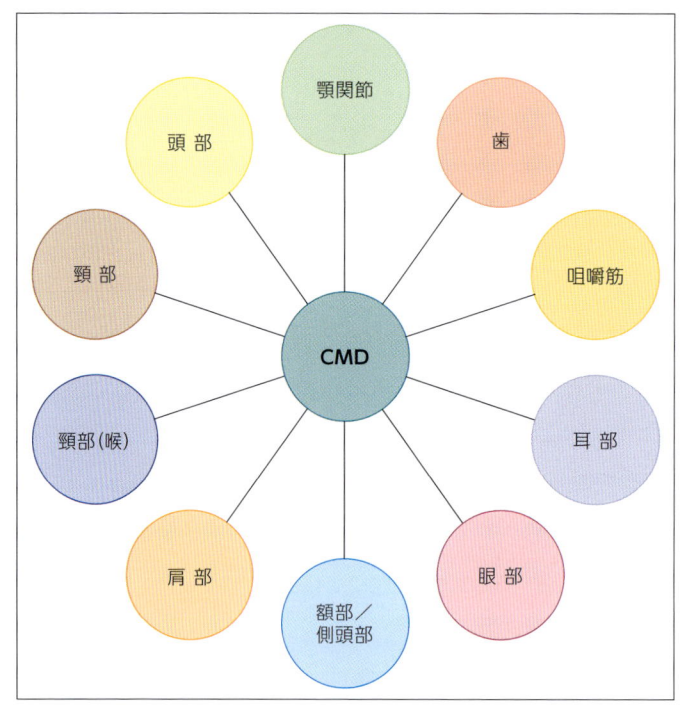

図4.1
頭蓋下顎機能障害（CMD）の症状部位

4.1　顎関節部

顎関節部ではさまざまな症状が見られる（図4.2）。障害の種類、および関与する構造に応じて、関節面（軟骨面）、関節周辺組織（関節包およびこれを補強する靱帯 ― 外側靱帯）、または関節内組織（関節円板、二層部）は顎関節という限局的な狭い範囲で症状を示し、局所的な障害の原因となる。

機能の制限/喪失または痛みの誘発などの患者の既往歴から、セラピストは関与する解剖学的構造を特定する手がかりを得ることができる。多くの患者は下顎の運動時の痛みまたは雑音の症状に悩んでいる。関節包に炎症が発生している段階では、触診時に著しい痛みを感じることがある。

顎関節部に現れる症状は、多くは関節メカニズム

発生し得る症状

- 顎(関節)の痛み
- 歯ぎしり
- クリック音
- 咬合異常：片側に偏った磨滅(歯、義歯など)
- 関節包の炎症による痛み
- 動作に伴う痛み ― 関節間隙内での癒着(関節円板)
- 圧迫痛：二層部の痛み
- 下顎の運動に伴う軋轢雑音
- 顎を動かせない

の変化、または変性あるいは外傷に起因する単独あるいは複数の関節セクション、例えば窩と顆のいずれか、関節包および関節靱帯、または関節内構造などの変化の結果である(Bumann & Lotzmann 2000、Freesmeyer 2008)。顎関節部に現れる症状は、以下のようなさまざまな異なった関節障害に分類される(表4.1)。

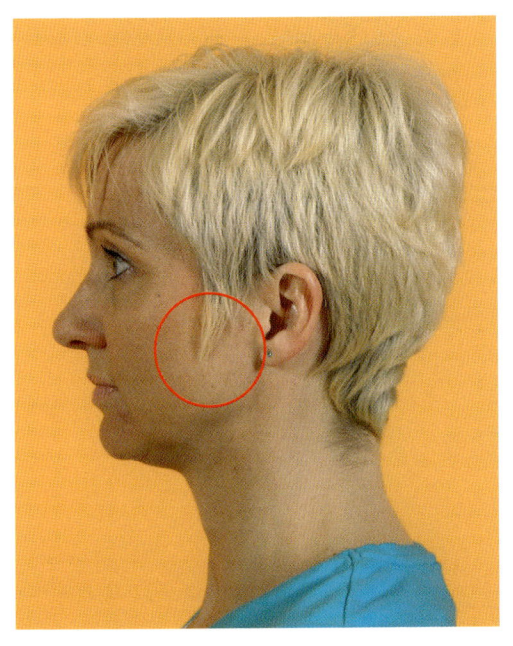

- 顎関節症
- 顎関節炎

図4.2　症状部位：顎関節部

表4.1　顎関節の関節障害

病　因	症　状
顎関節症	
摩耗を伴う関節面の変性およびその結果発生する関節円板の穿孔 特発性、外傷性、または軟骨面の慢性的な変性を伴う長期にわたる過負荷に起因する	軋轢音(特に下顎の運動時) 下顎の運動の制限 必ずしも痛みが前面に出るわけではない
顎関節炎	
軟骨面の粗雑化を伴う関節面の変性 ■ 外傷性:関節液滲出を伴うこともある ■ 感染性:何らかのウイルス感染の後(→関節への影響の波及) ■ リウマチ性:慢性の多発性関節炎 ■ 代謝性:痛風、糖尿病など	休息痛および軋轢音を伴う負荷痛 炎症の兆候
円板転位	
穿孔を伴うような機械的な過負荷または円板組織の過度の伸長 急性/外傷性:特発、突発の関節包内の組織の転位、 炎症を伴うこともある 下顎顆と下顎窩の位置関係の不一致	運動時のクリック音(初期、中期、末期) 下顎運動の制限も起こり得る 咬合時の痛み 神経筋性/機械的な下顎骨の運動障害 (偏位または偏差) 二層部または関節面の圧迫による痛みの誘発
形状の誤差	
関節セクション/関節面(窩と顆)の先天的または外傷による変形(形状の不規則性)または位置の変化 窩と顆の不一致によって引き起こされる機能の欠陥	クリック音現象に伴う運動障害 偏位 軋轢音

- 円板転位（DD）または動的な円板の位置異常
  * 部分的な前方転位、位置の戻りあり
  * 完全な前方転位、位置の戻りあり
  * 完全な前方転位、位置の戻りなし（円板の逸脱）
- 形状の誤差

4.2 歯部

歯部に原因のわからない何らかの症状が出た場合は、まず歯科を訪れる。歯牙実質の損傷または障害を早期に発見し適切な治療を行うためにも、歯科医による鑑別診断を受けることは大切である（図4.3）。

CMD患者に多く見られる症状に、解剖学的な相関の見られない歯痛がある。これは、歯科医による歯部構造の検査では、明確な所見が得られないたぐいのものである。この痛みの感覚は「歯槽痛」と呼ばれるもので、隣接する組織に対して理学療法的検査を施すことによって、刺激を与える構造（痛みを感じている部位の神経構造 ― 神経の合流部位）に症状の原因を見出し、治療を施すことができる可能性を持つ（Bumann & Lotzmann 2000、Freesmeyer 2008）。

症状部位「歯部」にはこの他、以下のような咬合が要因である症状や顎の発育異常（顎骨異常）を要因とする症状なども見られる

- 静的な顎部機能障害
  * 歯の喪失
  * 早期接触
  * 不正咬合による歯の接触異常
- 動的な顎部機能障害
  * 噛み合わせの際の前歯または犬歯の位置の変化
  * 運動時の早期接触（側方移動、正中移動、または前方突出時の早期接触）
  * 後退スペースの減少
- 顎の発育異常（顎骨異常）
  * 開咬（正面または側面の開咬）
  * 過蓋咬合
  * 顎前方突出
  * 交差咬合

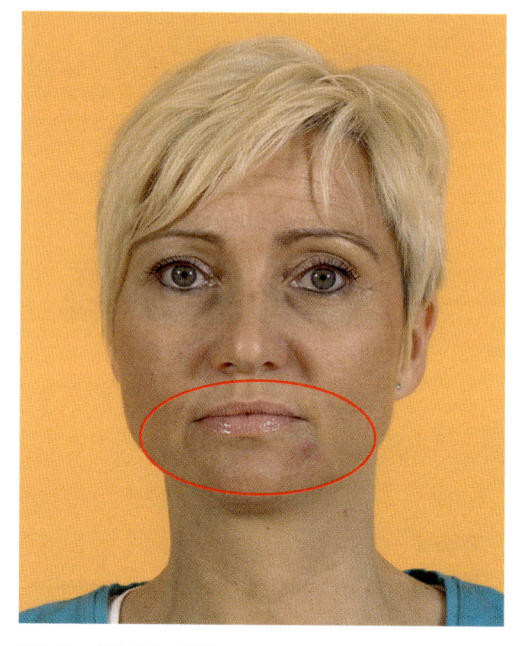

図4.3　症状部位：歯部

発生し得る症状
■ 歯痛
■ 歯の圧迫
■ 歯ぎしり
■ 低温および高温過敏
■ 磨減
■ 歯頸部の過敏
■ 歯肉退縮
■ 歯牙動揺
■ 歯遊走
■ 咬合状態の変化（交差咬合）

●コラム：歯について

以下の図には、上顎および下顎の歯の四分割区分（いわゆる歯列図）、名称、および歯の種類分類や歯の構造などに関するその他の解剖学的名称などの、いくつかの歯科の基本的な知識が記載されている（図4.4～4.7）。

歯根は上顎または下顎の空洞、いわゆる歯槽部のことである（図4.8）。歯槽痛は歯牙実質（露出した歯頸部、小さな骨瘍病巣）、または歯槽内からの刺激（神経構造への機械的刺激）によって発生する。

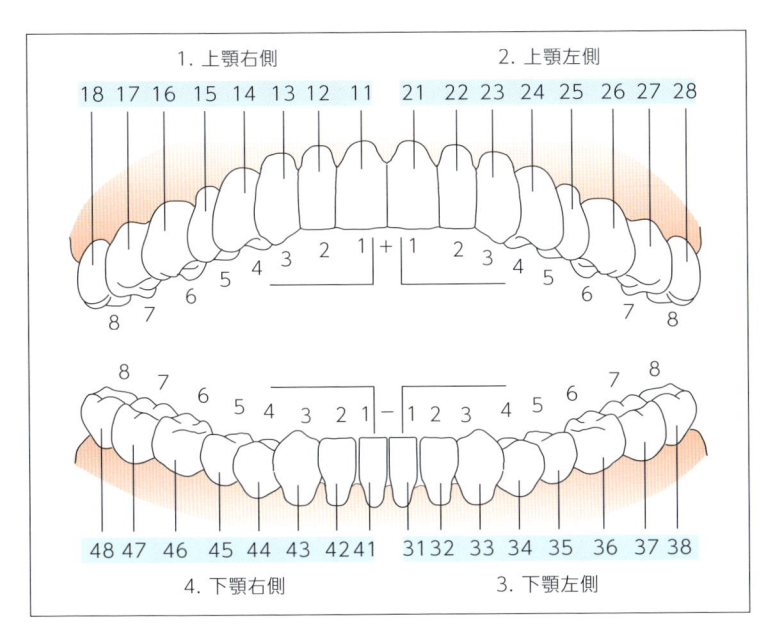

図4.4
歯列図（Stelzenmüller & Wiesner 2004）

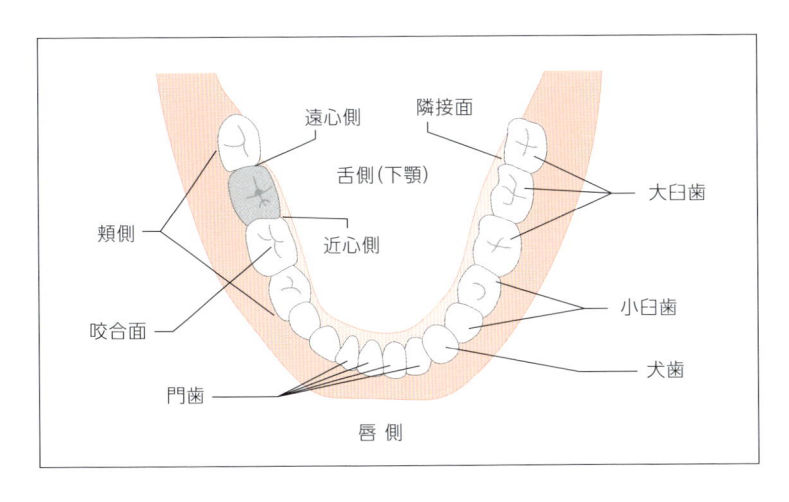

図4.5
口腔部および歯の名称

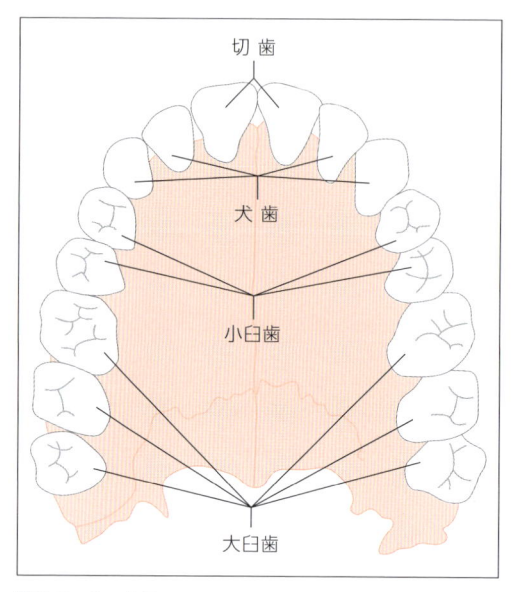

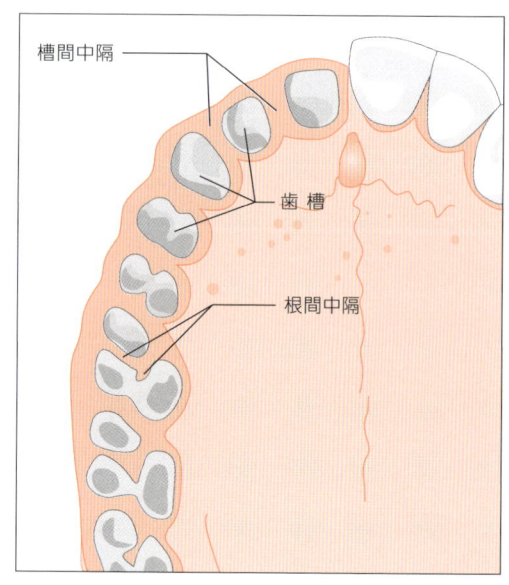

図4.6 歯の分類

図4.8 歯槽部

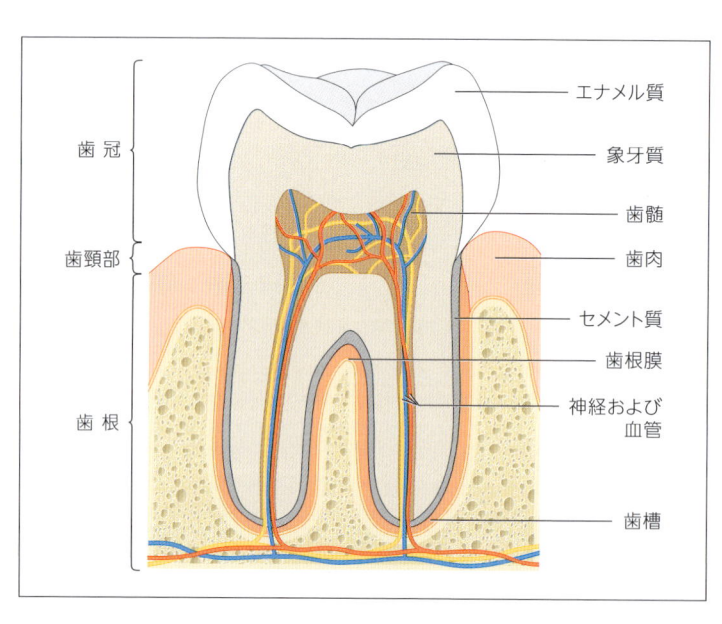

図4.7 歯の構造

4.3 顎／顔面部の筋組織

　顎関節部の筋の症状は、他の身体部位と同様に、緊張感や特定の負荷または運動の際の痛みとなって頻繁に現れる(Seeher 2008)。顎関節部においては咀嚼や嚥下など、下顎の能動的な運動時の具体的な障害をさす。機能障害が顕著になってくると、発語する場合にもこの障害/症状が現れることがある(図4.9)。

4. CMD患者の症状および症状部位

発生し得る症状
■ 張り(朝方に顕著)
■ 硬化
■ 開口障害
■ 顎の運動の制限
■ 牽引痛または圧迫痛
■ 放散痛(トリガー)
■ 頭痛または顔面痛
■ 眼圧の増大(視覚障害)
■ 咀嚼障害(痛み)
■ 筋の痛みに対する過敏

これらの不調や障害は局所的に1つの筋に現れるだけのこともあれば、トリガーポイントを経由して、頭部や肩部などの離れた部位にまで拡がることもある。すなわち、顎部の解剖学的構造の位置的関係が極めて近接していることから、頭痛または顔面痛として刺激が伝播され、それを防ぐことはできないのである(Freesmeyer 2008)。

症状を引き起こす筋組織は、通常、触診すると

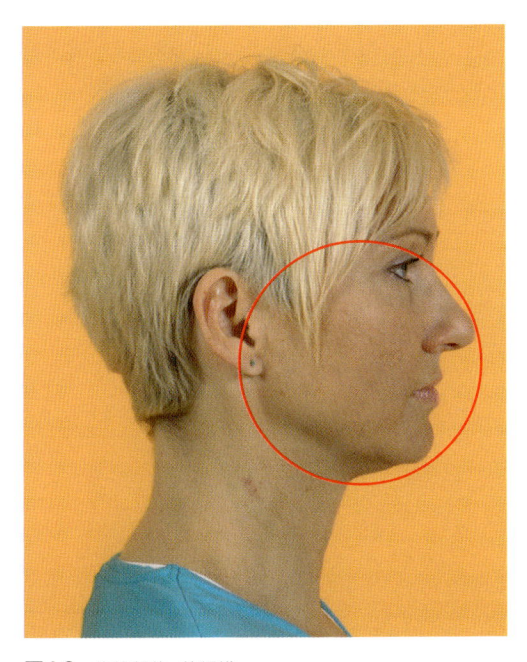

図4.9　症状部位、筋組織

表4.2　筋の障害

病　因(病理メカニズムの説明)	症　状
筋筋膜痛	
機械的な過負荷によって局所的な貧血状態となり、それによって代謝障害が引き起こされる	トリガーポイントの活性化 関連ゾーン/トリガーエリアでの放散痛 触ると痛む 開口運動の制限 しばしば緊張性頭痛を伴う
筋　炎	
強い力が直接働くこと(打撃や衝突など)による外傷による感染症	炎症の兆候 開口運動の制限 触ると筋全体が痛む
筋痙攣	
強度の機能的収縮後、または過大な機能的に不適切な伸長の後の突然の緊張性収縮(神経支配の不全などによっても起こる)	急性特発性疼痛 受動的な伸長によって痛みが再現 触診と等尺性の緊張によって痛みが再現
局所的筋痛	
不慣れな負荷/極端な過負荷が原因、 強度の筋疲労(衰弱) 不慣れな負荷がかかることによる筋緊張の亢進	牽引痛 倦怠感 開口運動の制限
筋攣縮	
長期にわたる固定(筋線維)の後に多く見られる	開口運動の制限 受動的な伸長が不可能(抵抗が強いため) 痛みは主症状ではない

(障害の程度に応じて)部分的または全体的に過敏である。必ずしも、常に筋のすべてのセクションや筋線維(起始部—筋腹—付着部)が症状を呈するとは限らない。咀嚼筋の障害には、さまざまな病因がある(Bumann & Lotzmann 2000);(表4.2)

4.4 耳部

CMD患者の場合、CMDの症状を持たない者と比べて、耳部に症状を持つ割合が極めて高い(Costen 1934)。これらの症状は、一方では聴力の減衰(圧迫感の増大も頻繁に現れる)を呈し、他方では、解剖学的な関連性の見いだせない原因不明の耳鳴りを呈する(Peroz 2000、2001、2003;Leher 他 2003)。これは通常、顎関節が耳部と近い位置にあること、それに対応する解剖学的な構造(筋、靱帯、神経)の連携およびそれによって生じる機能的な関係によると説明される(図4.10)。

耳部のこれらの症状の正確な病因は、解明されていない。現在では、以下の3つの仮説によって聴力への影響について説明することを試みている段階である(表4.3):

- **靱帯を原因とする刺激**:希に、成人に胚発育期からの靱帯構造が残存していることがある。これは、円板内踝靱帯と呼ばれ、関節円板と耳小骨とを結ぶ。成人の場合、耳鳴りの雑音のもととなる振動を中耳および内耳に伝達する(Feldmann 1998、図4.11)。

表4.3 聴力の障害

病因(仮説)	症 状
内耳の靱帯による機械的な刺激	耳鳴り
関節包の炎症	聴力の減衰 耳の痒み 炎症の兆候 (痛みの長期化または耳部の圧迫痛)
筋の緊張または神経支配の不全	聴力の減衰 中耳炎 圧迫感の増大

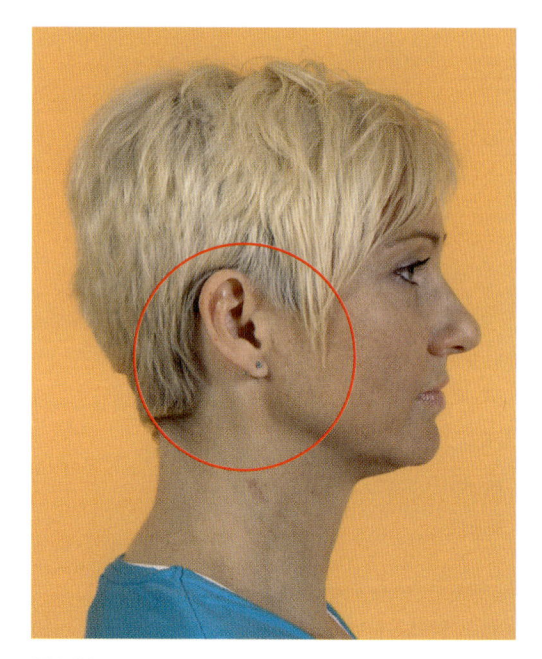

図4.10 症状部位:耳部

発生し得る症状
- 圧迫感
- 聴力の減衰
- 耳の痒み
- 中耳炎
- 耳鳴り
- めまい

- **関節包の炎症**:顎関節包が炎症を起こすと、中耳痛が発生する。この時、後方の関節組織(咬筋、内側および外側翼突筋などの咀嚼筋、または関節包)が膨隆し、耳道の換気を悪化させる。これによって皮脂の堆積が増加し、場合によっては耳道の炎症または閉塞を引き起こす可能性がある。これによって起こると考えられる症状には、

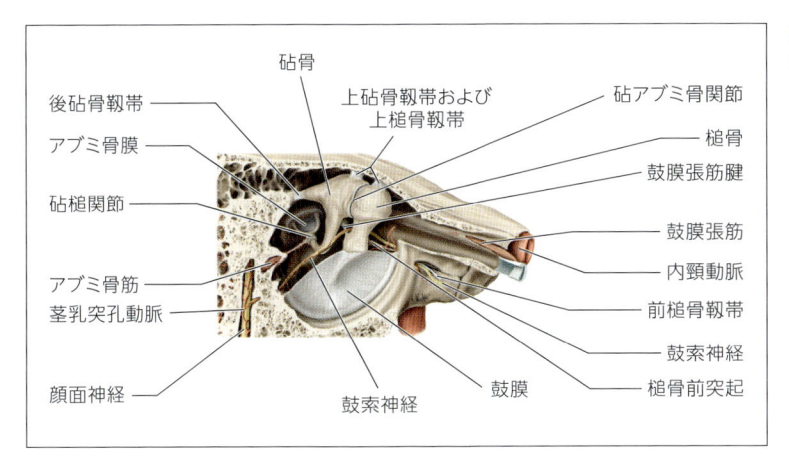

図4.11 機械的刺激の原因となりうる内耳の靱帯

聴力の減衰、耳の痒み、炎症の兆候（耳部の痛みの長期化、または圧迫痛）などがある。

- **筋の緊張または神経支配の不全**：軟口蓋の筋（口蓋帆張筋、口蓋帆挙筋。三叉神経、より正確には、下顎神経によって支配されており、この神経は顎系との神経生理学的連絡を司る）が緊張しているか、またはその神経支配が不全である可能性がある（図4.12）。この筋の障害によって、病理学的な循環が生じる。軟口蓋の小さな筋（口蓋帆張筋および口蓋帆挙筋）は嚥下の際に耳管を開閉するので、これらの筋の活動が不全になると中耳の換気障害が生じる。この換気障害が長期間におよぶと、次のような症状が起こる。すなわち、聴力の減衰、中耳炎、圧迫感の増大などである（Feldmann 1998）。これらの症状がさらに筋の緊張を強め、循環の停滞が生じる。同様の神経支配を受ける筋に、アブミ骨筋（顔面神経による支配）および鼓膜張筋（三叉神経、すなわち下顎神経による支配）がある。

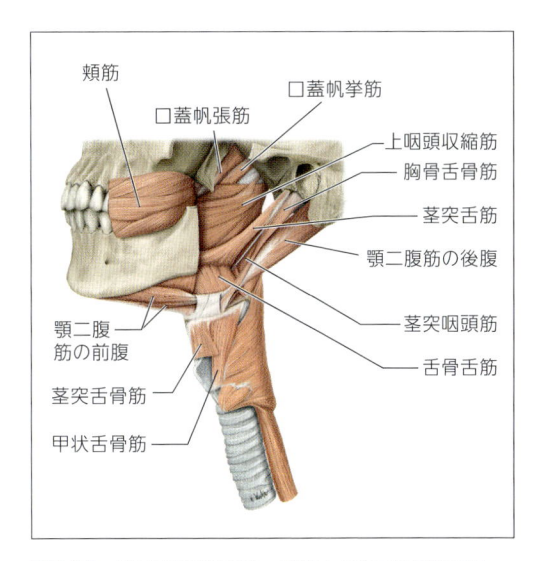

図4.12 軟口蓋筋の筋結合―顎部への臨床的神経支配

4.5 額部／側頭部

CMD患者はしばしば額部または側頭部（こめかみ）の頭痛に悩まされる。この痛みは眼窩まで拡がることもある（図4.13）。押さえると痛みを感じる皮膚領域も現れる（Bumann & Lotzmann 2000、von Piekartz 2005）。この部位の障害は、局所的な表情筋の機能不全（緊張の調節機能の障害）、または対応する神経支配機能（眼神経はこの部位のすぐそばにある）の障害と結びつく（図4.14）。これ以

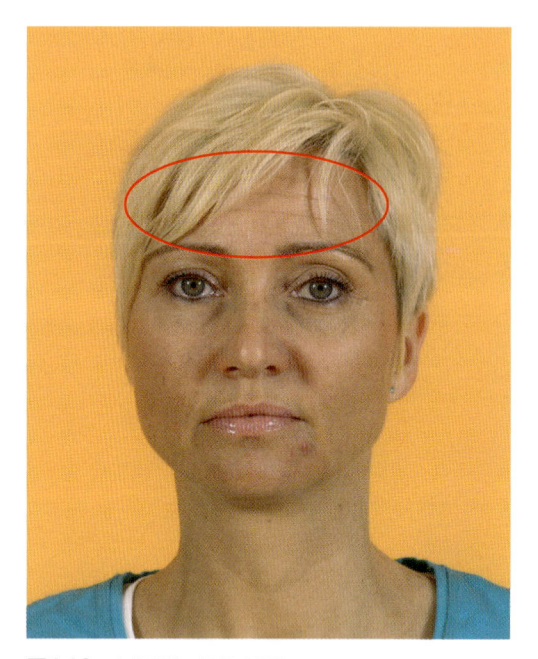

図4.13　症状部位：額部/側頭部

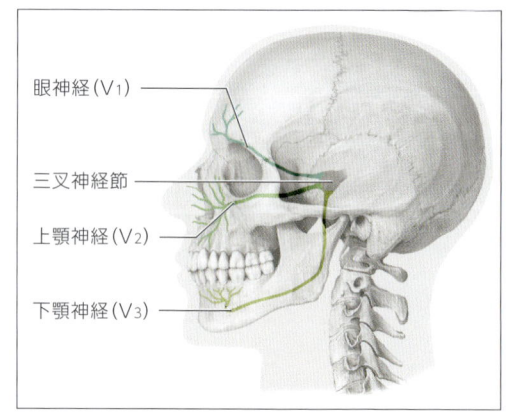

図4.14　眼神経（V1）の経路

外の額部の障害の原因となるのは局所的な表情筋である。皺眉筋および後頭前頭筋は、額に皺を形成する（心配の皺や怒りの皺など）。さらに眼の周囲をぐるりと囲む眼輪筋もある（図4.15）。これらの筋は、神経支配活動の強化や局所的な筋活動（筋緊張亢進）などによって刺激を受け、症状を示すようになる（Freesmeyer 2008）。

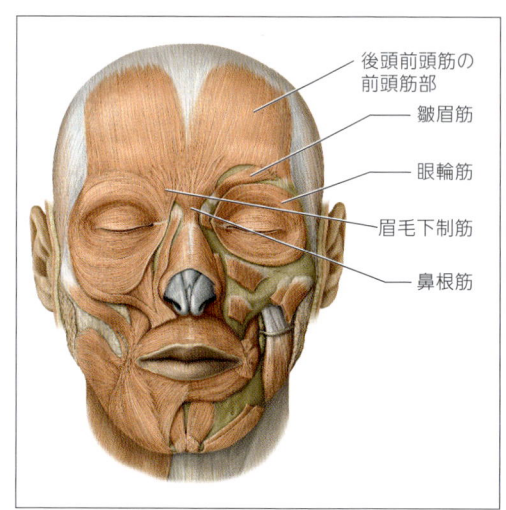

図4.15　表情筋

発生しうる症状
■ 頭痛
■ こめかみ部分の筋の過敏
■ 皮膚の過敏
■ 神経孔の圧力に対する過敏

4.6　眼部

　眼部にも、顎関節との位置的接近による刺激や症状が現れる（Losert-Bruggner 2000）；（図4.16）。視神経は、内頸動脈と並走しているため、拍動が強まった際に機械的に刺激を受けることがあり、その症状には、圧迫感の増大や見るものの輪郭がぼやけるなどがある（Freesmeyer 2008）。また、解剖学的には、眼神経およびその分枝である眼窩上神経の内側枝および外側枝、ならびに涙腺神経が眼部を神経支配しており、与えられた刺激によっては神経ダイナミック的な機能障害を引き起こすことがあるという事実からも、妥当性のある説明モデルが得られる。

4. CMD患者の症状および症状部位　49

発生しうる症状
■ 痛み ■ 眼の細動 ■ 複視 ■ 光に対する過敏 ■ 眼球後部の圧迫感 ■ 涙流

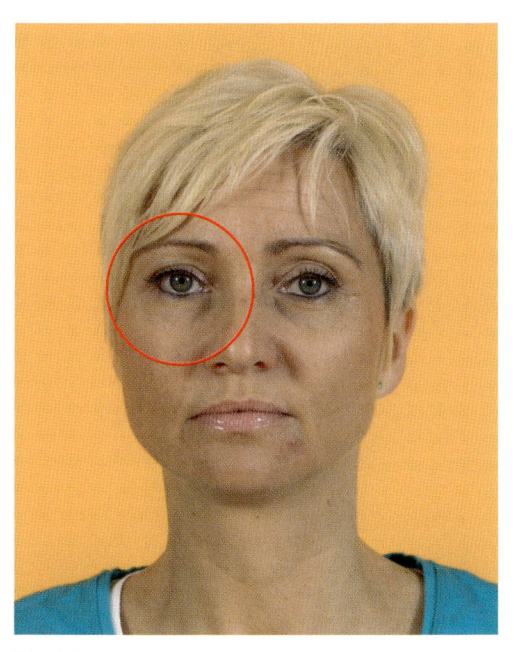

図4.16　症状部位：眼部

4.7　腹側頸部（喉）

　腹側頸部の症状も、顎関節部との機能解剖学的連絡と関連している（図4.17）。舌骨には、頸部と喉部との機能的な接続を形成する舌骨上筋および舌骨下筋が固定されており（起始部）、この舌骨によって、しわがれ声、発声のぶれ、詰まり感、あるいは嚥下障害などのさまざまな症状を説明することができる。迷走神経（頸枝）は喉部全体に網羅されており、喉部を神経機能的に結ぶ。顔面神経は舌骨上筋を部分的に、すなわち顎二腹筋の後腹および茎突舌骨筋を神経支配するため（図4.18）、迷走神経と顔面神経は機能的にもつながっている。この局所的な解剖学的経路に注目すれば、これもCMD患者の刺激の源として考慮することができる。

発生しうる症状
■ 喉の痛み ■ しわがれ声 ■ 頻繁な咳払い ■ 喉の詰まり感 ■ 発語障害 ■ 声の変化

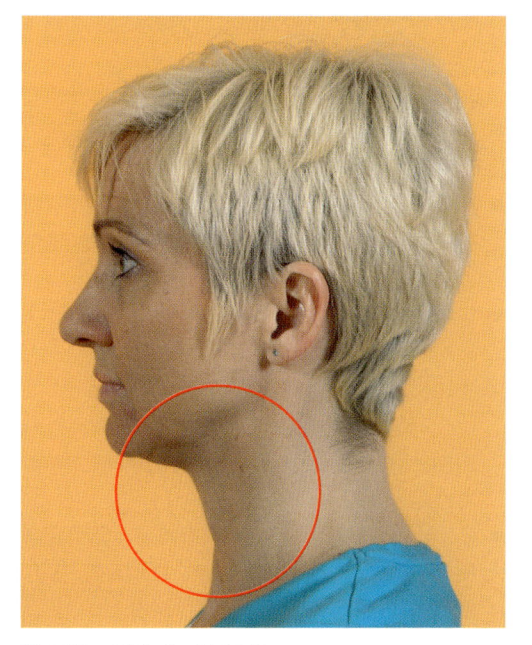

図4.17　症状部位：腹側頸部

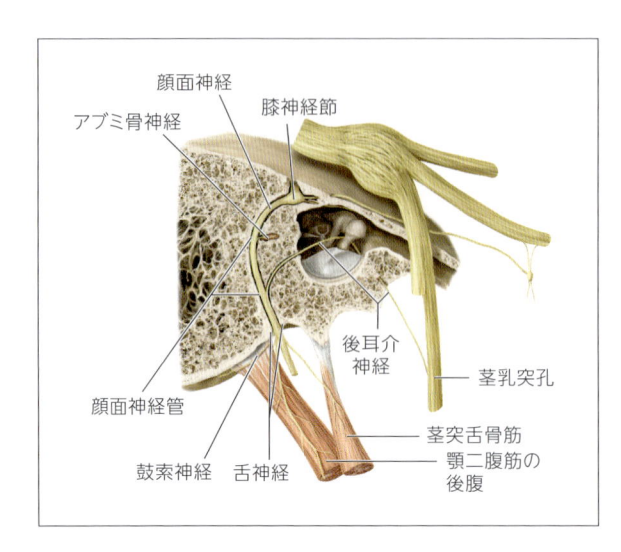

図4.18　顔面神経の筋組織支配
(背側からの前頭部断面)(Platzer 1996)

4.8　頭部(頭蓋骨)

　頭部(頭蓋骨)の障害は、多くの人に見られる。CMD患者では、頭痛に悩まされる人の割合が極めて高い(図4.19)。しかしここで、多くの頭痛持ちの人は顎関節に障害を持っていると逆推論することは科学的ではない。目に付くのは、多くのCMD患者が、大後頭神経/小後頭神経ならびに大耳介神経/後耳介神経の神経支配を受ける頭蓋骨部分の頭痛および/または圧迫への過敏という随伴症状を持っていることである。

　この部位に発生する障害の原因は極めて多様であり、一義的に解明されてはいない。主な「頭部の症状」の考えられる原因は以下のとおりである。

- 血管に起因する場合：局所的な血管構造(脳髄膜動脈も含む)の血管拡張が、多くの頭痛発生の説明モデルとして使用されている。
- 神経に起因する場合：神経ダイナミック的なストレスや血管からの刺激によって、機械的な刺激が生じる。また、顎関節部も解剖学的に接近しているため、その神経刺激が頭蓋骨部位の障害の引き金となる場合もある(神経支配が同じであるため)。
- 筋に起因する場合：慢性的な咀嚼筋の緊張調節機能の障害は、表情筋に影響をおよぼす。それによって頭部の圧迫感または張りが増大する。

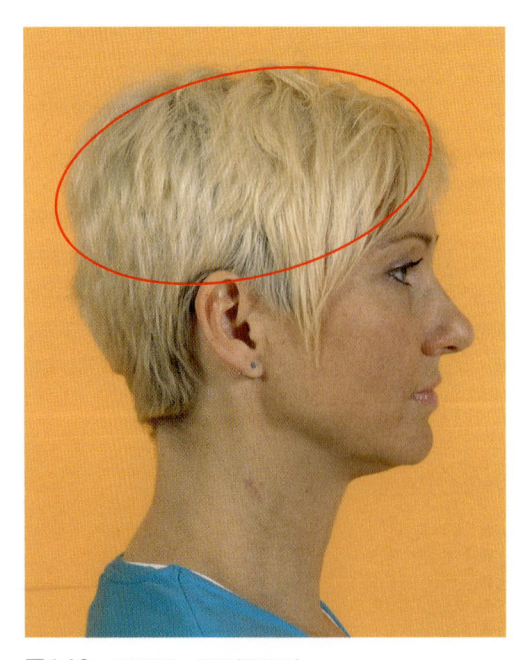

図4.19　症状部位・頭部(頭蓋骨)

発生しうる症状
■ 頭部の圧迫感
■ 頭髪や頭皮に触れられると痛む
■ 神経孔付近の圧迫に対する過敏
■ 頭痛
■ 片頭痛およびその他の頭痛

- 関節に起因する場合：顎関節の障害は周辺組織にまでおよぶ（関節の障害が直接引き起こす結果として神経および筋に関する機能障害がある）。関与する組織はすべて位置的に接近しているため、組織間の相互作用や機能病理学的関係性をすぐに排除することはできず、精密な検査を行う必要がある（Freesmeyer 2008）。

4.9　頸部（頸椎上部）

　頸部に現れる症状には、はじめは顎関節との関連性があるとは思われないようなものが多い（図4.20）。しかし、より正確に検査を行い、解剖学的な状況を考慮すると、顎関節との関連性が確認できる（Lotzmann 2002）。

　共通点は、深部を頸椎上部にまで達している体性神経性三叉神経の中核領域であることは間違いない（Duus 1983）。三叉神経脊髄路核は、第2頸椎の高さにまで達している（図4.21）。これらのことが、頸椎上部椎間関節構造の機能障害または当該領域の筋機能障害による末梢刺激といういずれも機能的関連による説明モデルの基礎となっている。この他には、第2および第3頸椎部の短い頸部筋（大後頭直筋、小後頭直筋ならびに上頭斜筋および下頭斜筋）の神経支配がある。この第2第3頸椎部は「末梢部位の神経支配 → 中枢との連絡」という機能回路が、前述の三叉神経の中核領域で終わる位置にあたる（図4.22）。

　多くの患者で頸椎上部の腹側の抗重力筋（前頭直筋および外側頭直筋）の不全を確認することができるが、この筋が弱化すると、機械的な変化や慢性的な刺激が発生することが多い（Kopp 2003、Hülse & Losert-Bruggner 2002）。

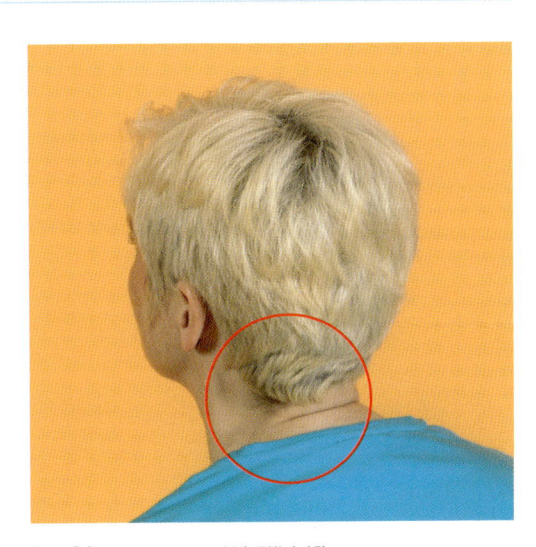

図4.20　症状部位：頸部（頸椎上部）

発生し得る症状
■ 頸部の痛み
■ 凝り
■ 押すと痛む
■ 頸性頭痛
■ 頸椎または肩関節の運動制限を伴う頸部の硬化

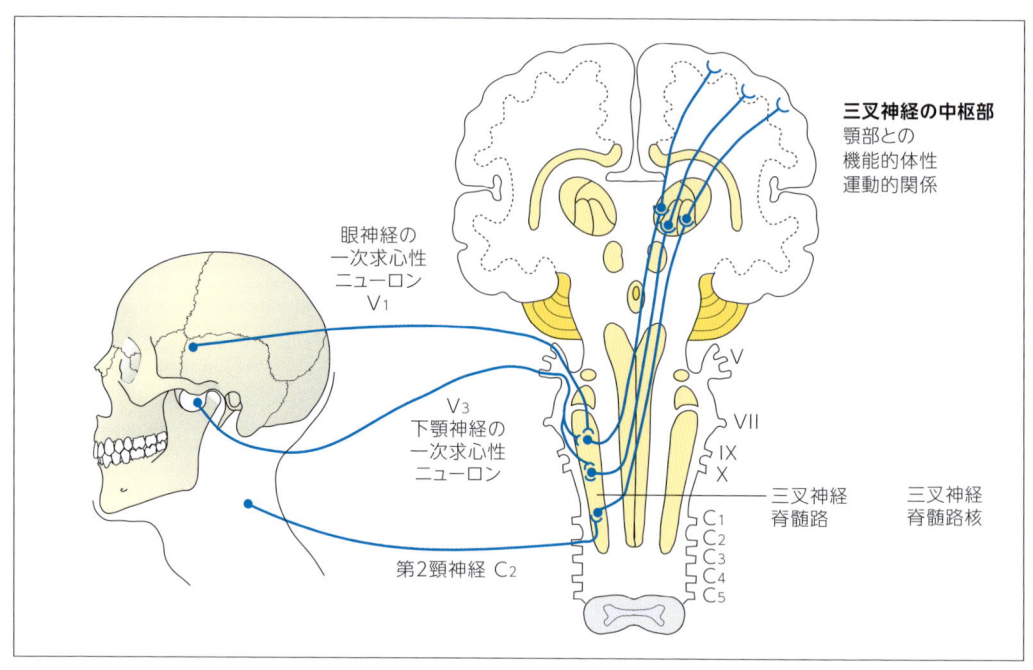

図4.21 脳神経の中枢部：頸椎上部の三叉神経（Stelzenmüller & Wiesner 2004）

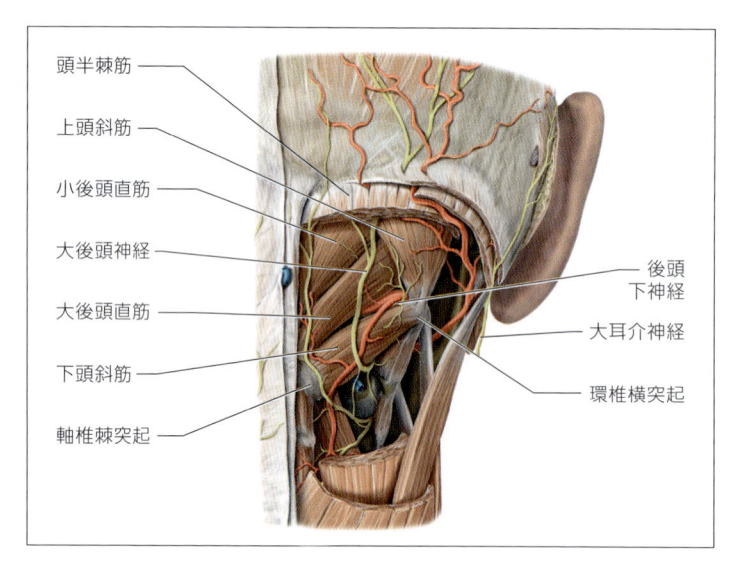

図4.22 短い項筋群およびCMDとの関連

4.10 肩部

肩部の障害は、頸部の筋の変化によって、肩甲骨の機能的制御不全と直接結びつく（図4.23）。肩甲舌骨筋および胸骨舌骨筋を介して、頸部と肩部の間には直接の筋結合がある。これらの筋は舌骨から肩甲骨および胸骨を結び、とりわけ「むち打ち症後の状態」にある患者の場合にその存在が顕在化する（図4.24）。

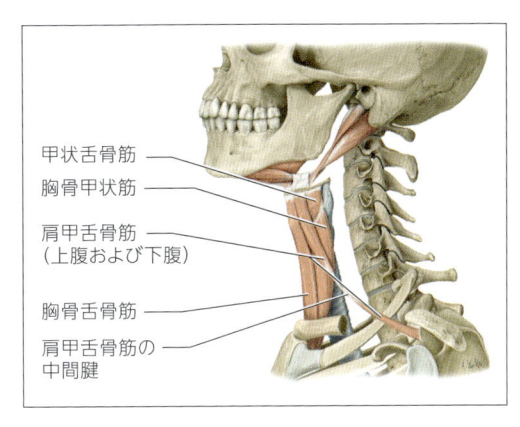

図4.24 側頭下顎関節部から肩甲帯部にかけての筋結合

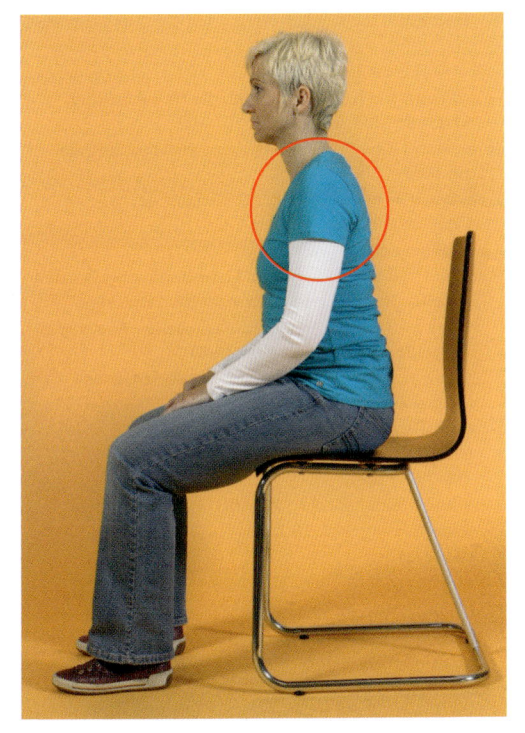

図4.23 症状部位：肩部

発生しうる症状

- 肩の痛み
- 腕および指の麻痺感

喉部および頸部の筋組織および腕神経叢からの神経構造は、解剖学的に極めて密接な位置関係にあり、このことからそれぞれが多重的な相互作用を持つことが説明できる（Danner 他 2009、Dapprich 2005）。最後に、所見および所見に記載される検査結果に、このような仮説を立てる材料があるかどうかが問題となる。治療の成功によって最終的な論証がなされる。すなわち治療によって症状に変化が、理想的には改善が見られたかどうかである。

この章で取り上げた10の症状部位は、CMD患者に現れうる症状および病因がどれほど多岐におよぶかということを示している。理学療法の検査においては、特に以下の4つの主要な症状が現れる。

- 開口運動の制限
- 開口運動の質的な低下（側方へのずれ、偏位および偏差）
- クリック音または軋轢音
- 痛み

第9章で、この4つの主要な症状について、そしてCMD患者の理学療法治療の意義について詳説する。

参考文献

Ahlers O. Craniomandibuläre Dysfunktion bereitet Kopfschmerzen - Initiative pro dente (2006). www.prodente.de, abgerufen 16.07.2009

Behr M. Thema Tinnitus - Deutscher Ärzte Verlag (DZZ). 2009; 64 (3): 136-138

Gadomski BS, Reitz J. Falscher Biss und schwacher Stand mit fatalen Folgen für den Bewegungsapparat OrthoPress. 2004; 1 : 8-9

Bösel C, Mazurek B, Peroz I. Chronischer Tinnitus und kraniomandibuläre Dysfunktionen - Einfluss funktionstherapeutischer Maßnahmen auf die Tinnitusbelastung. HNO. 2008; 56: 707-713

Boyd JP, Shankland W, Brown C, Schames J. Bezähmung der Muskelkräfte, welche die tägliche Zahnmedizin bedrohen. Sonderdruck der Postgraduate Dentistry. 2000; November

Bumann A, Latzmann U. Farbatlanten der Zahnmedizin Bd. 12: Funktionsdiagnostik und Therapieprinzipien. Stuttgart: Thieme Verlag; 2000

Cassan K, Hrsg. 2004. www.zahnwissen.de/frameset_lexi.htm; abgerufen 16.07.2009

Chan S, Reade P. Tinnitus and temporamandibular paindysfunktion disorder. Clin Otolaryngol. 1994; 19: 370-380

Costen JB. A syndrome of ear and sinus symptoms dependent upon disturbed function of the temporamandibular joint. Ann Otol Rhinol Laryngal. 1934; 43: 1-4

Danner HW, jakstat HA, Ahlers MO. Correlations between posture and jaw relations. Zeitschrift für kraniomandibuläre Funktion. 2009; 1 (2): 1-15

Dapprich J, Pauly T. Kiefergelenk und Wirbelsäule. ZMK. 2005;7/8 (21):

Dapprich J. Funktionstherapie. Berlin: Quintessenz; 2004

Deutsche Migräne - und Kopfschmerz Gesellschaft (DMKG). Kopfschmerz in Deutschland: Fakten statt Schätzungen. 2005; 11 :www.dmkg.de; abgerufen 02.05.2009

Entrup W. Sind Habits, Tics, Bruxismus, Sprechfehler und arafaziale Dyskinesien eine Expression notwendiger kraniosakraler und posruraler Autoregulation des Menschen? KiM (Komplementäre integrative Med.). 2008; 10: 49-55

Ettlin D, Galli U. Orofaziale Schmerzen. Schweiz Gesellschaft zum Studium des Schmerzes. 2008; 1:

Evers S, Frese A, Marziniak M. Differenzialdiagnose von Kopfschmerzen. Deutsches Ärzteblatt 2006; 45(103): 2006

Farmand M. Differentialdiagnostik des Kiefergelenkschmerzes - Untersuchungsmethoden und Krankheitsbilder. BZB. 2007; 11: 46-49

Fischer MJ, Riedlinger K, Hoy L, Gutenbrunner C, Bernateck M. Abhängigkeit von extrakranieller Schmerzlokalisation und Dysfunktionen im kraniomandibulären System. Hessisches Ärzteblatt 2009; 6:

Freesmeyer E. Funktionsstörungen im Kopf-Hals-Bereich. Stuttgart: Thieme Verlag; 2008

Gaul C. Differenzialdiagnose des Gesichtsschmerzes - Zeitschrift PNeuroTransmitterP. 2008; 10: 32-36

Gelb H, Gelb ML, Wagner ML. The relationship oftinnitus to craniocervical mandibular disorders. J Craniomandib Pract. 1996; 15: 136-143

Gräfe K A. Mit Dreierkombi auf der sicheren Seite. Pharmazeutische Zeitung. 2006; 28: o.S.

Honikel M. Das Craniomandibuläre System und seine Effekte auf die Körperhaltung - Teil III. Osteopath Med. 2007; 8(4): 4-9

Hülse M, Losert-Bruggner B. Der Einfluss der Kopfgelenke und/oder der Kiefergelenke auf die Hüftabduktion. Manuelle Medizin. 2002; 40: 97-100

Kohlmann T. Die Epidemiologie des Gesichtsschmerzes. zm-online. 2000; 10: o.S.

Köneke Ch. Die interdisziplinäre Therapie der Craniomandibulären Dysfunktion. Berlin: Quintessenz; 2004

Kopp S, Friedrichs A, Langbein U. Beeinflussung des funktionellen Bewegungsraumes von Hals-, Brust und Lendenwirbelsäule durch Aufbissbehelfe - Pilotstudie. Manuelle Medizin. 2003; 41: 39-51

Lagrèze WA, Wilhelm H, Göbel H. Kopfschmerz und Auge. Deutsches Ärzteblatt 2004; 49(101): A 3337-A 3342

Leher A, Dietrich S, Peroz I. Tinnitus und Craniomandibuläre Dysfunktionen. HNO. 2003; 51: 790-792

Linsen S, Schmidt-Beer U, KoeckB. Tinnitus-Verbesserung durch Kiefergelenk-Distraktions-Therapie. DZZ. 2006; 61: 27-31

Losert-Bruggner B, Hülse M, Dudek B. Wenn Schmerzen nicht schlafen lassen, Teil 1. AZN. 2007; 1: 20-25

Losert-Bruggner B, Hülse M, Dudek B. Wenn Schmerzen nicht schlafen lassen, Teil 2. AZN. 2007; 2: 16-19

Losert-Bruggner B, von Piekartz H. Bei einem Schleudertrauma auch an das Kiefergelenk denken. In: ICCMO, Hrsg: ICCMO Kompendium. Erlangen: ICCMO; 2004

Losert-Bruggner B, Schöttl R, Zawadski W. Craniomandibuläre Dysfunktion und Schwindel. GZM. 2003; 8(3): 38-41

Losert-Bruggner B. Gleichgewichtsstörungen und Schwindelgefühl. Man Med Osteopath Med. 1999; 37: 101-103

Losert-Bruggner B. Therapieresistente Kopfschmerzen, Probleme im Bereich der HWS, Schwindel, Augenbrennen und Tinnitus können ihre Ursache im Zahnsystem haben. Z.f. Physiotherapeuten. 2000; 11(52); 1923-1927

Losert-Bruggner B. Trigeminusneuralgie oder neuromuskuläre Dysfunktion der Kau-, Kopf- und Halsmuskulatur? Man Med Osteopath Med. 2000; 38: 192-197

Latzmann U, Kobes LWR. Funktionsstörungen des Kauorgans und Hals-Nasen-Ohren-Symptome. Dtsch Stomatal. 1991; 41: 414-417

Lotzmann U. Okklusion, Kiefergelenk und Wirbelsäule. zm-online. 2002; 1: o.S.

Madsen H. Evidenzbasierte Medizin in der Kieferorthopädie. Quintessenz. 2008; 59(9): 977-984

Madsen H. Schmerztherapeutische Prinzipien bei Diagnose und Therapievon CMD. Zahn Prax. 2004; 7: 478-483

Meyer G, Bernhardt O. Aktuelle Forschungsergebnisse belegen die Pallgemeinmedizinische Verantwortung des ZahnarztesP. Deutsche ZahnMedizin aktuell. 2005; 3: o.S.

Meyer R. Kopfschmerz aus Sicht des Zahnmediziners. Deutsches Ärzteblatt. 1997; 40(94): A-2550

Patò U, Sturzenegger M. Gesichtsschmerzen. Schweiz MedForum. 2008; 8: 336-340

Peroz I, Kirchner K, Lange KP. Kraniomandibuläre Dysfunktionen bei Tinnituspatienten. Dtsch Zahnärztl Z. 2000; 55: 694-699

Peroz I. Funktionsstörungen des Kauorgans bei Tinnituspatienten im Vergleich zu einer Kontrollgruppe. HNO. 2003; 51: 544-548

Peroz I. Otalgie und Tinnitus bei Patienten mit kraniomandibulären Dyfunktionen. HNO. 2001; 9: 713-718

von Piekartz H. Kiefer-, Gesichts- und Zervikalregion: Neuromuskuloskelettale Untersuchung, Therapie und Management. Stuttgart: Thieme Verlag; 2005

von Piekartz H. Kraniofaziale Region - Einflüsse mechanischer Stimulation und ihre Bedeutung für die Manuelle Therapie. Manuelle Therapie. 2002; 6: 77-86

Pilgramm M, Rychlik R, Lebisch H, Siekdentop H, Goebel G, Kirchhoff D. Tinnitus in der Bundesrepublik Deutschland. HNO aktuell. 1999; 7: 261-265

Plato G, Kopp S. Kiefergelenk und Schmerzsyndrome. Manuelle Medizin. 1999; 37: 143-151

Plato G. Der Weg zur Chronifizierung der kraniomandibulären Dysfunktion (CMD). Hess Ärzteblatt. 2009; 5: 323-324

Plato G. Gesichtsschmerz aus manualmedizinischer und kieferorthopädischer Sicht. Manuelle Medizin. 2001;39: 254-258

Reitz J. Falscher Biss mit fatalen Folgen. Medizin Aktuell. Orthopress: 2004

Rubinstein B. Tinnitus in patients with temporamandibular disorders - is there a link? Swed Dent J. 1993; 95: 1-46

Saha FJ. CMD als Ursache von Kopf - und Rückenschmerzen. Zahn Prax. 2008; 11(6): 418-421

Schmied B, Otten J. Zusammenhänge und therapeutischer Ansatz - Bruxismus und Gesichtsschmerz. Zahnärzteblatt 2009; 04

Schmitter M, Kress B, Leckel M, Hassel A, Ohlmann B, Rammelsberg P. Eingeschränkte Mundöffnung bei Patienten mit CMD-Beschwerden und Probanden. Deutsche Zahnärztliche Z. 2006; 10: 535-539

Schupp W, Säckler I. Überprüfung der Okklusion bei einer kraniomandibulären Dysfunktion mit manualmedizinischer Diagnostik und der Formetric-Vermessung. Manuelle Medizin. 2005; 43: 331-341

Seeher WD. Funktionsdiagnostik Wissenschaft und Forschung. BZB. 2008; Juli/August: 49-57

Speth A. Kopfschmerz etwa bei Streß kann vom Kiefer ausgehen - dann hilft der Zahnarzt besser als ein Neurologe. Ärztezeitung. 2005; www.aerztezeitung. de; abgerufen 22.02.2009

Sprotte G. Neuropathische Gesichtsschmerzen. zm-online. 2000; 10: o.S

Stelzenmüller W, Wiesner J. Therapie von Kiefergelenkschmerzen. Stuttgart: Thieme; 2004

Sturzenegger M. Seltene Kopfschmerzursachen. Schweizerische Ärztezeitung. 2000; 22: 1170-1175

Türp JC, Schindler HJ. Gibt es eine Beziehung zwischen kraniomandibulärer Dysfunktion und Kopfschmerzen? Deutsche Zahnärztliche Zeitschrift. 2006; 61: 124-130

Türp JC. Zum Zusammenhang zwischen Myoarthropathien des Kausystems und Ohrenbeschwerden (Otalgie, Tinnitus). HNO. 1998; 4: 303-310

Vernon J, Griest S, Press L. Attributes of tinnitus associated with the temporamandibular joint syndrome. Eur Arch Otorhinolarngol. 1992; 249: 93-94

Vogel A. Verhalten der Kaumuskulatur - ein Überblick. Zahn Prax. 2008; 11(6): 412-417

Westerhuis P. The international Classification of Headache Disorders (2nd ed.). Manuelle Therapie. 2004; 8: 107-108

Williamson EH. The interrelationship of internal derangements of the temporamandibular joint, headache, vertigo and tinnitus: a survey of 25 patients. J craniomandib prac. 1990; 8: 301-306

Wolowski A. Bruxismus und psychovegetative Spannungszustände. zm-online. 2002; 1: (o.S.)

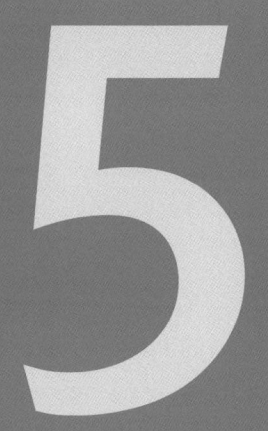

5 検査計画および クリニカル リーズニング

5.1 クリニカルリーズニング─
診断的クリニカル
リーズニング　58

5.2 自分の処置を客観的に見る─
治療方法の管理　60

5.3 クリニカルリーズニング
プロセスの概要　61

理学療法的検査は、はっきりとした目的のもとに計画され、効果的(かつ経済的)に行われるのが理想である。これは、理学療法士が、理学療法士としての診断を出すのに必要で関連のある検査および試験をすべて行うということを意味する。理学療法士が下す診断は、効果的な治療を行うための要件となる。そのために必要な措置、講じられる措置すべてを「包括的患者マネジメント」と呼ぶ。

Evidence Based Practice(EBP=科学的根拠に基づく実践)の発達と導入によって、理学療法もより科学的な作業および治療を行う方向にシフトされた。ここ数年理学療法の世界では「クリニカルリーズニング」という言葉をよく耳にするようになった。患者と向き合う日常の中の多くの部分にこの概念が取り入れられ、それは日ごとに強まっている。顎の治療においても、この流れに逆行することはできないし、またするべきでもない。むしろこれを、より専門性を発揮し、患者に対し、そして患者とともにより効果的な治療および作業を行うためのチャンスとして生かすべきである。さらに、クリニカルリーズニングのプロセスを行うことによって、セラピストは、あらゆる治療セッションで何かを学び、これによって自らの科学的な知識と個人的な臨床経験を拡張し、セラピストとしての能力を大きく向上させる可能性を得ることができる(Bucher-Dollenz & Wiesner 2008)。クリニカルリーズニングという概念のもとに、さまざまな方法が考案されている(表5.1は完全なものではない)。

本書で紹介するクリニカルリーズニングのプロセスは、診断的クリニカルリーズニングの方法に限定されたものであり、構造化された所見作成と、仮説の評価を伴う目的の明確な治療を行うために、手続き的クリニカルリーズニングの方法を考慮している。その他のクリニカルリーズニング方法の価値を狭めるような意図は全くない。

表5.1 主なクリニカルリーズニングの方法(Klemme & Siegmann 2006)

クリニカルリーズニングの方法	内容
診断的クリニカルリーズニング	構造/機能志向の検査および反映プロセス(国際生活機能分類(ICF)も考慮する、すなわち構造的レベル、活動的レベル、社会参加レベルを考慮する)。
手続き的クリニカルリーズニング	図解され、標準化された検査マニュアルを使用
理論的クリニカルリーズニング	実行プロセスは理論的知識のバックグラウンド(解剖学、生体力学、生理学など)に基づいて展開される。
実際的クリニカルリーズニング	実行プロセスは臨床的知識のバックグラウンド(患者の状態、症状、セラピストの臨床経験)に基づいて展開される。

※一般的に言われているクリニカルリーズニングの種類と筆者の記載したものとは違っている

5.1 クリニカルリーズニング—診断的クリニカルリーズニング

「クリニカルリーズニング」という概念は、セラピストが患者に施す自身の作業に対して行う、向上心のある自己批判の精神に富んだ検証的作業のことである。クリニカルリーズニングは基本的に、互いに作用し合う3つのカテゴリーで構成される(図5.1、表5.2)。

患者それぞれの状態(症状、障害、弱点、資質、長所、個人的な生活状態)とあらゆる可能な介入(能動的/受動的治療手順および補助的治療からなる)についてのセラピストの考え(構造的および心理社会学的レベル—2005年ICFを参照)との間にある治療に関連する内容を適合させるのに、クリニカルリーズニングは理学療法の重要なツールとなる。これは、セラピストが継続的に所見を更新し、

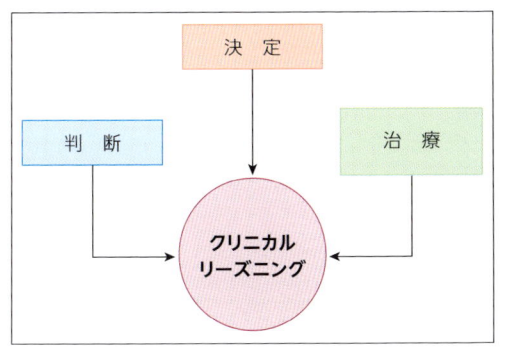

図5.1 クリニカルリーズニングのプロセス

前述の治療に関連する内容を状態の変化（障害の状態の改善、患者の生活状態の変化、症状の悪化など）を考慮して治療内容を適合させることも含んでいる（Bucher-Dollenz & Wiesner 2008）。

診断的クリニカルリーズニングは、包括的な既往歴についての情報（主観的視点）と目的が明確な検査（客観的視点）による情報とを駆使した演繹的な過程によって理学療法士としての診断を下すことができる方法である。その要件となるのが、解剖学、生理学、生体力学、神経学などに関する深い知識である。すなわち、医学領域の知識が豊富であることと、患者の持つ機能障害の症状をそれらの知識と関連づけることのできる能力があることである。これは、複雑な臨床的モデルやシンプルな原因と結果の連鎖についての知識のことを指す（Jones & Rivett 2006）。診断的クリニカルリーズニングのプロセスによって、理学療法士としての診断を構造的レベルおよび機能的レベルで出すことができる（Maitland 1994、1996）。ICFで使用されている、障害または症状（図5.2）ならびに患者の資質と長所などによるレベルがもっともよく使用される。徒手理学療法士は必然的に、CMD患者の治療には、より構造的な身体的障害に焦点を当てる。しかし、身体的な知覚能力が良好であるとか、治療目的の明確なモチベーションがあるなどの患者の資質は、当然治療の基本的な観点であり、ここに注目することで治療の効果が異なってくる。

図5.2 CMD患者：ICF 2005（DIMDI 2005）のレベル

表5.2 クリニカルリーズニングプロセスの構成要素

判　断	決　定	治　療
セラピストが判断する内容 ■ 患者の状態 ■ これまでの経緯 ■ 急性のエピソード ■ 患者の動向 ■ 疾病の経過 ■ 障害の状態 ■ 心理社会学的構成要素 ■ 治療の目的 ■ 予後診断	セラピストが決定する内容 ■ 鑑別診断 ■ 緩和療法士または 　他の専門分野を用いるか否か ■ 治療介入 ■ 治療の程度 ■ 治療の頻度 ■ 患者への情報開示 ■ 長期的目標の設定 ■ 短期的目標の設定	セラピストが組み合わせる治療介入 ■ 能動的治療 ■ 受動的治療 ■ 補助的治療 ■ トレーニング ■ 自己トレーニング ■ 動向の変化 ■ 作業の人間工学的側面 ■ 姿勢の矯正 ■ 再評価所見の作成 ■ 治療方法の管理

5.2　自分の処置を客観的に見る─治療方法の管理

　自分自身と自分の行う治療に対して客観的な視点を持つことは、セラピストにとっては多くの専門的知識と責任感とを求められることである。この目的は、現在行っている治療、すなわち適用する治療介入の方法が患者にとって最善のものであるかどうかを、常に考えることである。

　各々問題を抱えている患者に対し、もっとも大きな効果をもたらす治療介入が行われるべきである。そのためには、患者が必要としていることおよび求めていることに対して、自分自身の臨床経験を反映させて行くことが欠かせない。このためには、例えば自分自身に対する確認事項の一覧などを使うとよい（表5.3は完全なものではない）。

表5.3 クリニカルリーズニングのための確認事項の一覧

確認事項	はい	いいえ
患者の既往歴（問診）から重要な情報をすべて取得したか？		
自分の立てた仮説は後に確認可能で、その確認に耐えうるものか？		
関連する検査はすべて行ったか？		
自分が選択した治療技術を使って、治療目的を達成することができるか？		
この目的を達成するために、患者の自己トレーニングについて準備したか？		
患者に対し包括的な助言を与えたか？		
患者はわたしのやり方を理解し、賛同しているか？		
最善の治療方法を組み合わせているか？		
患者が障害を持つに至った理由（周辺環境、仕事、趣味など）があるか？		

5.3　クリニカルリーズニングプロセスの概要

クリニカルリーズニングは以下のステップを経て行われる。

- 情報収集（主観的検査）
- 仮説を立てる
- 身体検査（客観的検査）
- 仮説を証明するものを見つける
- 治療の全過程を通じて、繰り返し所見を立て直し、治療方法を管理する
- 治療目標に到達できたか目標管理を行う

クリニカルリーズニングのプロセスは、それぞれ異なった要因によって2つのレベルで影響を受けて成立する。その1つは、セラピストが自分自身の個性によってこの工程に貢献する。もう1つは患者であって、患者は同様に何らかの要件を携え、クリニカルリーズニングの成功または充実に多かれ少なかれ貢献する（表5.4）。こうしてセラピストと患者の両者によって、この臨床的な決定／判断／治療プロセスの枠組みが決まる。

表5.4　クリニカルリーズニングのプロセスの影響要因（Klemme & Siegmann 2006）

セラピストへの影響要因	患者への影響要因
専門知識	個人的な知識
臨床経験	各自の疾病との取り組み
認知―演繹的に決定すること	個性の構造―社会的ステータス―文化的な素養
メタ認知―行った決定を熟考すること	疾病の経験
人生経験	動機づけ―治療応答性

診断的クリニカルリーズニング―まとめ
(Klemme & Siegmann 2006、Jones & Rivett 2006)

- 主な問題を把握し、考えられる起源を割り出す（起源―原因）
- 障害を助長する要因をつきとめる
- 禁忌―安全対策を確認する
- 患者が受けている障害を確認する
- 治療の目標を設定する（中間的目標および最終的目標）
- 仮説および予後診断を作成する
- 適切な検査方法および試験方法を選択する（構造に特化した試験）
- 仮説の証明
- 治療計画の立案―理学療法士としての介入
- ↓ 再評価所見の作成

参考文献

Bucher-Dollenz G, Wiesner R. Therapiekonzepte in der Physiotherapie: Maitland. Stuttgart: Thieme Verlag; 2008

Deutsches Institut für Medizinische Dokumentation und Information (DIMDI), Hrsg. Internationale Klassifikation der Funktionsfähigkeit, Behinderung und Gesundheit. Genf: World Health Organization; 2005

Frisch H. Programmierte Therapie des Bewegungsapparates. 4. akt. und erg. Auflage. Heidelberg: Springer Verlag; 2002

Frisch H. Programmierte Untersuchung des Bewegungsapparates. 9. Auflage. Heidelberg: Springer Verlag; 2009

Hengeveld E. Untersuchen als Prozess, Clinical Reasoning. In: Hüter-Becker A, Dölken M, Hrsg. Untersuchen in der Physiotherapie. Stuttgart: Thieme Verlag; 2005

Horst R. Therapiekonzepte in der Physiotherapie: PNF. Stuttgart: Thieme Verlag; 2008

Jones M, Rivett DA. Clinical Reasoning in der Manuellen Therapie. München: Elsevier; 2006

Klemme B, Siegmann G. Clinical Reasoning - Therapeutische Denkprozesse lernen. Stuttgart: Thieme Verlag; 2006

Maitland G. Manipulation der peripheren Gelenke. 2. Auflage. Heidelberg: Springer Verlag; 1996

Maitland G. Manipulation der Wirbelsäule. 2. Auflage. Heidelberg: Springer Verlag; 1994

6 理学療法における検査の構成要素

6.1 理学療法における
　　検査のパターン　64

6.2 検査パターンの詳細　65

理学療法における検査は、基本的に2つのレベルで行われる。すなわち、主観的レベルと客観的レベルである。

主観的レベル：これは既往歴に関する情報を取得することと同義である。セラピストは患者から、この疾病がどのようにして現れたか、どのような機能的な制限を受けているか、あるいはどのような痛みがあるかについての情報を取得する。患者は自分の問題について自分自身の観点から（主観的）表現し、自分自身の身に起こっている運動の制限について説明する。そして、日常的に受けている機能障害や痛みについて説明する。この情報に基づいて、セラピストは最初の作業仮説を立て、身体的検査を行って今後の方法を策定する。すなわち、セラピストは、どの検査や試験が必要であるか、あるいは意義深いか、そして現在の患者の状態を鑑みて、どの程度までの症状の再現が妥当であるかなどを決定する。患者の主観的な視点は、患者個人々々によって大きく異なり、痛みの感じ方や、性格、あるいは社会的文化的な環境によっても変わってくる。そのため、主観的レベルを唯一の評価手段とすることは適切でなく、大方の方向性を示すためのツールまたは補助材料として見なすべきである。

客観的レベル：ここには、基本的に身体的検査に使用されるあらゆる手段が含まれる。最善の効果をもたらし、かつコントロール可能な（治療の成果の確認と測定すなわち評価）治療を行うためには、主観的情報の他に、客観化できる所見、すなわち測定（評価）可能なパラメーターが必要となる。こうして得られた所見から、再び、CMD患者の治療のための特別な測定手段が求められる（Maitland 1994、1996）。

6.1 理学療法における検査のパターン

下に記載する検査のパターン（図6.1）は、CMD患者の神経筋骨格系診断を行う際の考えられるプロセスを示し、徒手治療の考え方に則り、さらにICF（OIM01 2005）に基づいた考え方に則ったものである（生体心理社会的疾病／健康モデル）；(Bucher-Dollenz & Wiesner 2008)。理学療法における検査は常に、実現可能な治療戦略を得るために、患者の持つ障害（および資質）を、患者をひとつの全体として見た中で分析するという目標を持っている。正確にいうならば、実行する検査や試験は、治療に必要なあらゆる情報を取得するために、明確な目的のもとに行われなければならないということである。

よく立案された検査のパターンとは、今後の方向性および検査計画または治療計画というものが読みとれる、しかし同時に柔軟に方向転換できるものでもある。すなわち、患者それぞれの必要とするものや求められるもの、そして患者の臨床的病像などにセラピストが柔軟に対応できるものである。つまり、検査のパターンというものは、セラピストがいつでも立案そして変更できるものだということである。変更は、自身の考えや能力、そして患者の持つ障害などに適合させるために行う。

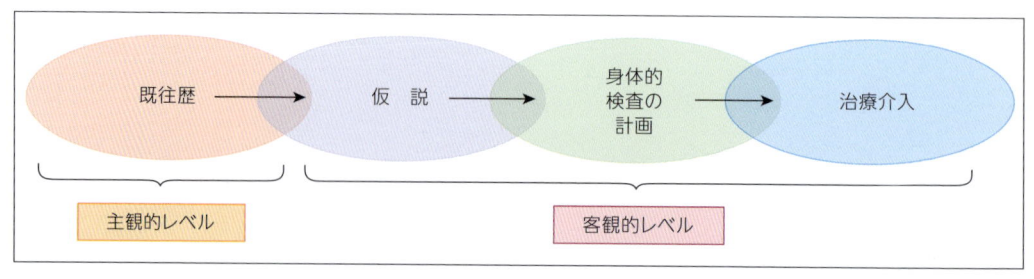

既往歴 → 仮説 → 身体的検査の計画 → 治療介入

主観的レベル　　客観的レベル

図6.1　理学療法における検査パターン（一般的な手順）

6.2 検査パターンの詳細

すでに説明したように、セラピストは患者から聞き出した既往歴をもとに最初の作業仮説を立て、これを身体的検査によって確認する。表6.1は、セラピストがCMD患者の身体的検査を行う際の方向性を示す詳細な検査パターンである。身体的検査に通常必要とされる構成要素が記載されており、その重点部分はセラピストが患者から聴き取った既往歴のデータをもとに個別に決定し、かつ自在に適合させることのできるもの、およびさせるべきものである。以下の2つの章（第7、8章）ではCMD患者の既往歴の聴取と身体的検査について詳述する。

表6.1 CMD患者の理学療法における検査パターンの詳細

既往歴 ↘
最初の作業仮説 ↘
身体的検査

視　診	自動的な可動性	他動的な可動性
■ 頭部 ■ 顔面 ■ 肩部、頸部 ■ 胸部 ■ 腹側頸部（喉部） ■ 身体の姿勢	■ 開口運動 ■ 閉口運動 ■ 左側移動 ■ 右側移動 ■ 前方突出 ■ 後退 ■ 咀嚼運動 ■ 頸椎の運動 ■ 胸椎の運動 ■ 肩部の運動 　（肩関節、肩甲帯）	■ 開口運動 ■ 閉口運動 ■ 左側移動 ■ 右側移動 ■ 前方突出 ■ 後退 ■ 腹側、尾側、外側、 　内側への移動

触　診	筋機能試験	特殊な試験
■ 顎関節 ■ 頭蓋骨 ■ 頸椎、頸部 ■ 胸椎 ■ 肩甲帯 ■ 肩関節 ■ 咀嚼筋 ■ 表情筋 ■ 頸椎、胸椎、 　肩関節、肩甲帯部の筋 ■ 神経孔 ■ 神経構造	■ 咀嚼筋 ■ 表情筋 ■ 舌骨上筋 ■ 舌骨下筋 ■ 頸椎、胸椎、 　肩関節部の筋	■ 関節試験 　（尾側移動、腹側移動、 　およびその組み合わせ） ■ 円板試験 　（動的圧迫および 　ワッテロールを噛む） ■ 神経ダイナミック検査 ■ 下顎神経 ■ 神経構造の 　機械的接触面の触診

参考文献

Bucher-Dollenz G, Wiesner R. Therapiekonzepte in der Physiotherapie: Maitland. Stuttgart: Thieme Verlag; 2008

Dibbets JM, van der Weele LT. Signs and symptoms of temporamandibular disorders (TMD) and craniofacial form. Am J Orthod Dentofacial Orthop. 1996; 110: 73-78

Deutsches Institut für Medizinische Dokumentation und Information (DIMDI), Hrsg. Internationale Klassifikation der Funktionsfähigkeit, Behinderung und Gesundheit. Genf: World Health Organization; 2005

Dworkin SF. Perspectives on the interaction ofbiological, psychological and social factors in TMD. J Am Dent Assoc. 1994; 125: 856-863

Egermark I, Carlsson GE, Magnusson T. A 20 year longitudinal study of subjective symptoms of temporamandibular disorders from childhood to adulthood. Acta Odontol Scand. 2001; 59: 40-48

Frisch H. Programmierte Therapie des Bewegungsapparates. 4. akt. und erg. Auflage. Heidelberg: Springer Verlag; 2002

Frisch H. Programmierte Untersuchung des Bewegungsapparates. 9. Auflage. Heidelberg: Springer Verlag; 2009

Greene CS. The etiology of temporamandibular disorders: implications for treatment. J Orofac Pain. 2001; 15: 93-105

Hengeveld E. Untersuchen als Prozess, Clinical Reasoning. In: Hüter-Becker A, Dölken M, Hrsg. Untersuchen in der Physiotherapie. Stuttgart: Thieme Verlag; 2005

Horst R. Therapiekonzepte in der Physiotherapie: PNF. Stuttgart: Thieme Verlag; 2008

Huang GJ, LeResche L, Critchlow CW, Martin MD, Drangsholt MT. Risk factors for diagnostic subgroups of painful temporamandibular disorders. J Dent Res. 2002; 81: 284-288

Jones M, Rivett DA. Clinical Reasoning in der Manuellen Therapie. München: Elsevier; 2006

Kitai N, Takada K, Yasuda Y, Verdonck A, Carels C. Pain and other cardinal TMJ dysfunction symptoms: a longitudinal survey of japanese female adolescents. J Oral Rehabil. 1997; 24: 741-748

Klemme B, Siegmann G. Clinical Reasoning - Therapeutische Denkprozesse lernen. Stuttgart: Thieme Verlag; 2006

Köneke C. CMD aktuell - Interdisziplinäre Diagnostik und Therapie der Craniomandibulären Dysfunktion. Manuelle Medizin. 2008; 4: 265-268

Laskin DM. Temporamandibular disorders: the past, present and future. Odontology. 2007; 95(1): 10-15

Liem T. Kraniosakrale Osteapathie - Ein praktisches Lehrbuch. Stuttgart: Hippakrates Verlag; 2010

Maitland G. Manipulation der peripheren Gelenke. 2. Auflage. Heidelberg: Springer Verlag; 1996

Maitland G. Manipulation der Wirbelsäule. 2. Auflage. Heidelberg: Springer Verlag; 1994

Marbach JJ, Lennen MC, Dohrenwend BP. Candidate risk factors for temporamandibular pain and dysfunction syndrome: psychosocial, health behavior, physical illness and injury. Pain. 1988; 34: 139-151

Marbach JJ. Is there a myofascial, temporamandibular disorder personality? J Mass Dent Soc. 1995; 44: 12-15

Marbach JJ. The temporamandibular pain dysfunction syndrome personality: fact or fiction? J Oral Rehab. 1992; 19: 545-560

Morris S, Benjamin S, Gray R, Bennett D. Physical, psychiatric and social characteristics of the temporamandibular disorder pain dysfunction syndrome: the relationship of mental disorders to presentation. Br Dent J. 1997; 182: 255-260

Okeson JP. Orofacial pain, guidelines for assessment, diagnosis and management. Hanover Park: Quintessence; 1996

Sebald WG. Cranio-Mandibuläre Dysfunktion. ZBay. 2000; 9: 35-40

Zakrzewska JM. Diagnosis and management of non-dental orofacial pain. Dent Updat. 2007; 34(3): 134-139

7

CMD患者の既往歴の聴取

7.1 仮説を立てる　68

7.2 仮説と
　　身体的検査の計画立案　69

7.3 表記（文書化、記録）　70

既往歴の聴取は主観的レベルの検査にあたる。すなわち、患者の視点からの情報を取得し判断するからである。取得した情報からは、できる限り以降の治療に直接役立つような関連性のあるデータ、すなわち基本的（治療関連の）データが作成されなければならない。この取得された情報をもとに、今後の工程に必要な検査や、求められるセラピストとしての措置について最初の考え（仮説）をまとめる（第5章を参照）。

CMD患者の既往歴の聴取では、セラピストは当然該当する解剖学的構造部位（顎関節および歯部）についての情報を優先的に収集する。今までの歯科治療および顎関節の問題（クリック音、軋轢音）については、必ず質問しなければならない。

特に、2-4年以内に行った歯科治療は重要である。とりわけ、咬合接触面にフィリングが施されたり、クラウンやインプラントが行われた場合が重要である。通常セラピストは、咬合面の変化（フィリング、インレイ、クラウン、ブリッジなど）には必ず注意を払う。歯骨折、部分骨折、並びにフィリングの脱落や歯の損壊などに対しても同様に注意を払う。また、特に小児や少年に対して、スプリントやブラケットを使用したことがあるかどうかも質問する。スプリントやブラケットを使用する習慣をやめる際にCMDが発症することが頻繁にある。

さらに、咬合時に頬の肉や舌を噛んで負傷することが多いとか、歯が過敏（冷／温）であるとか、または咬合時の早期接触などの口腔部位における特記事項や変化などの有無について質問し、確認する。

> **CMD患者の既往歴の聴取の際に考えられる質問**
>
> - どんな障害が、いつ、どのように、いつから、何故?
> - 何らかの特定の動き／活動を行う際に、その障害が誘発されますか?
> - 何らかの特定の動き／活動を行う際に、その障害が緩和されますか?
> - いちばん最近の歯科治療はいつですか? その内容は何ですか?
> - スプリントを使用していますか? それはいつからですか? スプリントの使用で何か問題がありますか、あるいはかつて問題がありましたか?
> - 食事、会話、嚥下の際に障害がありますか?
> - 耳に何か問題はありますか? 眼そのものまたは視力の問題はありますか?
> - 肩および頸部の障害はありますか?
> - 頭痛はありますか? 頻度はどれくらいですか? 顎の問題との関連はあると思いますか?
> - 頸椎、胸椎、肩甲骨に何か障害はありますか?

7.1　仮説を立てる

仮説を立てるのは何故かというと、仮説とは患者の持つ障害を解明するための第一歩であり、症状（クリック音、開口障害、開口時の痛みなど）に対する文脈において、関与している可能性のある構造（顎関節、歯部、咀嚼筋、顔面神経など）が明示されるからである。立てられた仮説の内容およびその正確性は、セラピストの臨床的経験とその時点での知識によって異なる（Hengeveld 2005）。最初の仮説を仕上げる段階で、目的の明確な検査計画を立てることができる。この場合、「重要なことを最初に行う」ことをモットーとすることが大切である。

> 仮説とは、治療の開始時点からすでに目的の明確な治療を計画し、実行するのに役立つツールである。仮説は、最重要事項を第二義的なものと区別するのに役立つ。

暫定的な作業仮説を評価するには、収集する情報を、できる限り説明する必要のない、わかりやすいカテゴリーに分類するとよい（表7.1）。この過程によって、患者に対して行う質問がよりよく構成され、専門性が向上し、患者およびその障害についてできる限り詳細に理解することに役立つ（Bucher-Dollenz & Wiesner 2008）。仮説（患者の持つ障害の説明モデル）を作成するには少々のトレーニングを要し、基本的かつ十分な臨床的知識がなけれ

ばならない。セラピストは皆この能力を備えた上で日々の業務に取り組まなければならない(Hengeveld 2005)。

記載されているカテゴリー内で、情報収集のための質問事項を、さらにできるだけ多く作成しておくことが望ましい。既往歴の聴取から得られる情報が多ければ多いほど、そこから導かれる仮説が正確なものになる。過程がさらに進むと、目的の明確な身体的検査へ、そして最終的に効果のある治療へと結びつく。

表7.1 既往歴の聴取のための仮説カテゴリー(Bucher-Dollenz & Wiesner 2008)

カテゴリー	内容
第一の問題	患者がもっとも悩まされている問題の把握。患者が主観的レベルでもっとも悩まされている問題が何かを質問する。
現時点での障害	患者が現時点で知覚している障害。患者が現時点で悩まされている障害は何か。
随伴する障害とその他の障害	身体の他の部位も含めての患者が持つその他の問題。CMDに関するもの、特に頸椎上部、胸椎および肩部。
患者のこれまでの状態	患者の健康関連のあらゆるデータ。むち打ち症の既往歴がある、慢性の頸椎の問題がある、椎間板の障害(椎間板ヘルニア)の既往歴があるなど。
急性の病状増悪の経緯	現在の障害の悪化／発生について。外傷による急激なものか、潜行的に始まった慢性的なものか
障害の再現	患者の症状を誘発する(再現する)動きまたは活動。特に、顎関節の運動、または隣接する身体部位の運動による刺激
障害の抑制	患者の持つ症状を減少／回復する動きまたは活動。一定の顎関節の動きを回避する、冷やすなど。
一日の流れの中での障害の動向	患者の症状の、一日の時間帯による再現の有無。
今まで受けた治療	セラピストによる治療介入についてのすべての情報。
今まで受けた検査(専門分野)	歯科、顎整形外科、耳鼻咽喉科、眼科、ホームドクター、整形外科、歯科技工士、その他理学療法士など。
画像撮影を伴う診断	レントゲン、CT、MRI、超音波診断など。

7.2 仮説と身体的検査の計画立案

身体的検査は、立てられた仮説の内容を検証するための確実な方法である。正しさを立証するためのひとつの方法である(Maitland 1996)。

比較してみると、「クリニカル・リーズニング」は直訳すると「臨床的論証」または「臨床的推論」となる。クリニカル・リーズニングはたいへん複雑で広範なプロセスであり、この直訳ではその行為全体に包含するものが部分的に失われてしまうほどである。身体的検査によって立てられた仮説が正しいこと、そこから導き出された推論も正しいことを立証するのであれば、慎重に計画性を持って理学療法を進める必要がある。立てられた仮説(例えば、機械的な関節の機能障害がある、あるいは筋のアンバランスがあるなどの推測)によってそれぞれの重点事項が異なり、身体的検査手順も異なるのである。

表7.2は、立てられた仮説と、そこから導き出された、セラピストが立証あるいは検証したいと考える内容を基にした検査の流れを示す。ここから検査にお

ける重点事項が決まる。ただしこれも基本的構造の一部を示すだけである。

この検査手順の基本的構造の例を以下に示す。

身体的検査の手順の例　CMD患者の場合
視診(口腔外および口腔内)
↓ 自動運動検査
神経学的検査(必要な場合)
触診
他動運動検査
咀嚼筋の等尺性筋収縮機能検査
関節検査(最終域感―移動―転がり)

表7.2 立てられた仮説の検査への影響

優性／最初の仮説	検査の重点事項
機械的な関節の障害	運動試験(能動的／受動的)
	最終域感(解剖学的最終域)
	運動の質
	回避行動
	運動の不自由さ
	痛み
筋のアンバランス	運動試験(能動的／受動的)
	等尺性筋機能試験
	回避行動
	痛みに対する挙動
	触診時の咀嚼筋の敏感さ

7.3　表記(文書化、記録)

既往歴の聴取の結果は、表7.1に記載したカテゴリーにしたがって表記することができる。これによって、仮説に対応する結果を分類しやすくなり、概観性も高まる。以下に記載する例を見れば、表記の方法が明確になる。これは、45才の男性患者の記録である(表7.3)。

表7.3　CMD患者の既往歴聴取の記録の実例

カテゴリー	実例
第一の問題	4週間前から、痛みのため開口運動が制限を受けている(歯根部分切除術の施術後) 食事が困難 発語すると痛む
現時点での障害	右側頭下顎関節部に常に痛みがある(NAS 1/10) 少し口を開いただけでも痛みが増す(NAS 5/10) 右頬部に痛みが走る(下顎骨沿いに顎先まで) 右側頭下顎関節部が常に腫れている
随伴する障害とその他の障害	散発的な緊張型頭痛あり(頸部から後頭部を経て頭頂部まで、右側が強い) 開口運動時に散発的に右側頭下顎関節部に軋轢音あり
患者のこれまでの状態	前述の介入以前は側頭下顎関節部には何の障害もなかった 頭痛は散発的(3ヶ月に1回ほどのペースで再発)にあった
急性の病勢増悪の経緯	4週間前に手術介入 最初は「普通の」創傷痛 術後2週間が経過する間に、痛みの増加とともに開口範囲が狭まっていった(NAS 5/10まで) 1週間前から、右下顎部に牽引痛あり

表7.3　CMD患者の既往歴聴取の記録の実例（続き）

カテゴリー	実 例
障害の再現	開口運動（NAS 5/10） 左側への運動（NAS 3-4/10） 右側への運動（NAS 2/10） 前方突出（NAS 4/10） 咀嚼（食事の際は必ず痛む）（5/10まで） 嚥下（1-2/10）
障害の抑制	口を閉じたままにする（噛まない） 冷やすと痛みが軽減され、気分がよい
一日の流れの中での 障害のあり方	一日の流れにおける時刻からの影響はない 障害は運動の如何に依存する
今まで受けた治療	鎮痛剤（イブプロフェン600）1/1/1 医師は冷やすことを推奨
今まで受けた検査 （専門分野）	なし
画像撮影を伴う診断	術後のレントゲン撮影（手術結果の確認目的）

NAS=数値的アナログ尺度

参考文献

Bucher-Dollenz G, Wiesner R. Therapiekonzepte in der Physiotherapie: Maitland. Stuttgart: Thieme Verlag; 2008

Deutsches Institut für Medizinische Dokumentation und Information (DIMDI), Hrsg. Internationale Klassifikation der Funktionsfähigkeit, Behinderung und Gesundheit. Genf: World Health Organization; 2005

Frisch H. Programmierte Therapie des Bewegungsapparates. 4. akt. und erg. Auflage. Heidelberg: Springer Verlag; 2002

Frisch H. Programmierte Untersuchung des Bewegungsapparates. 9. Auflage. Heidelberg: Springer Verlag; 2009

Hengeveld E. Untersuchen als Prozess, Clinical Reasoning. In: Hüter-Becker A, Dölken M, Hrsg. Untersuchen in der Physiotherapie. Stuttgart: Thieme Verlag; 2005

Horst R. Therapiekonzepte in der Physiotherapie: PNF. Stuttgart: Thieme Verlag; 2008

Jones M, Rivett DA. Clinical Reasoning in der Manuellen Therapie. München: Elsevier; 2006

Klemme B, Siegmann G. Clinical Reasoning - Therapeutische Denkprozesse lernen. Stuttgart: Thieme Verlag; 2006

Maitland G. Manipulation der peripheren Gelenke. 2. Auflage. Heidelberg: Springer Verlag; 1996

Maitland G. Manipulation der Wirbelsäule. 2. Auflage. Heidelberg: Springer Verlag; 1994

8 身体的検査

8.1 視診 75

8.2 自動運動検査
および検査手順 99

8.3 神経学的検査 108

8.4 触診 115

8.5 他動運動検査 123

8.6 筋機能検査 129

8.7 クリック音 134

8.8 CMDのスクリーニング 139

8.9 スクリーニングに重要な、
隣接する身体部位 145

身体的検査を行うことの主目的は、症状を再現し、比較できる兆候を見つけて関与する要因を割り出し、そしてこの結果に照らし合わせて、事前に立てた仮説を確定するか、または破棄することである。広義では、検査の方法はすべて、効果的で考え抜かれた治療に向けての一連の実証作業の基礎でもある(Maitland 1994、1996)。

CMDと診断された患者の場合、その診断に特化した検査を行うことになるが、基本は理学療法の現場で一般的に通用している基本に則って行う。すなわち、「通常の疑わしい部位」(関節構造、筋構造、神経構造)を検査するのに、通常の理学療法のテクニックを使用するということである。この検査テクニックを、CMDの複合的な症状に起因する特殊な状況および需要に適合させるのである。

CMD患者の場合、身体的検査はまず当該部位の局所的な検査から始まり、それから位置的に離れた部位の検査に入って行く。すなわち、最初に顎関節、それから周辺の筋組織、顔部(眼部と神経孔を含む)、頭蓋骨(骨接合箇所および神経孔関連)、および耳部(頭蓋下顎関節と外耳道との位置的な接近および神経点を考慮)という順に行う(図8.1)。

患者が開業医や、神経科医または眼科医から理学療法士を紹介され、歯科医がそこに関与していない場合、まず歯部の様子を(咬合の状態について)確認しておくことが推奨される(8.1.3章「口腔内の視診」を参照)。歯部に関して何らかの所見がある場合は、歯科医のもとできちんと診断を受けなければならない。

検査過程が進むにつれて、もっと離れた位置にある部位を考慮に入れて行く。すなわち、頸椎との接続部を含めた後頭部、喉頭部(舌骨上筋および舌骨

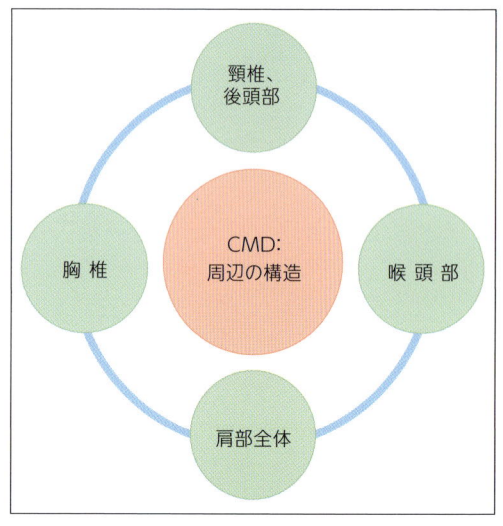

図8.2 周辺領域にある検査対象部位の一覧

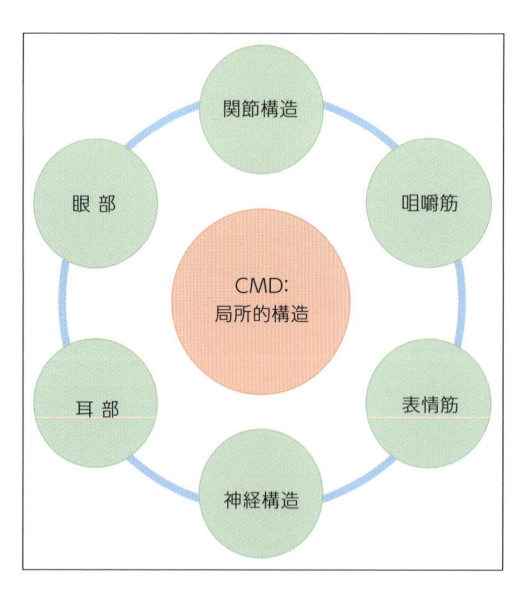

図8.1 局所的検査対象部位の一覧

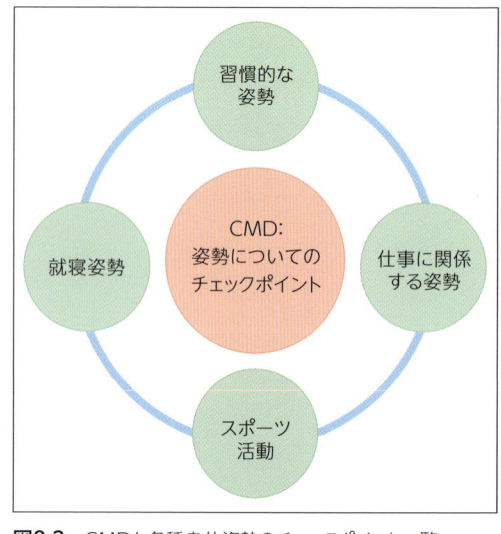

図8.3 CMDと各種身体姿勢のチェックポイント一覧

下筋)および肩部全体(肩甲舌骨筋と肩甲骨の直接の連携および胸骨舌骨筋と胸骨の直接の連携);(図8.2)。

さらに、患者の姿勢について検査、分析し、そこに何か関与する要因がないか確認する(図8.3)。

患者の障害の原因として見なすことのできる、または少なくとも影響すると考えられる客観化可能な変化や標準値からの逸脱がないか確認する。立てられた仮説の内容を確定するための、説明モデルを探す。

8.1 視診

患者を実際に見て判定することはすでに客観的レベルの検査に属する。患者の顎部、顔部、頭蓋骨部の左右対称性や均衡性を判定して行く。対称性については、患者自身の左右の対称性と、さらに他の患者の前例とも比較してセラピストの臨床経験から判定する。均衡性を判定するには、顎部および顔部の解剖学的な縦横比についての特殊な知識を必要とする。

視診は、まずすでに立てられている仮説を検証立証して行くための基礎となり(第7章を参照)、それ以後の身体的検査を、明確な目的を持つ効果的な計画に基づいたものにするのに役立つ。患者を観察することによってさらに、障害の原因について、あるいは障害に関与している要因についてのヒントが与えられる。表8.1は、セラピストがCMDということを考慮に入れながら、対称性および均衡性についてどのようなチェックポイントに焦点を当て、患者の視覚的な判定に取り入れるのかを示している。表8.2は、CMD患者における解剖学的構造の特殊な臨床的関連について示す。

表8.1　対称性と均衡性の視診

対称性	均衡性
左右の対称性 ■ 顔面頭蓋骨 ■ 脳頭蓋骨 ■ 肩部 ■ 胸部(肋骨、胸骨)	長さの均衡性 幅の均衡性 ■ 頭部 　(脳頭蓋骨および顔面頭蓋骨) ■ 肩部 ■ 上肢 ■ 胸部(肋骨、胸骨)

● 口腔外の視診

口腔外の視診においては、顎部および顔部の対称性と均衡性が中心的なチェックポイントとなる。セラピストは、あらゆる目視で確認できる標準値からの

表8.2　臨床関連の構造の視診

骨構造	筋構造	姿勢
顔面頭蓋骨: ■ 下顎骨 ■ 上顎骨 ■ 頬骨 ■ 鼻骨 ■ 舌骨 脳頭蓋骨: ■ 前頭骨 ■ 頭頂骨 ■ 側頭骨 ■ 後頭骨	咀嚼筋: ■ 側頭筋 ■ 咬筋 表情筋: ■ 後頭前頭筋 ■ 皺眉筋 ■ 眼輪筋 ■ 口輪筋 ■ 大頬骨筋 肩甲帯筋および頸筋: ■ 胸鎖乳突筋 ■ 僧帽筋 ■ 三角筋 ■ 斜角筋 ■ 菱形筋	■ 頭の姿勢/位置 ■ 肩の位置 ■ 胸郭の姿勢 　(頬骨恥骨接近負荷姿勢など) ■ 脊柱の姿勢 　(前弯、後弯、前弯) ■ 骨盤の位置 ■ 脚の軸 ■ 足の位置/姿勢 ■ 体格/体質 ■ 全体的状態/印象 ■ トレーニングの状態

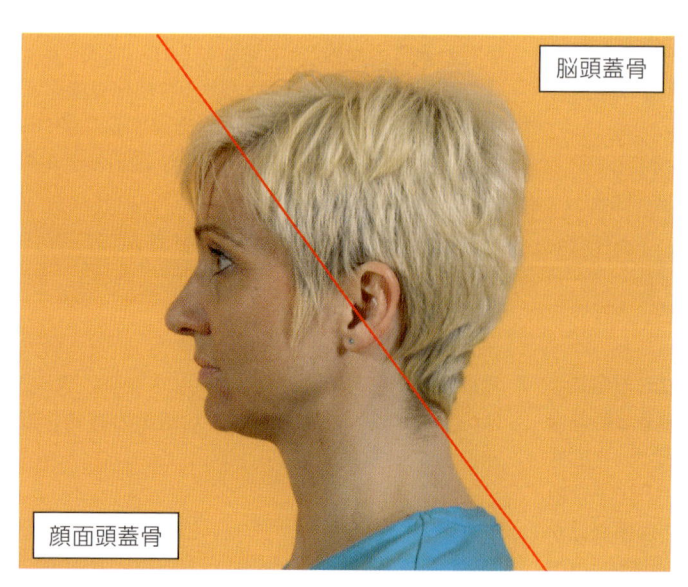

図8.4 顔面頭蓋骨と脳頭蓋骨の区分

逸脱やその他の個体ごとの特徴(標準的なものとの違い)を確認し記録する。口腔外の視診は、既往歴の聴取によって立てられた作業仮説を立証または否定するのに役立つ。すなわち、ここにクリニカルリーズニングの最初の調節メカニズムがあるということである。

CMD患者の視診では、もちろんまず顎に関連する構造に焦点を当て、それから関与している可能性のある機能や症状に焦点を当てていく。骨あるいは筋接合組織構造の膨隆や変形、紅斑、または皮膚の変色(血腫などによる)などの通常の視診で出される所見の他、顔面頭蓋骨および脳頭蓋骨の対称性についての第一印象なども対象となる(図8.4)。

目視によって非対称性が確認できる場合、顎関節の関節骨構造の位置関係に何らかの原因があることが推測できる。これによって関節周辺の構造の状態を判定する基本的情報も得られる。すなわちこの構造は、形状と機能に関しては骨の状態に適合する他はないからである。

顔面を正面から見て、左右の対称性を比較する。特に、まず水平方向で行い三分割(1/3-1/3-1/3)での対称性検査を、次に垂直方向で行う(Bumann & Lotzmann 2000);(図8.5-8.7)。

通常は、髪の生え際線、眉間線、鼻下線、顎下線(顎先)の4本の平行な対称線が水平方向に引かれる。何らかの変化があると、線が片側だけに収束し、反対側の線は拡散する。

4本の垂直の対称線が顔を垂直方向の3つの部分(眼の幅—鼻の幅—眼の幅)に分ける。この時、3つに分けられたそれぞれの部分は通常ほぼ同じ幅である。

この三分割および左右の比較において非対称が認められる場合は、顎関節の片側だけに負荷がか

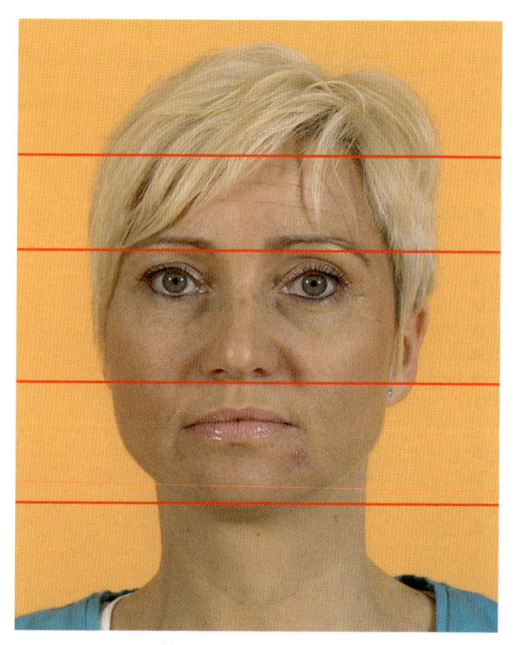

図8.5 顔面を水平方向に三分割

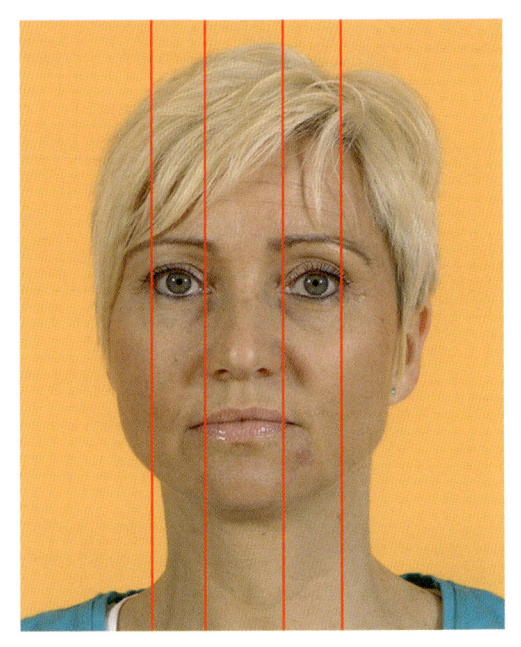

図8.6 顔面を縦方向に3つの部分に分割

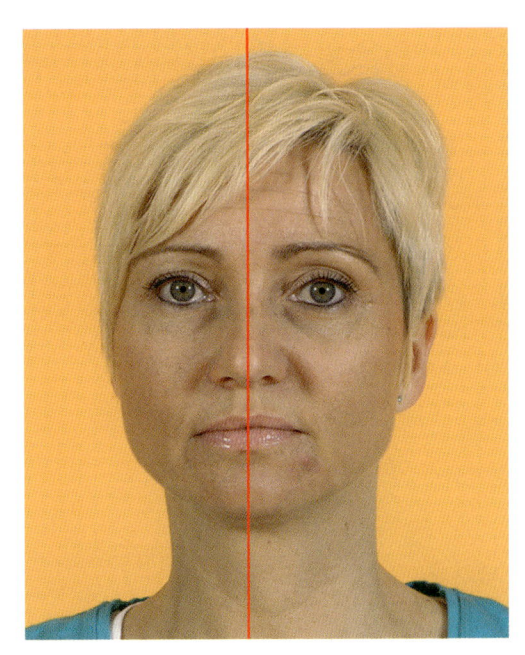

図8.7 左右の対称性

かっていることを暗示する。骨の非対称の場合（極端な場合は顔面側弯と呼ばれる）、関節/骨を原因とする機能障害があることが推測される。瞳孔線および口角線も、対称性の判定に役立つ（図8.8）。これらの線は、再所見を出す際にも、比較可能な客観的な値を提供する。

　頭部側面（横顔）からは、上顎と下顎の位置関係を判定する。鼻先と顎先を結ぶ線を定規を使って引くか、定規を当てて見た場合、下唇にこの線が軽く触れることが望ましい。この線を使って、唇の重なりを判定することができ（ポジティブかネガティブか、すなわち下唇が前方突出しているか上唇が前方突出しているか）、これによってもまた上顎と下顎との位置関係を推測することができる（図8.9、a および b）。

　顎関節（または下顎骨）の位置に関する特記事項は、必ずCMDの多因子的な発生プロセスに関与する（Freesmeyer 2008）。下顎骨の前方突出または後退は、CMDの症状の説明に使うことができる（Ahlers & Jakstat 2007、Bumann & Latzmann 2000）。

臨床：下顎骨の位置の前方突出は、痛み、筋緊

張亢進などの局所的に限定された側頭下顎関節の症状の説明となる可能性を持つ。この症状は、関節周囲構造（関節包靱帯）および二層部の極度の緊

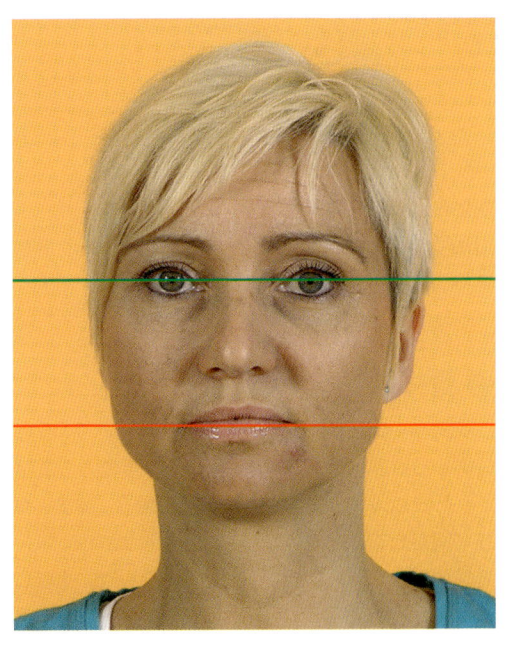

図8.8 瞳孔線（緑）と口角線（赤）

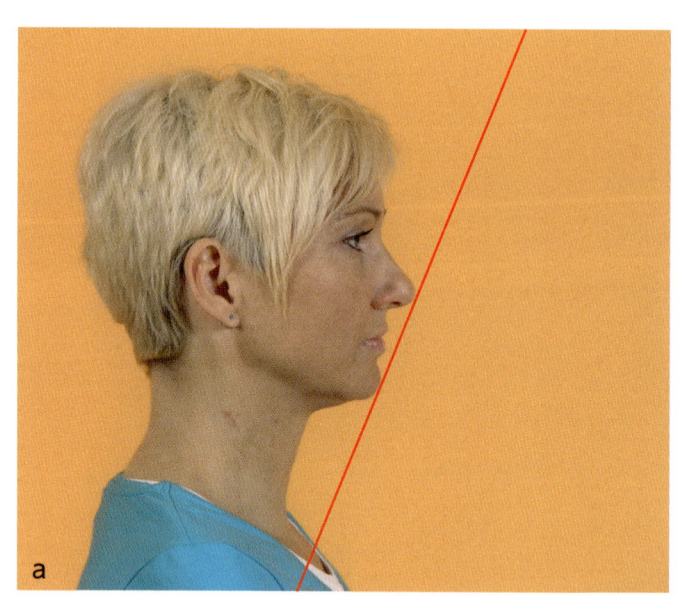

図8.9 上顎と下顎の位置関係
a 鼻先と顎先を結ぶ線を書き入れた頭部側面
b 唇の重なりと噛み合わせの形

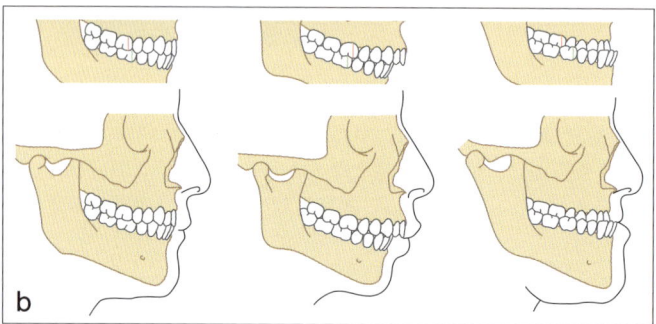

張または牽引負荷によって発生する(図8.1、10a および b)。これに対して下顎骨位置の後退は、二層部における血管弯曲部(Genu vasculosum)の圧迫による下顎骨後方の触診時の痛み、または下顎骨後方痛の原因として説明できる(図8.11、a および b)。

● **身体姿勢の視診**

姿勢から誘発されたCMDの患者の場合は、身体姿勢がCMDの症状に関与している。姿勢から誘発された機能障害が問題になっている場合、まず、脊柱が関与しているのではないかという問題提起をし、脊柱に由来する機能障害、症状などを疑う。それに該当する姿勢に関する所見としては、胸骨恥骨接近負荷姿勢-スランプ姿勢(slump)、および上位交差症候群が知られており、主に脊柱の問題に関する機能的検査において適用され、考慮される(Brügger 2000)。CMDの症状のある患者の機能検査の場合にも、身体姿勢または身体姿勢の崩れ、およびそれに対応する機能/機能障害の連鎖(スランプ姿勢または上位交差症候群)のはっきりとした臨床的関連が見られる。姿勢機能障害を見ることで、障害の進行を確認し、これを構造的または機能的に分類することができる(Danner 他 2009、Schupp 他 2009)。

■ **胸骨恥骨接近負荷姿勢-スランプ姿勢(slump)**

CMDの諸症状に直接の臨床的関連のあるスランプ姿勢(図8.12)の機械的な影響要素は、以下の

8. 身体的検査　79

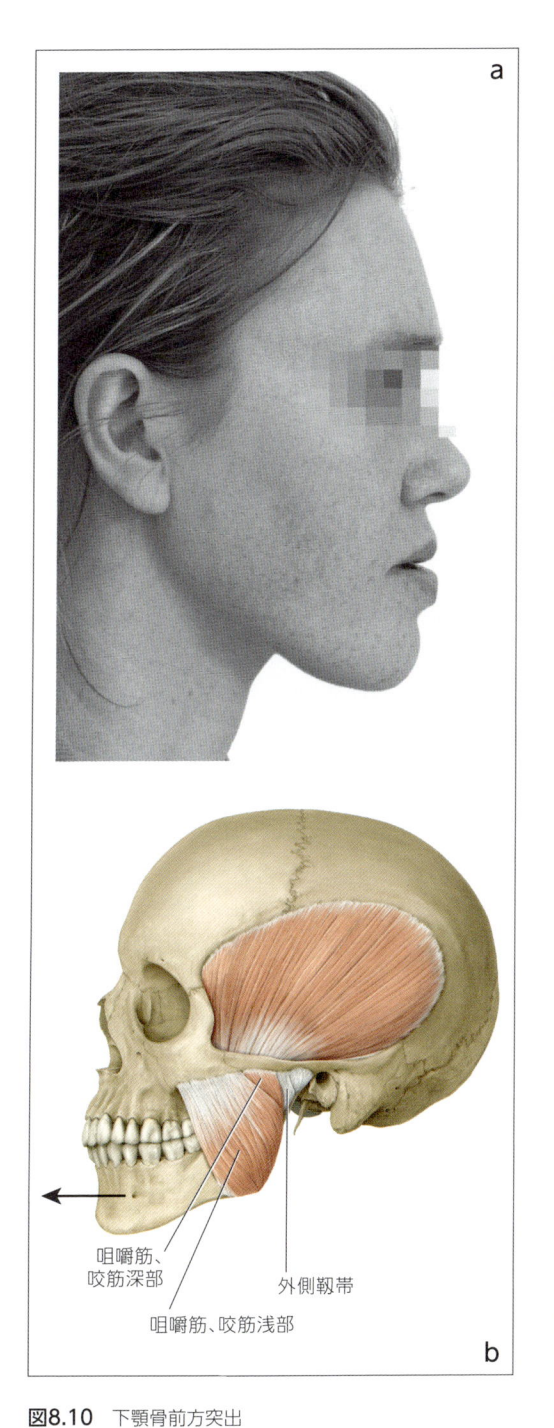

図8.10　下顎骨前方突出
a 下顎骨前方突出によって関節包の一部が緊張している患者
b 下顎骨前方突出の際に引かれる方向

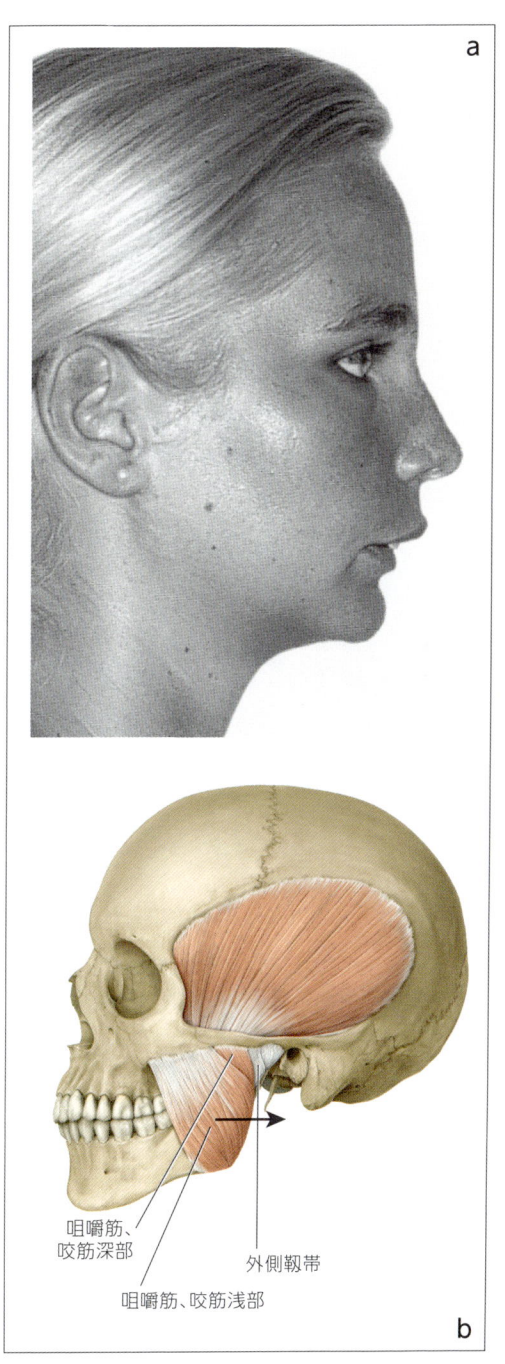

図8.11　下顎骨後退
a 下顎骨後退によって、二層部が圧縮されている患者
b 下顎骨後退の際に引かれる方向

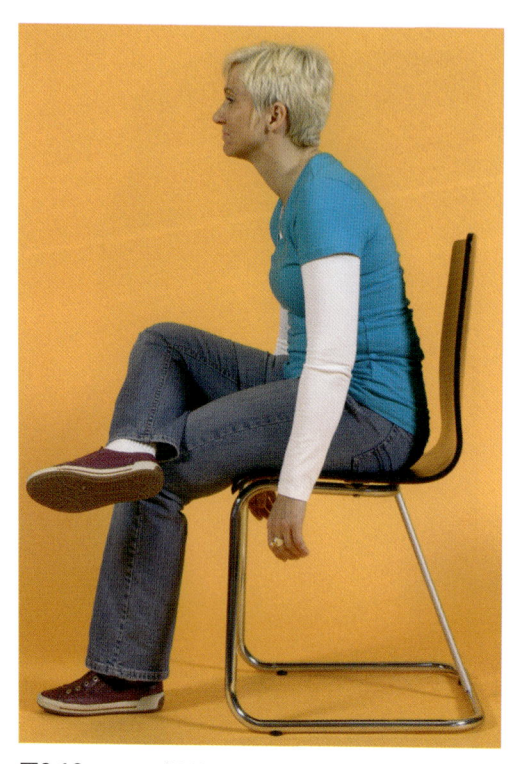

図8.12 スランプ姿勢

2つに分けられる。
- 頸椎上部の伸展(後屈)
- 胸郭の降下

これらの機械的な影響要素は顎関節とつながっている解剖学的構造への直接の影響力を持つ。

こうして、身体姿勢の変化によっても、解剖学的につながっている顎関節に、著しいバイオメカニカルな影響が現れる。頸椎上部の伸展は、原因と結果の連鎖における、頭蓋側から尾側への機械的な変形をもたらし、胸郭の降下は、尾側から頭蓋側への顎構造の機械的変化をもたらす。

頭蓋下顎関節部および隣接部位の、直接および反作用性の(機械的な)原因に対応する結果を、表8.3に示す。この章の以降の部分では、姿勢に起因する諸問題のそれぞれの機械的な詳細を明らかにする。

■ 頸椎上部の伸展のバイオメカニカルな影響要素

頸椎上部の伸展は、まずCMDの発症に関与し、さらに持続したCMD症状に関与する機械的要因となる(図8.13)。後屈姿勢は頸椎上部の伸展によって生じ、頸深部筋の機能的な収縮および進行性の機能不全という結果を伴う。この関節および筋の変化は、頸椎上部の可動性および安定性のバランスを狂わせ、頸椎部の安定性を喪失させる可能性がある。頸椎部の機能的な安定性が失われるということは、まず周辺の構造(筋、神経、靱帯)全体に対しネガティブな結果をもたらすことを意味し、必然的に顎系に刺激が加わる可能性を含んでいる。このような機械的な障害とその結果としての機能不全が長く続けば続くほど、隣接する機能複合体への遠隔作用という形で、周辺部の機能障害が強く現れる。

表8.3 スランプ姿勢のバイオメカニカルな変化のまとめ

頸椎上部の伸展(後屈)とバイオメカニカルな変化	胸郭の降下とバイオメカニカルな変化
■ 頸椎が伸展し腹側に移動する ■ 舌骨上筋の延長 ■ 下顎骨と舌の後退によって下顎後退咬合が生じる ■ 下顎骨の後退によって、下顎頭の腹側/尾側への運動が妨げられる ■ 円板-顆の運動の機能障害 ■ 円板が前方に転位する ■ 下顎頭が背側に押され、背側にある構造に圧迫負荷を与える ■ 靱帯構造を保護するために反射的に挙筋(咀嚼筋)の緊張が亢進する	■ 舌骨が尾側に牽引される(舌骨下筋を介して) ■ 頸椎の後屈によって、顎先が腹側/頭蓋側に移動する ■ 舌骨と下顎骨との間隔が増大する ■ 舌骨上筋の延長負荷が増大する ■ 組織の負荷軽減のための代償性の開口が行われる ■ 下顎顆の移動および転がり ■ 関節円板の前方転位 ■ 下顎頭が関節結節に移動し、そこにとどまる

8. 身体的検査　81

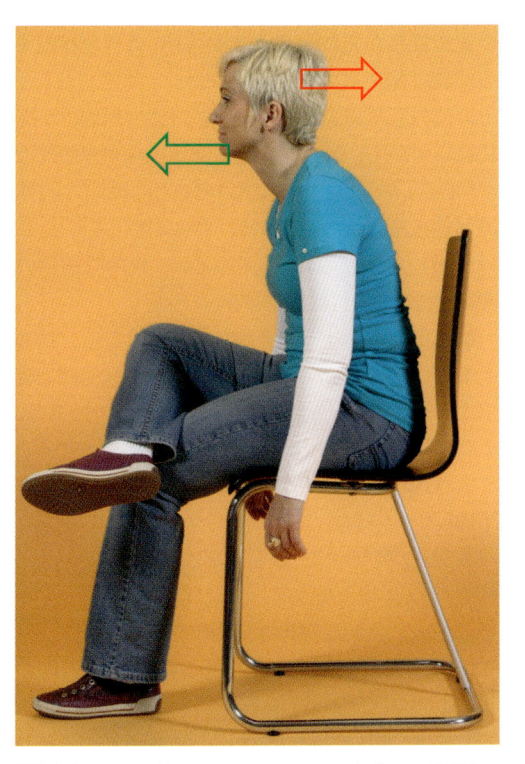

図8.13　スランプ姿勢：頸椎上部の伸展(←)および頭部の移動(→)による変化

臨床的症状：この身体姿勢を示すCMD患者の場合、後頭部下部の痛み、肩部および腕部の刺激、側頭部（こめかみ近辺）および耳部での放散痛などを訴えることが多い。

これと連動した機械的な運動学的帰結として、頭部の腹側への移動が見られる。これは、頸椎上部の機械的な初期姿勢と、それによって誘発され神経・筋系の適合として説明することができる。これらの変化に対し、頭蓋下顎系全体が、周辺筋組織や靱帯および関節包構造の緊張の変化、ならびに反作用的な応答である神経の緊張の変化（末梢神経のその周辺組織に対する可動性の変化）などの形で適合する。これによって、下顎骨の後退という反応性のポジショニングをとることがある。上顎との関係を見ると、この下顎の位置の変化により、顎関節背側（二層部）での圧迫が増加し、それによって中心咬合位が保てなくなることが説明できる。

臨床的症状：顎関節の局所的な痛み。触診の際に一定の力で押されると関節包に刺激を感じるか、または関節包に起因する開口運動の制限がある。咀嚼または嚥下の際の痛みも頻繁に見られる。さらに耳部にも、聴力の低下や耳の雑音（耳鳴り）などの症状が見られる。

複雑な機能の集まった頸椎の機械的な変化（または身体姿勢に起因する頸椎上部の伸展傾向）および頭部が習慣的に腹側に移動するという形での頭部位置の変化によって、筋組織が誘発されて不適合を起こす可能性がある。この場合、変化した状態が長期間持続することによって、舌骨の牽引作用を伴う舌骨上筋の反応性の延長が起こる。これは以下のように説明される。すなわち、頭部の位置が腹側にずれて行くことによって下顎骨の位置が舌骨から遠くなる。このとき舌骨上筋を直接伸張する負荷がかかっていなければ、このように位置が遠くなることはあり得ない（図8.14）。

臨床的症状：この身体姿勢を示すCMD患者の場合、舌骨上筋（口底部）の硬化または触診時や他の力が加わった際の舌骨上筋の痛みという症状が頻繁に見られる。多くの患者はこの他に嚥下障害、または散発的な喉の「詰まり感」などを訴える。

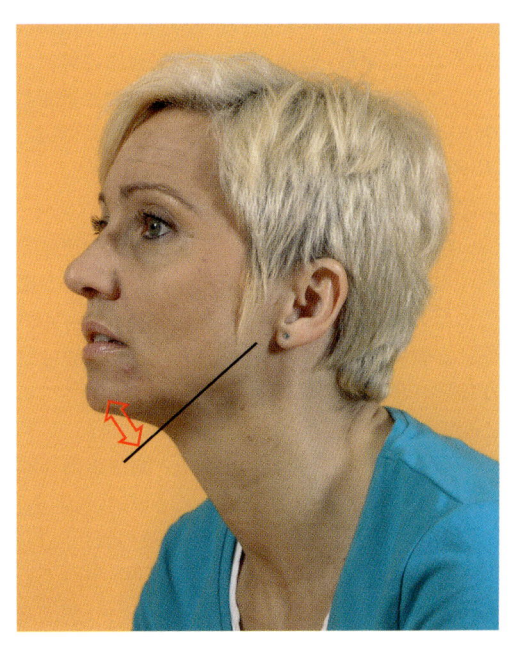

図8.14　反応性の開口を伴う舌骨上筋の延長(↗)

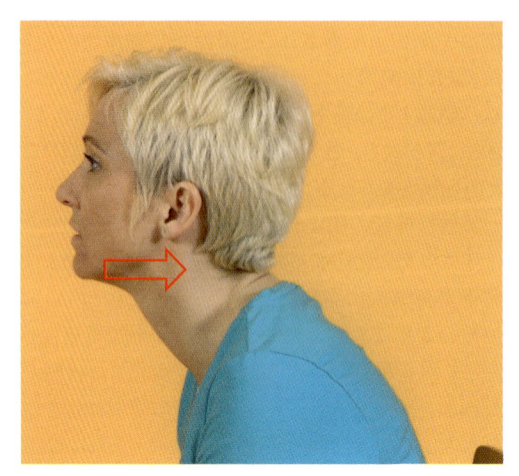

図8.15 下顎骨の後方への転位(→)

既述の機械的な変化から、さらに下顎骨の適合が行われる。身体姿勢が変化したことによって背側にある顎関節構造(背側関節包、二層部)が緊張し、これによって下顎骨および舌に反応性の背側転位が生じる(図8.15)。この生理的に不適切な姿勢保持が長期間続くと、下顎の後退咬合の原因となり、CMDの発症、または症状の持続や増悪につながる可能性がある。

いずれにしても、中心咬合位の喪失という結果に結びつく。これは、以降の歯科あるいは整形外科によるスプリントを使用した治療、さらに症状が進んだ場合は、原状復帰のできない措置(選択的な研磨、固定式ブラケット)などが必要になるものである。

臨床的症状：顎関節が圧迫に対して過敏になる、開口運動の際に痛みがある(これによる開口運動の制限が同時に現れることもある)、または一定の運動の際の関節雑音(軋轢音またはクリック音)がある。下顎骨の背側(後方)への転位によって機械的な負荷が増大し、それによって関節雑音が発生することがある。

下顎骨が背側に転位していると、開口運動の際の下顎頭の腹側尾側への円滑な動きが妨げられる。これは、下顎窩と下顎骨との位置関係の変化によって開口運動または閉口運動の際の摩擦が増大したためと説明できる。双方の関節パートナー(関節窩と関節顆)がずれることによって、下顎骨(下顎顆)の運動経路が変わり、これに対応して負荷が移動する(図8.16)。この初期姿勢によって関節包およびその他の靱帯構造(外側靱帯など)に生理的に不適切な緊張が生じる。このように関節関係が理想的な「中心位」から不適切に変化することによって、初期の関節機能障害が発生する。さらに悪化すると、この機械的な機能の変化によって、二次的な関節の変化につながる可能性がある。

臨床的症状：セラピストは、このような適合がある場合、一見問題なさそうな日常の運動(咀嚼、嚥下、噛みくだきなど)の中にも、軋轢音やクリック音、それらによる生理的に不適切な関節への負荷(または生理的に不適切な負荷の分散)が増加することを予測しなければならない。

スランプ姿勢によって生じ顎関節に影響を与えるバイオメカニカルな作用、およびこれによって生じる顎関節の位置的な変化は、関節内部にも影響する。これらは、関節包にも関節円板にも作用する。関節包の緊張に変化が現れると、それは顎関節のメカニズム全体に悪い影響を与える可能性がある。それによって、関節円板への負荷が高まり変形が進み、関節円板と関節軟骨の変性が加速する。

既述した頸椎上部の姿勢の問題と、その状態で運動を続けた場合の適合の結果として、関節内部での変化または機能障害が発生する。下顎骨が背

下顎骨が運動する際の運動経路

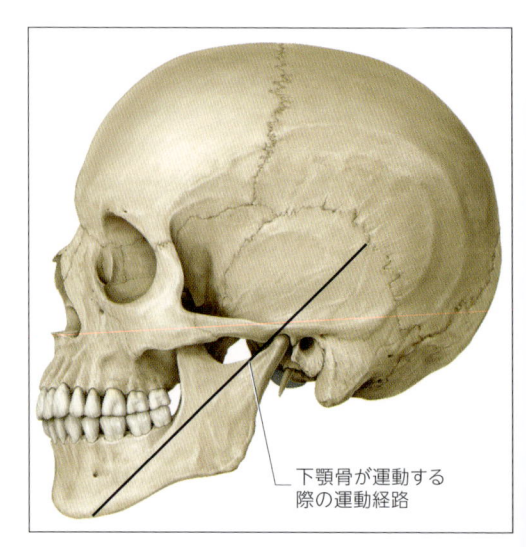

図8.16 開口時の下顎顆の生理的な運動経路

側に転位すると、下顎骨が運動する際の関節円板と下顎頭との位置関係が崩れ、これが頭蓋下顎系に悪い影響をおよぼす。この障害によって、漸進的に機能障害が生じる可能性がある。すなわち、下顎骨が背側(後方)に転位することで生じる牽引力が腹側にある外側翼突筋に働き、これが関節円板にも働くことになる。これによって、関節円板が前方に転位する(図8.17)。これによって、関節円板が完全に関節顆を「覆う」ことができなくなり、下顎骨が運動する際にクリック音が発生する可能性がある。機械的な保護が減少することにより、この機能障害の進行から関節軟骨の変性プロセスが始まる。このプロセスにおいて、

- 部分的(または軽度のあるいは発生の可能性のある)関節円板前方転位と
- 完全な関節円板前方転位

とは、区別して捉えられる。部分的な関節円板前方転位は、関節の位置関係が機械的な障害によって崩れることで発生する(図8.18)。関節顆が関節内でより背側(後方)または頭蓋側に転位するにつれて、そしてその状態が長期間持続するにつれて、そこから生じる機能障害は広範なものとなる。関節顆が後方に位置すればするほど、関節円板の関節顆に対する位置は前方にずれ、クリック音の発生、または関節顆が関節円板によって十分に覆われないことによる関節軟骨の変性プロセスなどに関与する可能性がある。

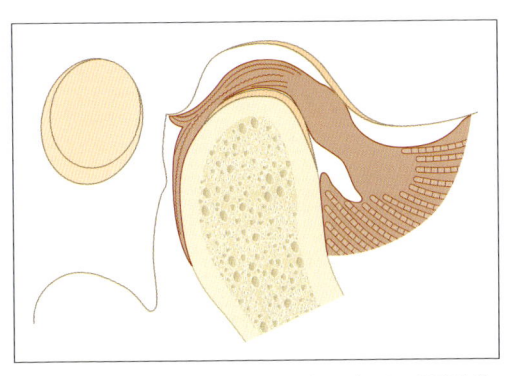

図8.18 軽度の関節円板前方転位(ADD)のある顎関節(矢状断面)

　完全な関節円板前方転位の場合、関節内での軟骨表面に対する圧迫が強まり、同時に背側の構造(二層部)への圧迫も強化される。この生理的に不適切な負荷の変化により、時間の経過とともに下顎顆の骨構造の変性が顕著になる。その結果、下顎顆表面の丸みが失われて尖りはじめ、軟骨の劣化などの症状が発生する(図8.19)。

臨床的症状：堅い食物を咀嚼したり噛み切る際の痛み、痛みによる開口運動の制限、ならびに下顎骨の運動の際のクリック音の増大および習慣化。

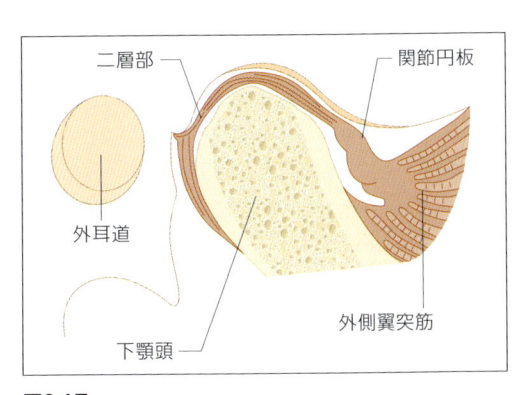

図8.17
病的関節円板前方転位(ADD)のある顎関節(矢状断面)

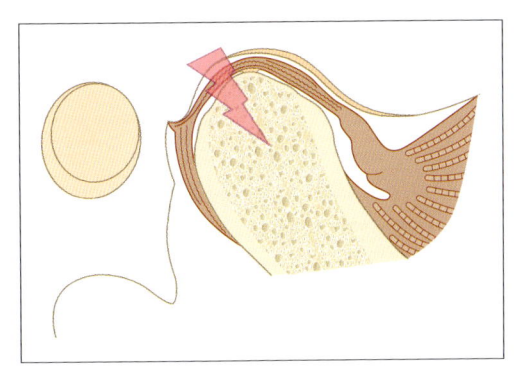

図8.19
完全な関節円板前方転位(ADD)のある顎関節(矢状断面)

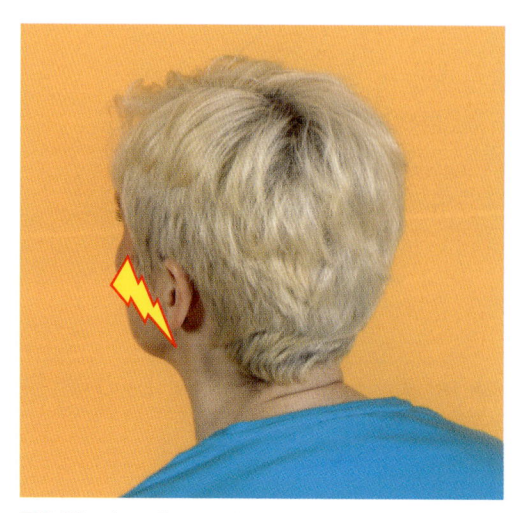

図8.20 痛みを伴う咀嚼筋の緊張亢進

頸椎上部の伸展によるバイオメカニカルな変化 （ステップ姿勢）
■ 頸椎上部の伸展 ■ 頸部短筋の収縮 ■ 頸椎上部の安定性喪失のおそれ ■ 頭部の腹側への移動 ■ 下顎骨の事前ポジショニング（反応性の後退姿勢） ■ 顎関節の二層部で潜在的に圧迫傾向が強まっていることによる中心咬合位の喪失 ■ 舌骨上筋の反応性の延長 ■ 舌骨に牽引負荷がかかる ■ 反応性の開口 ■ 下顎骨および舌の背側への転位 ■ 下顎後転咬合位 ■ 中心咬合位の喪失 ■ 開口運動の際の下顎頭の腹側尾側への移動量の減少 ■ 下顎頭と関節円板の間の関節メカニズムの障害 ■ 関節円板前方転位 ■ 反射的な咀嚼筋の緊張亢進 ■ 顎関節内の圧迫の増加 ■ 関節症

これらの初期姿勢の問題に起因するあらゆる変化（とりわけ機械的な変化）に対し、身体はまず損傷を最小限に食い止めるための機械的な保護メカニズムを発展させる。顎関節の関節包構造および靱帯構造を保護するために、反射的な咀嚼筋（挙筋）の緊張亢進が起こる。生理的に不適切な負荷から両側の顎関節を保護するため、この緊張亢進は必ず両側で起こる（図8.20）。

しかし、多くの患者に見られるように、このような保護措置は残念ながら本人にとってよくない結果に結びつくこともある。この保護措置が取られた状態のまま長い時間が経過した場合、それがより顕著となる。この緊張制御の異常によって、顎関節内の圧迫負荷が増大し、変性が早まる危険が生じる（関節症の慢性化のおそれ）。

■ 胸郭の降下のバイオメカニカルな影響要素

胸郭の降下（猫背傾向の胸椎の屈曲）は、顎関節およびその周辺の機能的な運動連鎖において、多くの機械的な変化をもたらす。機能的な運動連鎖は、当該する関節、隣接する関節、当該する筋、および隣接する筋、ならびに神経構造によって成立する。最初の適合は、胸椎の屈曲により発生した舌骨下筋の延長であり、これによって舌骨は尾側に牽引される。筋組織が舌骨を尾側に牽引するため、顎先と胸骨との距離は大きくなる（図8.21）。

身体姿勢では通常、水平方向の視軸が保たれる（人は常に前方を見ようとする）ため、胸郭の屈曲姿勢では頭が起こされる。これによって反応性の頸椎後屈（伸展）が生じ、機械的な機能障害が「進行する」可能性が生まれる（図8.22）。

頸椎上部の伸展による機械的な変化と同様、胸郭の降下も運動連鎖に影響を与える。顎先が腹側頭蓋側に転位し（前進位置）、これが機能的な機能障害の連鎖に関与する。この状態が長期間継続すると、顎関節および顎関節に関与する舌骨上筋の機能障害に到る可能性がある（図8.22）。胸郭の降下によるネガティブな機械的な結果はここで、既述の頸椎上部の伸展による機能障害と結びつき、これを強める。すでに説明したように舌骨と下顎骨との距離が大きくなり、これによって舌骨上筋に伸張負荷がかかる（図8.23）。

この2つの不適切な姿勢（頸椎上部の伸展と胸郭の降下）が相互に作用すると、やがて筋、関節包、神経構造の負荷を軽減するために、補償作用としてさらに開口する（図8.24）。ここから、以下のような、顎関節にとって好ましくない結果が生じる。

8. 身体的検査　85

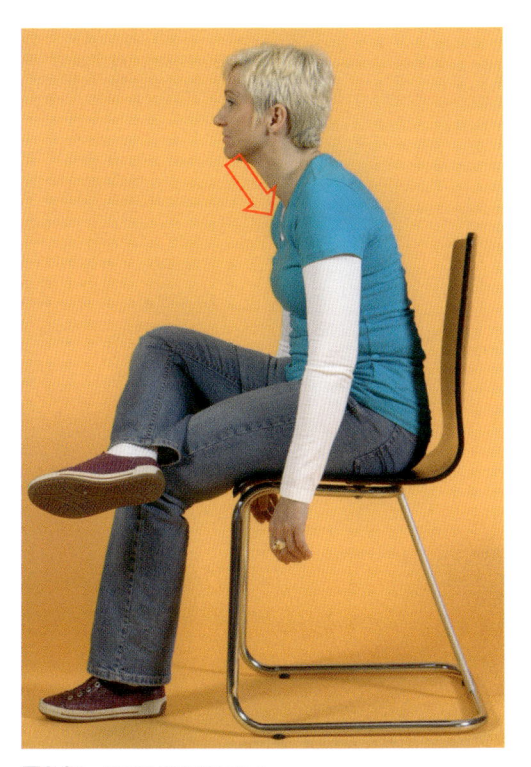

図8.21　舌骨下筋の延長（↘）

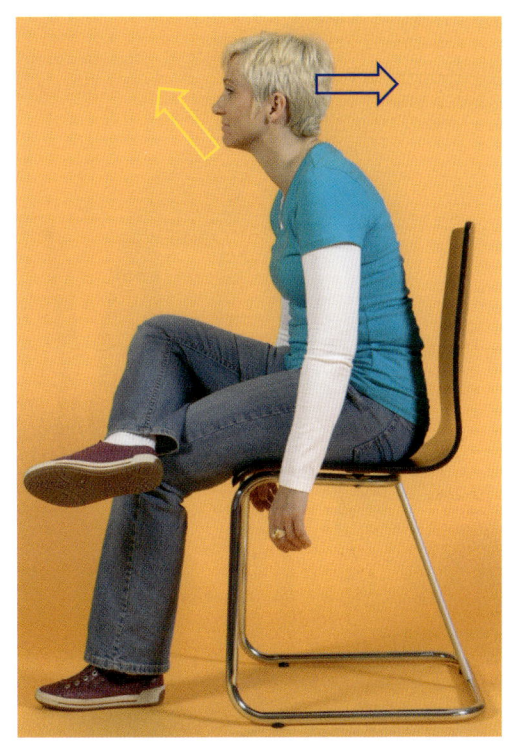

図8.22　頸椎の後屈（→）および顎関節の前方突出。顎先が腹側頭蓋側に転位することでわかる（↖）

- 安静位における上顎と下顎の距離が増大し、関節パートナー（窩と顆）の位置関係が変わり咬合接触面が変わる。すなわち、咬合面の縮小またはずれが発生し、負荷のかかる歯のゾーンとの適合（不適合）が起こる。咀嚼時および嚥下時に歯の負荷は著しく増加し（歯ぎしりが発生することもある）、最終的に歯牙実質の損傷へと到る可能性がある（Danner 2009、Ahlers & Jakstat 2007）。
- 咀嚼、嚥下、および発語の際の下顎骨の運動メカニズムが変わる。この場合、下顎顆を通る顎関節の運動軸が前方または後方に転位することにより、移動および転がり運動に変化が生じたと考えられる（図8.25）。
- 機械的な変化によって、関節円板前方転位の発症率が増加する（図8.26）。その他の関節内の変化は、関節円板の腹側に線維が合生する外側翼突筋、ならびに背側にある二層部に対して働く。すなわち、外側翼突筋は収縮し、自動機能不全となり、二層部は圧迫負荷が増加するために変形が進行する。

下顎顆は常時機械的な刺激にさらされているため、常に関節結節近傍にある。この位置は関節円板前方転位を発症しやすい。機械的狭少部位にとどまることにより、関節円板の動きは大きく制限され、その結果として大きな、何よりも生理的に不適切な負荷を受けることになる。生理的に不適切な負荷が常時かかることで、溝の生成、部分的または完全亀裂、たるみ、あるいは挫滅などの関節円板の損傷に到る可能性がある（図8.27）。

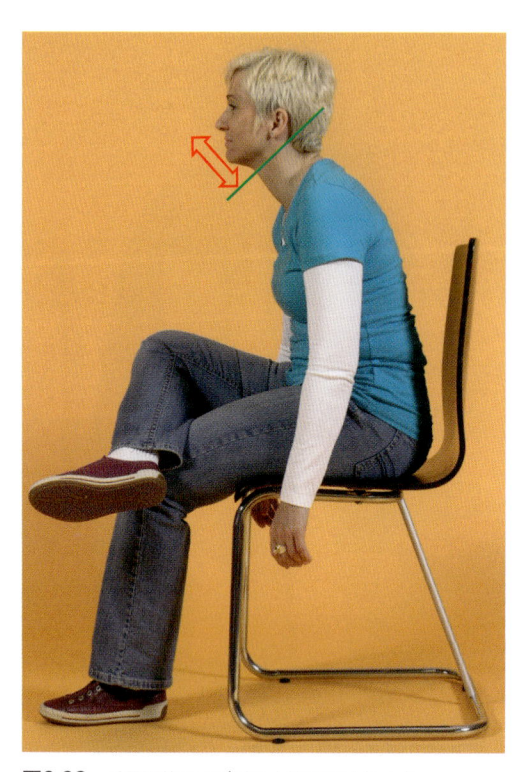

図8.23 舌骨下筋および舌骨上筋の延長(↖↘)

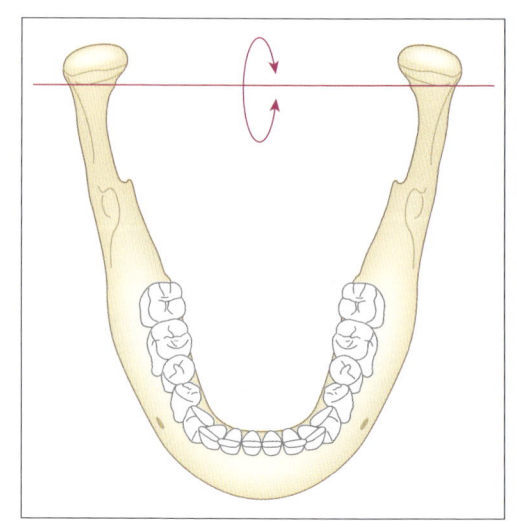

図8.25 顎関節回軸の移動

上位交差症候群

　上位交差症候群とは身体姿勢に起因する筋のアンバランスのことであり、3つの部位または「スポット」に分けられる（図8.28）。セラピストは、以下の頸椎および肩甲帯部の拮抗的に作用する筋のグループのバランス/アンバランスを判定する。

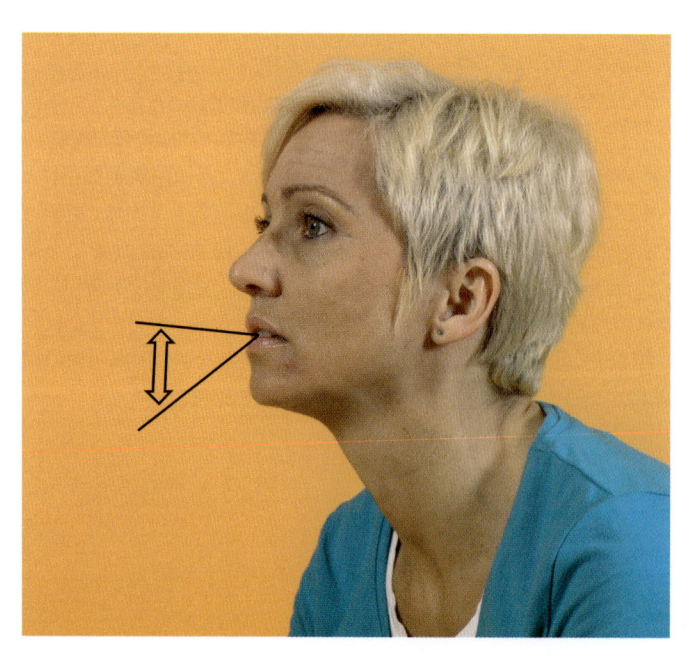

図8.24 補償作用としての開口

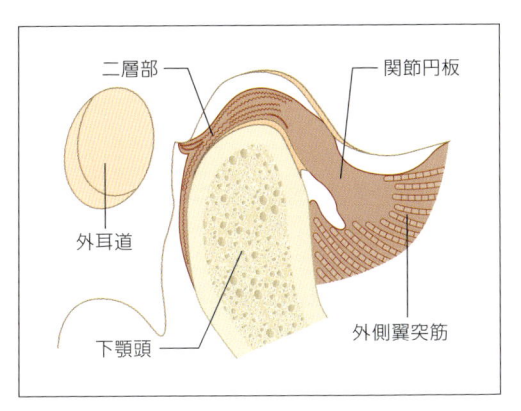

図8.26 関節円板前方転位の起点

胸郭の降下(スランプ姿勢)によるバイオメカニカルな変化

- 舌骨の尾側への牽引を伴う、舌骨下筋の伸張
- 頸椎の反射的な後屈(伸展);
  (腹側頭蓋側への顎先の転位)
- 舌骨上筋の伸張を伴う、
  舌骨と下顎骨の間の距離の拡大
- 筋、関節包、神経構造の負荷を緩和するための開口。
  安静位での上顎と下顎の間の距離の拡大。
  下顎骨の運動の際のメカニズムの変化
- 顎関節の運動軸の転位による、移動および
  転がり運動の変化
- 機械的刺激が常時かかることにより、下顎顆が常に
  関節結節近傍にある
- 関節円板前方転位の発症

- 頸椎(スポット1):伸筋と屈筋
- 肩甲帯(スポット2):前挙筋と後引筋
- 肩甲帯(スポット3):挙筋と下制筋

　上位交差症候群の機能的問題点は、機械的にとらえると理解しやすい。この機能障害の連鎖には、明確な機械的な機能障害があり、これによって、持続性のCMDという文脈において、検査法および治療法を明確に構成することができる。これらの機械的な発端によって、これに対応する患者の臨床的症状を分類しやすくなり、これを治療するために、治療目的と必要な措置とを踏まえた上で、機能的に構成することができる。

　上位交差症候群の患者は、その身体姿勢において以下のような著しい機械的な変化を示す。
- 頸椎上部が伸展した初期姿勢にあり、頸部が過度の前弯傾向を示す。
- 胸椎上部は円背の傾向を示す。
- 肩甲帯は前方突出した状態にある。

　臨床的症状:上位交差症候群の患者の臨床的な現象は、以下の症状として表されることが多い。すなわち、頭痛または顔面痛、肩痛、腕および/または手や指への散発的な神経刺激などである。

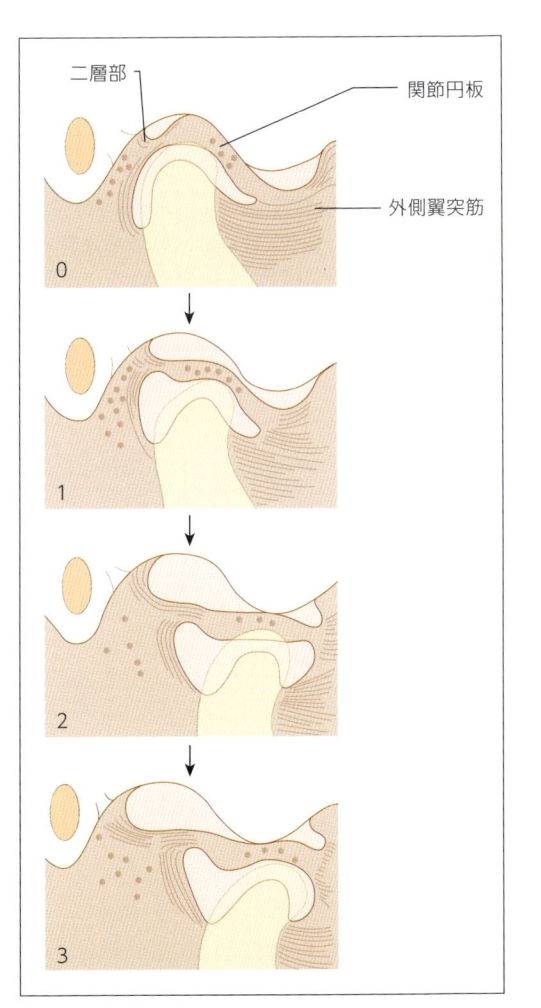

図8.27 関節円板前方転位の病理学的メカニズム

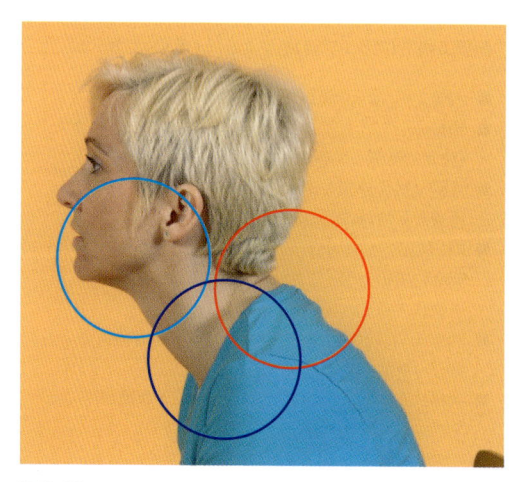

図8.28 上位交差症候群におけるCMDの臨床関連の症状部位

■ スポット1：
頸椎上部の姿勢の変化

上位交差症候群の第1番目のスポットは、背側にある伸筋（機能的収縮の傾向）と腹側にある屈筋（機能不全性の弱化の傾向）との間のアンバランスを示す。緊張の状態は、伸筋の緊張が高く、その結果としての身体姿勢および頭部姿勢によって屈筋が過度に伸張され、それに対応する機能不全となっている。

これによって発生する局所的な機械的および機能的変化は、顎関節部にまで拡がり、誘発要因または保持要因としてCMDに関与する可能性がある。図8.29には、筋緊張亢進および「自動的機能不全」の傾向を示す筋構造を、図8.30には、弱化および「他動的機能不全」の傾向を示す筋構造を示す。

頭部の姿勢も身体の姿勢も、同じように周辺の筋組織（肩部、喉部、頸部の筋）およびそれに対応する変化の影響を受けるので、頸椎上部に発生した緊張制御機能不全は、緊張の移動に応じて頭部および身体の姿勢を変化させる。この頭部姿勢および身体姿勢の変化は、習慣的な咬み合わせに影響し、これによって顎関節の負荷の配分に直接影響する。また、閉口の際の接触箇所の変化による機能的関連も認識する必要がある。さまざまな頭部の姿勢（側方への傾斜、回旋、伸展、または屈曲）において、必ず咬合時の「第一接触面の変化」（早期接触になる場合もある）があり、これによって習慣的な咬合位置が変わる。変化した「新しい」頭部姿勢または身体姿勢が長期に持続し、緊張制御不全に到ると、咬合状態の変化も恒常的なものとなり、顎関節にはそれに対応するネガティブな影響が現れる可能

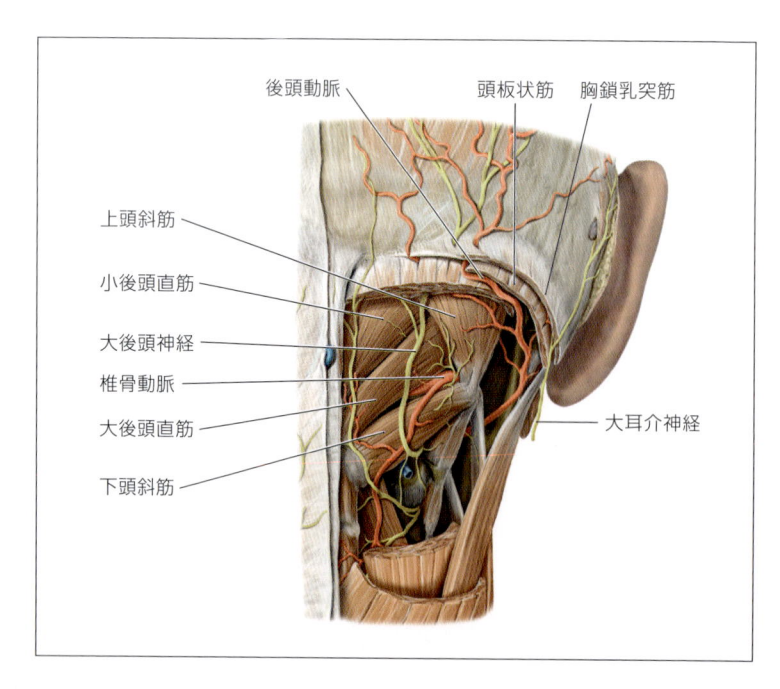

図8.29 頸椎上部の伸筋と神経刺激領域

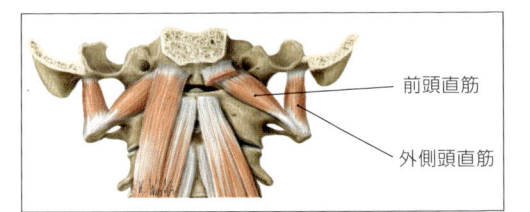

図8.30 機能的弱化の傾向を示す頸椎上部の屈筋(腹側から見た図)

前頭直筋
外側頭直筋

変化
- 顎関節から離れた位置にある構造の何らかの適合の結果としての顎関節の機械的変化(例えば、習慣的な噛み合わせが変化し、早期接触が生じる、など)
- 顎関節の関節骨構造の機械的な変化によって、顎部の筋組織や受動的保持器官(関節包および顎関節靱帯)への影響もあり得る

頸椎の筋のアンバランスによる顎関節への影響を表8.4に示す。腹側および背側の緊張制御の不全によるCMDへの作用を臨床所見から示す。

スポット2：肩甲帯の筋構造と姿勢のアンバランス—前方突出と後退

上位交差症候群の2番目のスポットは、過緊張の状態で前方突出し、それによって機能的に「自動的機能不全」となった筋と、弱化して後退し、それによって機能的に「過度の延長」となって「他動的機能不全」となった筋との間の、筋のアンバランスを示す(図8.31、図8.32)。

この機械的に不適切な身体姿勢という観点からも、顎関節へ直接影響するメカニズムを導き出すことができる。このメカニズムは発症部位の局所的な変化に始まり、その末梢に位置する顎関節に対して明らかな臨床的結果をもたらす。この機能障害の直接の局所的作用は以下のとおりである。

- 緊張の移動が、胸郭部分の脊柱を直立させる機能を不全にする(筋活動の不足、動員能力の悪化)

性が高い。人間の身体は、個々の身体部位が解剖学的および機能的に極めて密接につながっており、我々が意識する以上に緊密な相互作用が行われていることが多い。

頭部姿勢または身体姿勢によって既述の機能的な変化が生じた場合、機能障害は局所的作用範囲および末梢的作用範囲に分けることができる。

筋のアンバランスに起因する局所的な変化には以下のようなものがある。

- 局所的に血液灌流が減少し、それによって代謝が減少し、創傷がある場合などの治癒が遅くなる
- 関与する関節の機能障害
- 関節および筋腱移行部への機械的負荷の移動(早期の変性の原因となり、関節症の危険がある)
- 局所的な組織での神経支配の変化。筋のアンバランスによる末梢的変化
- つながっている解剖学的構造(関節、神経、など)の機能的(機械的および生理学的)影響
- 緊張の変化による頭部姿勢または身体姿勢の

表8.4 頸椎の筋のアンバランスによって起こる変化

腹側の変化	背側の変化
筋のアンバランスが、環椎後頭関節(伸展した頸椎上部)のコントロール喪失の原因となる。屈筋が弱化したために、腹側のコントロール機能が減衰する。機能的不安定性の素因の発生(慢性的な経過においては構造的な不安定性も)舌骨上筋の変化下顎骨が後方に引かれる関節円板前方転位の素因の発生肩の挙上筋の緊張亢進による反射的な保護反応	筋の緊張亢進頸椎上部が伸展位となる環椎後頭関節の位置の変化負荷移動メカニズムの変化求心性の適合変化三叉神経核(頸椎上部にある)への刺激(Duus 1983)局所的な神経構造(大後頭神経および小後頭神経、大耳介神経)への刺激頭痛および顔面痛の素因の発生(特に耳部—耳介前部)

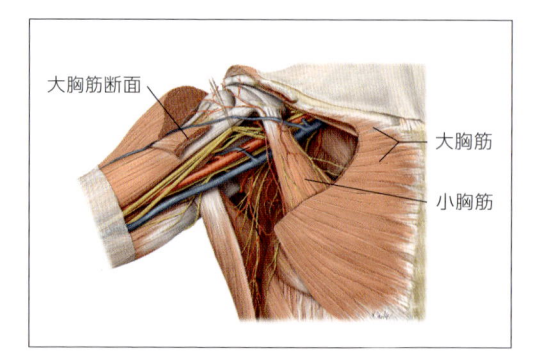

図8.31 機能的収縮傾向となる筋組織

- 肩甲骨のポジショニングが困難になる(関節中央位置が取れない、求心性の変化によりコントロールが難しくなる)
- 頭部の姿勢と頸椎の姿勢が調和しない
- これらの局所作用により、求心性の神経支配が変化する。
- それによって、顎関節に作用する原因と結果の連鎖が大きくなっていく。

これらの作用から、まず局所的なレベル、すなわち直近の部位に機能的な結果としての症状が現れる。機能障害が長期にわたると、隣接する部位にも当然末梢作用がおよんでくる。これらの身体部位から顎関節への末梢作用が起こり、それに対応する症状が顎関節部に発生する可能性がある。ここで、上述した障害がもたらす末梢作用には以下のものがある。

- 舌骨下筋の緊張が亢進する(頭部および肩部のポジショニングによる舌骨下筋への伸張負荷)
- 結果として、舌骨が機能的、機械的に尾側に牽引される。
- 舌骨が牽引されることによる緊張(伸張されることによる緊張)が舌骨上筋に伝達される。
- その結果、下顎骨が背側に引かれる。
- 顎関節の機械的な運動アンバランスが生じる。
- 関節円板前方転位(ADD)の素因が発生する。

■ スポット3：その他の肩甲帯のアンバランス—挙上筋と下制筋

上位交差症候群の3番目のスポットは、緊張が亢進し、それによって「自動的機能不全」となった挙上筋と、弱化の傾向を示しそれによって「他動的機能不全」となった斜角筋および舌骨下筋との間の、緊張制御不全に起因する機能障害、ならびにそれによって生じる局所的に接する構造および顎関節に働く機械的な結果を示す部位である(図8.33、図

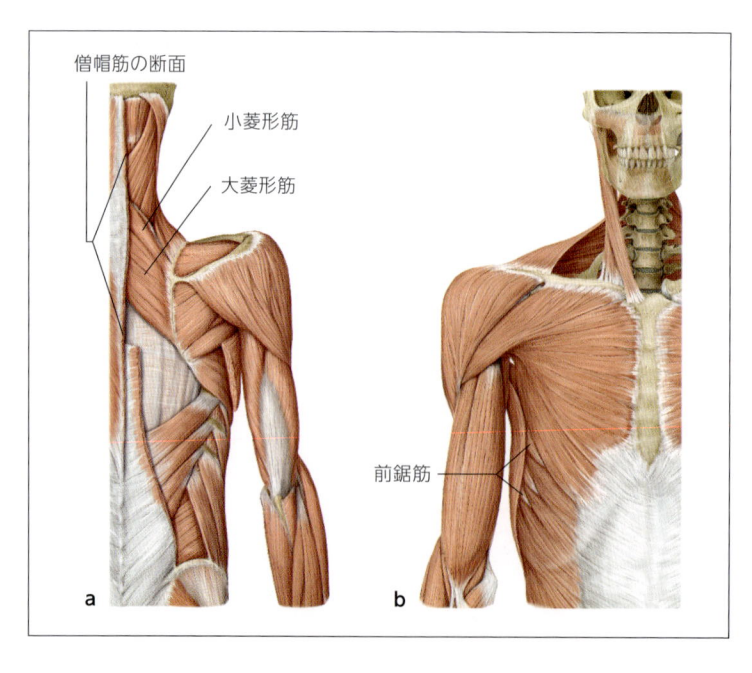

図8.32 機能的弱化傾向となる筋組織

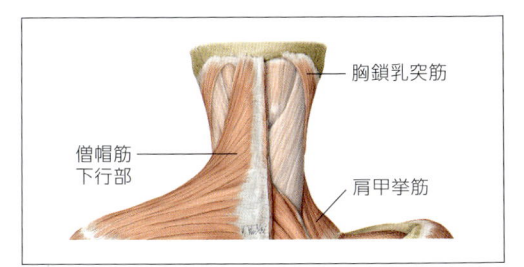

図8.33 緊張亢進傾向となる肩甲帯筋

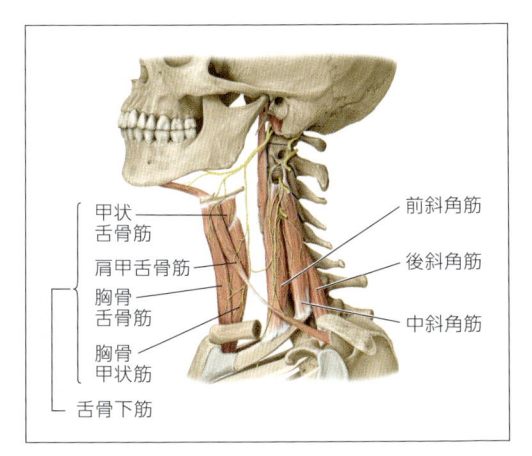

図8.34 機能的弱化および不全傾向となる肩甲帯筋

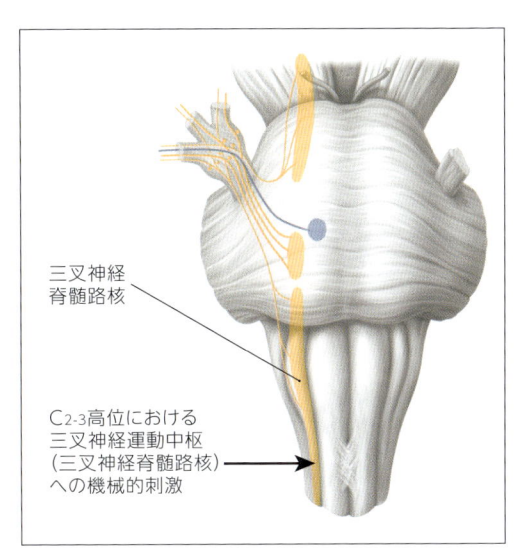

図8.35 頸部（C2-3）の三叉神経運動中枢の機械的刺激の可能性

8.34)。

顎関節に影響する機能的な変化は以下のとおりである。

- 頸椎上部の機械的な変化（筋のアンバランスに起因するもの）
- 筋のアンバランスによる頭部または体幹上部の姿勢の崩れ、およびそれによって生じる神経支配の変化（保持筋組織の動員、インパルス発火頻度および同期化）
- 頸神経ワナおよび頸神経叢への作用を伴う椎間孔への刺激。その結果、関与する筋（胸鎖乳突筋、後頭下筋）の神経支配の障害を生じる
- C2-3における三叉神経運動中枢の機械的な刺激（三叉神経脊髄路核）（図8.35）

●口腔内の視診

口腔内の視診では、口腔内の目視できる変化をすべて確認し、患者の持つ障害に対する関連を明らかにする。セラピストは、症状の発生に関する仮説を固めて行く。口腔内の視診を行うと、既存の障害に関する新たな情報が得られるだけでなく、CMDの症状の原因として、または保持要因として関与している、いわゆるパラファンクション（悪癖）に関しても重要な情報が得られる（Ahlers & jakstat 2008）。以下の説明が理解しやすくなるように、図8.36に、口腔の解剖学的構造についての概要を示す。

診断の手順を構造的に整えるためには、まず予想される所見を分類しておくとよい。予想される所見は以下の3つのカテゴリーに分けられる。

- 歯並びと咬合の状態：上顎および下顎の歯列の接触の判定から、顎関節のメカニズムすなわち機構の状態について直接的な推論を導く。
- パラファンクションに関する情報：症状を直接解明できる可能性のある、関連要因を認識する。
- 安全に関する見解：この他、以降の検査や治療における禁忌や安全措置を明確にし、必要に応じて、鑑別診断を導入する。

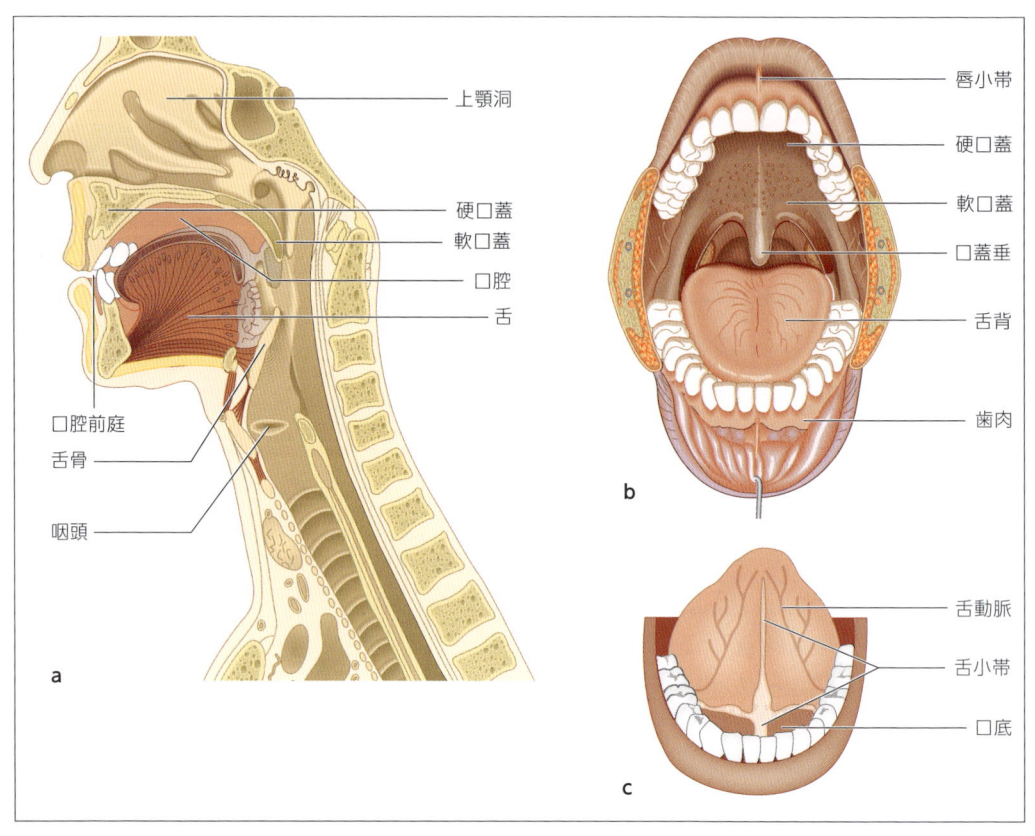

図8.36 口腔の解剖学的概要
a 上顎洞および口腔の矢状断面
b 腹側からみた口腔内部
c 舌の下面

表8.5 口腔内視診のカテゴリー

関与する要因(パラファンクション、歯並びおよび咬合の障害)	治療に際しての禁忌および安全措置の認識
■ 磨滅(すり減り) ■ 歯や頬の圧痕 ■ 歯肉退縮(歯頸部の露出) ■ ブラケット(歯列矯正具)の使用 ■ 舌に現れる変化 　− 地図舌 　− 陰嚢様舌 　− 原因不明の舌苔 ■ 歯並び 　− 叢生歯列(乱杭歯) 　− 空隙歯列(すきっ歯) ■ 歯の喪失によるすき間(歯の拮抗作用) ■ フィリング(クラウン、インレイ、ブリッジなど) ■ 口蓋や口内粘膜などの炎症 ■ 顎の運動の機能障害の認識 ■ 上顎または下顎の外骨腫 ■ カリエス(虫歯)および歯周炎	■ 炎症 ■ 頬の創傷(咬合によるもの) ■ 歯牙骨折 ■ 治癒が完了していない創傷 　(智歯の除去、歯根除去などの術後など) ■ 歯、口蓋、口内粘膜の苔 　(炎症、細菌感染など)

口腔内の視診における理学療法士の観点は、ほぼパラファンクションと安全措置の2つのカテゴリーに分類される（表8.5）。

口腔内の所見それぞれは、理学療法的な治療に直接には結びつかない。口腔内の問題は理学療法的に治療するべきものではないからである。これらの問題に対しては、鑑別診断および治療を行う適切な専門医（たいていは歯科医または口腔整形外科医）を探し出すことが必要である。

■ パラファンクションについて

口腔内部の視診を行うと、いわゆるパラファンクションの状態を確認することが頻繁にある。これらは顎関節部の機能障害の明らかな兆候であり、関節の障害も筋の（神経筋的）障害も引き起こす。典型的なパラファンクションには、以下のものがある。

- 圧迫
- 歯ぎしり
- 爪噛み
- 唇および頬噛み
- 筆記用具などを噛む

このパラファンクションは、磨滅、歯頸部の障害、歯頸部の過敏、頬や舌への圧痕などの歯周部の変化を引き起こす。患者はパラファンクションについて自覚することは殆どなく、飴玉を舐める、ガムを噛む、煙草を吸う、などの日常的な動作や負荷によってパラファンクションは強くなる。

通常は（歯を介した）上顎と下顎が接触する場合に限り、顎関節に機械的な力が作用する。この接触は、嚥下（1日当たり600回の嚥下プロセスがある；Kunsch & Kunsch 2005）および咀嚼の際のみに起こる。パラファクションの場合、この嚥下プロセスの回数が著しく増加し、これによって顎関節への圧迫負荷が増大する可能性がある。そして、パラファンクションの長期化によって、CMDの機械的な説明モデルが導き出される。

■ 磨滅（まめつ）

磨滅とはいわゆる歯のすり減りのことで、上顎の歯と下顎の歯との間の、過度の、生理学的に不適切な摩擦によって生じる（図8.37）。歯は人間の身体でももっとも硬い物質である。この硬い物質を磨滅させるには、極めて強い力を必要とする。このため、磨滅が生じるのは、機能障害が長期間にわたってとどまっている場合が多い。臨床的な症状としては、低温または高温の刺激（飲食物や風など）に対する過敏、散発的な歯同士の挟まりなどである。すなわち、鍵と錠前の状態が磨滅した歯と歯の間に生じる。また、歯構造の破壊の状態が長く続くことによる慢性的な歯痛も、「磨滅患者」には頻繁にみられる。多くの患者において、時間の経過とともに、炎症の傾向も強くなる。この炎症は、歯肉、歯根、また神経にも現れる。

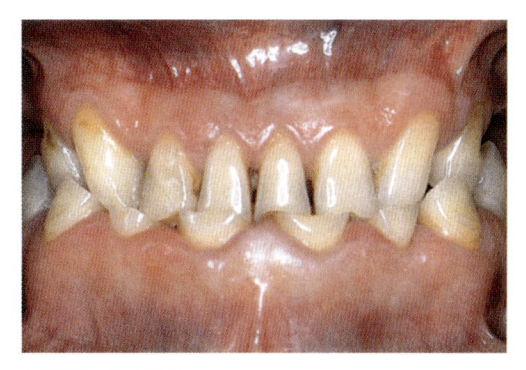

図8.37　歯の磨滅

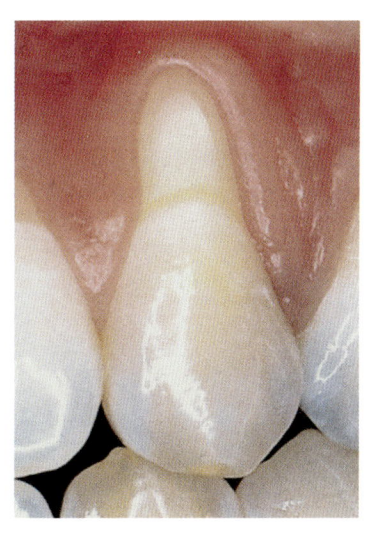

図8.38　歯肉帯縮

■ 歯肉退縮

歯肉退縮は、歯頸部が露出するほど歯肉が痩せることをいい、大きな機械的な力や口内の炎症などによって発生する(図8.38)。磨滅咬合は、歯肉の炎症や出血を繰り返し引き起こす可能性が強いが、これを考えると、歯肉退縮は磨滅咬合の結果である可能性があるといえる。臨床的な症状としては、歯頸部の過敏(低温や高温などの刺激に対して)、または直接の結果としての歯痛を伴う歯槽部への刺激などがある。

■ 舌への圧痕

舌への圧痕とは、舌に歯の跡が付くことをいう(図8.39)。舌が機械的な大きな力で歯列に押し付けられることで、特徴的な圧痕が生じる。これは何らかのパラファンクションが存在する兆候であり、また、該当する組織への直接の機械的圧力の増加という結果を伴う、神経筋の制御機能不全があることの兆候である。このようなパラファンクションがある場合、患者の舌に噛み傷があることが多い。

■ 頬への圧痕

頬への圧痕は、頬が歯列に強く押し付けられるか、または強く吸引されることによって生じる(図8.40)。頬の肉を噛んだり、頬の肉が歯の間に挟まる傾向のある患者も、頬への圧痕が見られる。この

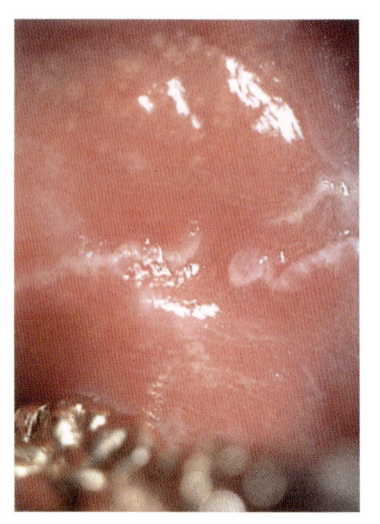

図8.40　頬への圧痕

特徴的な痕跡が見られると、頬に噛み傷が見られることも多い。

頬の肉の創傷、出血を伴う傷、あるいは炎症などは、このパラファンクションを持つ患者に多く見られる。これに対応して、臨床的に、頬の範囲や顎関節包の範囲の咀嚼筋が圧迫された際に過敏な反応を示す。

■ 噛み傷

噛み傷は、長期間にわたるパラファンクションの結

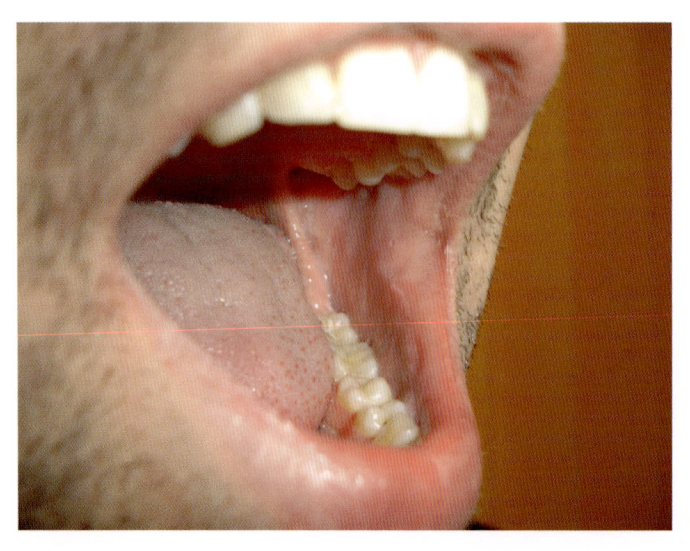

図8.39　舌への圧痕

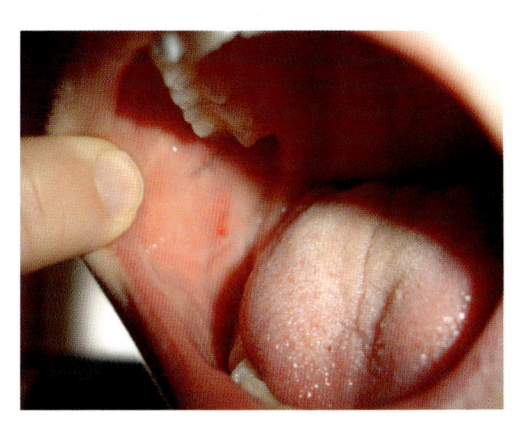

図8.41　噛み傷

果としての過剰な筋の緊張と、これによって咀嚼運動の際に、神経筋のコントロールが不十分となって、頬や舌を噛むことで発生する（図8.41）。炎症による腫れや、局所的な痛み（特に咀嚼筋すなわち咬筋の触診の際）も当然だが、それらが頻繁にみられる。

　パラファンクションは「習性」とも呼ばれ、文献などでは口腔領域における「悪癖」とも呼ばれている。この中には、歯または顎関節の機能が「異常」、または「不自然」であると定義されるものがある。パラファンクションはストレスの結果（ストレス処理の障害）として現れ、歯部に重い損傷を与えることがある（歯の喪失にまで到ることがある）。

■ 咬合障害

　CMDの発生および保持については、この他にもさまざまな機械的な変化を考慮しなければならない。通常の歯の咬合位置に何らかの変化を見つけることができれば、これが顎関節に片側だけかかる機械的負荷を解明する糸口となる可能性がある。これらの変化から、CMDの症状についても何らかの説明が得られる。

■ 前方開咬

　前方開咬は歯部または顎関節に変化が起こって発生する。多くは成長期にその端を発する（図8.42）。歯並びまたは歯の発生に異常が生じることが原因となる。咬合位置が変化することによる機械的な影響は顎関節部に現れる（上顎と下顎の位置関係、および習慣的な顎関節の位置）。

■ 側方開咬

　側方開咬も歯部または顎関節に変化が起こって発生する（図8.43）。「前方開咬」と同様の原因で歯の発生異常または歯並びの機械的な変化が生じて発生する。

■ 過蓋咬合

　過蓋咬合または反対咬合も、歯並びの変化によって発生する（図8.44）。歯の左右非対称な成長によ

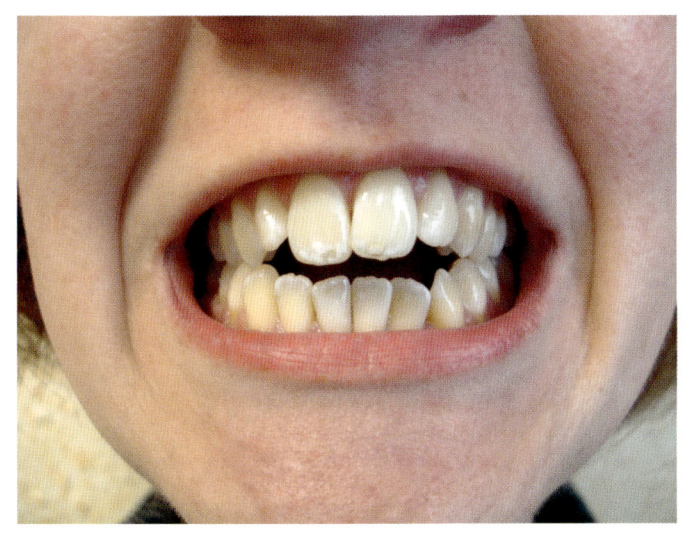

図8.42　前方開咬

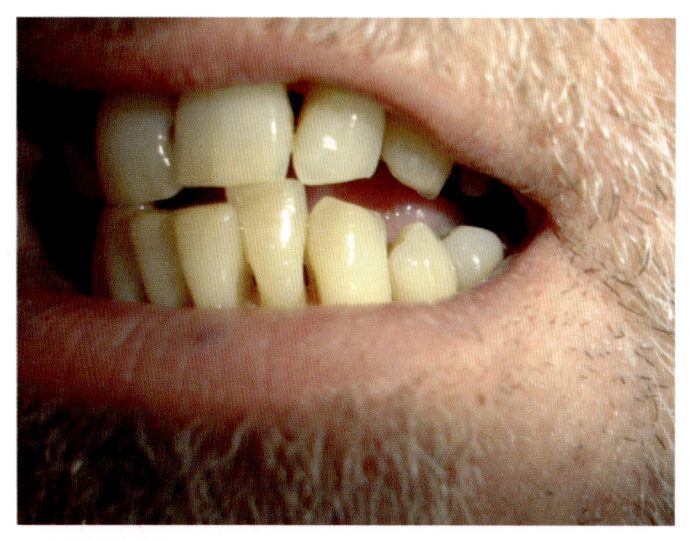

図8.43　側方開咬

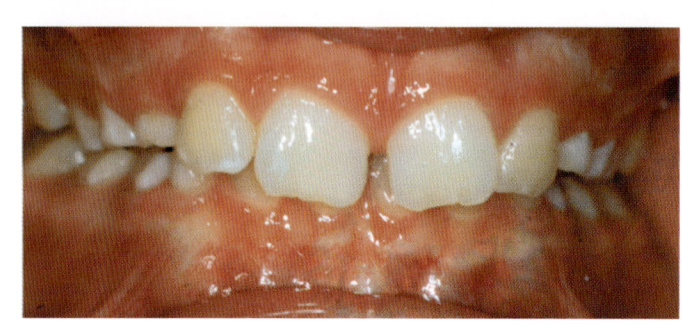

図8.44　過蓋咬合

る負荷、歯の発生の異常、または下顎骨の位置および成長に起因する素因(下顎後退)によって、この咬合不全が生じる。

■ 交差咬合

この他の歯並びの問題としては、いわゆる交差咬合がある(図8.45)。これも、歯部または顎関節の位置に変化が起こって発生する。この説明モデルは多数存在する。交差咬合は、咀嚼筋のアンバランス、筋機能にネガティブに作用する神経の機能障害または顎関節内に生じた何らかの変化によって発生するといわれている。

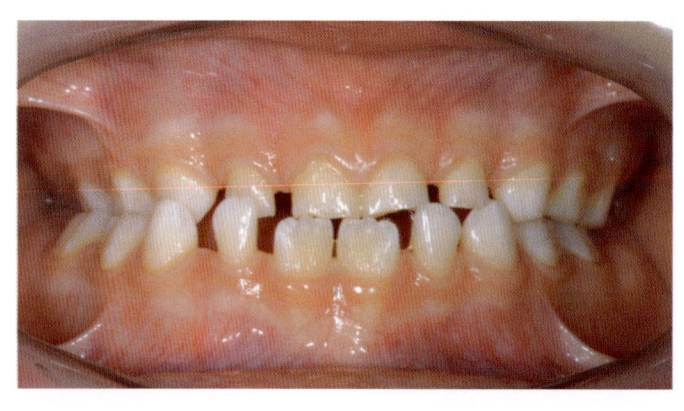

図8.45　交差咬合

歯並びが標準から逸脱すると、咀嚼または嚥下の際、関節構造および関節包靱帯構造に異常な負荷がかかり、それによって力のベクトルが変化する。

噛み合わせが異常となり、負荷が移動し周辺の軟部組織に変化が生じる可能性がある。そして時間の経過とともに、CMD発症の素因となる要素が発達する(Ernst & Freesmeyer 2008)。

■ 歯並びの異常
■ 歯数過剰(Hyperdontia)

これは歯の本数の過剰、または叢生歯以上の過密な状態のことを指す(図8.46)。原因としては、歯の発生の異常または後天的な歯並びの変化、特に歯そのものの形が扇形に成長することなどが挙げられる。これによる機械的な影響は、主にこの状態に適応した歯槽部の過敏となって現れ、歯槽神経に刺激を与える可能性がある。また、咀嚼面が機械的に変化することにより、生理的に好ましくない負荷が局所的な歯にかかってくる可能性がある。

■ 歯数不足症

歯数過剰の反対で、歯の本数が不足していることをさす。特徴は、歯間が広く空いていることと、歯が極度に小さいこと、いわゆる円錐歯である(図8.47)。歯間の拡がりが大きいと、時として歯肉にかかる負荷の増大につながる(食物が歯肉に加える

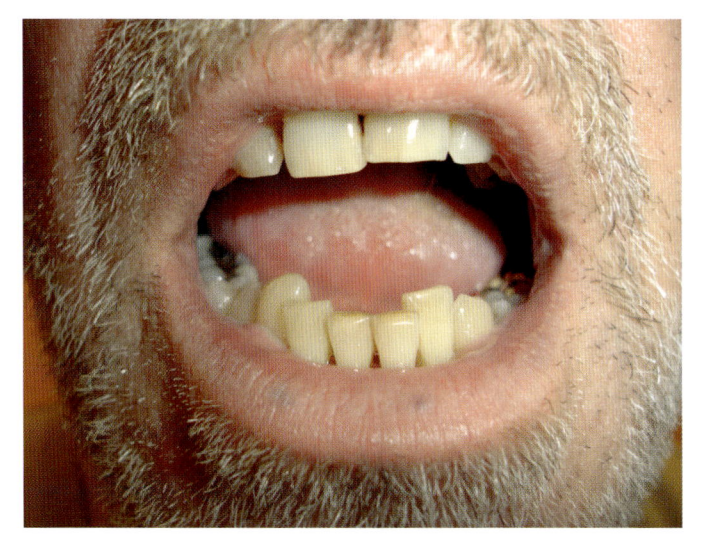

図8.46　歯数過剰

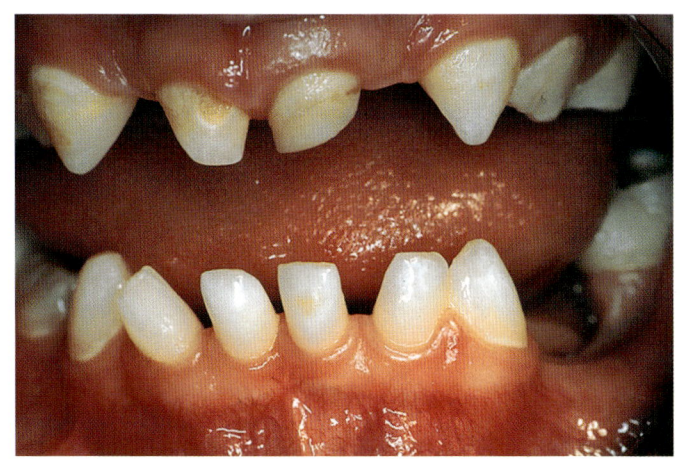

図8.47　歯数不足症

負荷が増えるため）。これによって歯肉の創傷が頻発し、慢性的な炎症を伴うことが多い。

■ 融合歯

融合歯はどちらかといえば珍しい症状である。これは、歯の成長や発生の異常と機械的な障害とが組み合わさることで、歯の構造が癒着してしまうことをいう（図8.48）。

■ その他の症状
■ 下顎および上顎外骨腫

下顎外骨腫とは、下顎骨骨質の骨様の突起である（図8.49）。骨成長の異常によって発生するが、もっと多いのは義歯などの装着者の場合で、押圧箇所がある場合である（義歯の形状が患部とよく一致していないことによる）。外骨腫がすでにある状態で、患者が義歯を装着したり新しくスプリントを合わせた場合、極めて不快な痛みを伴う押圧箇所が生じる可能性がある。

上顎骨の外骨腫も下顎骨外骨腫と同様の発生メカニズムを持つ。臨床的病像もよく似ている。骨発育の異常などによって発生し、義歯やスプリントを装着していると、押圧箇所ができる。

■ カリエス

カリエス、いわゆる虫歯は、理学療法士にとっては二次的な所見であり、歯および口腔衛生の不備によって発生する。虫歯は、口腔内の炎症を起こしや

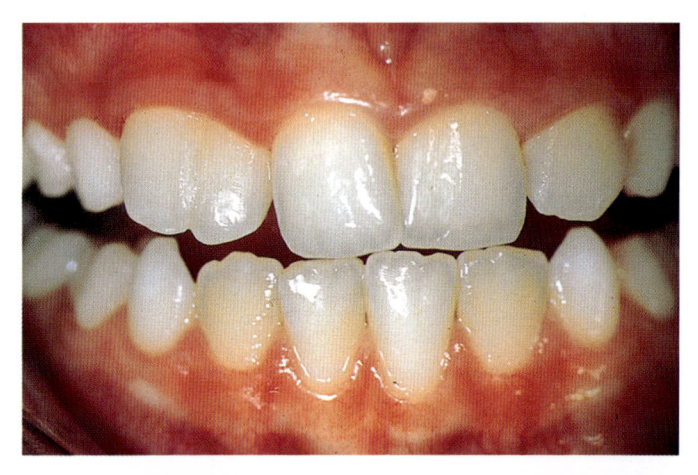

図8.48　融合歯

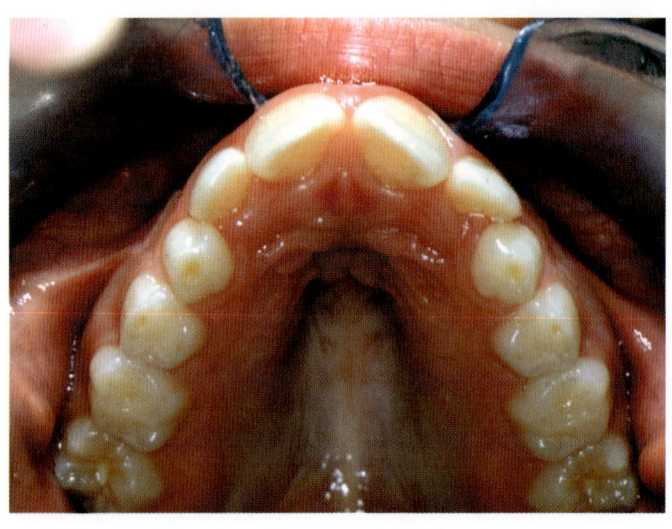

図8.49　下顎外骨腫

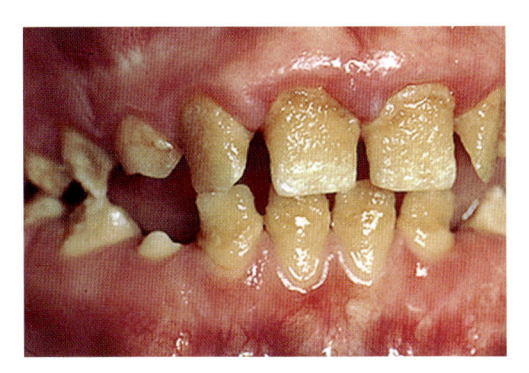

図8.50 カリエス

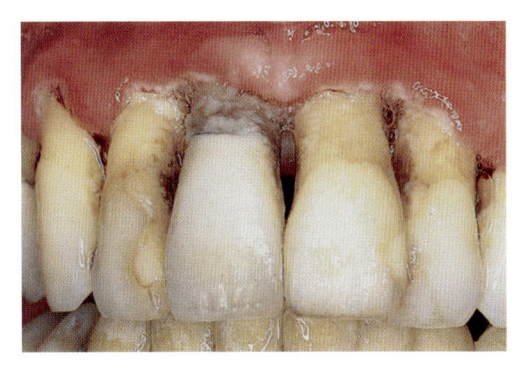

図8.51 歯周炎

すい要因である（図8.50）。

　患者にとって意味を持つ臨床的な関連は、虫歯による全身への影響である。すなわち、炎症の度合いが進むと、身体全体の状態に何らかの影響を与えると推測される。

■ 歯周炎

　歯周炎もまたカリエスと同様、理学療法士には二次的所見である。理学療法的な治療では治癒できないので、CMDへの直接の影響については二次的になる。患者がまだ歯科医による治療を受けていない場合は、カリエスや歯周炎などの問題に関して歯科医のもとでその原因治療を受ける必要性について説明すべきである。原因としてはやはり、歯および口腔の衛生に取り組む姿勢の問題が挙げられる（図8.51）。

　ここで取り上げた歯並び他の障害についての説明は、CMD患者の口腔内を視診する際に得られるであろう所見を具体的に説明したものである。すべての所見についていえることは、理学療法的な治療とは結びつけられないという点である。ここで挙げたような所見が得られた場合は、まず歯科医の治療が必要となるからである。

　とはいえこれらの所見は、理学療法的な治療においては、機能的な側面を熟考するための材料を提供する。これらと関連して障害が発生する可能性を、CMD発生の説明モデルとして使用できるかも知れないからである。これらの一見「理学療法には関係がなさそうに見える」所見から、理学療法的な治療やその他の治療計画に役立つヒントが得られる。また、他の7つの専門分野に関与することが必要である場合も、これらの所見が根拠となる。

8.2　自動運動検査および検査手順

　自動運動検査とは、顎関節の問題を抱えた患者の身体的検査において、最初に行う客観的検査である。この検査によって得られる測定値によって、治療目的の確認、再所見の作成、導入する治療介入の効果の調節などの作業を行うことができる。さらに、自動運動検査は、既往歴の聴取によって立てられた仮説の妥当性を確認することができる最初の機会でもある。

　CMD患者の身体的検査計画において、自動運動検査は、以下の理由からもっとも重要な検査であるといえる。

- 患者の病変部位または構造、すなわち顎関節が、どの程度の負荷と運動に耐え得るかが示される。
- 回避行動や保護メカニズムが迅速に認識でき、さらに鑑別診断を行うことができる。
- 運動の不自由さや運動量の制限なども、痛みに対する反応と同様に認識でき、文書に記録し、

- 自動運動検査によって、以降の検査およびそれに続く治療において、どのような安全措置を講じるべきかについても明らかになる。ここで気付いたことにはすべて、以後の検査およびそれに続く治療の内容などを決定するための論理的な結果を導く材料が含まれており、大きな影響力を持つ。

自動運動検査を行う際には、以下の点に注意して行うこと。
- セラピストは、できる限り患者が痛みを感じないような姿勢を取るように配慮すること。
- 初回の所見を出した時点と、以後の再所見を出す時点で、必ず同じ体位と開始姿勢を取ること。
- 検査で行う運動を被験者に説明する場合も、極力同じ注意事項や指示内容を使って説明すること。

検査をこのように統一的な手順で行うことによって、最初の所見とそれ以降の再所見とを互いに比較できるようになる。検査条件が同一になることによって、導き出された所見の説得力が著しく向上する。EBP（Evidence Based Practice＝科学的論拠に基づく診療/理学療法）が求められる時代にあっては、できる限り客観的な検査方法を用い、できる限り標準化された検査手順を採用すること

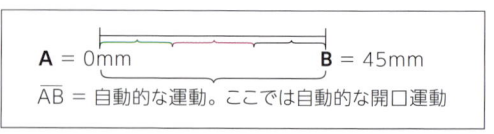

```
A = 0mm              B = 45mm
AB = 自動的な運動。ここでは自動的な開口運動
```

図8.52 自動運動の運動ダイヤグラム（Maitland式に修正）、開口運動の例。Aは一定の方向に向かっての自動運動の開始点を示し（A=0mm）、Bは自動運動の生理学的終了点を示す（B=45mm）。

が必要とされる。理学療法と、それに関連する治療介入は、これによってより高い専門性を獲得する。この手順は日々の業務にも取り入れなければならない。

自動運動検査は、以下の表に示す3つのカテゴリーに従って判定する（表8.6）。

自動運動検査の判定結果には、運動を行っている間に現れたあらゆる感覚、および生理的な自動運動の終了点が記載されていることが望ましい。運動は、運動方向の開始点（ニュートラル・ゼロ・メソッドでいうゼロ・ポジション）Aから始まり、生理学的運動終了点Bで終わる。この行程AB間の任意の点において、さまざまな感覚（現象）が現れる。以下に例を示す。
- 運動の制限
- 回避行動
- 生理学的に不適切な筋作用

表8.6 自動運動検査の判定カテゴリー

量	質	痛み
実際に行われた運動の運動量を客観的および定量的（確認可能）に記載する	自動運動の質的な特徴	感じられた痛みを、運動の方向別に分類し記録する
検査および測定	判定基準	記録する内容
■ 開口運動 ■ 左右の側方移動 ■ 前方突出運動 ■ 後退運動 注意：閉口（最大咬頭嵌合）は測定できないので判定のみ	■ 縦横の軸に沿った動き ■ 回避メカニズム ■ 保護姿勢 ■ 運動の制御 ■ 運動の力強さ（噛む動き） ■ 均等な動き ■ 運動の方向づけ（運動の調節） ■ 運動の開始位置および終了位置 ■ 運動行程上のクリック音 ■ 運動行程上の1箇所（または複数箇所）での軋轢音	■ 痛みを感じた時点での 運動量 ■ 痛みが生じた場所 ■ 痛みの強さ （視覚的アナログ尺度 VAS）

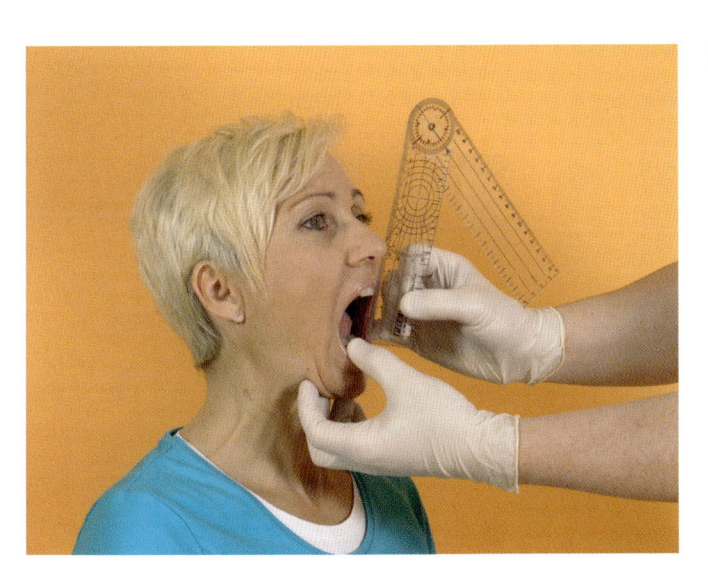

図8.53 ゴニオメーターを使った自動開口運動の測定

- 痛みなど

顎関節の運動量はミリメートル（mm）単位で表す（図8.52）。自動開口などの運動の全行程を三分割して異なった色で表すと、表記が大変容易になる。例えば、以下のように記入できる。
- 緑色：初期開口運動（0-15mm）
- 赤色：中期開口運動（16-30mm）
- 青色：末期開口運動（31-45mm）

このように、開口運動のそれぞれの相において、現れた「感覚」や特記事項をシンプルな方法で記録することができる。

● 自動運動の方向別の測定

実際に実行する場合、顎関節の（または下顎の）自動運動を1つずつ検査し、QQP（量・質・痛み）表に従って記録する。運動量の測定にはゴニオメーターを使用するか、または直線定規かCMDメーターを使用する。CMDメーターとは、顎関節の運動量を測定するための特殊な測定方法である。

測定された患者の顎の運動量が標準値と一致しない場合の判定に用いる、顎の運動量の標準値は、第3章の表3.6（顎関節のバイオメカニズム）に基づく。

■ 自動開口運動

開口運動は、座位または立位で測定する。複数回の測定を行う場合は、必ず同じ開始ポジションから測定するようにすること。上顎および下顎の切歯の端部（切縁）の距離を測定する。測定された値は、切縁距離として記載する（図8.53）。

標準値は、40mm以上である。

■ 左右の自動側方移動

上切歯の中央をゼロ位置（切縁中央）とし、これを下顎の側方移動測定の開始点とする。下顎の右側（図8.54）または左側（図8.55）への側方運動量（下切歯の切縁が実際に移動した距離）を測定する。

標準値は、11-15mmである。

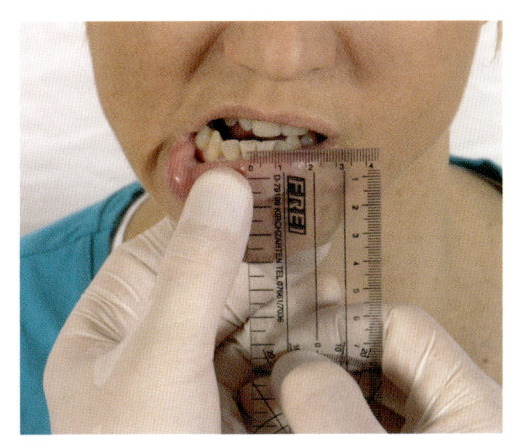

図8.54 ゴニオメーターを使った、右側への自動側方移動の測定

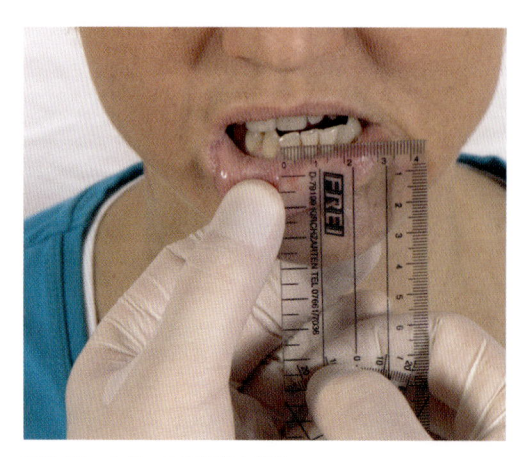

図8.55 左側への自動側方移動

外側移動の測定では、必ず反対側の側頭下顎関節の内側への移動も検査する。

■ 自動前方突出運動

自動前方突出運動の検査では、患者はできる限り前方に下顎を突き出す。下顎を前方に突き出した後、上切歯の唇側と下切歯の唇側の距離を測定する。

通常の閉口位置では、下切歯は上切歯よりも少し背側にずれて位置している。これを「水平被蓋」という。これは人によって異なる。前方突出運動を測定する場合は、この水平被蓋量を測定値に追加しなければならない（図8.56）。

標準値は、7–10mmである。

■ 自動後退運動

自動後退運動の検査では、患者はできる限り後方に下顎を引く。下顎を後方に引いた後、上切歯の唇側と下切歯の唇側の距離を測定する。開始ポジション（習慣的閉口位置）では、前述したように、下顎の歯列は上顎の歯列から背側にずれて位置しているので、水平被蓋量を測定した値から差し引かなければならない（図8.57）。

標準値は、0–3mmである。

● 自動運動の質の判定

自動運動の質の判定の際には、運動の方向をさまざまなカテゴリーで判定し、それに対応する特記事項を記録する。もっとも頻繁に見られる機械的な特記事項は、所定の運動方向における回避行動や運動中の関節雑音などである。

通常の運動方向の線上からのずれをすべて記載する。正常な開口運動が描く線は、切縁線（上切歯と下切歯を結ぶ垂直線）が動かない。上切歯の歯間は運動中および運動後も下切歯の歯間と、ずれることなく直線上にとどまる。

開口運動の際に頻繁に認識される機械的な現象としては、偏差（deflexion）と偏位（deviation）がある。

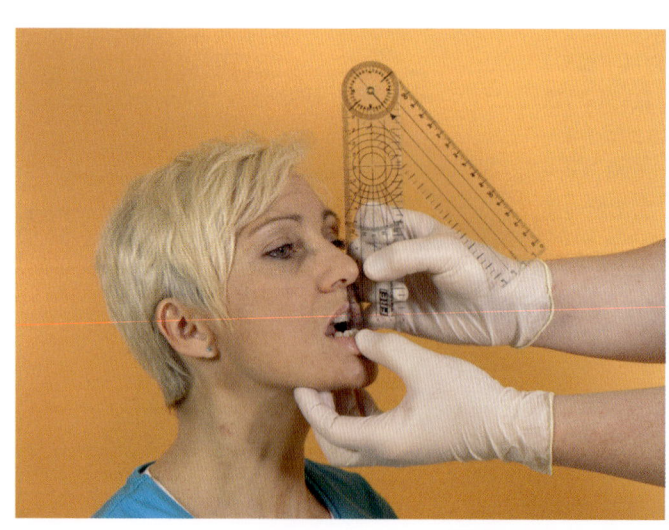

図8.56 ゴニオメーターを使った、自動前方突出運動の測定

8. 身体的検査　103

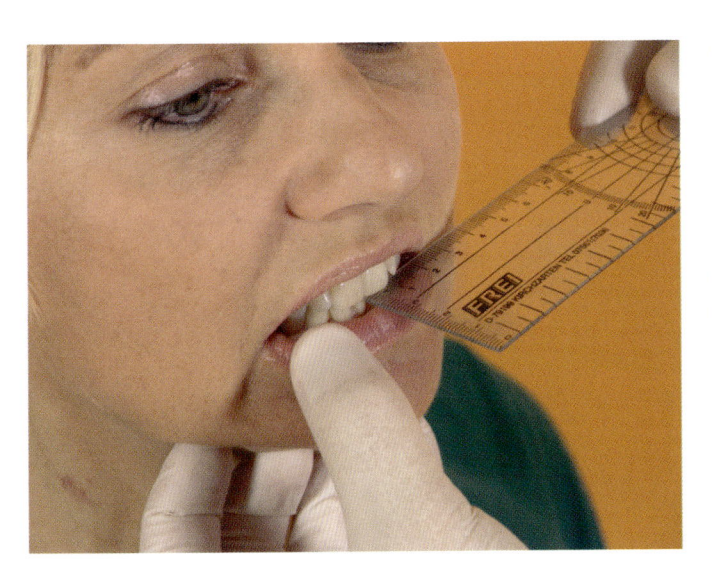

図8.57　ゴニオメーターを使った、自動後退運動の測定

偏差：下切歯の切縁線が自動開口運動の間に上切歯の切縁線に対して側方にずれることをいう。

通常の開口運動：この時描かれる線では、上切歯の切縁線が下切歯の切縁線に対して垂直にとどまる。この想定された開口運動の線からずれる側方の移動は行われない（図8.58）。

偏差：下切歯の切縁線が自動開口運動の間に上切歯の切縁線に対して側方にずれることをいう。この側方へのずれは自動運動が終了した状態でも中心線上に戻らない（図8.59）。

偏位：下切歯の切縁線が自動開口運動の間に上切歯の切縁線に対してどちらかの側にずれることをいう（側方への移動というかたちの回避行動）。しかし、自動運動の終了点では中心線上（上切歯の切縁線の延長線上）に戻る（図8.60）。

● 痛みを伴う自動運動の表記

運動方向ごとの顎関節の運動量を測定するかたわらで、機械的かつ音響的な現象、例えば顎関節の片側または両側に現れる軋轢音やクリック音などを判定し、それを記録、すなわち表記を行う。もしその際に痛みを伴うようであれば、できる限り包括的かつ正確に表記する。図8.7に、顎関節症の患者の検査結果の表記の例を示す。この場合、表記の内容はたいてい、痛みを伴う運動の方向に関するものに絞られる。

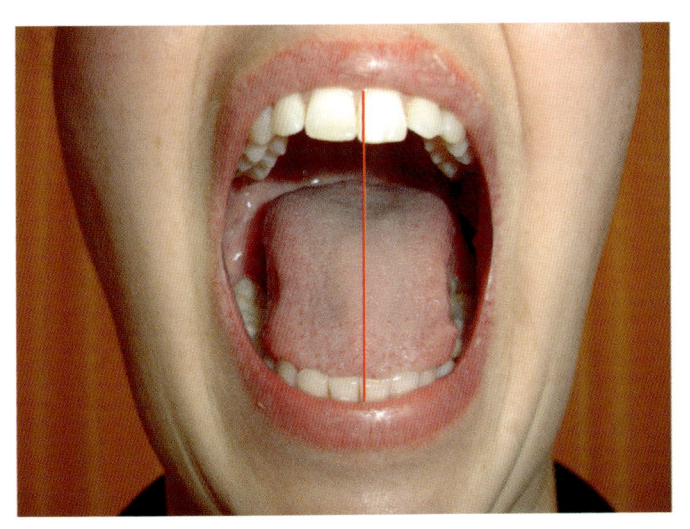

図8.58　通常の開口運動が描く線

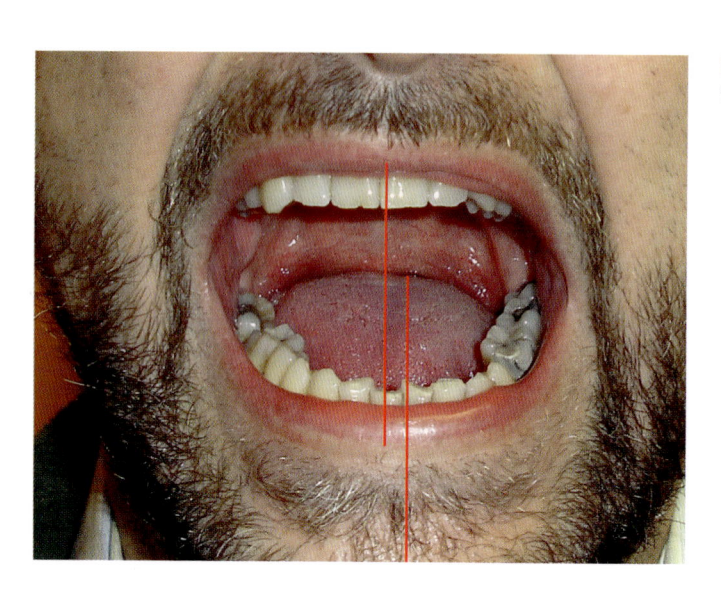

図8.59 自動開口運動の際の左側への偏差(deflexion)

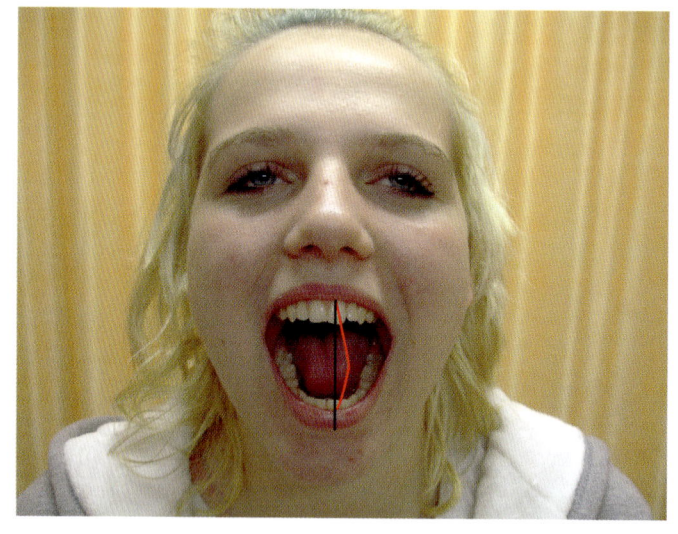

図8.60 自動開口運動の際の偏位(赤色の線が下顎の運動の軌跡を示す)

　これ以外に、QQP(量・質・痛み)表という表記の方法があり、これは簡単かつ明解で、それぞれの運動方向に対応する特記事項を、量・質・痛みについてこの順序で記載して行く方法である。表記方法は、いずれにせよ、実際の診療に使用してどれほど役立つかによってその価値が決まる。すなわち、実際の診療では、所見の表記やメモの作成などに多くの時間を費やすわけにはいかず、できるだけ早く記録を終了させる必要がある。このためには、QQP表システムを使うのがもっともよい(表8.8)。

● **自動運動検査における開始姿勢の可変性**

　CMD患者の自動運動検査は、原則的にはさまざまな開始姿勢で行うことができる。推奨されるのは、立位、座位、または背臥位である。注意すべきは、検査結果が比較できるように、再検査時には同じ開始姿勢を取るように考慮することだけである。好ましい開始姿勢は、顎関節の自動運動に対して一切の阻害要素のない姿勢である。阻害要素とは、例えば、背臥位における頭部の位置が不適切であるとか、立位または座位における不適切な身体姿勢

表8.7 痛みを伴う自動運動の表記の例

痛みを伴う運動方向	痛みのある場所	痛みの性質	痛みの度合い(VAS)
開口運動35mm以降	左側頭下顎関節、耳前	刺痛、下顎骨左側への牽引感	開口運動35mm以降、VAS(2/10)、開口するにつれて痛みが増す、開口運動38mm以降、VAS(4/10)
右側方移動8mm以降	左側頭下顎関節中央部	刺痛	左側方移動8mm以降、VAS(2-3/10)、左側方移動を続けると痛みが増す
閉口運動での痛み(咀嚼)	右側頭下顎関節、右下顎骨方向顎先にまで達する放散痛	穿痛、牽引感、顎先右側に軽い疼き	咬合の始まりとともに痛み、VAS(2/10)、咬合の力が増すごとに痛みも増す

[VAS＝視覚的アナログ尺度]

表8.8 QQP(量・質・痛み)表による表記の例

運動方向	量(単位：mm)	質	痛み
開口運動	45	中度の左側への偏位、軽度の軋轢音あり	41mm以降、VAS(2/10)、右側頭下顎関節
閉口運動	完全な咬頭嵌合	早期接触4/5	咬合の力が増すごとに、VAS(1-2/10)、右側頭下顎関節の痛みが増す
左側方移動	9	側方移動中開口方向への強度の回避行動、強い軋轢音	VAS(2/10)、右側頭下顎関節
右側方移動	12	圧迫感はあるが(右側頭下顎関節)最終段階まで達成	VAS(0-1/10)
前方突出	7		
後退	2		

とか、これらと関連する顎関節に対する機械的な障害または窮屈な服装などである。

　CMDはさまざまな病因が考えられ、隣接する身体部位との間にもさまざまな関連を持ち、それらの部位は患者の臨床的な現象(症状)に影響をおよぼす可能性がある。この相互に作用するさまざまな影響を考慮するとなおさら、隣接部位と症状との関連性を見つけ、その関連性を取り除くためにも、これらの要因を身体的検査の際に必ず考慮することは極めて妥当なことと思われる(図8.9)。すなわちこれは、隣接する身体部位のCMDへの関与(直接的な性質をもつもの、または間接的な性質をもつものも)を、発見できるものはすべて発見し取り除くことを目的として、これらのパラメーターを身体的検査に(ここでは自動運動検査に)取り入れるということである。以下に示すバリエーションはそれぞれ、他動運動検査においても、追加検査として使用できる。

表8.9 影響するパラメーター

身体部位/身体姿勢	考えられる影響
頭部のポジション ■ すでに屈曲/伸展している場合 ■ すでに左右側方に移動している場合 ■ すでに左右いずれかに回旋している場合	頭部姿勢の変化とそれに起因する筋や靱帯の変化によるバイオメカニカルな影響を原因とする、下顎骨運動の変化
身体姿勢 ■ スランプ姿勢 ■ 頸椎上部の伸展（後屈位置） ■ 胸郭の屈曲（円背）、 　肩の前方移動および強度の頸椎の前弯	筋、靱帯、神経構造の緊張のバイオメカニカルな変化による、下顎骨の可動性への影響

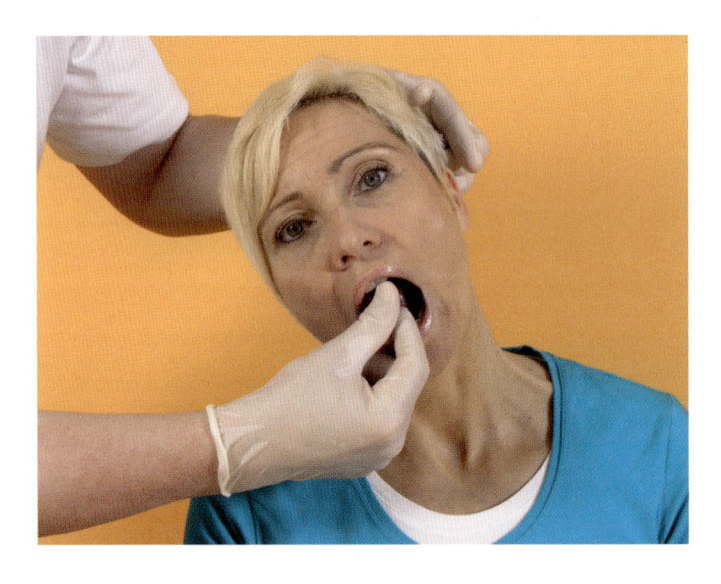

図8.61 頸椎を側方に屈曲させた、下顎骨の自動運動検査

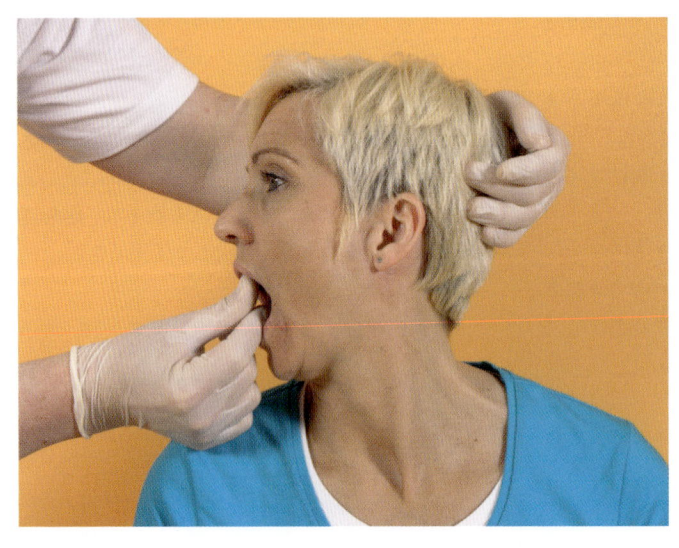

図8.62 頸椎を回旋させた、下顎骨の自動運動検査

■ 頭部姿勢を変化させた自動運動検査

頭部の位置の変化によって顎関節の可動性が変化し、さまざまな影響が及ぼされるという知見に基づき、自動運動検査では、頭部姿勢の変化を考慮する。この時、下顎骨の自動運動検査はすべて、頭部の姿勢をさまざまに変化させて行うことができる。ニュートラルな頭部位置での検査結果と著しい違いがある場合、頸椎または頭部の姿勢がCMDに関与していると考え、治療においてその点を考慮する(図8.61、図8.62)。

■ 身体姿勢を変化させた自動運動検査

さらに、この考え方は上体(胸郭、肩甲帯)の姿勢にも応用することができる。下顎骨の自動運動検査を、さまざまな身体姿勢(胸郭位置または肩甲帯ポジション)で検査することができる。ニュートラルな身体姿勢での検査結果とのあいだに誤差があれば、同様に該当する構造がCMDに関与していると考えることができる(図8.63、図8.64)。

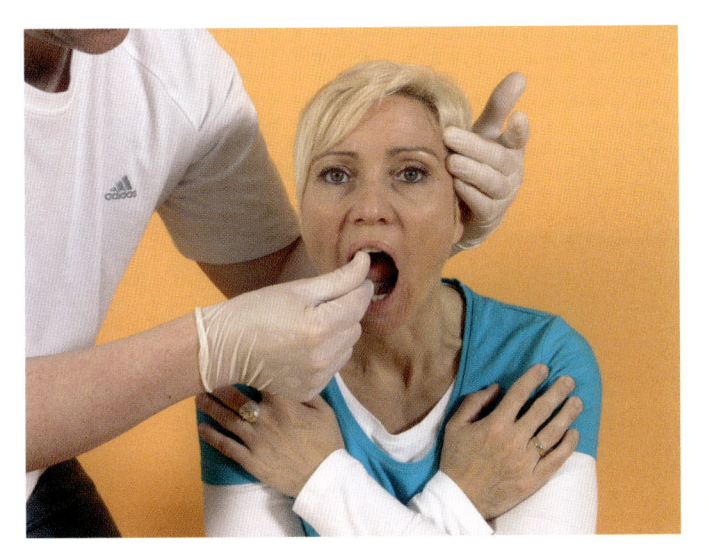

図8.63 胸椎の屈曲を伴うさまざまな身体姿勢での下顎骨の自動運動検査

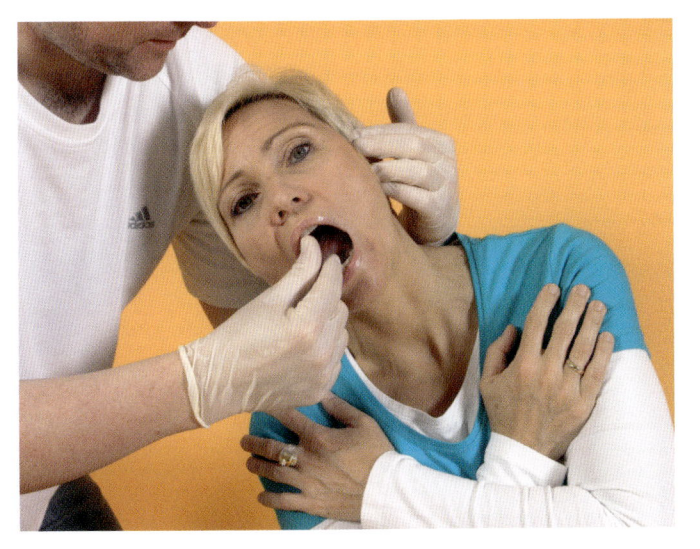

図8.64 胸椎の側方屈曲を伴う顎関節の自動運動検査

8.3 神経学的検査

神経学的検査は、理学療法の身体的検査の中においては、「必要に応じて行う」種類の検査手順である。すなわち、すべての患者に対して神経学的検査を実施するわけではない。急性の症状の発現および既往歴の聴取（すでに知られている患者の病歴よりも詳細なもの）において、患者から神経学的な症状が診られなかった場合は、治療を開始するにあたって時間の節約からこの神経学的検査を省略することも可能である。しかし、以下に挙げるような条件が満たされている場合は、神経学的検査を行う必要がある。

- 患者に急性の神経学的障害が発現した場合
- セラピストが鑑別診断について考慮している場合（除外診断）

患者が実際に神経学的な症状を示す、すなわち、現在発現している症状が、神経学的な問題から直接発生していることを示唆している。このような場合は、神経学的な障害の影響を確認するために、神経学的検査を行う必要がある。その結果によって、今後の理学療法的検査や治療目的の評価、ならびに今後の治療において、どのような禁忌があるか、またはどのような安全措置が必要であるかを導き出さなければならない。さらに、所見によっては、直ちに神経科医のもとでの鑑別診断を仰ぐ必要がある。主な神経学的な症状は以下のとおりである。

- 神経学的症状の再発（伸張痛や放散痛など）、
- 感受性の障害
- 左右の筋力差
- 反射の異常

現在は症状がなくても、患者の既応歴に神経学的な症状または障害があった場合は、検査を行わなければならない。これらの「過去の」症状によって、休眠中の神経学的病理を解明し、以降の検査や治療において、何ひとつ見落としがないようにしなければならない。

患者が現在、神経学的症状が全くなく、過去にも神経学的症状があったことが示唆されない場合、神経学的検査は、以降の理学療法の治療計画のための鑑別診断および除外診断を行い、セラピストが何ごとも見落とすことがないようにするための手段として行われる。この場合、神経系が機能しており、患者の顎関節の症状の原因となっているとはいえない、または症状がすべて顎関節に由来するのではないということが、実証されるべきである。鑑別診断を行うことは、基本的に患者とセラピストの両者にとって、理想的で包括的な診断を得るため、そして治療の確実性を高めるために役立つ。

CMD患者の神経学的検査は、通常の神経学的検査と同じ手順で行い、感受性、障害された筋、および反射について検査する。検査の主体となる、顎部および顔部の構造を8.10に示す。

● 感受性の検査

感受性の障害には、さまざまな原因が考えられる。多いのは歯科での治療介入で、注射器を使った局所麻酔の浸潤によって、三叉神経枝が局所的に外傷を受け、そこから対応する皮膚髄節（ほとんどV3）に感受性の異常が生じる。

表8.10 神経学的検査における顎部および顔部の構成

感受性	認識筋	反 射
顔部の三叉神経デルマトーム ■ 眼神経(V1) ■ 上顎神経(V2) ■ 下顎神経(V3) 必要に応じて、 三叉神経の神経孔の触診 および緊張試験を行う	認識筋 ■ 咬筋 ■ 内側翼突筋 ■ 外側翼突筋 ■ 側頭筋 口底筋(開口筋)	■ 角膜反射(三叉神経) ■ 咬筋反射(顎反射)

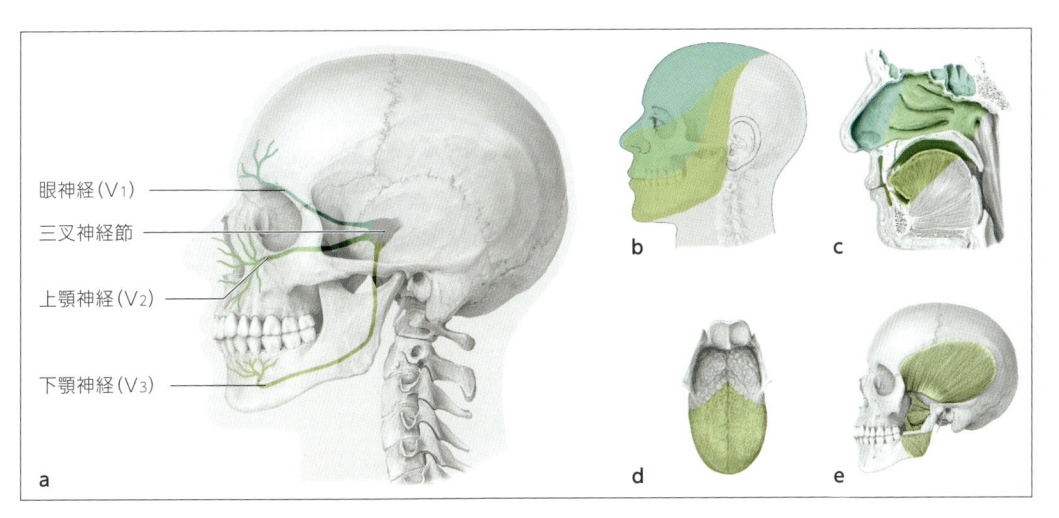

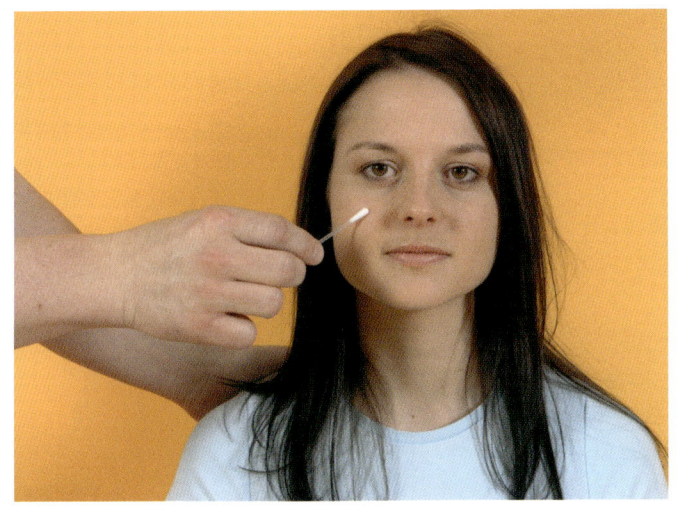

図8.65 三叉神経
a 皮膚髄節
b 感受性の検査（綿棒を使用）

　三叉神経枝の 皮膚髄節（V1：眼神経、V2：上顎神経、V3：下顎神経）で患者がその皮膚髄節に対応する神経学的な症状を示している場合、左右の感受性を比較検査する必要がある（Trepel 2002、von Piekartz 2005）。感受性の試験にはさまざまな道具（さまざまな知覚の質を確認するため）を使用することが推奨される（図8.65）。三叉神経の皮膚髄節における感受性試験に役立つ道具としては以下のようなものがある。

- ピンセット（尖っていない側）
- 爪楊枝
- 反射検査用ハンマーの付属品：筆または針など

　セラピストが検査で三叉神経が過敏であることを確認したら、さらに神経孔の触診や三叉神経の緊張試験などの検査を行う必要がある（第8.3.4章、8.3.5章を参照）。

● 障害された筋の検査

　下顎神経の運動神経分枝が損傷を受けると、咀嚼筋（咬筋、側頭筋、内側翼突筋、外側翼突筋）および口底筋（顎舌骨筋、顎二腹筋の前腹および後腹、茎突舌骨筋）の筋力の衰えや左右の筋力差、さらに重度になると筋力喪失などの症状が現れる。

　三叉神経の運動神経部分が損傷を受けると、しばしば下顎の運動に左右のずれが生じる。これは、

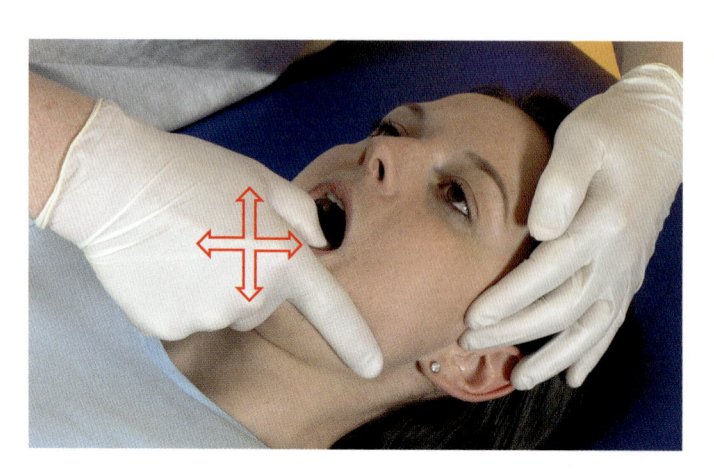

図8.66 筋力の発揮(動員、周期化、および同期化)を判定するため、多方向に抵抗を与えて神経学的筋力検査を行う

閉口運動よりも開口運動の際に多く発現する。この現象は、通常なら下顎を中央に引き付け、中央に固定するはずの口底筋に、損傷によって片側に偏った力のベクトルが生じることによって発現する(Trepel 2002)。

神経学的筋検査は、段階的に行う。
- 自動運動の行われる方向(開口、閉口、左右への移動、前方突出または後退)に、セラピストが患者の状態に合わせて最適な範囲内での最大抵抗を与える。
- 患者はこの状態を数秒間保持する。
- 運動が行われている間、および/またはセラピストは最終域で数回、強い抵抗をかける。

この方法で該当する筋において、神経筋単位の動員能力、周期化能力、同期化能力が検査できる。

咀嚼筋の筋力を検査するために、セラピストは多方向に抵抗を与えて検査を行う。すなわち、適切に下顎骨を把持し、開口、閉口、左右の移動、前方突出、後退の全運動方向を連続して検査する(図8.66)。

咀嚼筋の筋力の判定は、理学療法において、体幹および四肢の骨格筋の筋力の判定に使用するのと同じ、よく知られた手順で行う(8.6章「筋機能検査」を参照)。

● 反射の検査

■ 角膜反射

角膜反射は、綿棒または類似のものを使って角膜に触れることで行う。この刺激に対する反応として、眼輪筋の収縮による両眼の自動閉瞼が現れなければならない。これは、左右を比較しながら行う。眼輪筋の収縮様式によって、顔面神経の運動機能を推測できる。刺激に対する反応に左右差が見られる場合は、片側だけの感覚運動機能障害、または三叉神経あるいは顔面神経への刺激があると推論できる(図8.67a および b)。

■ 咬筋反射

咬筋反射を、顎反射と呼ぶ文献も存在する(von Piekartz 2005)。これによって、三叉神経、咬筋および側頭筋の神経筋反応能力を検査する。患者の顎先にあてがったセラピストの指を、反射試験用ハンマーで叩いて検査を行う(咬筋および側頭筋を伸長させるため)。脳幹における単シナプス反射によって、三叉神経を介して上述の咬筋および側頭筋が活性化され、これらが収縮することで閉口運動が起こる(図8.67c)。

咬筋反射の反射回路

三叉神経線維を介して、脳幹からの刺激が三叉神経運動中枢に伝達される。ここで、咬筋神経へのシナプス切り替えが起こる。

8. 身体的検査　111

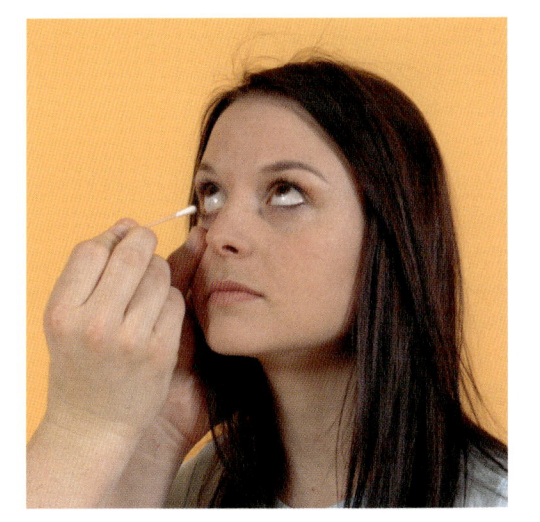

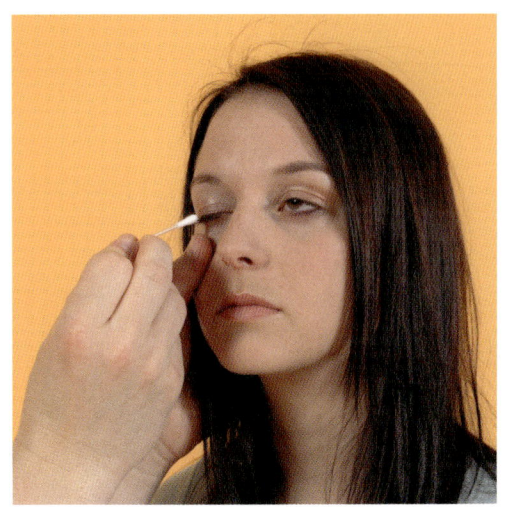

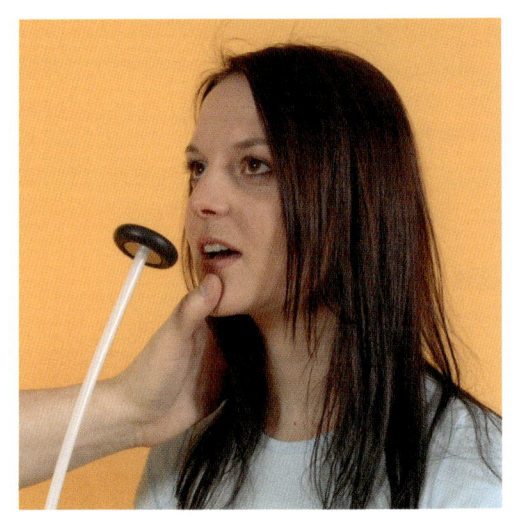

図8.67　反射の検査
a 角膜反射のトリガー
b 両眼の閉瞼（角膜反射のトリガーに対する正常な反応）
c 咬筋反射のトリガー（顎先に当てがった指を叩く）

● 三叉神経孔の触診

さらに、頭蓋下顎に問題を持つ患者の多くに、三叉神経（顔部周辺を巡る分枝）の知覚過敏症状が見られる。この過敏症は、三叉神経孔（いわゆる神経接絞扼部）が圧迫された場合に観察される（図8.68）。この神経構造の過敏症は、咀嚼筋の過負荷または異常な負荷など、機械的な刺激に由来する。また、感染症や免疫不全などによっても、このような過敏症が発症する可能性がある。鑑別診断：この症状は、三叉神経痛、顔面痛、歯痛、頭痛などを持つ患者に強く現れる（11.3章「神経絞扼部」を参照）

上述の患者の三叉神経分枝の神経孔圧迫時における過敏症は、三叉神経の動きが制限されることや、それによって起こる機械的接触面に対する神経の運動様態の変化、すなわち神経生体メカニズムの変化によって説明される。このような機械的な変化、または運動の制限が長期にわたると、神経は一定の緊張が求められる状態で反応する。例えば、下顎の運動に際して該当する症状とともに発現する可能性がある（表8.11）。

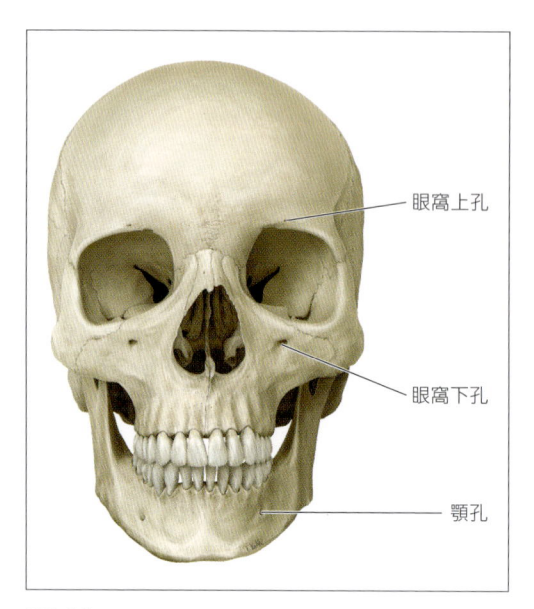

図8.68　頭蓋骨の神経孔

（図中ラベル：眼窩上孔、眼窩下孔、顎孔）

神経孔上の皮膚および結合織の局所的な表面の変化、およびその可動性に注意する。さらに、局所的な症状および末梢での症状の再現の有無に注意する。

この触診を行うと、臨床的な症状として、局所的な痛み、額部または側頭部（こめかみ）への放散痛、または眼部への刺激などが現れる可能性がある。また、涙の分泌の増加や眼への圧迫感などを患者が訴える可能性もある。

■ 眼窩下孔の触診

眼窩下孔では、セラピストは以下の局所的な神経構造を触診する（図8.70）。
- 眼窩下神経
- 上歯槽神経

臨床的な症状としては、鼻部の伸張痛または知覚異常（鼻翼または鼻背）がある。触診によって与えられた刺激は、腹鼻腔または前額洞にまで達する可能性がある。これらの刺激は、主に圧迫感（「鼻づまり」）や直接の痛みという形で認識される。

■ 眼窩上孔の触診

症状の機械的好発部位の触診によって、末梢神経の病的ダイナミクスに関する情報が得られる。この眼窩上孔および後述する神経絞扼部の触診は、骨上の神経の通過点を直接圧迫するか、または神経経路を滑って横断するようにして行う。また、神経孔に隣接する接触組織も触診の圧力に対して過敏でないか、また症状が再現されるか否かを広範に検査する。必要に応じて神経経路全体を検査する。

セラピストはまず頭蓋骨の眼窩上孔の触診を行う（図8.69）。
- 眼窩上神経（内側および外側）
- 涙腺神経

■ 顎孔の触診

顎孔の触診では、まず以下の局所的な、機能的につながっている神経構造について判定する必要がある（図8.71）。
- オトガイ節神経
- 下歯槽神経
- 舌神経

下顎の臨床的症状としては、触診時の局所的な痛み、または放散痛、歯痛、下顎部の感受性の異常などが現れる。

表8.11　神経の機械的機能障害の原因と症状

神経組織の機械的制限の理由	機械的機能障害による神経症状
■ 神経構造そのものの外傷（注射、打撲など） ■ 神経被覆構造の癒着（基底膜、神経内膜、神経周膜、神経上膜、神経間膜） ■ 神経構造と神経接触組織との癒着 ■ 神経支配領域の膨隆	■ 神経孔の局所的な痛み（神経固定位置） ■ 神経支配領域への刺激 ■ 神経学的症状：うずき、しびれ、麻痺、脱力感など ■ 自律神経の症状

8. 身体的検査　113

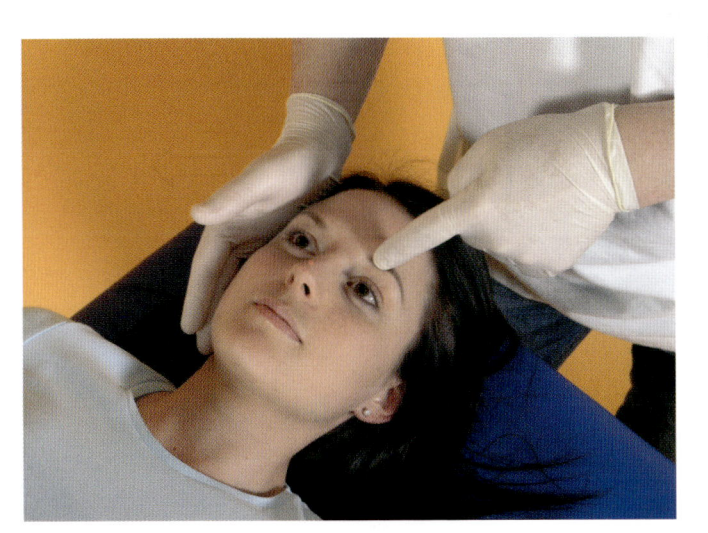

図8.69　眼窩上孔の触診

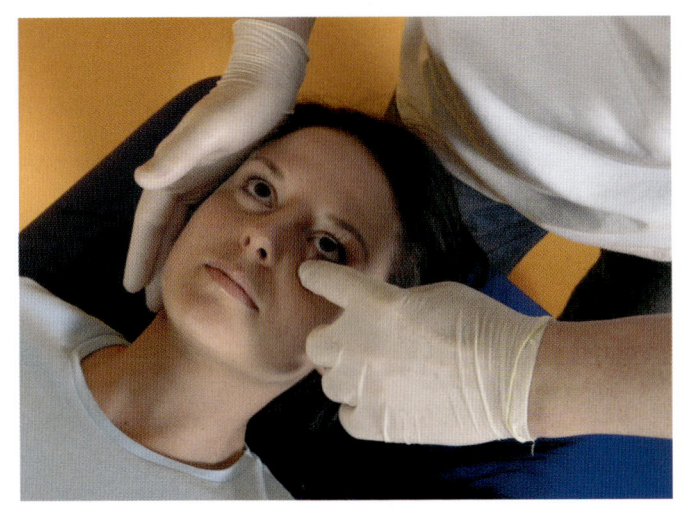

図8.70　眼窩下孔の触診

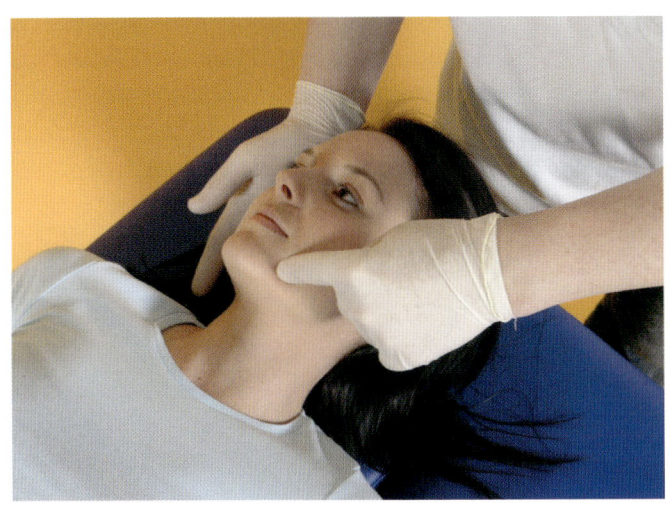

図8.71　顎孔の触診

● 下顎神経の緊張検査

これらの神経学的検査の後、神経緊張許容値を直接検査し、神経学的診断を完成させる。バトラー（Butler；1998）およびシャックロック（Shacklock；2008）が発表しているように、神経系とは部分的には明らかに機械的な特性をも持つ連続体である。この機械的特性には、運動の際の一定の緊張許容値などがある。運動検査の際に神経学的な症状または神経症状の誘発を伴う運動方向がある場合、三叉神経の緊張許容値を検査する。この検査には、頸椎の運動と下顎骨の運動とが組み合わされている。この時の運動は、何らかの運動要素を、負荷解除または喪失することなく、「順次重ねられて」行う。通常の診療に対しては、下顎神経がもっとも重要な臨床的関連を持っているので、下顎神経の緊張検査の方法について以下に詳述する。

フォン・ピーカーツ（Von Piekartz；2001）は、下顎神経の緊張検査を以下のように構成している。下顎神経の緊張ポジションには、以下のような要素がある。

● 頸椎の屈曲
● 頸椎の対側性側方屈曲（検査側と反対側）
● 下顎骨の対側性外側偏位（検査側と反対側）

下顎神経の緊張ポジションの要素は、漸次に検査する。頸椎の屈曲から開始し、頸椎の検査側の反対側への側方屈曲を経て、下顎骨の外側偏位（検査側の反対側へ）という順序で、運動要素を順番に検査する（図8.72）。大切なのは、セラピストが本検査を実施している間、個々の要素を喪失しないことである。検査を行っている間に現れた症状を記録しておき、終了後に文書化すること。患者に症状が再現されたら、検査は陽性である。神経の緊張ポジションは、治療目的でも使用される。

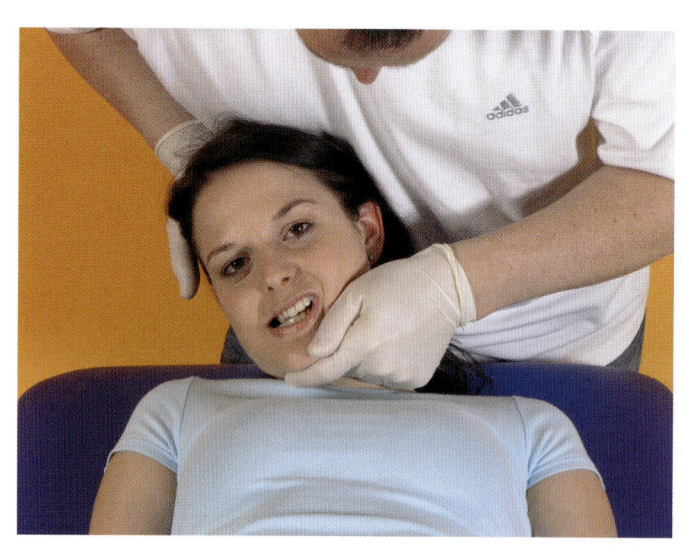

図8.72
下顎神経の緊張検査の終了位置

8.4 触診

組織の局所的な状態、結合組織や靱帯、神経、筋構造で痛みのある部位、緊張亢進のある筋線維またはこれ以外の触診で確認できる側頭下顎部組織の変化などの情報は、触診によって収集する。CMDの引き起こす問題に関与している可能性のある構造をしっかりと触診することにより、問題のある部位を正確に分析し、事前に立てた仮説を確認することができる。セラピストは、触診しながら、または検査所見をもとに、自分の手で検査位置を特定し、その解剖学的構造のどんな小さな変化も、あるいは触診によって引き起こされたどんな小さな反応も見逃すことがないようにする。このようにして得られた情報を、臨床における意志決定のプロセスに取り入れる。

> 触診を行い、触診結果を正確に解釈し以降の治療に役立てることができるようになるには、トレーニングを積み重ねる必要がある。触診技術を向上させる機会があれば、常にそれを活用することが推奨される。

検査する構造は組織の深層にあることが多いので、触診の成否は、どれだけ正確に解剖学的な状態をイメージできるかに拠るところが大きい。身体構造を立体的にイメージすることができる人、すなわち解剖学的構造を自動的に「地図」にすることができる人は、患者の触診を行う際にも質のよい地図をつくることができる。セラピストは、自身がイメージできるものしか、触診で認識することができない。構造の理解および臨床的な分類を明確にするために、顎部および隣接部位の触診は、2段階に分けて行う。まず口腔内の触診を行い、それから口腔外の触診を行う。この2つの段階はさまざまなカテゴリーに分けられており、セラピストはこれを使って体系的な作業を行う（表8.12）。

● 口腔内の触診

口腔内、すなわち口の中からアクセスできるあらゆる構造を判定する。特に注意を払うべきなのは、咀嚼筋、口底筋、触診可能な関節包の一部、および歯と口内粘膜（歯肉）である。このプロセスでは、上述の構造から既知の症状が再現されるかどうか、または新しい症状が発生しないかどうかについて検査する。顎部の触診所見は、以下の基準に従って判定する。

- 組織の一貫性
- 組織の連続性
- 痛みに対する過敏
- 機能性（運動触診の場合）

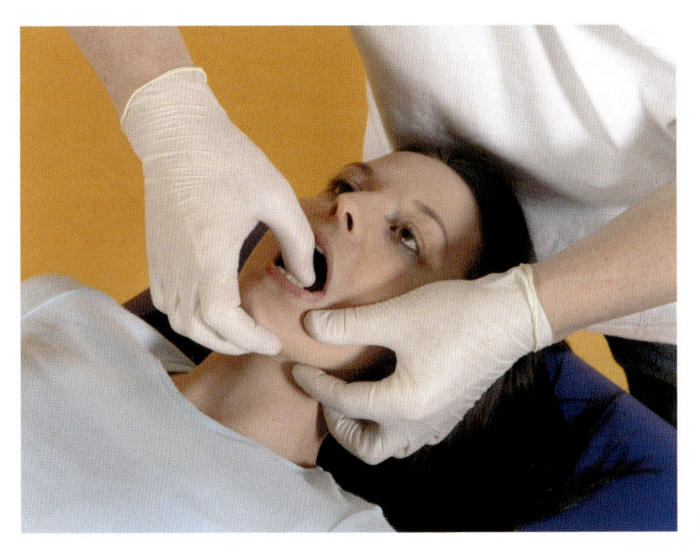

図8.73　歯の口腔内触診

表8.12　顎部触診のカテゴリー

口腔内の触診	口腔外の触診
■ 触診による歯の痛み ■ 関節部─関節包の一部 ■ 口内粘膜(歯肉) ■ 咀嚼筋 　− 咬筋(深部および浅部) 　− 内側翼突筋 　− 側頭筋 ■ 口底筋 　− 顎二腹筋(後腹および前腹) 　− 顎舌骨筋 　− 茎突舌骨筋 ■ 下顎骨 ■ 口蓋 ■ 上顎骨	■ 顎関節 ■ 関節包の一部(腹側、背側、外側) ■ 咀嚼筋 　− 咬筋 　− 側頭筋 ■ 口底筋 　− 顎二腹筋(後腹および前腹) 　− 顎舌骨筋 　− 茎突舌骨筋 ■ 表情筋 　− 後頭前頭筋 　− 眼輪筋 　− 眉毛下制筋 　− 小頬骨筋 　− 大頬骨筋 　− 笑筋 　− 口角下制筋 　− 下唇下制筋 　− 皺眉筋 　− 鼻根筋 　− 上唇挙筋 　− 口角挙筋 　− オトガイ筋 　− 口輪筋 ■ 顔面頭蓋の神経孔 　− 眼窩上孔 　− 眼窩下孔 　− 顎孔 ■ 頭蓋骨 　− 側頭骨 　− 上顎骨 　− 下顎骨 　− 後頭骨 　− 頭頂骨 　− 頬骨 ■ 舌骨下筋 　− 肩甲舌骨筋(上腹および下腹) 　− 胸骨舌骨筋 　− 甲状舌骨筋 ■ 後頭下筋 　− 頭半棘筋 　− 大後頭直筋 　− 上頭斜筋 ■ 後頭部の神経孔 　− 大後頭神経および小後頭神経 　− 大耳介神経 ■ 頸椎 　− 椎間関節C0-C3

歯

　歯牙実質への外部からの直接の圧力増加に対する反応および適合能力を検査する。臨床的に意味があるのは、歯槽構造の判定およびその痛みへの過敏性の判定である。歯1本1本に対する機械的圧迫刺激は、症状を再現する目的で行う。この触診によって、セラピストは歯の機械的な刺激に対する過敏性について、多少の情報を得ることができる(図8.73)。

■ 顎関節包の一部

　関節構造内の関係における、下顎顆の位置と状態を判定する。関節包の緊張（特に関節包の腹側および外側）、ならびに外側靱帯の緊張も判定できる。セラピストは、圧迫力に対し局所的な痛み、または放散痛の再現などの反応を示した範囲を判定する。関節包およびその周辺の軟部組織に膨隆傾向がある場合、これは上記以外の重要な情報として取り扱うべきものである（図8.74）。

■ 咬筋

　咬筋が臨床的に大きな意味を持つことは疑う余地がない。口腔内の触診を行って、緊張の状態や圧迫に対する過敏性などについて明らかにする。浅部にある組織と深部にある組織を区別して行う必要がある。これらの組織は、線維の向きにしたがって、区別して触診を行う。同様に筋腹と腱分枝も区別して触診する。圧力に対する痛みや膨隆などの局所的な症状、ならびに側頭部（こめかみ）や眼部（耳部にまで達することもある）に向かう痛みなどの放散的症状がよく見られる（図8.75）。

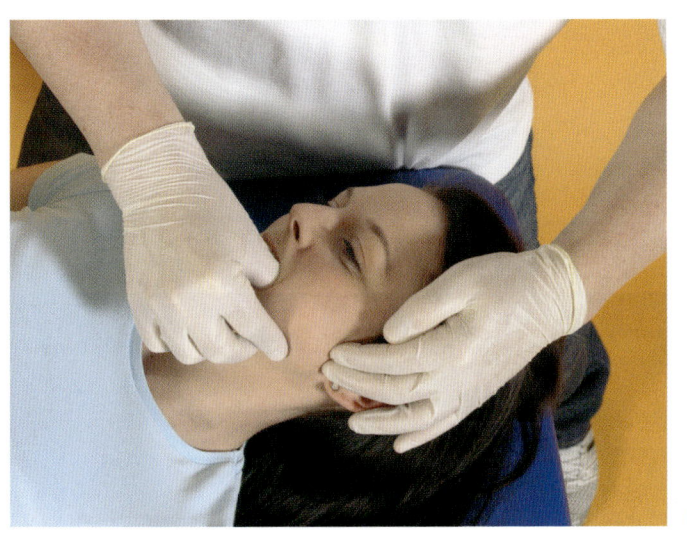

図8.74　関節包の一部の口腔内触診

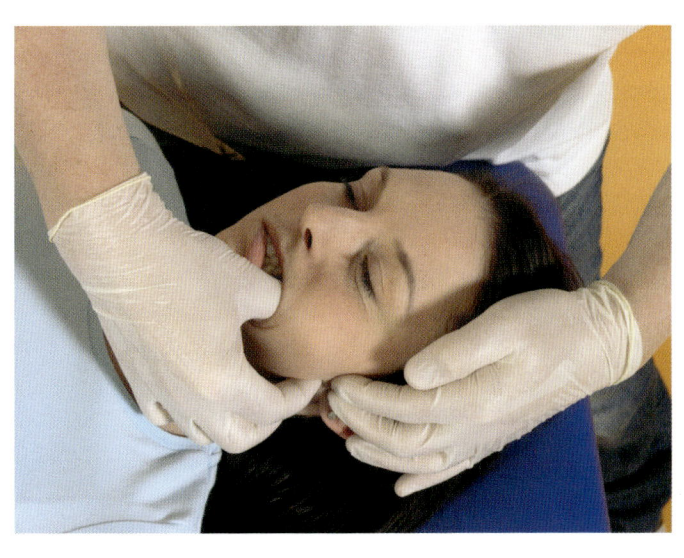

図8.75　咬筋の口腔内触診

■ 内側翼突筋

内側翼突筋は、アクセスしにくい筋である。

これを触診するには、セラピストは口腔内下顎骨内側で指を（小指がよい）下顎角の方向に滑らせる（図8.76）。この触診の際に喉が詰まる刺激を感じたら、患者はその舌をセラピストの触診中の指に押し付ける。こうすることで喉が詰まる刺激に対応する反応を抑えることができる。左右を比較しながら圧迫力に対する過敏性や、CMDの症状の再現の有無を判定する。

■ 口底筋

舌骨上筋（口底筋）も、左右（舌小帯の左右）を比較しながら、圧迫力に対する過敏性（痛みへの反応）と触診で確認可能な変化（緊張状態）とを検査する。ここで特に注意するべきことは、2つの筋腹を持つ顎二腹筋である。前腹は、口底前側にある。後腹は背側外側（下顎角の直前）にあり、口底と乳様突起とをつないでいる。顎二腹筋前腹は、舌下神経および舌動脈の近傍に位置する。これによって、機械的な刺激が発生する可能性がある。顔面神経は、顎二腹筋枝を介してこの筋を神経支配す

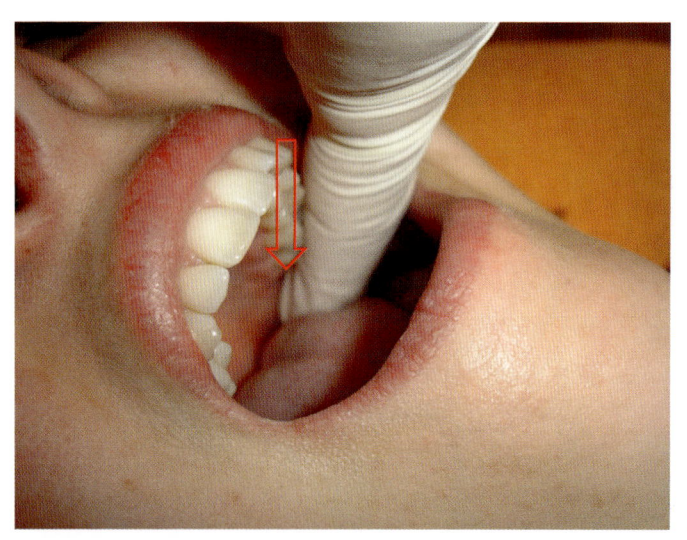

図8.76　内側翼突筋の口腔内触診

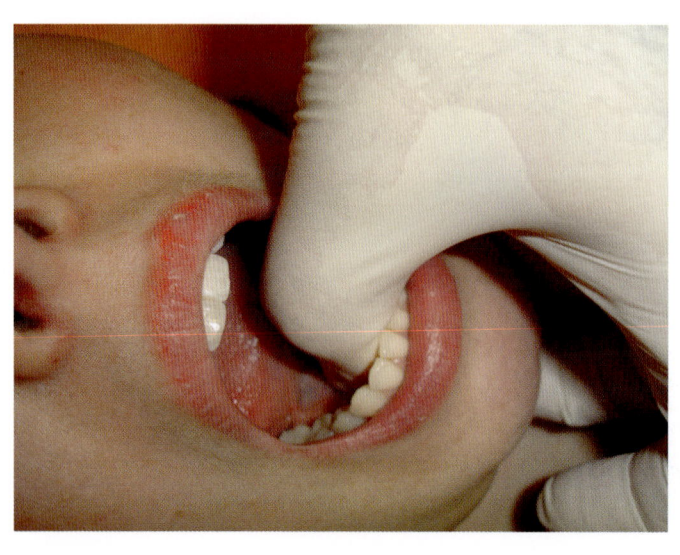

図8.77　口底筋の口腔内触診

る。この神経支配により、顎二腹筋はアブミ骨筋および表情筋と機能的に結ばれている(図8.77)。

● 口腔外の触診

口腔外触診の対象となる範囲は広い。側頭下顎関節の局所的構造から、顎関節と機能的に、または直接解剖学的に結ばれている近傍部位にまでおよぶ。口腔外の触診は、ひとつには顎関節を直接検査する目的で、もうひとつにはCMDに関与している可能性のある周辺部位を検査する目的で行う。

この段階では、口腔内の所見を確認し、CMDの原因や障害の源について、より多くの関連する身体構造を検査することによって、それまでに得られた情報と評価された仮説を完全なものにすることが目的である。あらゆる理学療法の検査と同様に、最初は仮説を立て症状と関連する身体構造の状態を診断することに専念し、それ以外の組織については、それより後の治療において行われる鑑別診断に役立てる目的で検査するのがよい。この口腔外触診でとりわけ重要な部位は、顎関節、咬筋、および側頭筋である。

■ 顎関節

側頭下顎関節は、口腔外外側および背側から、外側および背側の関節包部分も含めて触診することができる(図8.78)。口腔外触診では、圧迫力に対する過敏性、膨隆や位置異常の有無、すなわち関節顆と関節窩との位置関係などを判定する。

■ 咬筋

外部からアクセスできる咬筋線維の触診を行うと、身体的検査の内容がさらに充実する(図8.79)。患者が口腔内を触診されることに抵抗を感じている場合、この口腔外からの咬筋の触診がたいへん役立つ。

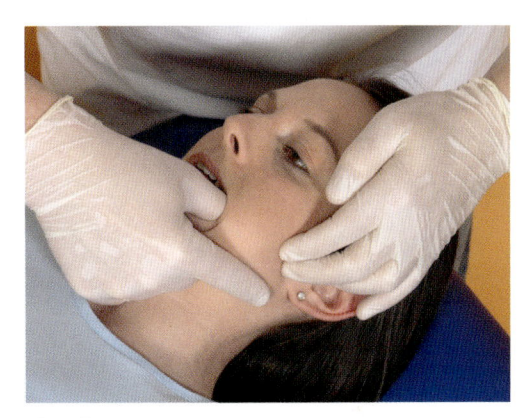

図8.79 咬筋の口腔外触診

■ 側頭筋

側頭筋の触診は、頭蓋骨から側頭下顎関節に到る流れで行う(図8.80)。この包括的な触診は、顎関節または咬筋にある放散痛に起因する側頭筋の局所的な過敏性について診断する際、臨床的にたいへん役に立つ。

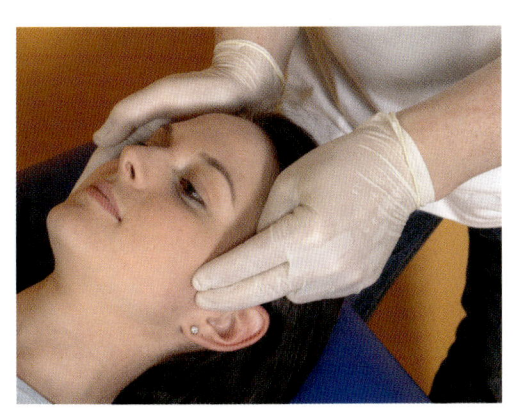

図8.78 顎関節の口腔外触診(外側より)

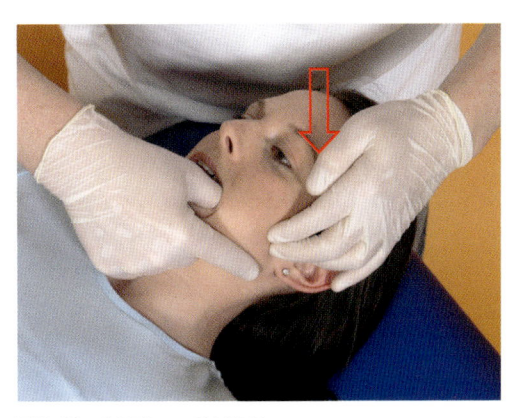

図8.80 側頭筋の口腔外触診

■ 口底筋および表情筋

　口底および口腔筋は、条件によっては口腔外から触診することができる。この検査は、口腔内からの触診ほど信頼性はなく効果も大きくはない。

　表情筋の触診によって、機械的刺激に対する敏感さがわかる。症状が再現される場合、これがCMDの原因に何らかの関わりがある可能性を示す。表情筋を触診して、患者が「顔をしかめる」場合、すぐにその筋の運動機能試験と組み合わせることが可能である。

■ 顔面頭蓋の神経孔

　頭蓋骨のCMDに関連する神経孔（眼窩上孔、眼窩下孔、顎孔）も、神経系がCMDの問題に関与している可能性について、重要な臨床的な示唆を与える。臨床的にもっとも意味があるのは、直接の機械的刺激に対する敏感さ、ならびに神経孔周辺組織の状態である。この部位には、結合組織の癒着、筋組織の硬化、および頭蓋骨間の不動性なども見られる可能性がある（解剖学的トポグラフィー、図8.68を参照）。

■ 舌骨下筋

　舌骨下筋は舌骨（顎関節との非常に密接な機能的な関連がある）を胸骨および肩甲骨、すなわち肩甲帯とつないでいる（解剖学的トポグラフィー、図2.6を参照）。そのため、肩甲帯部の機能障害とCMDのもたらす問題との間にあり得る関連を発見するために、この部位の触診はことのほか入念に行う必要がある。CMDとの関連において臨床的に意味のある触診所見は以下のとおりである。
- 触診時の局所的な痛み
- 触診時の、口底部、側頭下顎関節部（咀嚼筋または顎関節そのもの）への放散痛
- 肩甲骨または胸骨への放散痛
- 嚥下困難、喉の「詰まり感」、しわがれ声（咳を誘発する刺激）
- 側頭下顎関節部での症状の発現

■ 頭蓋骨

　頭蓋骨は、CMDとの関連において、機械的に特別に重要な意味を持つ。セラピストにとっての頭蓋骨間の関連と頭蓋骨のつながり（縫合）は、整骨療法的な視点だけではなく、純粋に機能的な特に機械的な視点にもよらなければ、この身体構造の機能を説明することはできない。この機能的または機械的な視点は、徒手療法の思考モデルに対応する。

　頭蓋骨は顎関節（側頭骨、下顎骨）を形成しており、そのため顎関節の機能に対しては直接機械的な影響をおよぼす。側頭骨（顎関節の関節パートナー）は、各頭蓋骨のつながりにおいて、縫合（関節に似た結合形態）によって、蝶型骨、頬骨、頭頂骨、および後頭骨とつながっている可動性の構造である。このことから、可動性結合（縫合）に生じた変化による頭蓋骨間の機能または可動性の変化を、顎関節障害の機械的な原因として考慮に入れることができる（Liem 2009、von Piekartz 2005）。このような理由で、頭蓋骨および縫合は、必ずCMD患者の身体的検査に組み入れるべきであり、機械的な症状の再現という観点から治療計画に含まれるべきである。

　検査に当たっては、各頭蓋骨に対し、手技によって外部からさまざまな方向に機械的圧迫を加える。この触診の目的は、頭蓋骨に圧迫を加えてCMDの症状を機械的に再現することであり、これによって、該当する骨構造が現存するCMDの問題に関与していることを実証することである。このための要件は、検査の対象となる頭蓋骨部位を正確に決定できることである（図8.81、8.82）。

■ 後頭下筋

　これら以外の臨床的に意味のある構造には、後頭部と頸椎との連絡部にある背側の筋（後頭下筋）、ならびに頸椎上部の椎間関節（C0-C3）がある。後頭下部の各筋は、骨基準点（後頭骨および棘突起C2-4）に従って部を特定し、簡単に触診することができる。セラピストは、間欠的に圧力を加え、その際に現れた症状がCMDと関連するものであるかどうかを検査する（図8.83）。触診は頸椎の機能位または頭位で行うこともできる（図8.84）。これに

8. 身体的検査　121

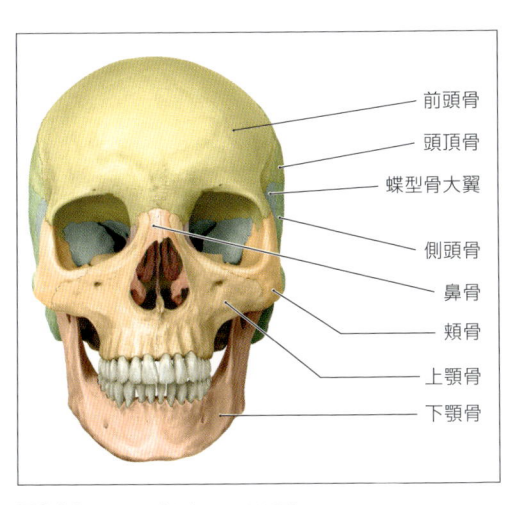

図8.81 頭蓋骨（前方から見た図）

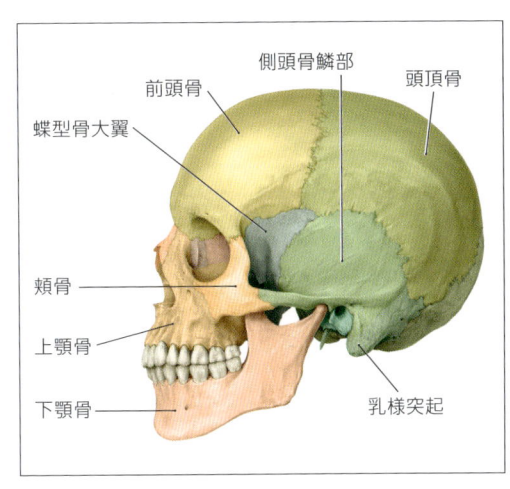

図8.82 頭蓋骨（側面から見た図）

よって、触診による圧迫力が触れた組織構造のさまざまな相に作用し、場合によっては、他の局所的症状または顎関節との機能的な関連を見つけることができる。

■ 大後頭神経および小後頭神経、ならびに大耳介神経の神経孔

頸椎部から顎関節へ神経機能的連結を伴う局所的な神経構造が存在する（三叉神経の中枢である頸神経ワナ、大後頭神経および小後頭神経ならびに大耳介神経；解剖学的位置は第2章を参照）。頸椎と顎部はこれによって解剖学的に直接結ばれている。

この神経構造の触診には、かなり熟練を要する。最初は、解剖図を見ながら位置を確認することを推奨する（図8.85-8.88）。大後頭神経および小後頭

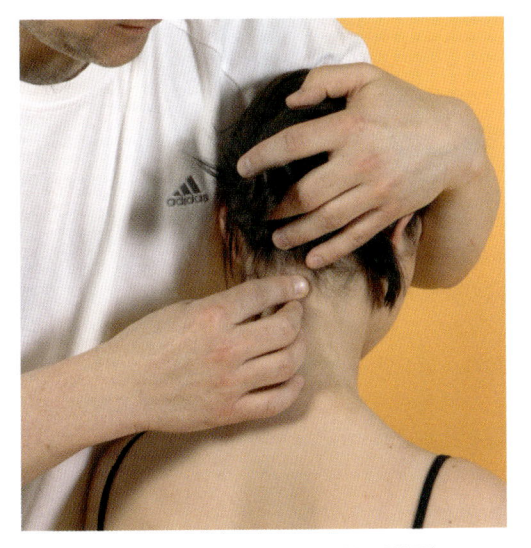

図8.83 後頭下筋の触診（ニュートラル[中間]位置）

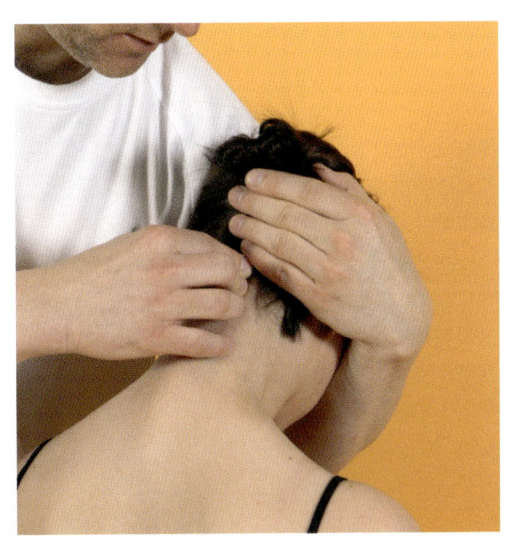

図8.84 後頭下筋の触診（機能位、ここでは屈曲）

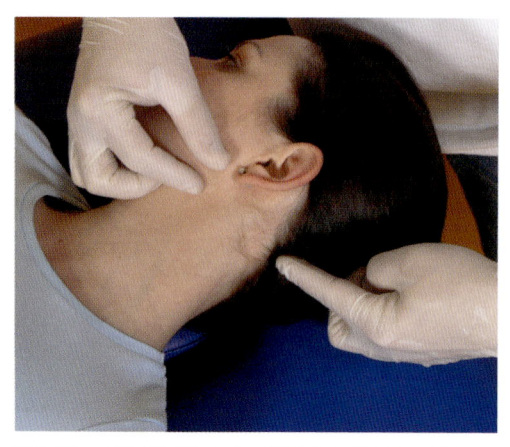

図8.85 大後頭神経および小後頭神経の神経孔の触診

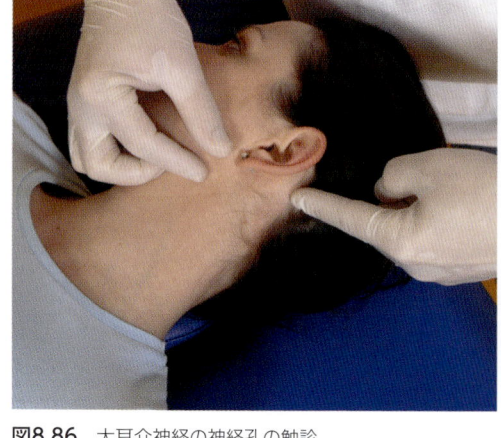

図8.86 大耳介神経の神経孔の触診

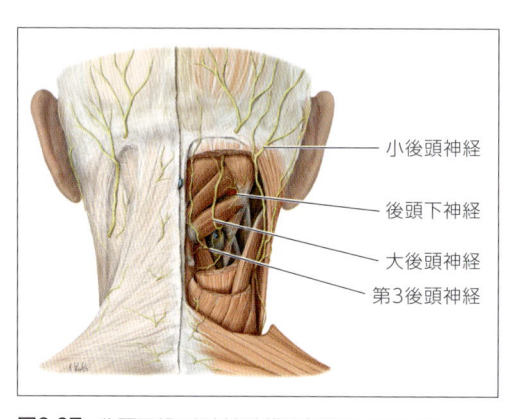

図8.87の解剖図ラベル:
- 小後頭神経
- 後頭下神経
- 大後頭神経
- 第3後頭神経

図8.87 後頭下部の解剖学的構造(背側から見た図)

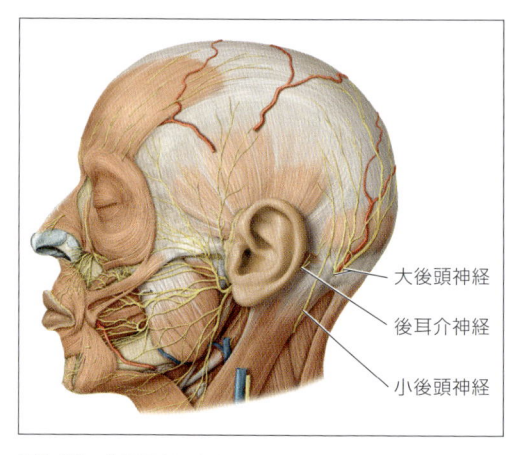

図8.88の解剖図ラベル:
- 大後頭神経
- 後耳介神経
- 小後頭神経

図8.88 後頭下部の解剖学的構造(側面から見た図)

神経は、後頭下筋を通って後頭部に達している。そのための触診を行う際は後頭下筋と後頭骨を位置特定の手がかりとして使用することができる。触診においては、まず局所的な症状と(頸部に到る)放散的な症状とに注意する。

大耳介神経は後頭骨の側面寄りを通り耳(耳介)方向に向かう。耳介部で局所的に触診することもできる。この部位でも、局所的な症状と放散的な症状とを区別する必要がある。

頸椎上部の椎間関節の触診

頸椎は、側頭下顎関節部と解剖学的および機能的に結ばれており、臨床的に重要な部位である。頸椎上部の椎間関節は、頭部の方向付けとバランスの保持に大きく関与し、下顎骨のポジショニング(不適切な姿勢や制御機能の問題などにより不適切な位置にある場合も)および顎関節の機能に多大な影響を与える。セラピストは、椎間関節の片側を触診して、まず以下の身体構造について判定する。

- 椎骨の下関節突起
- 椎骨の上関節突起

● 周辺の筋組織

　まずセラピストは骨の状態と位置、すなわち骨指標の相互の位置関係を検査する。次に、機能、すなわち可動性を検査する。椎間関節の可動性の判定は、まず左右の比較から始まる。それから、検査対象分節の上下の分節も、判定内容に取り入れる。関節包の緊張および周辺の筋組織の緊張亢進の状態も、同様に評価対象とする（図8.89）。

　この関連において、頸椎分節の可動性の制限や（または）局所的な痛み、および顎関節やさらにそれ以外の頭蓋骨にまで到る障害などが臨床的症状として現れる可能性がある。顎関節の障害（CMD）と周辺にある身体部位（頸椎など）の間に何らかの関連がある場合、これらの知見によってそれを認識することができ、最終的には治療を行うことができる（Groß 2009）。

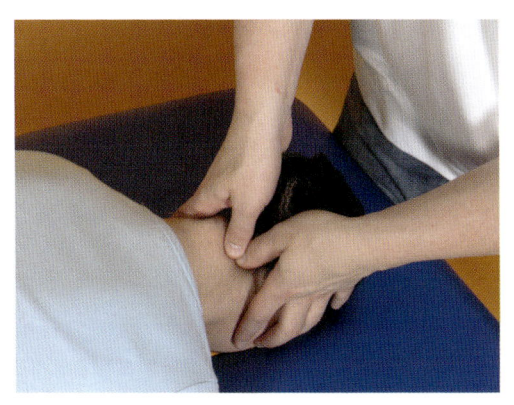

図8.89 頸椎椎間関節の触診（伏臥位）

● 椎骨の横突起
● 椎間
● 関節包

8.5　他動運動検査

　他動運動検査では、生理学的な運動プロセスに関する情報が得られる。セラピストはこの時、最終域感と運動中の動向に注目する。自動運動検査と同様、運動の量と質を、そして痛みがあった場合は痛みも判定する。さらに、機械的な最終域感、および解剖学的な最終域に達する途上で軋轢音やクリック音などが生じた場合も、これを判定する。

　生理学的な運動は、異なった段階に分けることができ（図8.90）、これによって、それまで動いてきた経路での症状を記述することができ、または解剖学的構造に対する機械的な力の作用についての解明を試みることができる。

● A＝運動の開始
● B＝生理学的な運動最終域
● C＝解剖学的な最終域
● AB＝自動運動の範囲
● BC＝他動運動の範囲

　臨床的な意味：AB間では、自動運動を運動の量および質という形で判定し、痛みについても判定する。すなわち、神経筋系の連動の質を判定するために、調節能力も含め判定する。

　BC間では、他動的に可能な最終段階の運動を行い、関節または関節包の強固さの程度を推定する。最終域、すなわち解剖学的な限界点では、関節を固定する働きを持つあらゆる構造（関節包、靱帯など）には大きな負荷がかかり、ここでさらにさまざまな方向へ小さな加圧運動（オーバープレッシャー）を加えることによって、強固さと制御機能を検査することができる。さらに、限度まで運動することによって、関節包にも軟骨構造にも大きな変形が生じる。すなわち、限度まで運動することによって関節内の軟骨面についても判定することができる。

A　　　　　　　　　　　　　　B　　C

A ＝ 運動の開始
B ＝ 生理学的な運動最終域
C ＝ 解剖学的な最終域

AB ＝ 生理学的自動運動の範囲
BC ＝ 他動運動の範囲

図8.90　生理学的運動の区分

● 生理学的他動運動検査

他動運動検査では、自動的に行うことも可能以下の運動方向（生理学的運動）をすべて検査し、臨床的判定に採り入れる。

- 下制（開口）
- 挙上（閉口；圧力をかけない。開口状態からの戻り経路を判定するのみ）
- 右側への側方移動
- 左側への側方移動
- 前方突出
- 後退

顎関節の場合、他動運動検査によって運動域が1-3mm増加する。このように関節可動域が増大した場合、その運動方向の解剖学的な最終域までの遊びがすべて使い果たされた状態である。この値は、運動の方向や存在する障害によって異なる。

■ 圧迫を加えた他動的開口

開口運動中の運動の質と同様、最終域感もまた他動的開口の判定に含まれる。臨床的に重要なのは、筋の緊張や加えられた圧迫に対して示された抵抗または運動中に発生した痛み、そして最終域感である。CMD患者の場合、運動中の関節雑音や、最終域あたりでの痛みが頻繁に見られる（図8.91）。

■ 他動的側方移動

顎関節の側方移動の場合、反対側のバイオメカニカルな運動作用にも注意する必要がある。すなわち、右側への外側移動の場合、左側の関節は内側移動する。顎関節が運動する方向ごとに、必ず両側の顎関節へのバイオメカニカルな作用を判定すること（図8.92、8.93）。

定量的な可動性以外に、セラピストは運動の質も判定する。関節雑音とともに発生する回避行動や運動の不自然さなどの所見が頻繁に見られる。臨床的に意味があるのは、側方への運動中の関節包の緊張や、神経運動学的な神経構造の緊張の限度を超えることによる神経的症状などである。

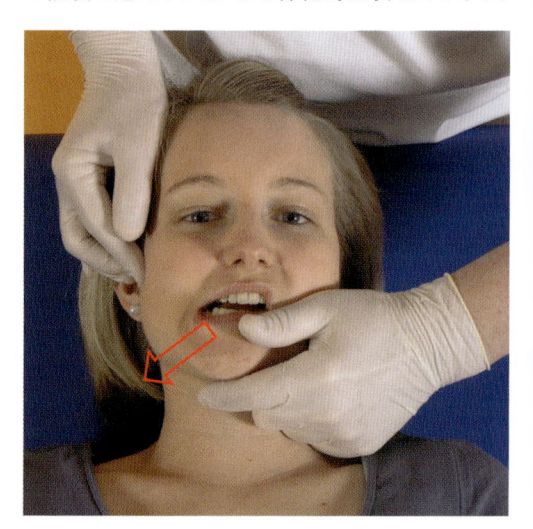

図8.92 右側への他動的側方移動

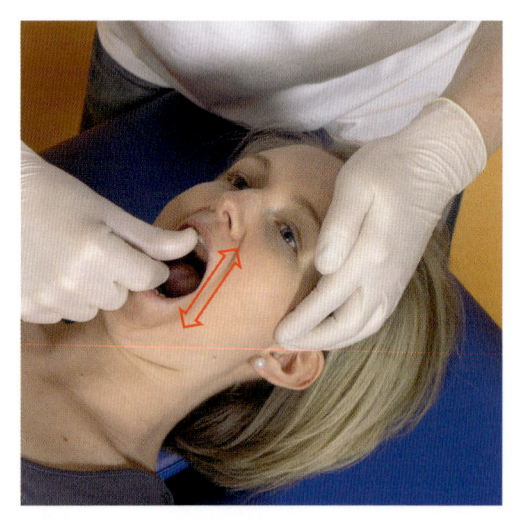

図8.91 圧力を加えた他動的開口

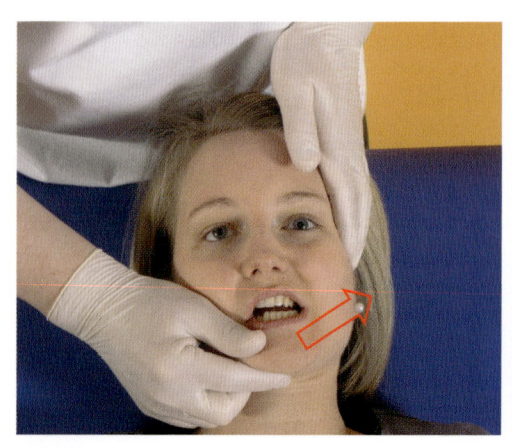

図8.93 左側への他動的側方移動

この検査を行う場合は、常にこのような神経系統の問題が発生し得ることを考慮する必要がある。

他動的前方突出および後退

前方突出および後退運動では、移動の際の関節包にかかるストレスおよび関節内部にかかるストレスを判定する。

前方突出運動はまず関節包の部分に機械的な牽引ストレスとして作用する。そのとき関節内では、関節円板がむしろ負荷解除された状態にある。前方突出運動の最終段階になって初めて、二層部および背側の関節包線維によって関節円板に牽引ストレスがかかり、影響を受ける。

後退運動では関節包が接近するため、関節包構造の負荷はまず軽くなる。この機械的な転位によって、関節内における二層部および関節円板への圧迫負荷は増大する（図8.94）。

● 他動的加圧運動（オーバープレッシャー）による他動運動検査

患者が自動的に行うこともできる生理学的運動を他動的に行ったあと、運動最終域における関節パートナーの機械的運動状態を解明し、機能障害があればこれを認識するために、他動的付加運動（Maitland 1996）を検査に追加する。

加圧運動を行うことによって、関節パートナー（窩と顆）の転がりと滑りの動向を解明でき、これによって、転がりと滑りから影響を受けた関節パートナーの病変に関する情報を得ることができる。セラピストはこれによって関節内部の関節面の状態や変化の有無について概観することができる。

この運動検査で、症状の再現が認められる場合は、関節内に機能障害または何らかの問題があることを示す。関節内の構造（軟骨面、関節円板および二層部）が関与していることが考えられる。

顎関節の検査のための付加運動は、運動方向に従って定義され名付けられている。患者の身体に対する運動方向は、付加運動名を挙げることで明示される。関節パートナーが一定の方向に移動している間の動きまたは効果を記述することは、ものごとを大変明確にする。すなわち、結果を後で検証できることを意味する。付加運動を用いることで、関節内で発生したと思われるバイオメカニカルな現象を考慮しなくても、運動方向および発現した臨床的症状または兆候を客観的に記述することができる。このプロセスによって、セラピストは検査結果の精度を高め、推測が差し挟まれることを回避できる。

この付加運動の原理はメイトランド（Maitland）の徒手療法のコンセプトから取り入れたものであり、CMD患者の身体的検査をこの治療モデルおよび思考モデルに関連づけるものである。顎関節の付加運動の方向は、以下のように定義されている（図8.95、8.96）。

- 前-後運動（a/p）
- 後-前運動（p/a）
- 外側運動（→lat）
- 内側運動（→med）
- 頭側運動（↓cran）
- 尾側運動（↓caud）

前後運動（a/pまたはp/a）

前後運動によって検査するのは、関節面の滑りと、移動が周辺の構造（関節包、筋組織）に与える影響である。基本的に、この他動的付加運動は、左右顎関節での前方突出運動または後退運動に該当する。あらゆる付加運動は、原理的に身体的診断や理学療法治療に取り入れることができる。検査

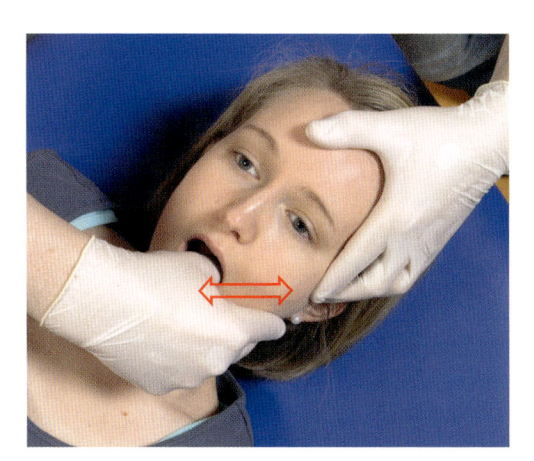

図8.94 他動的前方突出運動および後退運動

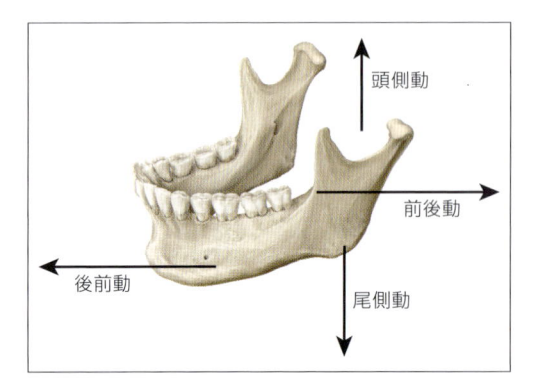

図8.95 顎関節の受動的付加運動（側面から見た図）

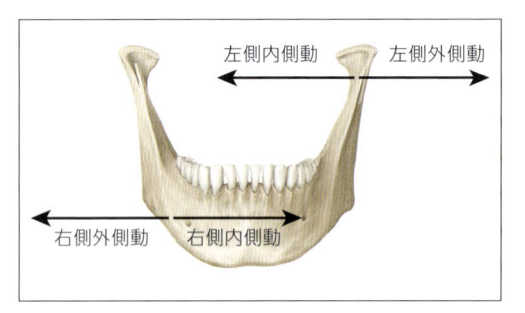

図8.96 顎関節の受動的付加運動（前方から見た図）

を行って陽性の所見が出た場合、このテクニックは治療開始時に用いるのにも最適である（図8.97）。

■ 側方移動

　横方向の滑りは、顎関節の側方移動に該当し、前方突出運動や後退運動と同様、何らかの運動障害や運動障害による顎関節メカニズムの障害の有無を解明するのに役立つ。軟骨面（軋轢音、クリック音）、関節包の緊張、ならびに筋緊張の亢進の状態について判定することができる（図8.98）。

■ 頭側運動および尾側運動

　この尾側への運動はバイオメカニカルには関節内部では関節円板構造の負荷を解除し、関節外部では関節包および靭帯の牽引負荷を増大させる。これによって、関節円板の関節内での運動空間が拡がる。機械的に見るならば、関節顆が関節内での関節パートナー（関節窩）から離れ、これによって関節内の空間が拡がるのである。しかしそれと同時に、関節周辺の関節包の部分は、牽引の程度に応じて緊張が亢進する。これは、検査結果を解釈する際に考慮に入れておかなければならない。

　頭側への運動の場合は、関節円板組織および二層部の圧迫に対する許容値を検査する。この時関節窩と関節顆（関節パートナー）は互いに接近し、関節内の空間は狭まり、関節パートナーの間にある構造は負荷を受ける。関節外にある関節包および靭帯は、この機械的な関節パートナーの接近によって負荷が解除される（図8.99）。

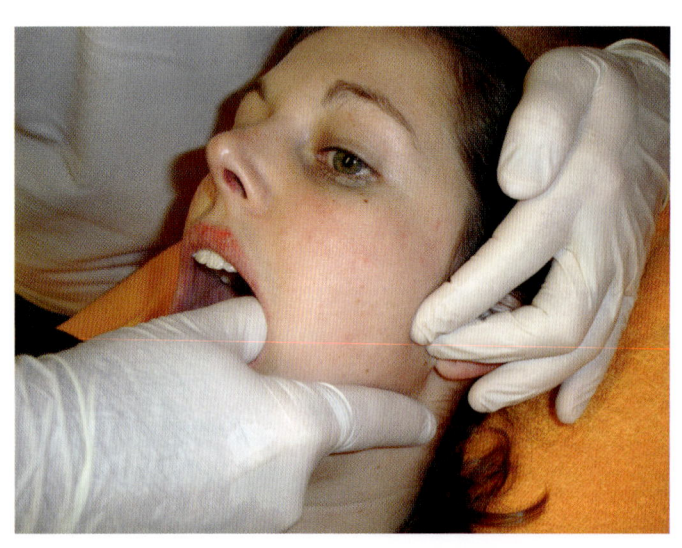

図8.97 付加運動（a/pまたはp/a）

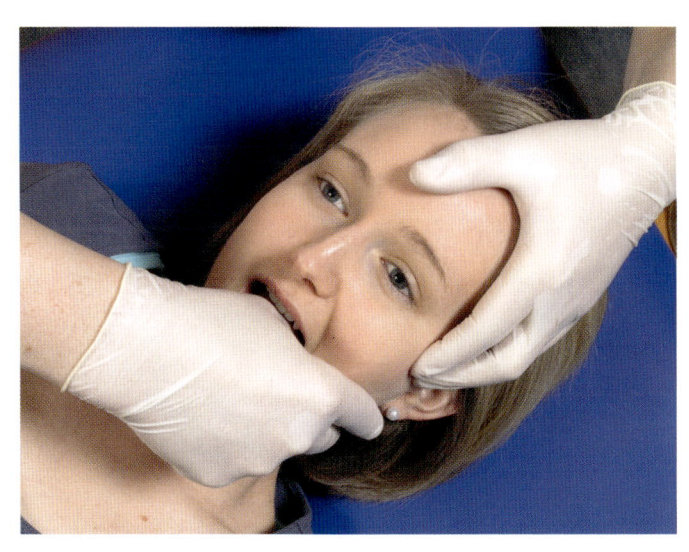

図8.98　左側の外側運動または右側の内側運動

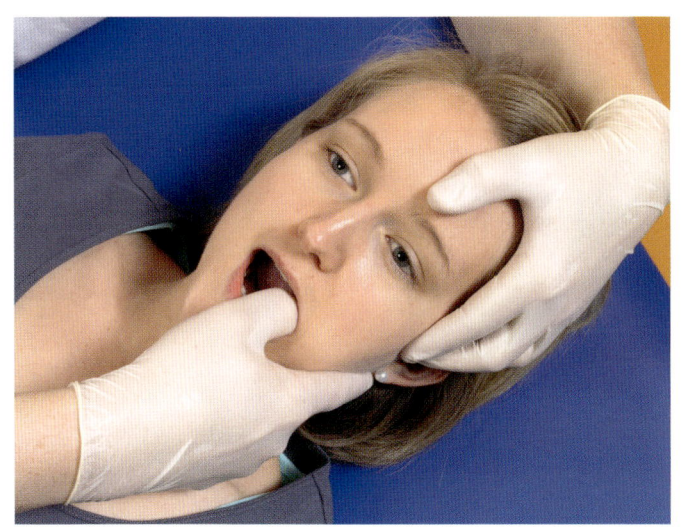

図8.99　左側の側頭下顎関節の頭側運動または尾側運動

● 他動運動検査の可変性

　ここで紹介した各種の他動運動検査は、異なった開始位置（または身体姿勢および頭部姿勢）から行うことができる。セラピストがどの開始位置を選ぶかは、問題の臨床的状態によって異なる。負荷は一定の構造に対して意図的に加えることができる。

　顎関節の機能性は、何よりもまず頭部姿勢および身体姿勢によって決まるので、以降の検査でもこの事実を考慮に入れるように努めなければならない。すなわち、他動開口運動は、身体姿勢や頭部姿勢の関与についての詳しい情報を得るために、異なった頭部姿勢（伸展、屈曲、側方移動、または回旋などの負荷要素）で、または異なった身体姿勢（胸郭の屈曲、伸展、など）でも行う必要がある（図8.100-8.103）。

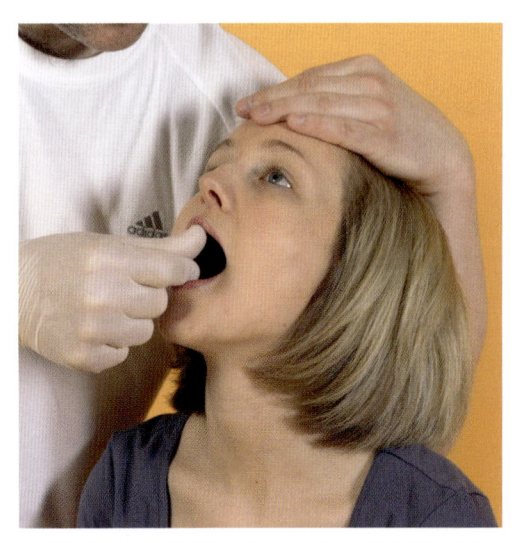

図8.100 他動開口運動検査のさまざまな身体姿勢（頸椎を伸展させた状態）

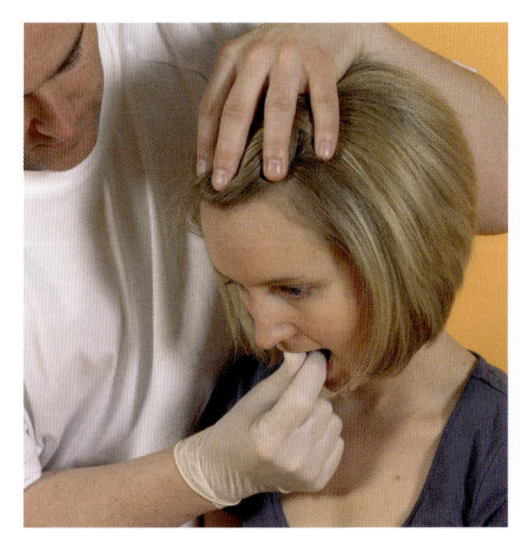

図8.101 他動開口運動検査のさまざまな身体姿勢（頸椎を屈曲させた状態）

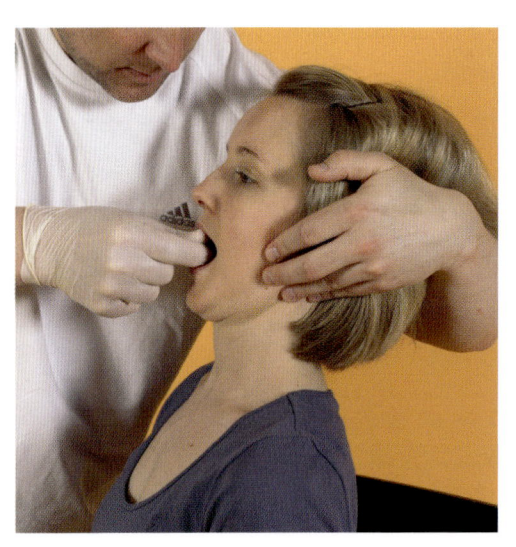

図8.102 他動開口運動検査のさまざまな身体姿勢（胸椎を伸展させた状態）

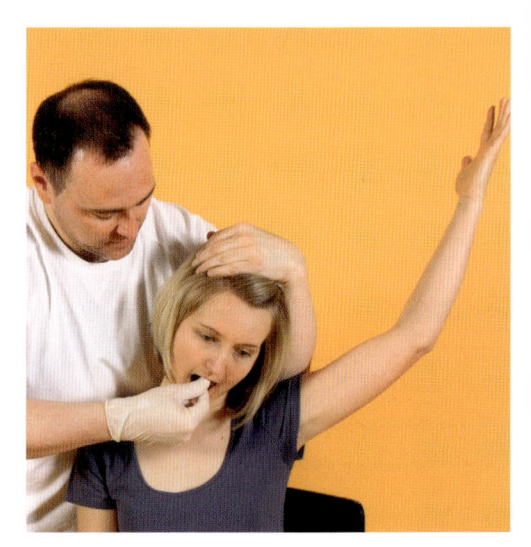

図8.103 他動開口運動検査のさまざまな身体姿勢（頸椎の屈曲および側方移動、ならびに肩関節の運動を伴って、神経運動学的ストレスを増加させた状態）

8.6　筋機能検査

　CMDの同義語として筋関節症（Myoarthropathie；MAP）を挙げることができる。これは、CMDの複合的な症状に対して咀嚼筋が臨床的に大きな意味を持っているからである。CMD患者の場合、筋機能検査を行うことが推奨される。これは、原因に関与している身体構造すべてに治療を行うために、咀嚼筋が症状にどの程度関与しているかを特定しなければならないからである。CMDの原因を解明するには、関節骨構造に基づくだけでは不十分で、神経構造、そして何よりも筋構造も含まれるべきである。

　開口時の痛み、咀嚼時の痛み、クリック音または軋轢音などの症状を伴う機械的障害が顎関節内で優勢である場合、咀嚼筋および頭部または顔面の筋組織の鑑別診断を行うことが、理学療法診断を包括的に行い関与する構造の位置をすべて特定するのに効果的である。触診によってすでに圧迫に対して過敏な筋組織の箇所が特定されているはずであり、この筋機能検査によってセラピストはさらに、咀嚼筋の収縮能力および弛緩能力、ならびに機能性を確認する。その結果を踏まえて、セラピストは治療に向けての臨床的な結論を得ることができる。頭蓋下顎系の筋構造の検査は、優勢な筋機能障害をより正しく位置特定し、効果的な治療を行うことに役立つ（表8.13）。

　筋系の第1の役割と機能は、ひと言でいうならば筋の緊張と弛緩であるといえる。これは、筋の構造と組成を考えた場合、最初に想起される機能である。筋がこの役割を果たすためには、神経系と正しく連携しなければならない。すなわち、刺激の強さ

表8.13　機能検査の可能な、臨床的に重要な頭蓋下顎系の筋

咀嚼筋	舌骨上筋	舌骨下筋	表情筋	後頭筋（頸椎）
咬筋 側頭筋 内側翼突筋 外側翼突筋	顎二腹筋 　（前腹および後腹） 顎舌骨筋 茎突舌骨筋	肩甲舌骨筋 　（上腹および下腹） 胸骨舌骨筋 甲状舌骨筋	後頭前頭筋 眼輪筋 眉毛下制筋 小頬骨筋 大頬骨筋 笑筋 口角下制筋 下唇下制筋 皺眉筋 鼻根筋 上唇挙筋 口角挙筋 オトガイ筋 口輪筋	背側： 大後頭直筋および 　小後頭直筋 上頭斜筋および 　下頭斜筋 腹側： 外側頭直筋 前頭直筋
機能および検査方法				
閉口 咀嚼運動時の 　下顎骨の誘導	開口 舌骨の固定および 　安定化 運動時の下顎の 　誘導	舌骨の安定化 嚥下プロセスの補助 調節に必要な 肩甲帯と舌骨の接続 （身体姿勢、嚥下、 　発語、呼吸）	顔の運動機能 表情 しかめ面 （検査方法は第2章、 　図2.10を参照）	頸椎上部の安定化 後頭部の安定化 　（椎間関節） 頸椎上部の安定した 　可動性

表8.14 神経筋機能

機能	説明
動員	運動を行うために必要な数の運動単位を活性化すること。
周期化	筋力を最適に発揮し、計画された運動の最善な調節を行うための、生成した（活動電位の）刺激の時間的空間的総和
同期化	運動を行うなどの役割を果たすための共同収縮効果による効率の向上のために、必要な運動単位を同時に活性化すること。

と頻度によって刺激の伝達が正しく行われなければならない。刺激が目標とする器官、すなわち筋に正しく伝えられ、受容され、処理されることによって適切でよく制御された運動能力が生まれ、それによって日常生活でのさまざまな要求を満たすことのできる機能性を備えつつ、姿勢の維持や運動を行うことができる。

筋機能検査では、常に神経筋の機能性を動員、周期化、同期化の観点で検査する（表8.14）。

筋機能検査の結果から、セラピストは2つの点についての情報を読み取る。それは以下のとおりである。
- 検査対象の筋または筋グループ（共同連鎖）が生成することのできる、神経筋の動員、周期化、同期化に基づいた力の総和
- 関節、神経構造、または関与する筋線維に加えられた機械的ストレスによる、患者の障害部位における症状の再現

● 筋機能検査の実施

純粋な力の程度を知るには、等尺性筋機能検査を行うと、信頼性のある値が得られる。しかし、筋組織にはこれ以外にも包括的な診断を行うのに重要で、臨床的に意味のある情報が含まれており、患者のCMD症状の原因を説明することのできる機能様態（動作様態）が存在する。

以下の検査は、静的だけではなく、動的（求心的または遠心的）に行うこともできる。これ以外の筋組織の動作様態を取り入れることによって、既存の何らかの筋の障害の有無についての付加情報が得られ、所見に基づいた治療の可能性が広がる。そうなると、検査された筋組織の動的または静的な運動効率障害に対し、それぞれの治療戦略が変わってくる（表8.15）。

■ 咀嚼筋の検査

セラピストは、下顎骨を制御するための咀嚼筋（群）の運動機能を、多方向で検査する。咀嚼筋は共同作用する筋組織であり、単一筋の一定方向への活動に限定してとらえることができない。咀嚼筋は共同作用によって活性化されるので、筋機能検査を行っても単一筋の機能性について特定することはできない。臨床的な前後関係において個別に解釈を行う余地は残されている。開口運動と閉口運動に関与する咀嚼筋は、その機能に関しては正確に分類され、検査を行うことができる（表8.13を参照）。右側/左側への外側移動ならびに前方突出および後退運動については、筋機能を分類することは困難である。この場合、咀嚼筋は共同作用を強く発揮するので、運動方向および機能を単一筋に明確に分類することができない。むしろ、多くの筋の連動が見ら

表8.15 動的な筋動作の種類

筋動作	定義
求心的	筋の収縮による筋力の発揮。筋の停止点と起始点が接近する。
遠心的	筋の延長による筋力の発揮。筋の停止点と起始点が離れる。

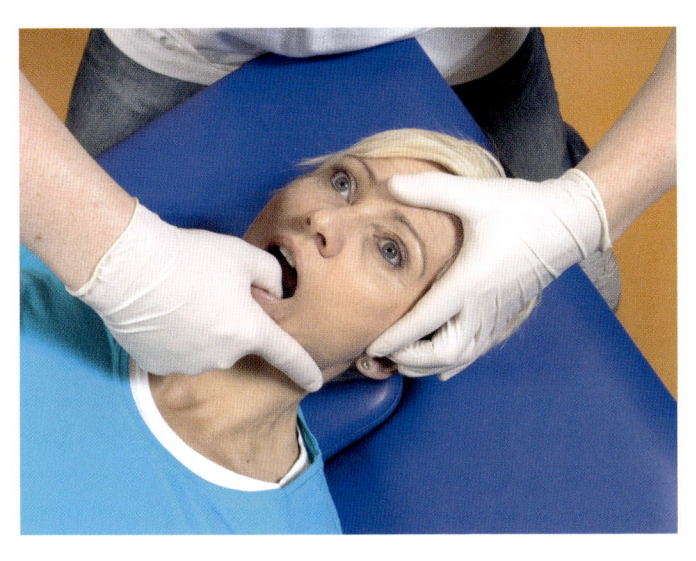

図8.104 咀嚼筋の筋機能検査

れ、それによって最善の可変的な機能が発揮されている。

筋力（動員、周期化、同期化）を判定するための多方向抵抗検査では、以下の運動方向に対する抵抗を加えることができる（図8.104）。

- 開口
- 閉口
- 右側/左側への外側移動
- 前方突出
- 後退

咀嚼筋の判定には、筋力の発揮（筋力の構築または張力、ならびにどれくらい早い時間で筋力が構築されたか）、ならびに到達した力の値、患者がその筋力を発揮し続けることのできる時間などの検査結果を用いる。同様に筋の減衰についての判定も行う（迅速で突然に減衰したか、またはゆっくりと制御されながら減衰したか）。臨床症状には、筋の収縮によって生じた局所的な痛みや、収縮状態を解除することによって生じる弛緩痛などから放散痛に到るまであり得る。

■ 舌骨上筋の検査

舌骨上筋の検査には、通常は等尺性の抵抗検査で十分であり、さらに詳しく検査する場合には動的抵抗検査を行う。まず、セラピストはさまざまな開口位置で多方向に等尺性の抵抗を与え、これによって舌骨上筋が下顎骨を誘導する特性を検査する（図8.105）。この時、同様に筋の動員能力と、動員された筋組織の同期化について判定する。筋の検査の実施中に一種の「ギヤ効果」が生じたら、その領域で、筋の動員と同期化に明らかな障害が存在する可能性がある。

動的な抵抗は、より高度な筋活動の調和を求め、これによって舌骨上筋の機能性およびその神経支配、すなわち動員と周期化と同期化の調節などについて推定することができる。これによって負荷が増大すると、臨床的には顎関節に関節雑音（軋轢音またはクリック音）が生じることが多い（図8.106）。舌骨上筋の鑑別診断では、基本的に開口運動が判定される。この時重要なのは生成され得る筋力、すなわち筋力の構築である。開口運動時の左右対称性、すなわち運動の質は、神経と筋の連動について、および骨または軟骨の変化によって生じた回避メカニズムの有無について重要な情報を提供する。中心線から片側に向けての回避動作がある場合、左右の筋力の発揮に誤差があることを示している。原因は片側だけの機能障害か、または片側だけの反射性抑制である可能性がある。しかし、「負荷解除」、すなわち検査位置から開始位置に戻る途中の筋の弛緩からもまた重要な情報が得られる。

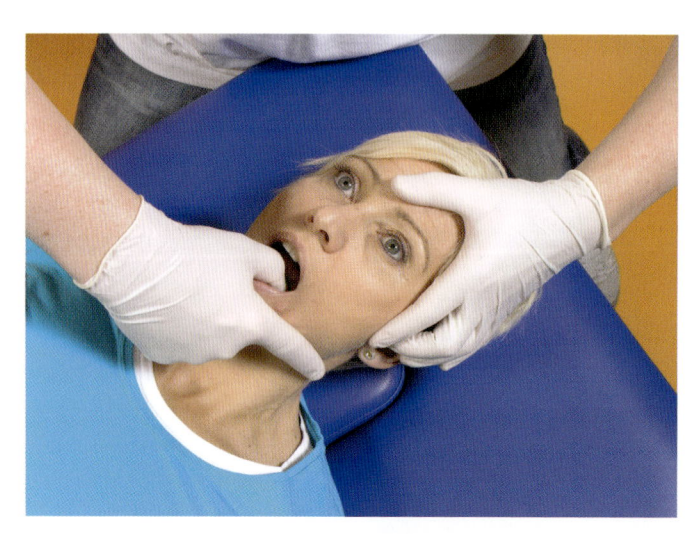

図8.105　舌骨上筋の筋機能検査：下顎骨誘導の検査

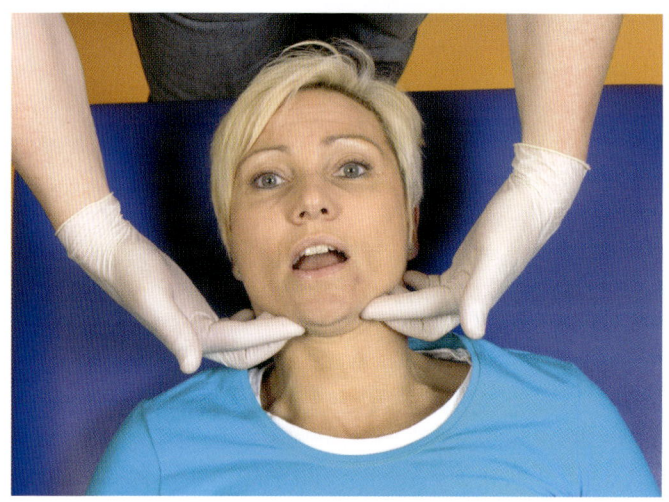

図8.106　開口運動に対する動的抵抗を用いた下顎骨の運動調節機能の検査

■ 舌骨下筋の検査

　下顎部の運動時の舌骨の安定性を検査する。開口または嚥下の際、舌骨は筋によって中間位に保たれなければならない（図8.107）。舌骨の位置に誤差が生じたり、症状が再現する場合は、舌骨下筋領域での筋機能障害が疑われる。筋力の動員および同期化の部分での調節障害および神経支配障害が頻繁に見られる。その結果、運動の調節障害が起こる。すなわち嚥下の際の舌骨の不安定やCMDの症状の再現などである。

　もうひとつの観点は、頸部の運動時の舌骨の安定性の評価である。舌骨に片側から力を加えて、バランスが崩れないかどうか、症状が再現されないかどうかを検査する。

■ 頸椎屈筋の検査

　頸椎上部の屈筋と伸筋の機能は、これらが行う頭部の運動制御を介して下顎の運動と関連しているため、CMD患者の検査でも臨床的に重要である。セラピストは、患者に小さな振幅でうなずき運動を行わせ、頸椎上部の屈筋、すなわち前頭直筋および外側頭直筋を検査する（図8.108）。

　深部にある屈筋は、機能的に頸椎上部の安定性に関与しているため、神経構造や筋構造に刺激が

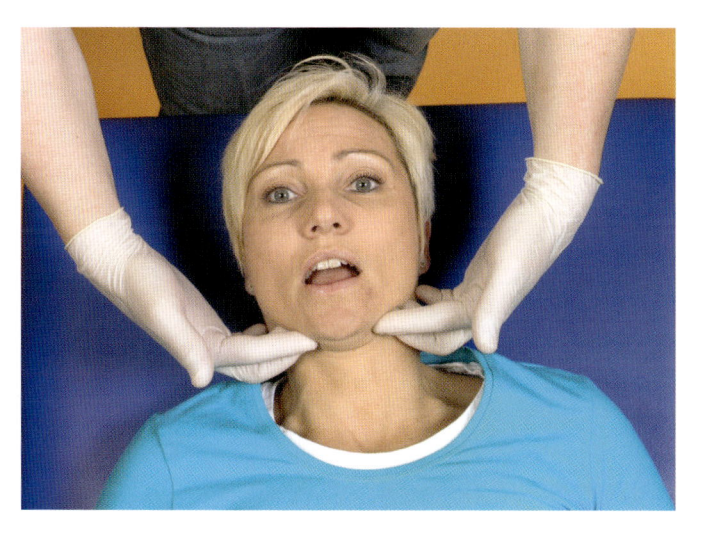

図8.107　開口運動中の舌骨の生理学的に不適切な転位の触診（必要に応じて舌骨に抵抗を加える）

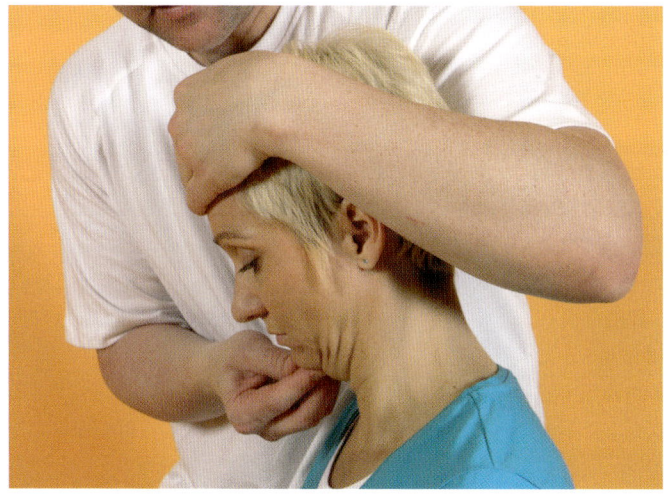

図8.108　頸椎上部の屈筋の筋機能検査

与えられた際には重要な役割を果たす。これらの筋は側頭下顎骨領域に刺激を与えることができる。

頸椎伸筋の検査

頸椎上部の伸筋、すなわち大後頭直筋および小後頭直筋ならびに上頭斜筋および下頭斜筋は、局所的な神経構造（頸神経ワナ、大後頭神経および小後頭神経、大耳介神経および後耳介神経）と連携しているため、セラピストはこれについての検査を行う。この部位には、顎部への無視できない刺激能力がある（図8.109）。

同時に後頭下部へ力が要求される状況下での下顎の可動性への影響も、診断上重要である（頸椎上部の伸筋または屈筋の抵抗検査）。頭部筋と顎部筋の同時収縮では、患者により高いレベルの運動制御および調節能力が求められる。

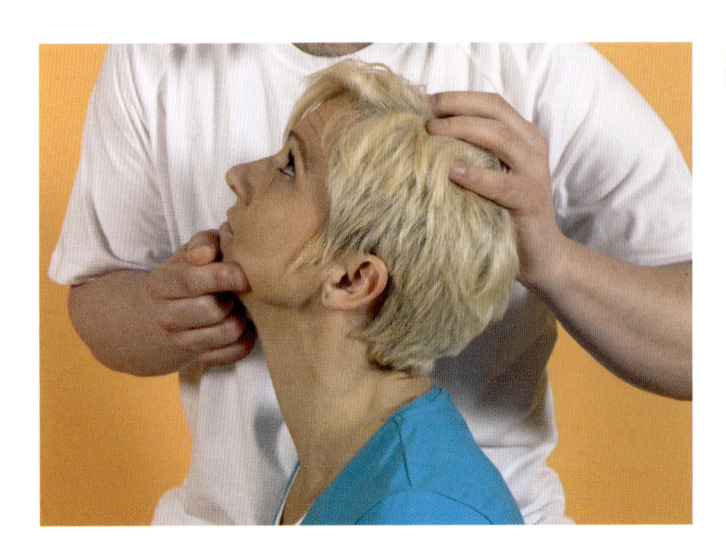

図8.109
頸椎上部の伸筋の筋機能検査

8.7 クリック音

　クリック音は、CMDでは頻発する症状のひとつであり、患者に著しい不快感を与える。顎関節でのクリック音とは、第一に機械的な問題があることを意味する（AhlersおよびJakstat 2007、BumannおよびLotzmann 2000）。詳細な検査を行えば、既存のクリック音現象の特徴が明らかになり、この関節雑音の発生源を解剖学的分類することができる。このような分類は、基本的に以下の2つの方法で行う。

- 構造的分類（器官診断）：どの身体構造から雑音が発生しているかを目視で確認することができないため、理学療法士の行う診断では実証することが難しい。診断の確実性を担保するためには、顎整形外科の診療を受けることが推奨される。
- 機能的分類（臨床的診断）：雑音の現れるタイミング、音の鳴り方、被刺激性、運動への依存度などのさまざまな要因をもとに、発現するクリック音を分析する。これら以外の類似の要因をクリック音と関連づけることによってクリック音の臨床的病像を確立し、検査結果に基づいた理学療法治療を行う。

　理学療法による関節雑音の治療は、歯科によるそれと同様、大変困難である。まず、関節雑音の原因をできる限り正確に究明する必要がある。検査において必須の問診事項は以下のとおりである。
- どんなときに雑音が発生するか
- その性質はどういうものか（どんな音か、音の強さ、雑音以外の制限はあるか、痛みの有無など）
- 関節雑音が鳴るのを患者自ら抑えることができるかどうか。できる場合、どのような外部からの介入でそれを抑えることができるのか

関節雑音の説明モデル

　関節雑音の説明モデルに用いられる原因にもさまざまなものがある。関節雑音の端緒は機械的な病因に求められる。すなわち、関与する身体構造（関節円板の前方にあるものすべて）の解剖学的状況は、機械的な負荷が移動に応じて適合する。しかしながら、この適合が不十分なのである。ある状況下（例えば開口運動）で機械的負荷が最高点に達する。そしてその時に関節雑音の発生源からクリック音が生じる。
　機械的な病因の他には新陳代謝の状態を原因とするクリック音もある。生理学的に不適切な負荷が組織にかかることによる組織の変形が一定のレベルに達すると、通常の再生プロセスでは、この変形した身体構造の弾性を維持することができなくなる。これが、一定の運動（例えば開口運動など）の際に、摩擦を増大させ組織の硬化につながる。組織が均衡状態を維持できなくなり、機械的条件が変化し、関節雑音が発生する。

8. 身体的検査　135

外部からの機械的介入によって間接雑音に変化が生じるのであれば、理学療法治療に関する予後診断はたいへん良好なものとなる。

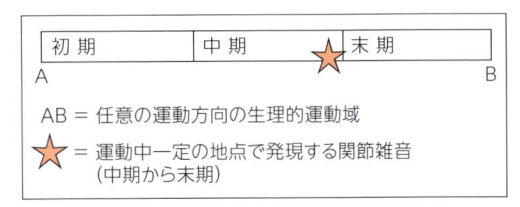

```
| 初 期 | 中 期 | ★ 末 期 |
A                              B
```

AB = 任意の運動方向の生理的運動域
★ = 運動中一定の地点で発現する関節雑音（中期から末期）

図8.110　生理的運動量（AB）において、末期に近い中期に関節雑音が発現した場合

● クリック音の分析

顎関節内の関節雑音は、運動方向や筋活動（咀嚼、嚥下、など）または症状を呈する運動方向における運動段階（初期、中期、末期）などによって異なる。つまり運動方向や運動の速度などが、関節雑音が発生するための決定的な要因である。これらの要因を理学療法診断において評価し、関節雑音軽減のための治療介入に反映させる。表8.16は、発生しているクリック音に影響すると考えられる要因（運動方向、運動段階、活動の種類）を示す。

クリック音について記載するには、最新のメイトランド（Maitland）によるチャートを使用するとよい。雑音の発生は、その発生した運動段階の位置に星印で記入する（図8.110）。文章による記録を残す際には、以下のような要領で行うとよい。

- 「関節雑音、開口末期、右」：この関節雑音は、開口運動の最終段階（開口運動の第3段階目）で右顎関節に発生した。
- 「関節雑音、開口末期、左側、および閉口末期、左側」：この関節雑音は、開口運動の最終段階および閉口運動の最終段階で左顎関節に発現した。

● 関節雑音の機械的可変性の検査テクニック

クリック音に影響を及ぼしており、かつ変化する内節要因をつきとめたら、セラピストは関節雑音の

外部刺激（手技によって与えられる抵抗、運動の誘導制御、ワッテ、口へら〈舌圧子〉などによる外部介入）に対する刺激反応性を以下のようにして検査する。

- 開口運動および閉口運動時の、動的圧迫（頭側に向けて下顎骨を押す）
- 開口運動および閉口運動時の、動的並進運動（下顎骨を側方に向けて押す）

さらに、これ以外の影響度合いを割り出し、必要に応じて治療に取り入れるために、以下の介入を行う。
- 咀嚼筋の促通
- 表情筋の促通
- 頭部姿勢の変化（屈曲、伸展、側屈、回旋）
- 身体姿勢の変化（胸郭の屈曲または伸展によって、頭部と下顎骨の機械的な関係を変化させる）

■ ワッテを噛む

上下の小臼歯または大臼歯でワッテを噛ませることで、習慣的な咬合位置に入ることがなくなり、上顎および下顎の歯列が通常の接触面で接触することを妨げる。この状態では完全に閉口しないため、接触不良とはならない（図8.111）。

関節円板前方転位の患者にワッテを噛ませると、関節円板が完全な閉口によって前方に転位すること

表8.16　クリック音を分類するための要因

運動方向	運動方向における運動の段階	活　動
■ 開口 ■ 閉口 ■ 前方突出 ■ 後退 ■ 右側移動 ■ 左側移動	■ 初期：運動開始以降（最初の1/3） ■ 中期：運動の中間（第2段階） ■ 末期：運動終了まで（最後の1/3）	■ 運動 ■ 咀嚼 ■ 嚥下 ■ 発語 ■ 口笛ほか

が防がれる。円板が下顎顆から外れることがなくなるので、開口の際に円板がずれて下顎顆に覆い被さってくることもない。クリック音は軽減されるか、または発生しなくなる。

■ 動的移動

動的移動を行うと、一方の関節の外側移動と反対側の関節の内側移動の間での調節作用によって、下顎顆、関節円板、下顎窩の三者の機械的接触関係が変化する(図8.112)。これによって関節雑音が変化(軽減)したのであれば、機械的原因は関節円板と下顎顆との間の関節内での位置関係にあると考えられる。

■ 動的圧迫

動的圧迫を加えると、下顎の運動時に下顎顆が頭側に転位する(図8.113)。これによって、関節内部の空間が狭まり、関節円板は下顎顆と下顎窩との間で動的な強制位置に入る。これによってクリック音が変化(音が増大または減少、あるいはクリック音が消失するなど)したのであれば、これは関節円板に機械的な問題があることを示している。

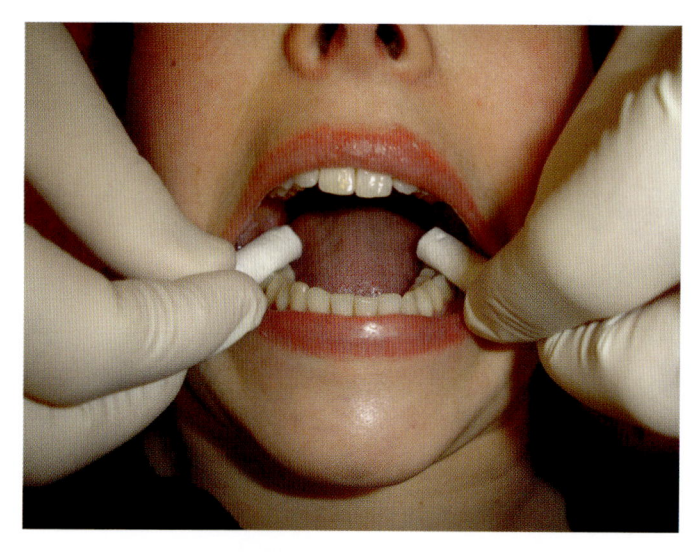

図8.111 ワッテを噛むことによるクリック音の機械的変化

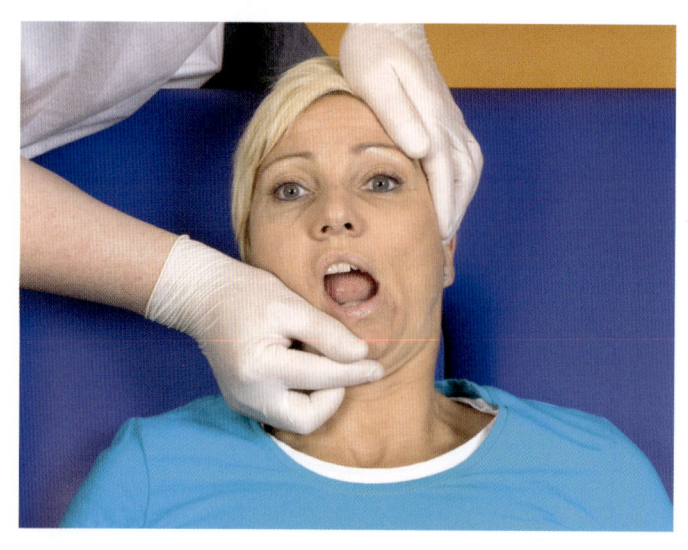

図8.112 動的移動によるクリック音の機械的変化

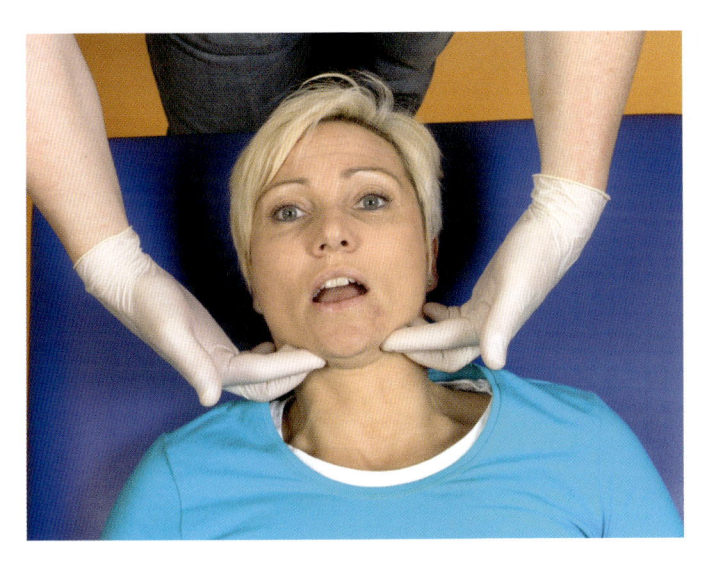

図8.113　下顎骨への動的圧迫による、クリック音の機械的変化

検査結果のこれ以外の臨床的解釈

　これらの介入によって、関節雑音に関する状況が変化する可能性があるかどうか、あるのであればどの程度の変化が期待できるか、または何種類ぐらいの方法があるかなどを明らかにする必要がある。クリック音の臨床的状態の変化としては以下のようなものが考えられる。

- クリック音の時間的空間的変化：検査した運動において、クリック音の現れるタイミングが早くなるか、遅くなる。
- 音質の変化：クリック音が大きく/小さくなる、または鋭くなる、軋轢音が増えるなどの音質の変化。
- 検査した運動の制限：新しい運動停止点が現れる。
- 痛みの誘発：介入を行うことによって、運動時に新たに痛みが生じる。

　上記の介入を行ってクリック音に変化が現れるのであれば、クリック音の原因には、可動性と可変性のある身体構造も関与していると推測するのが自然である。この場合、主に関節円板、下顎骨（亜脱臼の傾向）、および外側靱帯が原因として考えられる。

　上記の手順によって変化が生じなかった場合、すなわちクリック音が同じ運動時の同じタイミング、同じ特徴で現れる場合は、可動性と可変性のない身体構造がクリック音の原因である可能性が極めて高い。この場合、下顎顆または側頭部の外骨腫などの骨組織への生成物、靱帯または関節包への癒着、軟骨構造の変化（亀裂、骨折、過形成）などが原因として考えられる。

　関節面、関節円板、または関節パートナーとなる骨構造の変性または外傷による変化によってクリック音が生じることが多い。そのため、クリック音の原因としては、以下の身体構造が考えられる。

- 下顎骨（下顎頭、下顎顆）：軟骨の癒着、軟骨の損傷、外骨腫の形成、下顎顆の亜脱臼
- 側頭骨（下顎窩、関節結節）：軟骨の癒着、軟骨の損傷、外骨腫の形成
- 外側靱帯：骨の変化による機械的刺激
- 関節円板：関節円板前方転位

● 関節円板前方転位

　クリック音の症状のある患者グループでは、関節円板前方転位は頻繁に見られる臨床的現象である。これは解剖学的な変化であり、円板組織が機能的に下顎顆の前方に転位することである。これは固着した組織（二層部および外側翼突筋）の外傷または変性によって生じた変化の結果として頻繁に起こり、また、軟骨面の変化による機械的な条件の変化によっても起こる。関節円板前方転位は、以下の2通りの機械的な発生メカニズムで説明できる。

- ひとつは、下顎顆と下顎窩の関係における関節

円板の可動域の拡大による。これは、関節円板の背側の保持構造である、2つの線維束（上層および下層）を持つ二層部が、（完全または部分的な連続性の喪失、すなわち破断の可能性を含めて）延長または過剰に伸長されることに起因する。これによって、関節円板の前方への可動域が増大し、転位したままとどまり、元の位置に戻れなくなる傾向が強まる。

- 関節円板前方転位のもうひとつの機械的な原因は、病変による関節パートナーの運動時の遊びへの影響である。まず、関節包および靱帯が緩みすぎて、下顎顆が亜脱臼の傾向を示すようになることが挙げられる。この他には、骨形状の不全や外傷による変化などが挙げられる。顆と窩の接触の仕方が変わることで関節内の関節円板の可動域が拡大し、関節円板前方転位の傾向が生じる。

■ 関節円板前方転位の進行段階とクリック音の関係

関節円板前方転位は、以下のようにさまざまな進行段階に分けて判定される。

- 部分的関節円板前方転位：一定の運動を行ったとき、または一定の負荷がかけられたときのみ前方転位となり、自然に元の位置に戻る。ほとんどの場合、大きな問題も症状もない。クリック音は散発的で、発生するかどうかはどんな運動が行われるか否かによって異なる。

- 完全な関節円板前方転位（運動の制限なし）：このケースでは、関節円板は前方転位した位置にとどまり、関節雑音は再発性のものになる。たいていの場合、下顎運動の際その往復でクリック音が発生する。すなわち、開口運動時に関節雑音が発生し、閉口運動時にも関節雑音が発生する（閉口クリックおよび開口クリック）。関節円板は、まだわずかながら自ら整復しようとする傾向が見られる。

- 完全な関節円板前方転位（運動の制限あり）：前方に転位した関節円板の構造が原因となって、開口運動に制限が生じる。ほとんどの場合、関節円板が自らその位置を整復する可能性はない。

図8.114は、損傷のない関節円板構造と下顎顆との位置関係、および背側からの二層部による円板の安定化および腹側からの外側翼突筋による円板の安定化の様子を示す。下顎顆が顎関節内の正しい位置にあり、背側および腹側からの安定化が正常に行われている場合、関節円板は下顎骨の運動に付随して理想的な動きを見せその機能を全うする。すなわち、関節円板が軟骨面を保護し、関節面の接触を不足なく最適化する。

背側の二層部の弾性が失われて関節円板が前方転位すると、それによって関節円板の可動域が拡がる。この様子を図8.115に示す。この進行段階では、クリック音は発生するが、まだ関節円板が元の位置に戻ることが期待される。この状態が長期間に

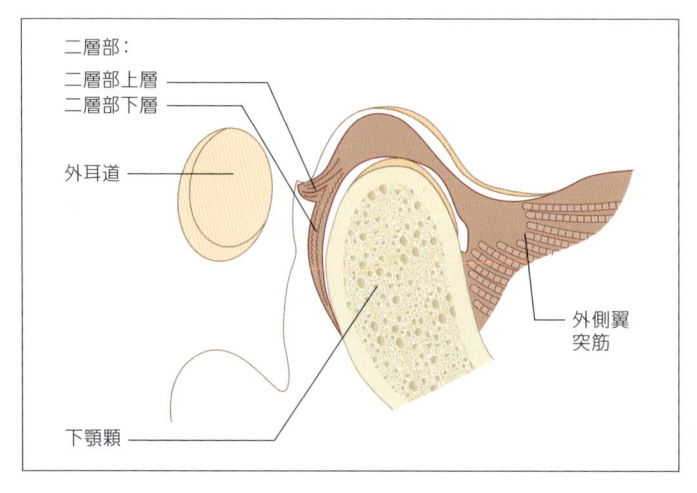

図8.114　関節円板と下顎顆の通常の位置関係

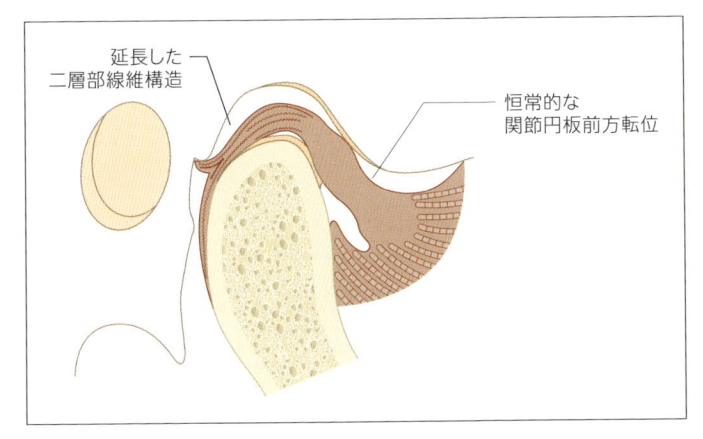

図8.115 関節円板前方転位(弾性を喪失し円板が後退する力が減衰している)

わたって続くと、生理的に不適切な負荷がかかることによる進行性の症状(クリック音など)やその他の合併症が発生する可能性を計算に入れなければならない。

図8.116は、運動の制限のある完全な関節円板前方転位の考えられる発生プロセスを示す。関節円板は、自力で元の位置に戻ることができない状態である。周辺構造の病的な変形は、二層部の線維質の一部から関節包にまでおよんでいる。関節の不適切な負荷は、主要関節結合部の軟骨面と関節顆に作用して軟骨の変性(関節症の悪化)を招き、関節面の不一致によって関節パートナーの骨変形を招く。関節円板への恒常的な負荷による機械的な変形が、関節円板の弾性と栄養分の供給に悪い影響を及ぼすため、関節円板は関節面の不一致を相殺することができなくなる。顎関節はほとんどの場合、修復不能な全体的な変形を示す。

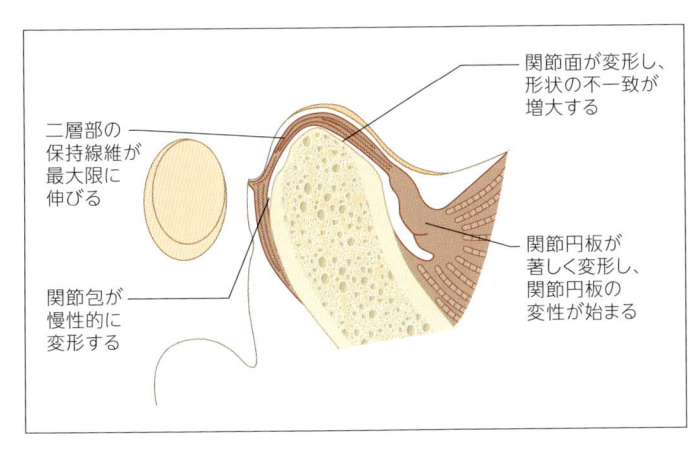

図8.116 運動の制限を伴う関節円板前方転位の全体図

8.8 CMDのスクリーニング

理学療法の業務を行っていると、その臨床的な現象がCMDの症状と酷似している患者を担当することがよくある。彼らは原因不明の頭部、顔面、または頸椎の問題を抱える患者で、非特異性の症状を示すことも頻繁である。このような患者グループに対し、セラピストの立場からできる限り確実に、少ない時間で今後の手順についての臨床的判断をするためには、いわゆるスクリーニング手順を取り入れる

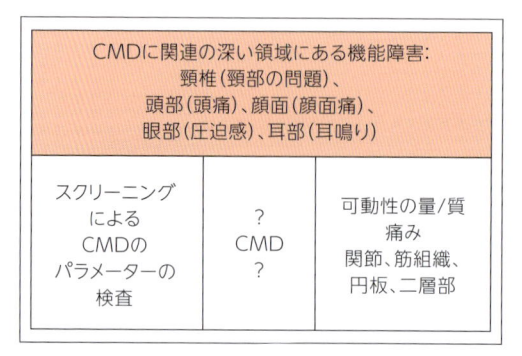

CMDに関連の深い領域にある機能障害: 頸椎(頸部の問題)、頭部(頭痛)、顔面(顔面痛)、眼部(圧迫感)、耳部(耳鳴り)		
スクリーニングによるCMDのパラメーターの検査	? CMD ?	可動性の量/質 痛み 関節、筋組織、 円板、二層部

図8.117 CMDのスクリーニング概要

ことが推奨され、それによってより確実になる(図8.117)。これは、CMDの随伴症状である可能性がある、またはCMDの本来の機能障害あるいは診断の影響要因の可能性がある臨床症状を特定する必要のある患者すべてに行うクイックテスト手順のことである。このスクリーニング手順を取り入れることで、迅速に確実な診断を行えるようになり、理学療法的治療およびその他の検査や診断に顎関節に由来する疾病の影響要因を組み込むことができる。CMDのスクリーニング手法は、経済的かつ迅速に日常のセラピスト業務に取り入れられなければならない。確実な診断結果を出すことで、治療にも貢献するはずである。

潜在的なCMD患者の場合、以降の治療計画と検査計画を決定するために、基本的な症状部位と身体構造を明らかにしながら検査を行わなければならない。

　CMDのスクリーニングでは、まず身体構造の診断を行い判定する。セラピストは痛みに対して過敏性を示す身体構造の部位を特定する(関節包、関節軟骨、二層部、咀嚼筋)。それから、さまざまな診断主要部位に関する、機能障害の基本的な問題点を明らかにする(基本的には顎関節の可動性と運動の質、ならびに関節雑音)。まず患者の主要な問題点の臨床的状態と顎関節の関与の有無について整理するために、これらを以下の3つのカテゴリーに分類する。すなわち、咬合の問題、関節の問題、筋の問題である。

● カテゴリー1：咬合の問題

　咬合について最終的な判断を下すことができるのは、もちろん歯科医である。もれがない診断を行うために、咬合に関する簡易判定が理学療法士の行う検査に組み込まれているだけである。またセラピストは、患者が歯科医の診察を受けて状態を明らかにする必要性について判断することができる。すな

表8.17 MDのスクリーニング：咬合に関する所見

考えられる咬合に関する所見	頭蓋下顎系への考えられる機械的作用
磨滅	「鍵と錠前の状態」：上の歯と下の歯が擦れ合って磨滅し(上顎と下顎の関係)、互いにパズルのように噛み合うようになる。 結果：頭蓋下顎系の運動の仕方や負荷のかかり方が単調になる
歯列不全	歯列不全によって咬合位が変化する。 結果：顎関節、周辺の筋組織、ならびに関節包の一部への負荷のかかり方が変化する。
習慣的咬合位置の不一致 　(顎前方突出や顎後退による 　下顎骨の位置の変化も) 交差咬合位	顎関節の機械的な誘導の仕方が変化する。 結果：筋および神経制御に悪い影響が生じる。
くさび状欠損	上記を参照
咬合干渉の結果としての 　早期接触 開咬位	生理学的に不適切な形で発生した接触位置での機械的な摩耗。 結果：顎関節への負荷が変化し、咀嚼筋の緊張が亢進/減弱する。 機械的接触面の変化。 結果：限局的な範囲での関節への不適切な負荷および最大負荷が生じる。

わち、理学療法士は咬合状態を検査し、その患者を治療する歯科医に、明らかな所見について申し送り、その歯科医が歯科医の立場からの咬合に関する完全な機能診断を行うことである。理学療法士の行った咬合に関する視診の所見は、参考的な情報でしかない(表8.17)。

●カテゴリー2：関節の問題

関節に由来する機能障害からは、運動制限、クリック音または軋轢音、下顎骨の運動時の偏位または偏差(調節の不全)、または運動による痛みなどが発生する。原因として関与する関節パートナー(下顎骨と側頭骨)、軟骨領域、関節内の構造(関節円板、二層部)の構造的な変化(変性または外傷)を考慮に入れる。これらの所見が陽性であった場合は、詳細に検査する必要がある(表8.18)。

●カテゴリー3：筋の問題

筋の機能障害は、パラファンクション、歯ぎしり、または局所的な顎関節の痛みなどがある際に多く見られる。この場合、咀嚼筋の機能性を検査する必要がある。筋の機能障害は、下顎の運動の調節障害や、痛みを伴う運動の制限(筋組織の過負荷や炎症などによる)がある場合に頻繁に見られる。たいていの場合、原因となる筋組織は触診による痛みに敏感で、等尺性の筋機能検査、または遠心性あるいは求心性の負荷が要求される動的収縮などのさまざまな動作において筋力低下を示す(表8.19)。

●スクリーニング検査

側頭下顎関節のスクリーニングをできる限り迅速に、または経済的に行なうためには、検査を文書化し、その評価を7つの質問項目だけにまとめて行うとよい。これらの質問事項は、該当する検査を臨床的に患者に行いながら回答を満たして行く。検査の際に特記事項や症状の再現があった場合、所見を陽性と評価し、「Yes(はい)欄」に記録する。陽性の所見(Yes)が出た質問事項が2つあると、CMDである可能性がきわめて高いと判断できる。すなわち、さらに詳細な顎関節の機能診断が必要となる(表8.20)。

表8.18 CMDのスクリーニング：関節に関する所見

関節の症状	考えられる原因
関節運動の制限	■ 直接の外傷の結果(痛覚メカニズムが働くことによる急性の可動性喪失および回避行動) ■ 関節包の収縮を伴う関節症に由来する変化、およびそれに対する保護手段としての筋組織の緊張亢進(機械的要素の何らかの変化を伴う慢性的な変性プロセス) ■ 関節内部の変化：関節円板前方転位は関節症前期の変形または変性の直接の結果と見なすことができる
回避行動 (偏位、偏差)	■ 円板の転位、円板の穿孔 ■ 関節内部の変化(関節症に由来する変化による) ■ 関節包の損傷、関節包の収縮 ■ 下顎顆の亜脱臼傾向
運動に伴う痛み	■ 回避メカニズム ■ 外傷に対する急性の反応 ■ 慢性的な変性を原因とする場合
関節雑音 (クリック音、軋轢音)	■ 軟骨の変化 ■ 関節円板の変化 ■ 骨構造の変化 ■ 下顎顆の亜脱臼

表8.19 CMDのスクリーニング：筋に関する所見

筋の症状	（診断の）注意事項
運動に伴う痛み	咀嚼、あくび、その他の機能的活動の際の痛み
限局された筋の炎症に由来する休息痛	痛みの持続、夜間の痛みの増加
触診時の筋の痛み	局所的な筋組織の圧迫に対する著しい過敏性
痛みによる開口運動の制限	限局された筋痛を伴う
正常域に隣接する身体部位の放散痛	トリガーポイントの問題
抵抗時の収縮痛	筋運動検査時の陽性所見（静的収縮または動的収縮）
質の悪い運動	痛覚メカニズムまたは回避行動（下顎の運動時の下顎骨の偏位、偏差など）

スクリーニング検査1-4（開口、側方移動、偏位/偏差、クリック音）は、特別なツールを使用する必要がないので、通常の診療時にそれぞれ2分もかけることなく簡単に行うことができる。この4種類の検査は、「必要最小限のスクリーニング」であり、CMDである可能性のある患者に対して行う。この診断法で陽性所見となった場合、またはセラピストが精査したい場合、これに続くスクリーニング検査5-7（筋の触診、筋機能検査、関節の移動検査）を行う。この検査を行うには、検査用の手袋が必要である。スク

表8.20 スクリーニング検査：セラピストの行う基本的な質問事項

CMDであるかどうかを解明するための質問	Yes	No
1. 開口時に痛みがあるか否か？ － 運動量を定量的に測定し、運動時に痛みがあるかを判定する（図8.118）		
2. 左右を比較して、非対称な側方移動が確認できるか？ － 側方移動時の左右対称性および痛みの有無を判定し、開口運動との関係を明らかにする （左右対称の側方移動：開口運動＝4：1とする；図8.119、8.120）。		
3. 開口運動時に偏位または偏差があるか？ － 通常の開口運動か、または偏差（下顎骨が側方にずれ、ずれたままで最終域に入る。図8.121）、または偏位（下顎骨が側方にずれた後、最終域で中心に戻る。図8.122）		
4. 慢性的な関節雑音（軋轢音またはクリック音）があるか？ － 外部から加えられた（機械的）変化に対する関節雑音の反応を判定する（図8.123、8.124）		
5. 咀嚼筋を触診した際に痛みがあるか？ － 圧迫に対して過敏性のある咀嚼筋の部位を判定する。 同様に筋線維の形質の判定も重要である（硬化、筋硬症、水腫など）（図8.125、8.126）		
6. 筋機能検査（等尺性の抵抗検査）での特記事項は？ － 筋機能検査によって筋機能と神経支配との連動を検査する（動員、周期化、同期化）（図8.127）		
7. 移動検査（頭側、尾側、腹側、背側）での特記事項は？ － 顎関節の多方向の移動検査によって、関節面（軟骨、円板）、関節包の誘導、靱帯の固定の状態について推定する（図8.128、8.129）		

8. 身体的検査　143

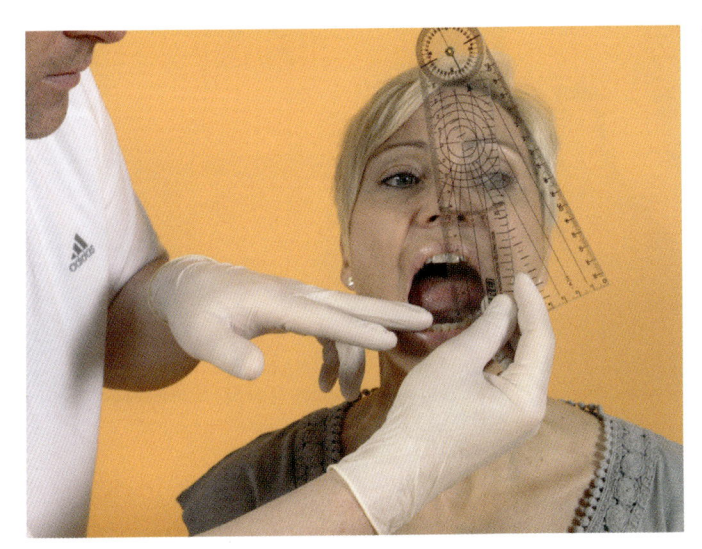

図8.118　開口運動の判定

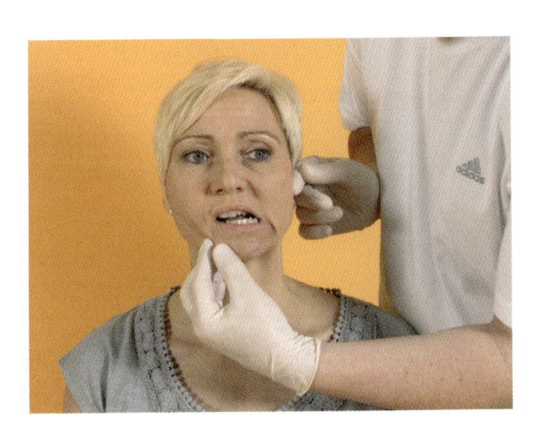

図8.119　左側への側方移動

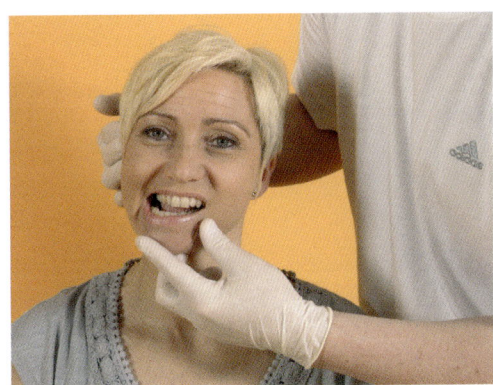

図8.120　右側への側方移動

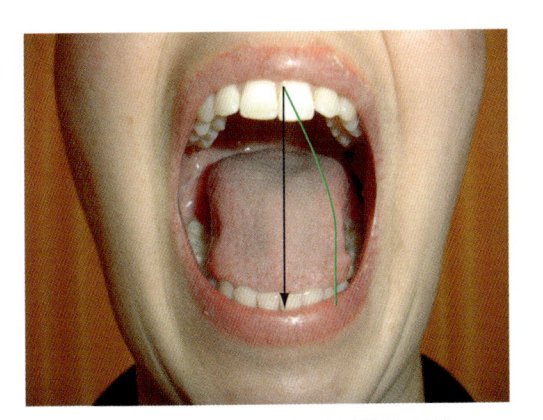

図8.121　開口運動の質的な判定：偏差（緑色の線）

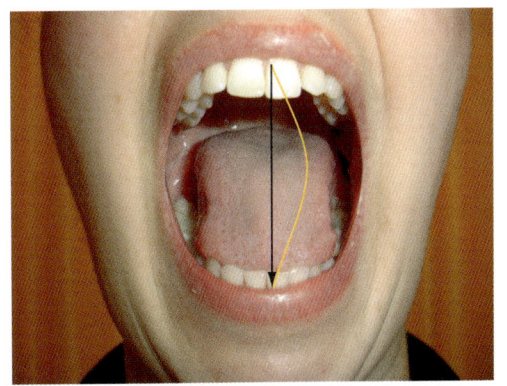

図8.122　開口運動の質的な判定：偏位（黄色の線）

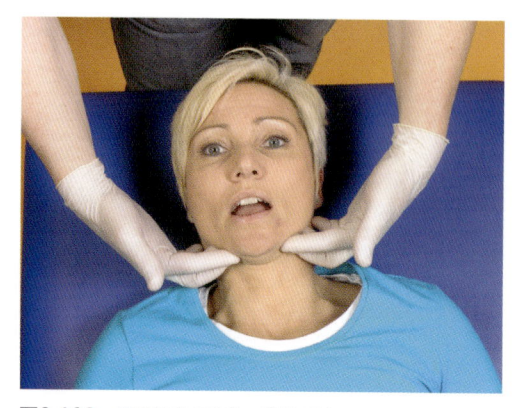

図8.123　関節雑音の変化：動的圧迫

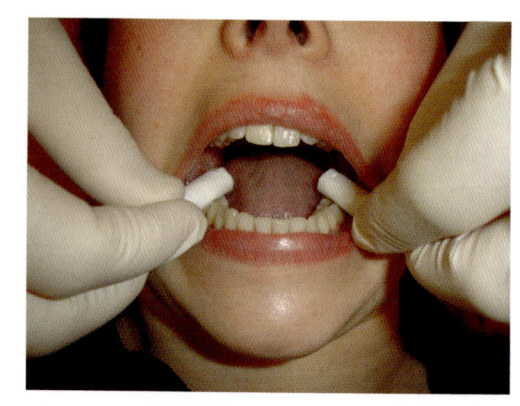

図8.124　関節雑音の変化：ワッテを噛む

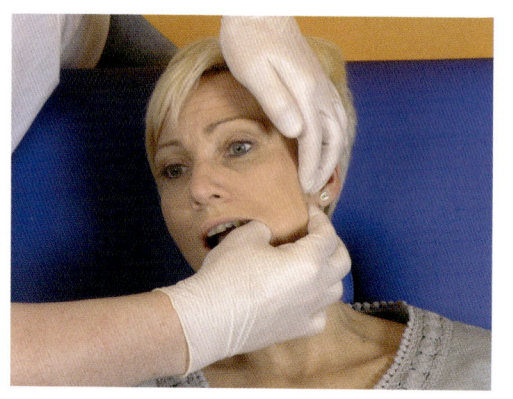

図8.125　咬筋の触診

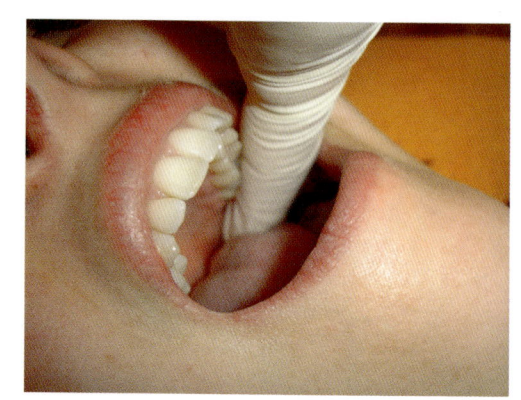

図8.126　内側翼突筋の触診

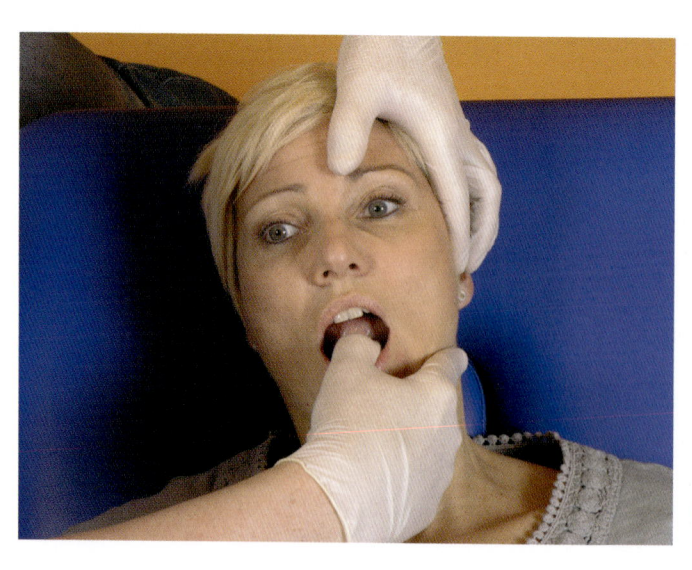

図8.127　多方向の等尺性筋機能検査

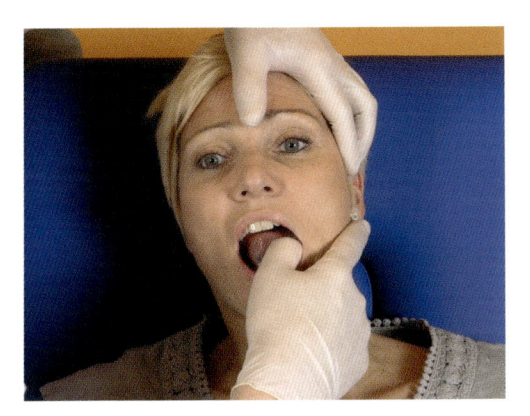

図8.128　腹側(手前方向)への移動検査

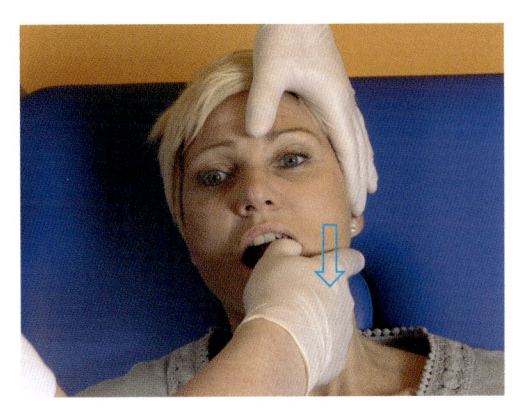

図8.129　尾側への移動検査

リーニングの所見が陽性である場合、病像を包括的に明らかにするために、必要に応じて学際的な機能分析が必要である。

8.9　スクリーニングに重要な、隣接する身体部位

CMD患者の治療を行っている間、しばしば隣接部位のCMDの関与の有無を概観することが必要になる場合がある。

理学療法士の行う治療では、CMDに関与している可能性のある機能複合体の鑑別診断は、決定的な意味を持つ。すなわち、所見によっては治療するべき身体構造の範囲を拡張しなければならないからである。この鑑別診断の結果が陰性、すなわち症状部位である「顎関節」に何の症状も変化も現れなかった場合に初めて、この鑑別診断を行った身体構造について、理学療法士の立場から治療計画から除外し、無関係であると認識することができる。このことは、側頭下顎の複合体と機能的または解剖学的なな連携のある、隣接した身体部位すべてについて言える。CMDにおいて、機能的に明らかな臨床的関連のある身体構造は以下のとおりである。

- 頸椎(特に頸椎上部、すなわち環椎後頭-C3が側頭下顎部の神経支配に大きな意味を持つ)
- 肩関節および肩甲帯(肩鎖関節、胸鎖関節、および第1肋骨が、側頭下顎部との筋連結において臨床的な意味を持つ)
- 胸椎(筋連結および自律神経的結合)

以下に、これらの身体部位のスクリーニング(テスト手順)について説明する。このスクリーニングは、これらの身体構造がCMDに関与している可能性の有無についての鑑別的所見を得るため、または検査する身体構造の選択的局所的な機能障害の有無を確認するために行う。

いわゆるスクリーニングとは、何らかの機能回路(あるいはむしろ、関節複合体)において、隣接部位に局所的または機能的に作用する問題を特定するために行う「クイックテスト」のことである。

まず第1に問題とされるのは、検査する部位における症状の発現である。大きな負荷を与えるテスト手順によって、これが達成される。スクリーニングテストでは、除外すべき範囲に大きな負荷を与える。セラピストはこれによって、早期に、該当部位のおおまかな治療に関する方向性を得ることができる。陽性所見となった場合、セラピストは行いうる診断用手段のほとんどすべてを使って診断をする。障害の種類とその拡がりを正確に特定するために、関節複合体を詳細に診断する。

> スクリーニングテストを行う前に、該当する関節の自動可動域を検査しておくとよい。患者自身で、症状のある身体構造または関節をどの程度動かすことができるかデモンストレーションする。セラピストはそこから何らかの機能不全、および症状があることを示す動きを確認できる。

その場合、自動運動検査は、潜在する機能障害の基準値として見なすことができる。自動運動検査によって症状が再現されず、検査した範囲に運動不全も見られない場合、スクリーニングテストは臨床的に安全に行うことができる。

● 上部頸椎のスクリーニングテスト

頸椎上部のスクリーニング（メイトランド式）は、分節環椎後頭-C3の自動運動検査を行う（表8.21）。自動運動を行った際に症状が発現しなければ、上部頸椎クワドラント（四分円）のスクリーニングテストを行うことができる（Maitland 1994）。上部頸椎のクワドラントテストは、順行性の検査テクニックであり、例えばCMDなどへの上部頸椎の関与の有無を鑑別するために行う。

上部頸椎のクワドラントのスクリーニングテストを行う場合、上部頸椎の個々の運動（伸展と同時の回旋、ならびにセラピスト側への側屈）は、関節の最大可動域となるように組み合わせる（図8.130）。すべての運動の要素は順に続けて（いわば、「追加されながら」）実行され、テスト全体の流れの中で位置が保たれたままでなければならない。これによって、関節構造、関節包、および関節外組織（周辺の筋組織、靭帯など）が、強い機械的な負荷にさらされ、症状のある部位の特定や検査した部位の症状が何であるか解明できる。このテストは身体構造に特化したものと捉えるのではなく、機械的に強い負荷がかかることからも、むしろ後に行う特化した診断法への指標として見なすべきである。

側頭下顎部に強い痛みが生じる場合は、顎関節近傍を固定するために手で把持することが、下顎骨に症状を発現させ、または強めている可能性がある。このような場合には、このスクリーニングテストを遂行するために、段階ごとに握り方を変化させるテクニックを用いることが推奨される。例えば、上顎骨を固定したり、頬骨を固定したりする（下顎骨から手を離して）。

しかし、この上部頸椎クワドラントのスクリーニングテストは、頸部または顎関節に対し、直接、局所的で機械的な刺激を与えず、また伝達もしない場合に限って有効である。このテストによって、上部頸椎複合体の局所構造的な機能性がわかり、上部頸椎と頭部および顎部それぞれとの機能的関連性につ

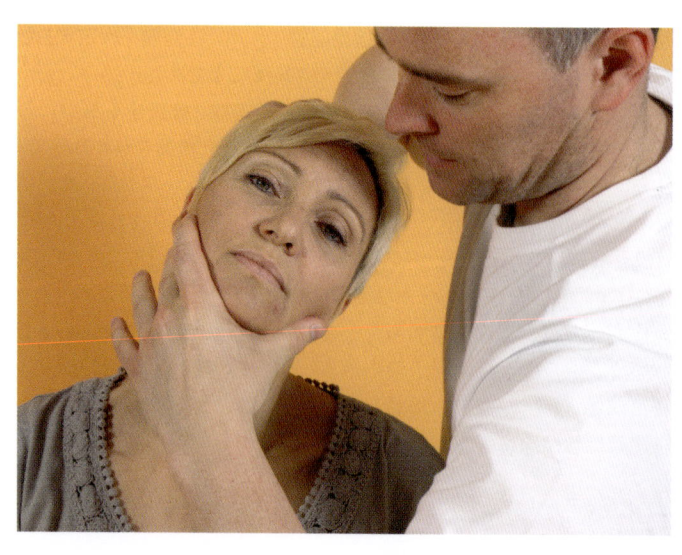

図8.130 上部頸椎四半分（クワドラント）のスクリーニング

表8.21 CMD患者のスクリーニング

部位	1. 自動運動検査	2. スクリーニングテスト (要件：自動運動検査で症状が発現しないこと)
上部頸椎 (C0-3)	■ 右側への回旋運動と左側への 　回旋運動の比較 ■ 右側への屈曲と左側への屈曲の比較 ■ 屈曲(上部頸椎への受動的圧力による) ■ 伸展(上部頸椎への受動的圧力による)	頸椎上部四半分(クワドラント)： 最大可動位置(伸展、セラピスト側への 回旋、セラピスト側への側方屈曲)
肩関節および肩甲帯 (第1肋骨を含む)	■ 屈曲、伸展、外転、内転、内旋、 　および外旋 ■ 伸展、内転、内旋の組み合わせ： 　HBB(手を背中にまわした姿勢) ■ 水平方向の外転(受動的圧力による 　肩鎖関節および胸鎖関節への 　ストレス増加)	以下の部位への、受動的選択的 モビライゼーション刺激。 ■ 鎖骨(肩鎖関節)を、尾側、腹側、 　および背側へ、および外側/内側(横方向)へ ■ 鎖骨(胸鎖関節)を、背側、および尾側 　または頭側へ、および外側/内側(横方向)へ ■ 第1肋骨を尾側または腹側へ(図8.131を参照)
胸椎	屈曲、伸展、右側への屈曲、 　左側への屈曲の比較 右側への回旋/左側への回旋の比較 (受動的圧力も用いる)	スクリューテクニック： 刺激の組み合わせ(伸展、回旋、側方移動)

いて理解できる。

● 肩関節と肩甲帯の
　スクリーニング

　肩関節および肩甲帯のスクリーニングは、肩関節の自動運動検査、および肩鎖関節、胸鎖関節ならびに第1肋骨の検査で構成される。肩甲帯(および第1肋骨)のスクリーニングテストを行うための条件は、肩関節の自動運動検査で症状が発現しないことである。

　肩甲帯、肩関節、および第1肋骨のスクリーニングは、肩鎖関節および胸鎖関節(背臥位または座位)および第1肋骨(腹臥位)への他動的選択的なモビライゼーションから始める。これは症状を再現するために行う(図8.131)。

● 肩鎖関節のスクリーニングとしては、モビライゼーションを鎖骨に対し尾側、腹側、および背側または外側/内側(横断方向)に与える。

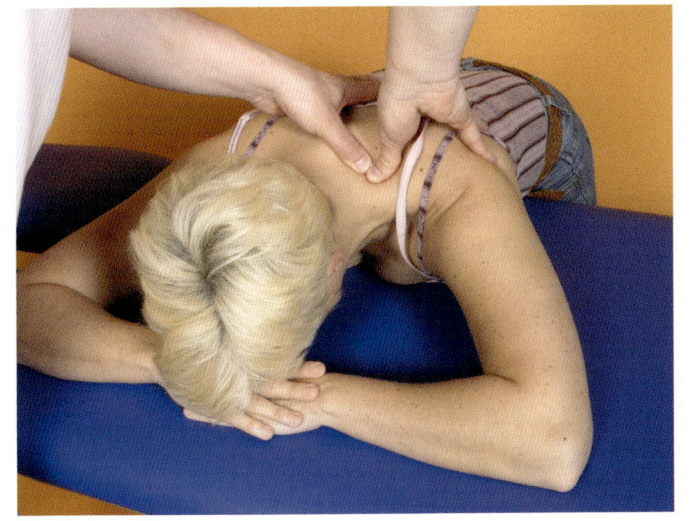

図8.131
肩甲帯および第1肋骨のスクリーニング

- 胸鎖関節のスクリーニングとしても、同様のモビライゼーションを鎖骨に与える。セラピストは、背側および、尾側または頭側または外側/内側(横断方向)に振幅刺激を与える。
- 第1肋骨への振幅刺激は、尾側または腹側に与える。

この場合も、スクリーニングテストの原理が適用される。すなわち、そのほかの隣接する構造または関節複合体に直接変化を与えずに、ひとつの関節複合体に(できる限り選択的に)、機械的な負荷を与える。このスクリーニングテストが正確かつ狙い通りにできればできるほど、適用したテストに基づいた臨床的解釈の説得力(信頼性)が増し、以降の治療の必然性が増す。側頭下顎部に症状が局所的に再現された、または症状の変化があった場合、CMDへの関与の大きさおよび優勢な局所的な治療の必要性を正確に把握するために、肩部(肩鎖関節、胸鎖関節、第1肋骨)のより詳細な診断を行う必要がある。

● 胸椎のスクリーニング

胸郭の自動運動検査を行って、患者に症状が現れなかった場合は、セラピストはさらなるスクリーニングテストとして、スクリューテクニックを実施する(図8.132)。このテクニックは、胸郭部に伸展、回旋、側方移動を組み合わせた振幅刺激を与えることができる。この3つの運動方向を組み合わせることにより、検査する部位に強い症状を誘発することができ、より確実に機能障害の有無を解明することができる。

胸郭上部の診断的スクリーニングによって、セラピストは胸椎と側頭下顎部との間で現在生じている機能障害の関連、ならびに側頭下顎部に発現している症状との関連について示唆を得ることができる。胸椎上部は、身体姿勢全般に対して機能的にきわめて重要な位置をしめている。例えばスランプ姿勢の病理学的性格について考える場合、この関連は明らかである。胸椎の機能性は、頭部のバランス反応に影響する。ここから、必要に応じて、顎関節の機械的運動器官の状態改善にむけて、理学療法治療介入を立案することができる。胸郭上部のスクリーニングによって、セラピストはさらに、椎間関節または肋椎関節の障害による、局所的な治療の必要性に関する基本的な情報を得ることができる。この機械的な観点に基づき、CMDとの関連から胸郭上部の検査を行い、所見が陽性であった場合は、治療措置を取ることが推奨される。

ここに記載されているスクリーニングテストはすべて、治療の方向性を示すだけのものとして見なすべきであり、決して症状を呈する身体部位の十全な検査に取って代わるものではない。必要に応じて、すなわちスクリーニングの所見が陽性であった場合、基本的な理学療法の検査方法および診断方法を適用するなど、包括的な検査手順で行うことが重要である。

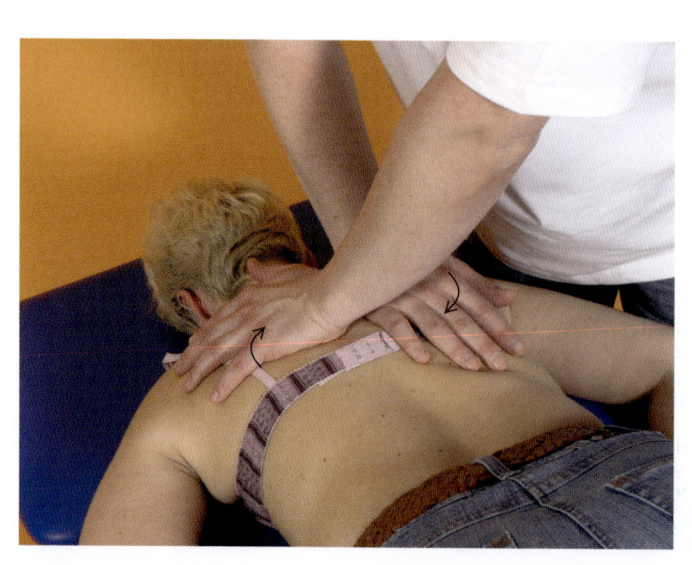

図8.132 スクリーニング手順としての、胸郭部への「スクリューテクニック」

参考文献

Ahlers MO, Freesmeyer WB, Göz, G, Jakstat HA, Koeck B, Mayer G, Ottl P, Reiber T, Seeher WD. Stellungnahme der DGZMK und der AFDT - Klinische Funktionsanalyse. zm-online. 2003;7: o.S.

Ahlers MO, jakstat HA. Klinische Funktionsanalyse als erster Schritt in der Diagnostik-Kaskade. Zeitsehr f kraniomand Funktion, Probeheft 2008;57-76:

Ahlers MO, jakstat HA. Klinische Funktionsanalyse. 3. Aufl. Hamburg: dentaConcept; 2007

Ahlers MO, Funktionsdiagnostik - Systematik und Auswertung. zm-onlme. 2004;2:o.S.

Boyd JP, Shankland W, Brown C, Schames J. Bezähmung der Muskelkräfte, welche die tUägliehe ZahnmediZin bedrohen. Sonderdruck der Postgraduate Dentistry. 2000; November:

Bnügger A. Lehrbuch der funktionellen Störungen des Bewegungssystems. Zollikon: Brügger; 2000

Bumann A, Lotzmann U. Farbatlanten der Zahnmedizin Bd. 12: Funktionsdiagnostik und Therapieprinzipien. Stuttgart: Thieme Verlag; 2000

Butler DS. Mobilisation des Nervensystems. Heidelberg: Springer Verlag; 1998

Costen JB. A syndrome of ear and sinus symptoms dependent upon disturbed function of the temporomandibular joint Ann Otol Rhinol Laryngol. 1934: 43: 1-4

Danner HW, jakstat HA, Ahlers MO. Correlations between posture and jaw relations. Zeitschrift für kraniomandibuläre Funktion. 2009; 1 (2):

Danner HW. Sander M. Orthopädische und physiotherapeutische Konsiliarbehandlung bei CMD. ZM. 2004; 22: 72-84

Dapprich J, Pauly T. Kiefergelenk und Wirbelsäule. ZMK. 2005; 7/8: o.S.

Dapprich J, Funktionstherapie. Berlin: Quintessenz; 2004

Dibbets JM, van der Weele LT. Signs and symptoms of temporomandibular disorders (TMD) and craniofacial form. Am J Orthod Dentofacial Orthop. 1996; 110: 73-78

Dußler E, Raab P, Kunzh B, Kirschner S, Witt E. Mandibuläre Mittellinienverschiebung und Asymmetrien des Halte - und Bewegungsapparates bei Kindern und jugendlichen. Manuelle Medizin. 2002; 40: 116-119

Duus P, Bähr M, Frorscher M. Neurologisch-topische Diagnostik. 9. Auflage. Stuttgart; Thieme Verlag; 2009

Dworkin SF. Perspectives on the interaction of biological, psychological and social factors in TMD. J Am Dent Assoc. 1994; 125: 856-863

Egermark I, Carlsson GE, Magnusson T. A 20 year longitudinal study of subjective symptoms of temporomandibular disorders from childhood to adulthood. Acta Odontol Scand. 2001; 59: 40-48

Ernst A, Freesmeyer W. Funktionsstörungen im KopfHals-Bereich. Stuttgart: Thieme Verlag; 2008

Ernst H. Krankengymnastik und physikalische Therapiemaßnahmen zur konservativen Therapie der Arthrose. Deutsch Z für Sportmedizin. 2003; 54(6), 191-195

Farmand M. Differentialdiagnostik des Kiefergelenkschmerzes - Untersuchungsmethoden und Krankheitsbilder. BZB. 2007; 11: (Wissenschaft und Forschung)

Fischer MJ, Riedlinger K, Hoy L, Gutenbrunner C, Bernateck M. Abhängigkeit von extrakranieller Schmerzlokalisation und Dysfunktionen im kraniomandibulären System. Hessisches Ärzteblatt 2009; 6: o.S.

Frisch H. Programmierte Therapie des Bewegungsapparates. 4. akt und erg. Auflage. Heidelberg: Springer Verlag; 2002

Frisch H. Programmierte Untersuchung des Bewegungsapparates. 9. Auflage. Heidelberg: Springer Verlag; 2009

Greene CS. The etiology of temporamandibular disorders: implications for treatment. J Orofac Pain. 2001; 15: 93-105

Groß H. Einfluss Manueller Therapie an der oberen HWS auf die Schmerzempfindlichkeit der Kaumuskulatur bei CMD. Manuelle Therapie. 2009; 13: 1-7

Honikel M. Das Craniomandibuläre System und seine Effekte auf die Körperhaltung - Teil III. Osteopath Med. 2007; 8 (4): 4-9

Horst R. Therapiekonzepte in der Physiotherapie: PNF. Stuttgart: Thieme Verlag; 2008

Huang GJ, LeResche L, Critchlow CW, Martin MD, Drangsholt MT. Risk factors for diagnostic subgroups of painful temporamandibular disorders. J Dent Res. 2002; 81: 284-288

Hülse M, Losert-Bruggner B. Der Einfluss der Kopfgelenke und/oder der Kiefergelenke auf die Hüftabduktion. Manuelle Medizin. 2002; 40: 97-100

Kitai N, Takada K, Yasuda Y, Verdonck A, Carels C. Pain and other cardinal TMJ dysfunction symptoms: a longitudinal survey of japanese female adolescents. J Oral Rehabil. 1997; 24: 741-748

Koch LE, Korbmacher H, Kahl-Nielke B. Messmethode zur Darstellung der isolierten Kopfgelenkbeweglichkeit bei Kindern und Erwachsenen. Manuelle Medizin. 2003; 41: 30-32

Köneke C. CMD aktuell - Interdisziplinäre Diagnostik und Therapie der Craniomandibulären Dysfunktion. Manuelle Medizin. 2008; 4: 265-268

Kopp S, Friedrichs A, Langbein U. Beeinflussung des funktionellen Bewegungsraumes von Hals-, Brust und Lendenwirbelsäule durch Aufbissbehelfe - Pilotstudie. Manuelle Medizin. 2003; 41: 39-51

Kopp S. Screening im kraniomandibulären System - Die Sicht des Zahnarztes/Kieferorthopäden. Hessisches Ärzteblatt 2009; 4: o. S.

Kunsch K, Kunsch S. Der Mensch in Zahlen. Erftstadt: area Verlag (in Zusammenarbeit mit Spektrum Verlag); 2005

Laskin DM. Temporamandibular disorders: the past, present and future. Odontology. 2007; 95 (1): 10-15

Lauer HC, Weigl P. Differentialdiagnose bei kraniomandibulärer Dysfunktion (CMD). zm-online. 2004; 2

Liem T. Kraniosakrale Osteapathie - Ein praktisches Lehrbuch. Stuttgart: Hippakrates Verlag; 2010

Lippold V, Ehmer U, van den Bos L. Beziehung zwischen kieferorthopädischen und orthopädischen Befunden. Manuelle Medizin. 2000; 38: 346-350

Losert-Bruggner B Hülse M, Dudek B. Wenn Schmerzen nicht schlafen Jassen, Teil 1. AZN. 2007; 1: 20-25

Losert-Bruggner B Hülse M, Dudek B. Wenn Schmerzen nicht schlafen lassen, Teil 2. AZN. 2007; 2: 16-19

Losert-Bruggner B, Schöttl R, Zawadski W. Craniomandibuläre Dysfunktion und Schwindel. GZM. 2003; 8,3: 38-41

Losert-Bruggner B. Therapieresistente Kopfschmerzen, Probleme im Bereich der HWS, Schwindel, Augenbrennen und Tinnitus können ihre Ursache im Zahnsystem haben. Z.f. Physiotherapeuten. 2000; 11: 1923-1927

Lotzmann U, Kobes LWR. Funktionsstörungen des Kauorgans und Hals-Nasen-Ohren-Symptome. Dtsch Stomatal. 1991; 41: 414-417

Lotzmann U. Okklusion, Kiefergelenk und Wirbelsäule. zm-online. 2002; 1: o.S.

Madsen H. Schmerztherapeutische Prinzipien bei Diagnose und Therapie von CMD. Zahn Prax. 2004; 7: 478-483

Maitland G. Manipulation der peripheren Gelenke. 2. Auflage. Heidelberg: Springer Verlag; 1996

Maitland G. Manipulation der Wirbelsäule. 2. Auflage. Heidelberg: Springer Verlag; 1994

Marbach JJ. Is there a myofascial, temporamandibular disorder personality? J Mass Dent Soc. 1995; 44: 12-15

Marbach JJ. The temporamandibular pain dysfunction syndrome personality: fact or fiction? J Oral Rehab. 1992; 19: 545-560

Morris S, Benjamin S, Gray R, Bennett D. Physical, psychiatric and social characteristics of the temporamandibular disorder pain dysfunction syndrome: the relationship of mental disorders to presentation. Br Dent j: 1997; 182: 255-260

Okeson JP. Orofacial pain, guidelines for assessment, diagnosis and management. Hanover Park: Quintessence; 1996

Peroz I, Herrligkoffer K, Lange KP. MRT-gestützte Nachuntersuchung bei Diskusverlagerung ohne Reposition. Zeitschr f Kraniomand Funktion, Probeheft. 2008: 43-55

Perrini F, Tallents RH, Katzberg RW, Ribeiro RF, Kyrkanides S, Moses ME. Generalized joint laxity and temporomandibular disorders. J Orofac Pain. 1997; 11 : 215-221

von Piekartz H. Kiefer-, Gesichts- und Zervikalregion: Neuromuskuloskelettale Untersuchung, Therapie und Management. Stuttgart: Thieme Verlag; 2005

von Piekartz H. Kraniofaziale Region - Einflüsse mechanischer Stimulation und ihre Bedeutung für die Manuelle Therapie. Manuelle Therapie. 2002; 6: 77-86

Rees LA. The structure and the function of the mandibular joint. Br Dent J. 1954; 96: 125-133

Reichert B. Anatomie in vivo - Palpieren und verstehen Rumpf und Kopf. Stuttgart: Thieme Verlag; 2007

Ren YF, Isberg A, Westessan PL. Condyle position in the temporamandibular joint: comparison between asymptomatic volunteers with normal disk position and patients with disk displacement. Oral Surg Oral Med Oral Pathol Oral Radiol Endod. 1995; 80: 101-107

Righellis S. Gelenkachsenposition und Funktionsstörungen des Kiefergelenkes. Inform Orthod Kieferorthop. 1999; 31: 315-317

Salaorni C, Palla S. Condylar rotation and anterior translation in healthy human temporamandibular joints. Schweiz Monatsschr Zahnmed. 1994; 104: 415-422

Schieferstein H, Zäh M, Reinhart G, Hrsg. Experimentelle Analyse des menschlichen Kausystems. iwb Forschungsberichte: Band 180. München: Herbert Utz Verlag; 2003

Schlumpf U, Mariacher S. Arthrose - Physiotherapie: Wann, welche, wieviel? Schweiz Med Forum. 2002; 24: 581-584

Schupp W, Marx G. Manuelle Behandlung der Kiefergelenke zur Therapie der kraniomandibulären Dysfunktion. Manuelle Medizin. 2002; 40 (3): 177-183

Schupp W. Manuelle Medizin, Pädiatrie und Kieferorthopädie. Ein Modell für eine integrative Vernetzung. Manuelle Medizin. 2003; 41 : 302-308

Sebald WG. Cranio-Mandibuläre Dysfunktion. ZBay. 2000; 9: 35-40

Sessle BJ. The neural basis of temporamandibular joint and masticatory muscle pain. J Orofac Pain. 1999; 13: 238-245

Shacklock M, Butler DS, Gifford L. Ein Konzept zur Behandlung abnormaler neuraler Dynamik. 2. Auflage. Stuttgart: ZVK Landesverband BW; 1997

Shacklock M. Angewandte Neurodynamik - Neuromuskuloskeletale Strukturen verstehen und behandeln. München: Urban&Fischer; 2008

Solow B, Sonnesen L. Head posture and malocclusions. Eur J Orthod. 1998; 20: 685-693

Steenks MH, de Wijer A. Kiefergelenkfehlfunktionen aus physiotherapeutischer und zahnmedizinischer Sicht. Berlin: quintessenz Verlag; 1991

Tanaka E, van Eijden T. Biomechanical behavior of the temporamandibular joint disk - Critical Review. Oral Biol Med. 2003; 14: 138-150

Türp J. Kowalski C, O□Leary N, Stohler C. Pain maps from facial pain patients indicate a broad pain geography. J Dent Res. 1998; 77: 1465-1472

van den Berg F, Hrsg. Angewandte Physiologie, Bd. 1: Das Bindegewebe des Bewegungsapparates verstehen und beeinflussen. 2. Aufl. Stuttgart: Thieme Verlag; 2003

van den Berg F, Hrsg. Angewandte Physiologie, Bd. 3: Therapie, Training, Tests. Stuttgart: Thieme Verlag; 2000

van den Berg F, Hrsg. Angewandte Physiologie, Bd. 4: Schmerzen verstehen und beeinflussen. Stuttgart: Thieme Verlag; 2003

Westling L. Temporamandibular joint dysfunction and systemic joint laxity. Swed Dent J suppl. 1992; o.S.

Wiberg B, Wanman A. Signs of osteoarhtrosis of the temporamandibular joints in young patients: a clinical and radiographic study. Oral Surg Oral Med Oral Pathol Oral Radiol Endod. 1998;86: 158-164

Zach GA, Andreasen K. Evaluation of the psychological profiles of patients with signs and symptoms of temporamandibular disorders. J Prothet Dent. 1991; 66: 810-812

Zakrzewska JM. Diagnosis and management of non-dental orofacial pain. Dent Updat. 2007; 34 (3): 134-139

9 CMDにおける4つの主要症状

9.1 開口運動の定量的障害　152

9.2 開口運動の質的障害　153

9.3 関節雑音　155

9.4 痛み　157

CMDの症状を以下に示す主要症状に絞り込むことは、頭蓋下顎系の問題の全容を言い表すのには適切ではなく、さまざまな要因の関連についても説明が不十分となる。しかし、これらの(主要な)症状に関する知識を持つことにより、CMDであることが特定されていない患者や、他の主要症状(頸椎症候群、めまい、耳鳴りなど)を持つ患者に対し、検査計画が立案しやすくなり、またはCMDのスクリーニングが必要な場合、その判断が下しやすくなり、理学療法士としての全体的なマネジメントにおいて治療に一貫性を持たせることができる。

神経、筋、骨格系の障害を持つ患者の大半は、これらの病像のどれかひとつに該当する症状がきわめて頻繁に臨床的に現れている。このような状態のことを、臨床的病像または一次性機能障害の主要症状という(Ahlers 2004、2008)。診療の現場ではこのような頻発する主要症状に属する障害がよく見られるため、それらの障害を容易に臨床的に分類することができる。

当然これらの「主要症状」を取り除くための適切な治療の方向性がすでに示されてもいる。また、CMDに特化した臨床的病像は、しばしば、いわゆるこの「主要症状」とともに現れる。この主要症状は多くの患者において臨床で頻繁に確認される。そのため、治療目標として治療に組み込まれなければならない。

CMDのもっとも頻繁に見られる症状(主要症状)は以下のとおりである。
- 開口運動の制限(開口運動の定量的障害)
- 開口運動の質的な変化、すなわち、動線の側方へのずれ(偏位または偏差、機械的な変化によって生じることが多い)
- クリック音または軋轢音
- 痛み

9.1 開口運動の定量的障害

開口運動に制限のある患者の場合、顎関節の運動量が減少する。痛み、関節部の圧迫感、関節の摩擦の増大(クリック音が生じることもある)などの随伴症状が現れる場合もある。運動制限についての説明は、その量という点において最新の文献は一致している。運動量が38mm以下である場合、歯科では開口運動容量の制限、または減少という(図9.1)。開口運動に制限がある患者は、診療の現場でもよく見られ、その障害の原因はさまざまである(表9.1)。その原因には、顎関節、咀嚼筋、または

表9.1 運動の定量的障害の原因

考えられる病因	考えられる原因
解剖学的構造 (咀嚼筋、関節包、関節円板、関節面)への過負荷	■ 噛み慣れない硬い食品の咀嚼 ■ 顎関節ポジションの長期間の固定(歯科治療における開口ポジションなど) ■ パラファンクション、習慣(チューインガム噛み、歯の圧迫、歯ぎしりなど)
解剖学的構造 (咀嚼筋、関節包、関節円板、関節面)の損傷	■ 下顎骨骨折後の状態(転倒、打撃などによるもの) ■ 直接の外傷(ハンドボール、サッカー、ボクシング、格闘技などでの蹴りなどによる)が原因となった、側頭下顎関節部の打撲傷 ■ 急激な下顎の運動(早すぎる開口運動または閉口運動)
変性のプロセス (変形性関節症)	■ 長期間にわたる負荷(長年の歯ぎしりなど) ■ 古い負傷(下顎骨骨折)を原因とする関節前部の変形
機械的な状態の変化 (身体姿勢および頭部姿勢からの影響)	■ 就業中やプライベートな時間(趣味など)での不適切な姿勢 ■ 原因と結果の連鎖(スランプ姿勢、上位交差症候群) ■ 関節内部の変化(関節円板の転位)

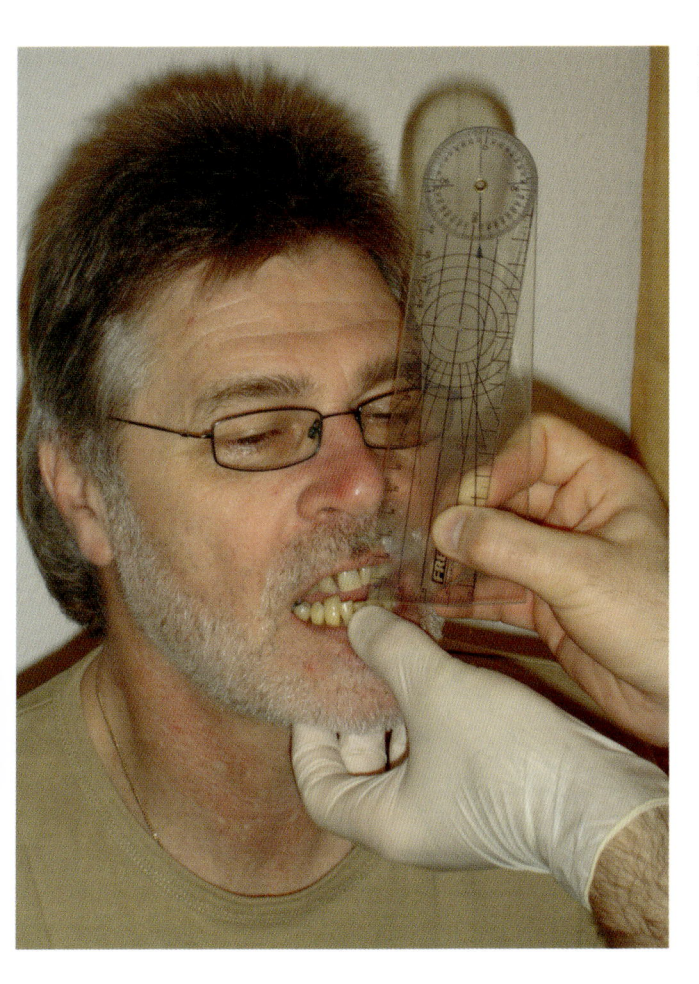

図9.1 顎への外科的介入の結果生じた、痛みを伴う運動制限による開口障害

神経構造（三叉神経）の慢性的変化（変性も）が、まず第一に考えられる。これらの変化は、外傷（既述の顎構造に強い力が直接働いた結果）を受けた後の状態や、歯科治療または顎の整形外科治療などが原因で生じる場合もある。

9.2 開口運動の質的障害

　運動の質とは、運動全体において最善の神経筋の制御と調節がなされる中で、損失や、摩擦、および負荷の少ない状態で運動が実行されるかどうかによって決まる（Ahlers 2008）。通常、関節が運動することによって、運動する関節の周辺組織（筋、神経、靱帯など）およびその隣接する組織に悪影響が及ぶことはない。医学の世界で「形状が機能を決定し、機能が形状を形成する」といわれているように、運動の質的な障害または質的な特徴は、特に運動に関与する構造の機械的な障害、さらには機械的な変化および変化への適合プロセスにその原因を求められることである（図9.2、9.3）。

　運動の質が低下するとき、多くは機械的原因および/または神経的原因、すなわち調節に関係する原

154

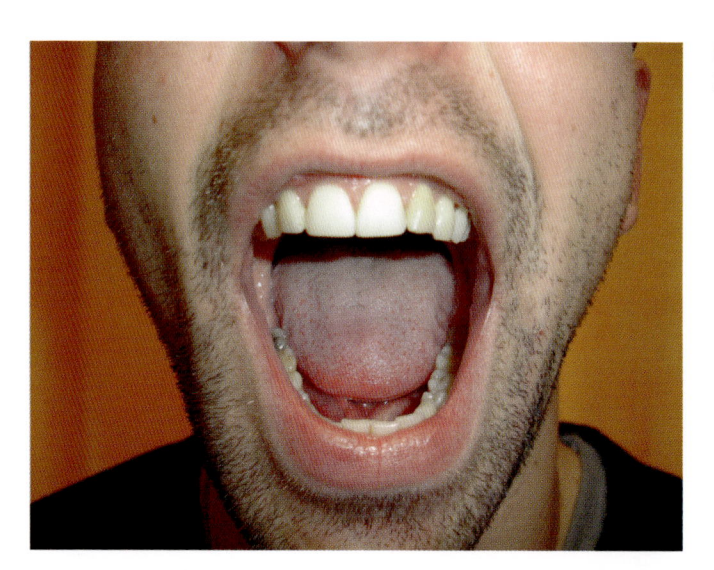

図9.2 質的な運動エラー：開口の際の左側への偏差

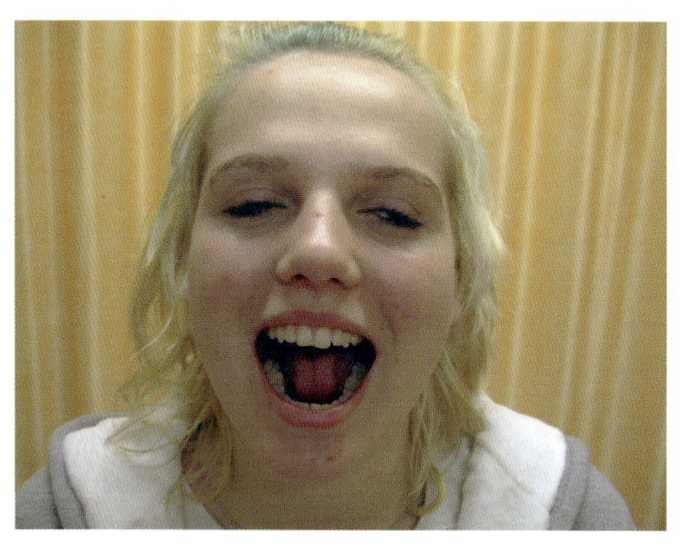

図9.3 質的な運動エラー：運動途中で右側に逸れる偏位

表9.2 質的な運動障害の原因

病理モデル	原因
■ 最適な運動制御および調節のための条件の変化（関節パートナーの機械的な変化、または運動の誘導を担当する構造の神経筋性変化） ■ 軟骨の変化（変性）、または関節円板の障害などの関節内部の変化（二層部の変化）による関節面の不一致 ■ 筋の緊張亢進が、片側だけに力のベクトルを集中させる	■ 咀嚼時の異常な高負荷、歯の圧迫、歯ぎしり ■ 変性変化 ■ 側頭下顎関節部の外傷後の状態 ■ 変性、外傷、または恒常的な過負荷の結果としての関節円板前方転位 ■ 歯ぎしりに起因する不適切なストレス処理

因がある(表9.2)。運動制御のもととなる要因が相互作用した結果、運動の誘導および調節メカニズムの変化が生じる。顎関節にとっては、この運動の質の低下は、機械的な負荷の変動に対する適応不良を意味する。運動の質的障害には、運動の軌道の変化、または運動軸の移動が含まれる。これらによって、新しい条件が発生するため調節機能の悪化という結果を生む。このような変化が生じると、器官は多大な神経筋の適合を行わなければならなくなるが、これを十分に遂行するには与えられた時間が少なすぎる。器官が適合するということは、さまざまな種類の障害が発生していることを意味する。障害は、過負荷から構造の直接の損傷に到るまで、幅広い範囲で発生する。

関節運動の質的な変化は、周辺の構造に必ず直接のまたは即時の影響を与え、何らかの結果をもたらす。この結果は、まず構造(筋、腱、または関節包など)への機械的負荷の増大として現れる。すなわち、構造というものは新しい状態に対応するのに時間がかかるため、このような変動のあった初期にまず負荷への対応が大きく求められるからである。これによって、過負荷による負傷の危険が増す。これは原因と結果の連鎖の最終的な帰結である。

9.3　関節雑音

　一定の下顎の運動で側頭下顎関節部にクリック音または軋轢音が発生する現象は、CMD患者には頻繁に見られる。患者にとって、関節雑音の現象は大きな負担になる。クリック音はしばしば関節運動メカニズムが基準からずれている指標としてとらえられ、これによって関節の摩耗による変性プロセスに落ち入りやすくなる。また、関節雑音は新陳代謝の異常を示す指標としても捉えられる。これによってバランスが崩れ、関与する構造の機械的な摩擦が増えて弾性が喪失する適合不良が生じる。特に一

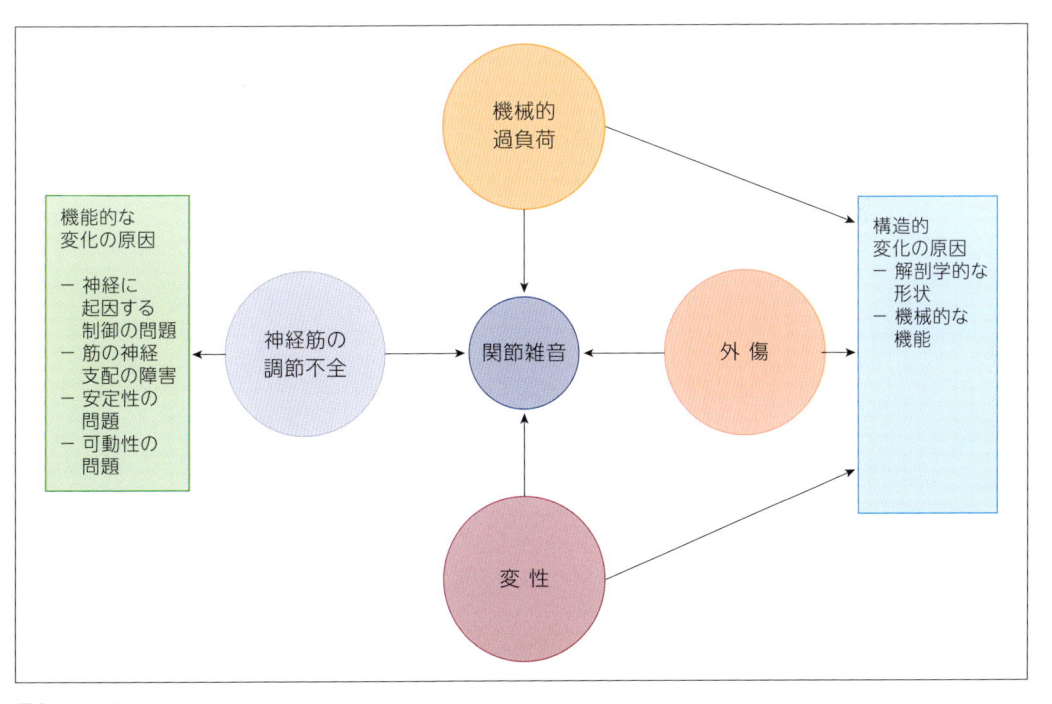

図9.4　関節雑音の原因

定の下顎骨運動において強い軋轢音が生じる場合は、まず第一に関節面の病理的な変化が原因であると見なす。トリガーとしては、異常な機械的負荷による軟骨面の粗雑化、ならびに突発性の外傷などが考えられる。さらに、軟骨や骨の生成物または関節内遊離体なども雑音の原因として考えられる（図9.4）。

側頭下顎関節部の関節雑音は、主に2つのメカニズムが原因で発生する。第一の発生メカニズムは、既述のように、構造的な変化とそれと並行して起こる機械的な適合である。これ以外にも、機能的な変化が既存の関節雑音の原因である可能性もある。関節の運動の機械的制御および誘導の領域での機能不全が、関節雑音の原因として考えられる（Ahlers 2004、2008）。これらの関節雑音の原因となり得る機能不全には、筋組織の緊張亢進、または靭帯の緊張、そして関節内部の関節円板の転位などがある。構造的な変化から機能的な変化に到る、または機能的な変化から構造的な変化に到る相互作用が進行する可能性がある。基本的にCMD患者には2つの方向のどちらも出現する可能性がある。クリック音の包括的機能的な検査については、8.7章に記載されている（Kopp 2009）。

理学療法士の行う検査には、最初に以下の2つ

表9.3 顎関節のクリック音の原因

関節雑音の主な原因	臨床的状態
関節円板前方転位 （運動末期での整復あり）	■ 閉口した状態では、関節円板は前方位置にある。 ■ 開口運動の末期において関節円板は整復し（すなわち、再び関節顆上に戻る）、これによってクリック音が生じる。 ■ 検査方法として、ワッテ（巻き綿）を噛むテストなどがある。臼歯で2個のワッテを噛ませることによって、閉口運動が最後まで行えないようにする。関節円板は関節顆から外れない（前方転位しない）ので開口運動末期の整復も行われないことになる（ワッテを噛むことで、運動末期のクリック音が発生しなくなる）。
関節円板の部分的転位	■ クリック音は初期または中期に多く発生する。 ■ 動的な圧迫：二層部上層の緊張が強まる（結果的に関節雑音が遅れて大きく発生する） ■ 内側および外側への移動：雑音が発生しない場合、この位置での関節円板と関節顆との関係はよくなっている。すなわち、中期および末期への移動で雑音が発生しないことは、前中央部の部分的な関節円板転位を意味する。
関節円板の完全転位	■ 動的な圧迫：クリック音が遅れて大きく発生する。 ■ 移動の際に雑音が発生しない場合、たいていは機械的な開口運動の制限という結果に到る。 ■ 内側および/または外側への移動：この検査を行っても変化はない。すなわち、クリック音は変わらずに発生する。
関節円板の可動性過剰	■ 動的な圧迫によってクリック音は減少する（関節顆のセンタリングによる） ■ 外側への移動を伴う動的な圧迫：関節円板の顆との関係が悪くなれば、雑音が大きくなる。
外側靭帯のクリック音	クリック音は以下のようにして現れる。 ■ 初期、中期に発生する。 ■ 開口/閉口の際、同じ位置で雑音が発生する。 ■ 動的圧迫を加えると静かに同じ位置で発生する。 ■ 運動の制限はなし。
軟骨の肥大	■ 開口時の動的圧迫：雑音が大きくなる。位置は同じ。 ■ 内側/外側への移動：通常、どちらの方向でも雑音が大きくなることはない（変化なし）。
関節顆の可動性過剰	■ 腹側頭側への圧力のない受動的閉口では、雑音が発生しないことが多い。 ■ 開口運動の最終域あたり、および閉口運動の開始において、関節雑音が聞こえる。

の質問を行うことが重要である(表9.3)。
- どのような運動の際に、そしてどのタイミングで関節雑音が発生するか(初期、中期、または末期)?
- 関節雑音は、外部から何らかの刺激を受けて変化するか否か?

9.4 痛み

運動系の痛みは以前からずっと、人が治療を求める理由のナンバーワンであり、痛みを持つ患者は激しい苦痛を感じる。痛みに苦しむ人は、当面の痛みの問題がなく可動性の問題だけしかない患者よりも、早期に医師またはセラピストのもとを訪れて診察や治療を受ける(Losert-Bruggner 2007)。それと同様に、側頭下顎関節部の痛みも、治療を求める動機としてきわめて頻繁に見られ、さまざまな神経筋骨格系に由来する原因を持っている(Farmand 2007、Köneke 2008);(図9.5)。

側頭下顎関節の痛みは隣接する解剖学的部位(頸椎、肩部、顔部、頸部、または頭部)への放散痛となり得るが、逆に、これらの部位から顎関節部に刺激が伝わることもある(Sessle 1999)。治療効果が長期にわたって持続する効果的な治療を行うには、包括的な診断と痛みの発生源となっている構造を特定することが必要である。必要に応じて、他の専門分野(神経科、歯科、整形外科など)の鑑別診断も用いると良い。痛みへの過敏性が臨床的に頻繁に見られる顎関節構造の簡略な概観を表9.4に示す。

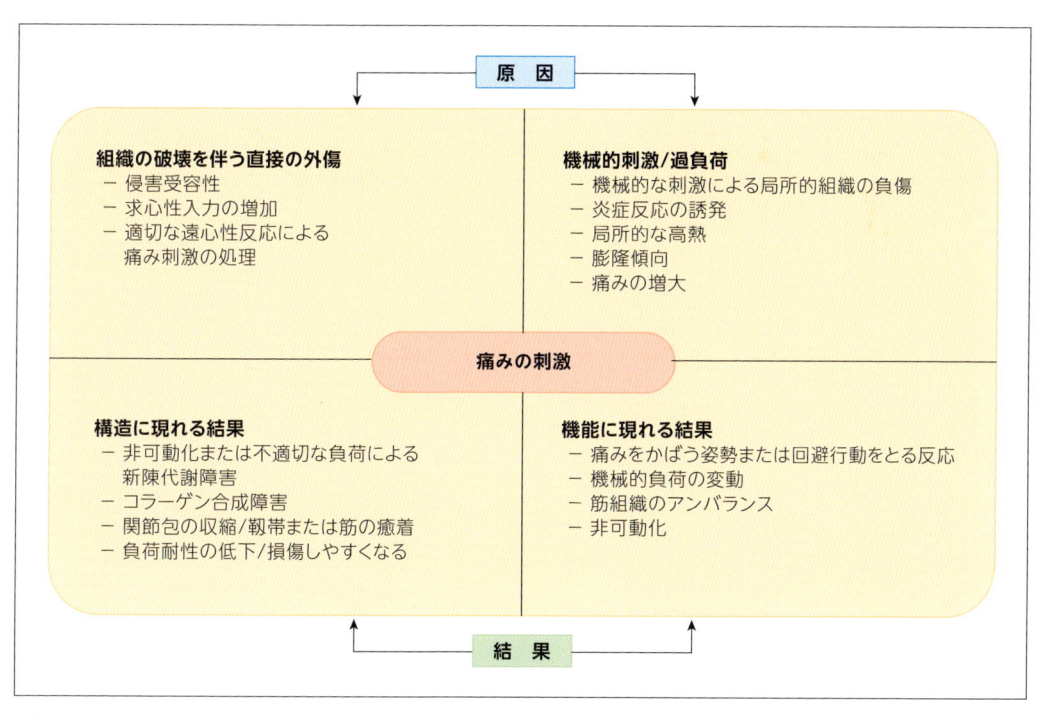

図9.5 顎部の痛みの刺激原因と結果の連鎖

表9.4　側頭下顎関節部の痛みを誘発する過敏性の強い構造

顎関節の痛みを誘発する過敏性の強い構造	臨床的状態
関節包および靱帯	■ 局所的な痛み ■ 圧迫に対する顕著な痛み ■ 関節の膨隆傾向もあり得る ■ 局所的な高熱 ■ 運動機能不全
咀嚼筋	■ 圧迫に対する筋の痛み（起始部、筋腹、付着部） ■ 咬合痛（収縮痛） ■ 運動機能不全
二層部	■ 咀嚼運動時の圧迫痛（慢性的な関節円板前方転位において、二層部が関節顆上に載る） ■ 転位によるクリック音が痛みを誘発する場合もあり得る
神経構造（三叉神経）	■ 頭蓋骨の神経孔の圧迫に対する痛み ■ 頭痛、顔面痛 ■ 眼の障害（圧迫感、涙の分泌の増加または減少）

参考文献

Ahlers MO, Freesmeyer WB. Göz. G, jakstat HA, Koeck B, Mayer G, Ottl P, Reiber T, Seeher WD. Stellungnahme der DGZMK und der AFDT - Klinische Funktionsanalyse. zm-online. 2003; 7: o.S.

Ahlers MO, Jakstat HA. Klinische Funktionsanalyse als erster Schritt in der Diagnostik-Kaskade. Zeitsehr f kraniomand Funktion, Probeheft 2008; 57-76

Ahlers MO. Funktionsdiagnostik - Systematik und Auswertung. zm-online. 2004; 2: o.S.

Costen JB. A syndrome of ear and sinus symptoms dependent upon disturbed function of the temporamandibular joint Ann Otol Rhinol Laryngal. 1934; 43: 1-4

Danner HW, jakstat HA. Ahlers MO. Cerrelations between posture and jaw relations. Zeitschrift für kraniomandibuläre Funktion. 2009; 1 (2): 1-15

Danner HW, Sander M. Orthopädische und physiotherapeutische Konsiliarbehandlung bei CMD. ZM. 2004; 22: 72-81

Dibbets JM, van der Weele LT. Signs and symptoms of temporamandibular disorders (TMD) and craniofacial form. Am J Orthod Dentofacial Orthop. 1996; 110: 73-78

Farmand M. Differentialdiagnostik des Kiefergelenkschmerzes - Untersuchungsmethoden und Krankheitsbilder. BZB. 2007; 11: Wissenschaft und Forschung

Fischer MJ, Riedlinger K, Hoy L, Gutenbrunner C, Bernateck M. Abhängigkeit von extrakranieller Schmerzlokalisation und Dysfunktionen im kraniomandibulären System. Hessisches Ärzteblatt 2009; 6: 386-392

Köneke C. CMD aktuell - Interdisziplinäre Diagnostik und Therapie der Craniomandibulären Dysfunktion. Manuelle Medizin. 2008; 4: 265-268

Kopp S. Screening im kraniomandibulären System - Die Sicht des Zahnarztes/Kieferorthopäden. Hessisches Ärzteblatt 2009; 4

Lauer HC, Weigl P. Differentialdiagnose bei kraniomandibulärer Dysfunktion (CMD). zm-online. 2004; 2: o.S.

Losert-Bruggner B. Hülse M, Dudek B. Wenn Schmerzen nicht schlafen lassen, Teil 1. AZN. 2007; 1: 20-25

Losert-Bruggner B, Hülse M, Dudek B. Wenn Schmerzen nicht schlafen lassen, Teil 2. AZN. 2007; 2: 16-19

Losert-Bruggner B, Schöttl R, Zawadski W. Craniomandibuläre Dysfunktion und Schwindel. GZM. 2003; 3: 38-41

Losert-Bruggner B. Therapieresistente Kopfschmerzen, Probleme im Bereich der HWS, Schwindel, Augenbrennen und Tinnitus können ihre Ursache im Zahnsystem haben. Z.f. Physiotherapeuten. 2000; 11: 1923-1927

Righellis S. Gelenkachsenposition und Funktionsstörungen des Kiefergelenkes. lnform Orthod Kieferorthop. 1999; 31: 315-317

Sebald WG. Cranio-Mandibuläre Dysfunktion. ZBay. 2000; 9: 35-40

Sessie BJ. The neural basis of temporamandibular joint and masticatory muscle pain. J Orofac Pain. 1999; 13: 238-245

10 顎関節機能障害の4つの主要な原因

10.1 筋に起因するもの　160

10.2 関節に起因するもの　162

10.3 関節円板に起因するもの　164

10.4 神経に起因するもの　166

CMDの病因は千差万別であり、それぞれの問題が画一的な理学療法治療で改善されたり取り除かれたりすることはない。

第1章および第4章に記載したように、慢性のCMD患者の診断および治療では、他の専門的な医療分野との学際的な協力を行うことが多い。理学療法士は運動器官または運動系の専門家であり、治療もまた運動系の分野、すなわち顎関節に向けられるべきであり、治療の成功に向けての良好な見通しを立てる役割を持っている。特に、頸部の神経筋骨格系の所見が陽性であった場合、理学療法士としての治療介入を行う必要がある（Peroz 1997、2003）。

この顎関節の機能障害の4つの主要な原因は、病因という観点からも理学療法的治療を行うことが意義深いもので、頸部の神経筋骨格構造に対応するものである。これらの構造の診断を行いどんな機能障害があるか確認すると、そこから、理学療法介入の方法が割り出される。CMDの主要な病因を探り始めるとき、病因の説明モデルを見直しておくと良い（第1章を参照）。図10.1 のモデルは、このあと本章で説明する。

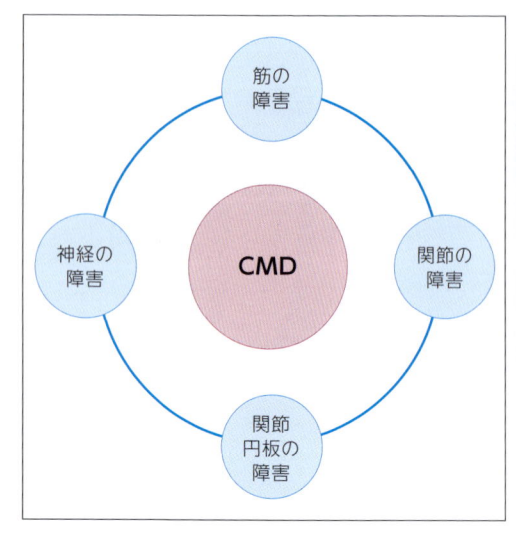

図10.1 CMDの病因モデル

10.1 筋に起因するもの

CMDの原因が筋であるとする仮説を立てるには、口腔周辺の筋組織の変化および適合プロセスによる病理生理学的発達、または口腔周辺の筋組織の所見が根拠となる。セラピストは、診断を行い（基本的に筋組織の検査を行い）この筋に原因があるとする仮説を実証しなければならない。これに対応する陽性の所見が出た場合、歯科ではこれを筋関節症、すなわち咀嚼筋と顎関節の疾病であるとする。この筋関節症は、一般的に以下に挙げる咀嚼筋または表情筋の臨床的症状を有する。
- 筋痛
- 筋炎
- 筋痙攣
- 筋萎縮

また、隣接する部位はCMDが発生する場合には常に影響要因を提供する可能性があるため、上部頸椎の筋（頸部短筋）および肩部の筋も考慮に入れておくと良い。

CMDの筋に由来する原因は、その患者の個人的な潜在的条件によって異なる（図10.2）。例えば慢性的な歯ぎしりによる筋への負荷要因があるとする。これに、患者の不適切なストレス管理（職業、家族、完璧主義など）が加わり障害が維持されている場合、さらにこの他の機能障害が発生することが予想される（Diehl他 2008、Höfel 2006）。機能障害は、速度の速い、調節を欠いた運動を1回しただけで引き起こされることがよくある。例えば、大きなあくびなどがそれに当たる。咀嚼筋を極端に伸長させるような、損傷の可能性を伴うような負荷の大きな開口運動は、筋組織を構造的に損傷する可能性がある。この時筋線維にごく小さな亀裂が生じる場合があり、これがこの他の筋機能障害の原因となる可能性がある。この構造的な、外傷による咀嚼筋の変化が局所的な組織に対して意味することは、

10. 顎関節機能障害の4つの主要な原因

潜在的条件	局所的条件
− 異常な負荷 − 過負荷 − 直接の外傷 − 異常な習慣（パラファンクション） − ストレスの多い状態	− 高いエネルギー消費 − 新陳代謝の不全による局所貧血 − 局所的な組織の酸化症 − 組織損傷の潜在的な可能性

CMDの筋を原因とする仮説

予想される結果	筋組織の機能障害
− 関節全体の障害 − 神経支配の変化 − 関節内部構造の機械的障害	− 筋力喪失 − 萎縮／肥大 − 痛み − 保護姿勢/回避反応

図10.2 CMD患者の筋を原因とする仮説鑑定

軟部組織の膨隆も引き起こしかねない直接の炎症、局所的高熱、痛みを回避する反応、回避メカニズムの確立、可動性の減少を引き起こし、これらによって隣接する組織および構造の負荷が増大することである。この状態がさらに進むと、新陳代謝の問題が発生し、局所的な酸化や筋力の喪失などに結びつく。機能障害が長期にわたって治療されない場合、該当する筋の萎縮や、咀嚼筋の神経支配の経路が変化する可能性がある。この局所的なネガティブな適合が、最終的には、隣接する組織（肩部および頸椎）にも及んでいく可能性がある。

セラピストは筋機能の検査を行い、それをもとに筋系の障害を診断する。

セラピストは、筋組織のさまざまな作用の仕方（求心性、等尺性、遠心性）についても機能障害または機能不全がないかどうか検査を行い、検査の結果から筋の機能性についての所見を提示する（Palla 2002）。治療を進めて行く一方で、セラピストは症状を呈する筋（および隣接する筋も）について繰り返し検査を行い、いかなる疾病過程の要因も見逃さないようにする。この時、左右の比較検査を行うことを基本とする。例えば左右の咬筋、または咀嚼筋の筋のアンバランスは、筋に関する障害があることを示す（図10.3、10.4）。これ以外の検査における観点に、習慣的姿勢がある。例えば、スランプ姿勢などである（第8.1.2章を参照）。このような種類の習慣的な姿勢がある場合、常に筋のアンバランスがあることを念頭に入れておかなければならない。もちろん顎部もその中に含まれる（Türp他 2005）。図10.5に示した患者の典型的な習慣的姿勢は、筋のアンバランスに到る潜在的可能性を有しており、これが筋に起因する疾病および機能障害をもたらす（偏向位置）。

● 上部頸椎の伸展（伸筋の収縮と屈筋の延長。屈筋はほぼ機能不全の状態）

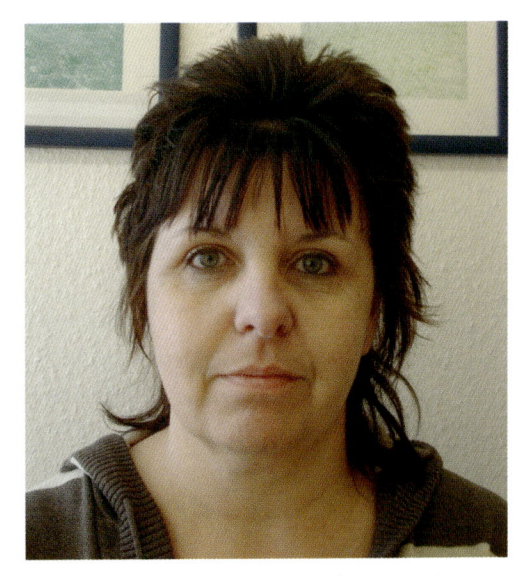

図10.3 咬筋のアンバランス：左側が収縮した患者

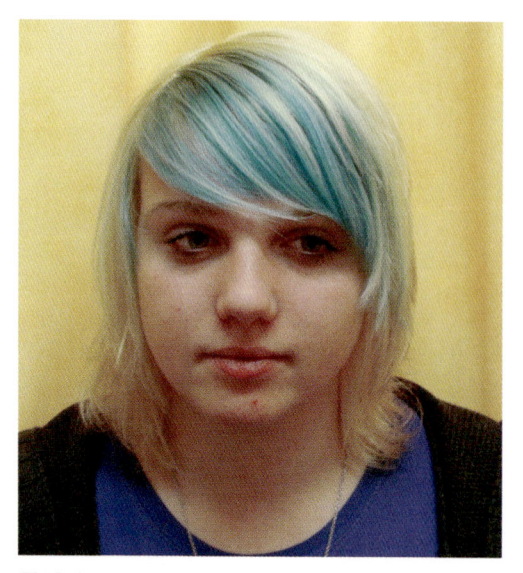

図10.4 咀嚼筋のアンバランス：左側が肥大した患者

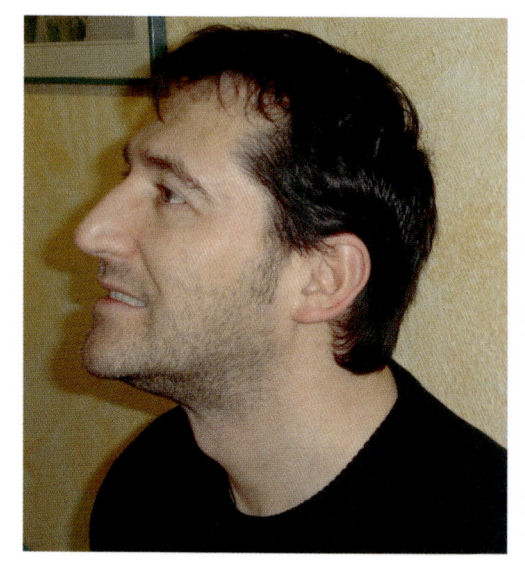

図10.5 スランプ姿勢の患者

- 胸椎部分の円背（肩甲帯挙筋の接近と下制筋の延長、および胸部伸筋の延長）
- 肩甲帯の前方突出（突出筋の収縮と後退筋の延長）

10.2　関節に起因するもの

　関節障害という枠組みの中に、CMDに結びつく可能性のある関節内外のあらゆる再生的または変性的変化が含まれている。CMDが関節の問題に起因するという仮説は、骨格系の診断において該当する所見が見い出されることで実証される。関節障害に属する症状には以下のようなものがある。
- 顎関節症
- 顎関節炎
- 関節パートナーの形状不一致（下顎顆）
- 下顎顆の位置の変動

　偏位または偏差（すなわち運動の質的変化、悪化）はほとんどの場合、関節に何らかの変化があることを示すものである。このような運動の質的変化は、関節雑音（クリック音または軋轢音）の発生を伴うことが多い。偏位および偏差は、咬合誤差を伴う。咬合誤差は、舌圧子（へら）を使った検査によって明らかになる。患者の頸椎をニュートラルなポジションにし、犬歯の後方で水平にした舌圧子を噛ませる。咬合が左右対称であれば、舌圧子は水平を保ち、咬合誤差があれば、水平を保てない（図

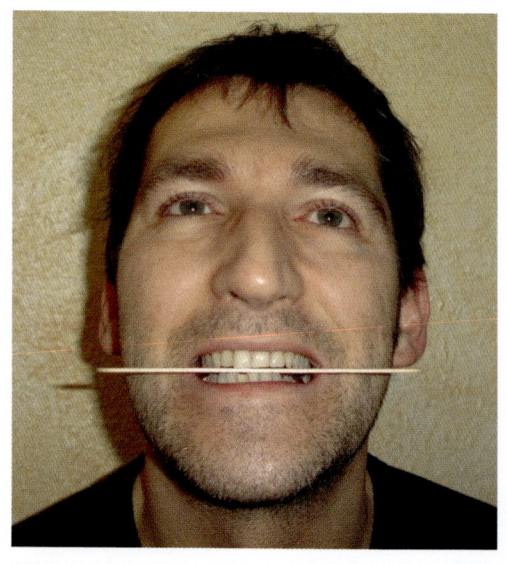

図10.6 咬合位置が斜めになった例（左側が上がっている）

10. 顎関節機能障害の4つの主要な原因　163

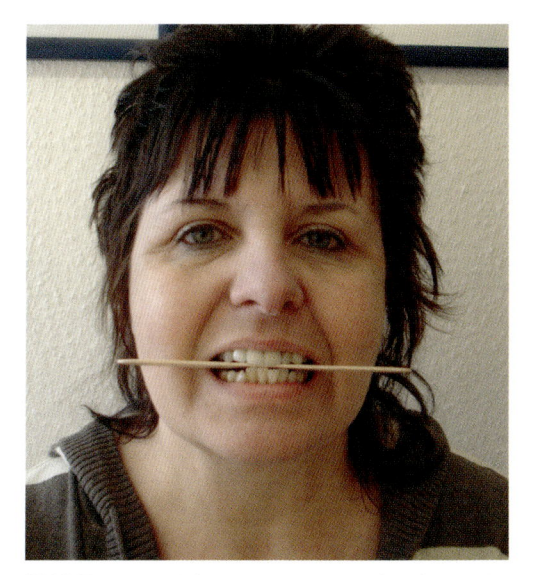

図10.7　咬合位置が斜めになった例（右側が上がっている）

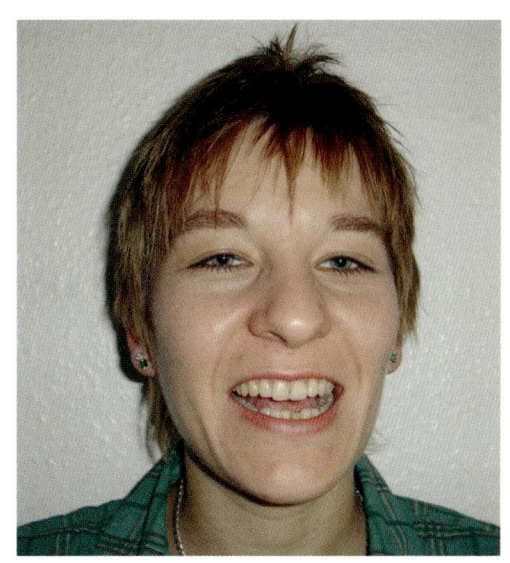

図10.8　運動初期の左側への偏位（中心線の移動）

10.6-10.8）。

　CMDの原因を関節の問題に求める場合、以下のように説明できる。また、患者個人の素因が認められる場合もある。この場合、とりわけ異常なストレスの負荷がかかっていることが目に付く（感情的なものや職業に関係するもの）（Diehl他 2008、Höfel 2006）。同様に、歯ぎしり、その他の（ストレスによると思われるものも）パラファンクション、例えば指の爪噛み、鉛筆噛み、過度のチューインガム噛み、硬い食品を極端に強く噛むなどによる、顎関節への異常な負荷などが考えられる。これ以外に考えられるシナリオとしては、暴力や打撃あるいはボールなどが患者の顔面を直撃するなどによる、関節包や関節面への直接の外傷がある。これらの潜在的条件が関節全体に負荷を与え、顎関節および関与する構造をこれらの負荷に対応して適合させる方向に導く。このような種類の変化はそれぞれ、負荷に適合した関節メカニズムを生じさせる。これらの適合はポジティ

潜在的条件	局所的条件
− 異常な負荷 − 継続する過負荷 − 直接の外傷 − 異常な習慣（パラファンクション） − ストレスの多い状態	− 機械的負荷が高くなる − 変形が強いられる − 軟骨面の摩擦負荷の増大 − 組織の損傷
CMDの関節起因仮説	
予想される結果 − 関節の機能的障害 − 神経支配の変化 − 関節内部構造の機械的障害	関節の機能障害 − 関節面の負荷の増大 − 関節面または軟骨面の変形 − 負荷のかかった状態での保護姿勢／回避反応

図10.9　CMD患者の関節を原因とする仮説検証

ブ(好都合)なものとはいえず、第一には、摩擦が増大すること、関与する組織が変形することなどからむしろストレスの増加であり、ほとんどの場合患者に何らかの障害を引き起こす。少なくともこの「過剰ストレス」状態は、影響を受ける構造がすべて新しい状態に慣れ馴染むまでは続く。この負荷の変動によって、個々の部位や構造は著しい過負荷の状態に置かれる。障害は広範におよぶ。図10.9 は、CMD患者の関節の問題を原因とするモデルを概観したものを示す。

10.3 関節円板に起因するもの

関節円板は、顎関節にとって、解剖学的にも機能的にも特別なものであり、顎関節を上下の関節腔に分け、健全に機能している状態では関節の軟骨面を保護している。円板組織の機能喪失/機能障害が起こると、以下のようないくつかの病変が現れる。

- 部分的な関節円板の転位
- 完全な関節円板転位
- 関節円板の転位(整復あり/なし)
- 関節円板の転位(下顎骨の可動性の制限あり/なし)
- 関節円板の転位(単一のクリック音あり)
- 機械的負荷の変動による靱帯および関節包の変性
- 関節円板前方転位での強制ポジションによる円板の変性
- 軟骨の変性(初期の関節症を伴う)
- 関節パートナーの変形(可動性の喪失および軋轢音の発生に到る)

これらの病変は、主に機械的な機能障害、およびそれによって引き起こされた、関与する組織の構造的形状の変化によって現れる。顎関節部の筋の変化も関節の変化も、関節円板の組織に悪い影響を与え、顎関節の円板前方および関節前方の状態に影響する。さらには、隣接する組織の負荷変動という結果に到る可能性がある(Lotzmann 2002)。顎関節の片側だけに負荷のかかる状態は、時間の経過とともに頭部の位置を変化させ、この負荷要因がスランプ姿勢へと発展する可能性がある。対応する筋のアンバランスが生じ、脊柱の障害が発現する潜在的な可能性がある(図10.10)。

図10.11-10.14 に示されている姿勢の特徴、

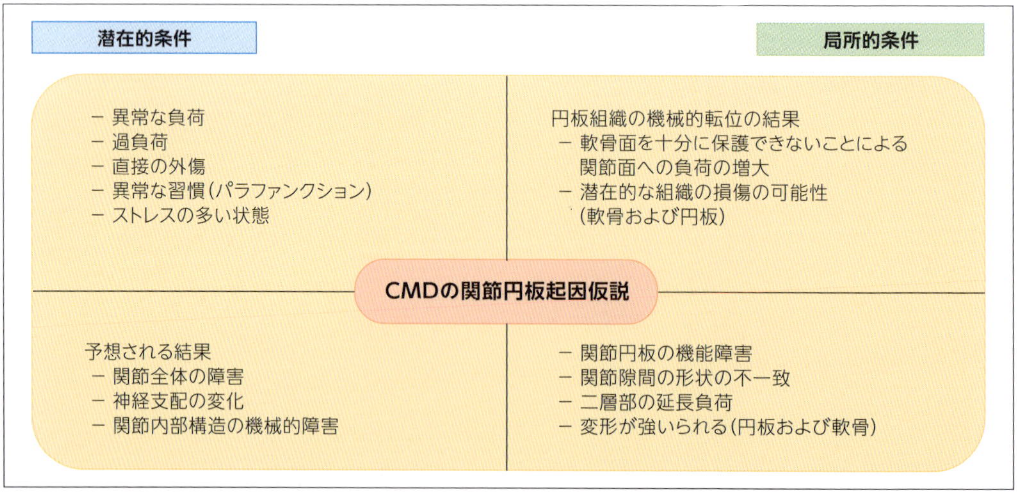

図10.10 CMD患者の関節円板を原因とする仮説検証

潜在的条件	局所的条件
− 異常な負荷 − 過負荷 − 直接の外傷 − 異常な習慣(パラファンクション) − ストレスの多い状態	円板組織の機械的転位の結果 − 軟骨面を十分に保護できないことによる関節面への負荷の増大 − 潜在的な組織の損傷の可能性(軟骨および円板)
CMDの関節円板起因仮説	
予想される結果 − 関節全体の障害 − 神経支配の変化 − 関節内部構造の機械的障害	− 関節円板の機能障害 − 関節隙間の形状の不一致 − 二層部の延長負荷 − 変形が強いられる(円板および軟骨)

10. 顎関節機能障害の4つの主要な原因　165

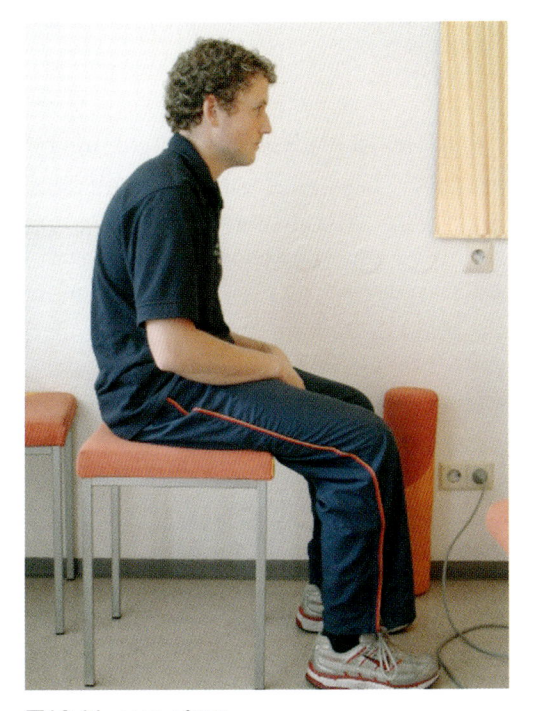

図10.11　スランプ姿勢

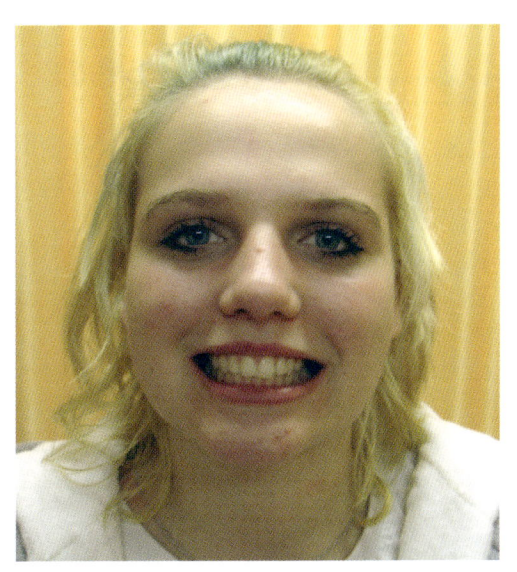

図10.13　習慣的な咬合位置における中心線の移動

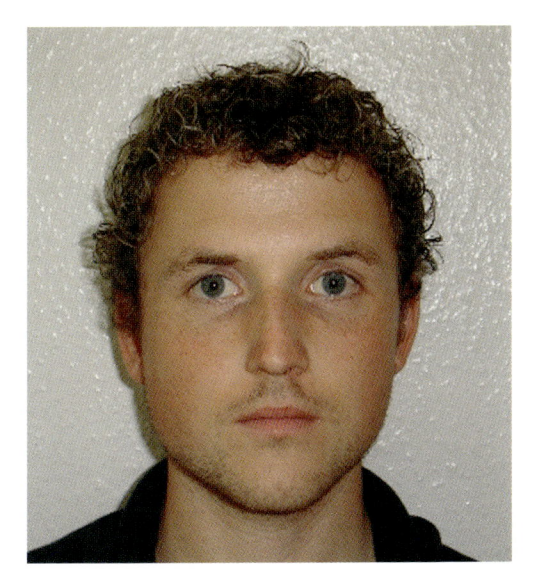

図10.12　明らかな顔面の左右非対称を伴う、右側咬筋の肥大

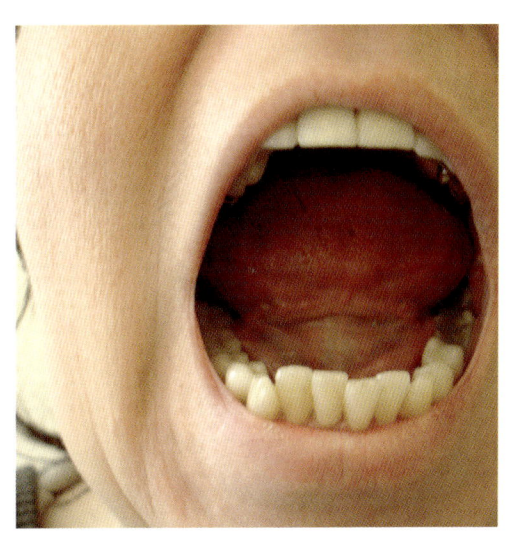

図10.14　開口運動中期から末期における右外側への偏位

特殊な咬合(質的な欠陥)または咀嚼筋のアンバランスは、顎関節機能に障害があることを推論させる。関節円板の可動性に制限が生まれ、それによって関節円板前方転位が発症する可能性がある。これは関節円板が前方にずれる状態のことである。

10.4　神経に起因するもの

　神経が原因とする場合、一般的に侵害受容（末梢）による痛みの症状と神経因性による痛みの症状とに分ける。神経構造には、機能的な病態生理と機械構造的病態生理とがある。

　顎部の神経受容による痛みの症状は、組織の損傷、例えば関節包の損傷（運動の調節不全や直接の外傷による関節包の亀裂）や筋の損傷（異常な負荷のかかる環境で急激な収縮を行うことによる）など、に由来する局所的な痛みの感覚を含む。侵害受容体は、損傷を与える刺激（炎熱、長期にわたって繰り返される機械的な刺激、ナイフによる切り傷など）やそれらの刺激によって直接もたらされる結果、すなわち、あらゆる形態の組織損傷（該当する構造の連続性を損なうもの）が身体固有の組織におよぶことを感知する役割を持つ神経細胞である。侵害受容の感覚細胞が、このような損傷を与える刺激によって活性化されると、痛みの感覚が生じる。この感覚認知は、生理的なものとして分類する必要がある。すなわち、発生し認知された痛みは、身体を危機対応の準備の整った状態にさせ、適切な「回避反応」によって重度の負傷や損傷から自己防衛するからである。

侵害受容性の病因モデル
- 組織の損傷
- 侵害受容性入力
- 求心性の情報の流れ
- 求心性刺激の修飾
- 中央での情報処理

　情報処理の障害があるか、または強い炎症反応がある場合、痛みを感じる反応がより強くなることが予想される。これはいわゆる病理的侵害受容の痛みのことで、重度の炎症などと同様に、強い安静時痛が頻繁に見られる（図10.15）。このような強い痛みの認知は、病的組織の感受性の亢進、すなわち過敏によって痛みの閾値が下がったことに由来する（van den Berg 2003）。

　それとは逆に神経因性のものは、神経構造が痛みに直接関与する（外傷または局所的な神経への刺激として）。この外傷は、直接（注射による外傷など）または機械的刺激を介して、接触組織にもたらされる。典型的な神経因性の痛みには、三叉神経障害、顔面神経障害、また帯状疱疹神経障害などもある。神経因性の痛みの場合、痛みの刺激と痛みの認知は、神経系自体に生じる。これによって、神経系自体が罹患する（van den Berg 2003）。神経因性の痛みの典型的な臨床的陽性兆候は、接触刺激および運動刺激で現れる痛覚過敏、およびほんの一瞬の接触でも痛みを感じるアロディニアなどがある。これに対して神経因性の痛みの典型的な臨床的陰性兆候は、感覚鈍麻または痛覚鈍麻などのように、感受性や痛みが「減少する」方に近づく（表10.1、図10.16）。

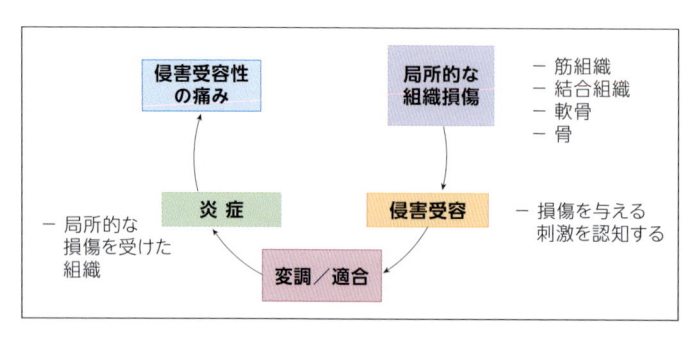

図10.15　侵害受容性の病理モデル

10. 顎関節機能障害の4つの主要な原因

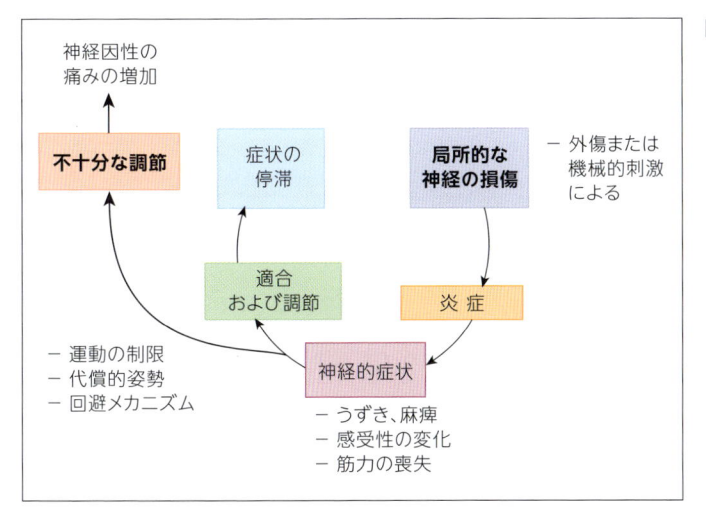

図10.16 神経因性の病理モデル

表10.1 神経因性の痛み

臨床的な陽性兆候	臨床的な陰性兆候
痛覚過敏 アロディニア	感覚鈍麻 痛覚鈍麻
刺激によって起こる症状： ■ 接触痛 ■ 運動痛	刺激によって起こる症状： ■ うずき ■ 麻痺感 ■ 蟻走感

　神経因性の障害の影響として考えられるのが、代償的姿勢である。神経因性の障害のある患者の場合、運動によって痛みが生じる可能性があるので、身体の器官は、非可動化および回避行動という反応を示す。このような代償的姿勢は、神経に由来する問題の症状のひとつと見なすことができる。

　神経筋骨格系の障害（CMDもその中に含まれる）に、前述の2つの神経に起因する説明モデル（侵害受容性または神経因性）も該当する。すなわち、セラピストはこれらに該当する思考プロセスを検査および治療に反映させるべきである。図10.17に、この両者を一覧で示した。

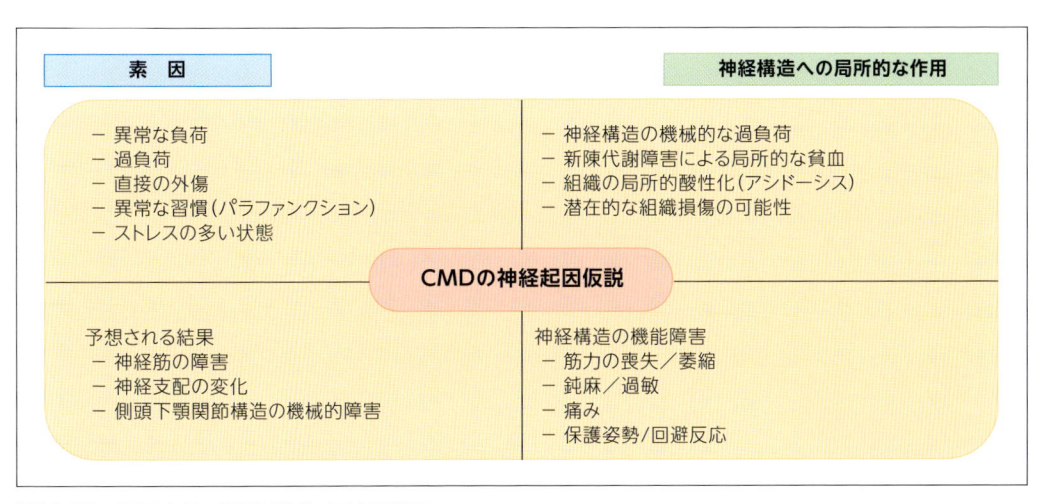

図10.17 CMD患者の神経を原因とする仮説鑑定

参考文献

Celar AG, Bantleon HP. Kraniomandibuläre Dysfunktion: Review und Analyse. Inf Orthod Kieferorthop. 2004; 36: 1-8

Costen JB. Syndrome of ear and sinus symptoms dependent upon disturbed function of the temporamandibular joint. Am Otol Rhin. 1934; 43: 1-15

Danner HW, Sander M. Orthopädische und physiotherapeutische Konsiliarbehandlungen bei CMD. zm-online. 2004; 2: o.S.

Diehl A, Nickel W, Blomeyer J. Einfluss von Stress auf die Unterkieferlage: Quintessenz Team-journal. 2008; 38: 1-8

Gabler M, Reiber T, John M. Die mehrdimensionale Charakterisierung einer Patientenpopulation mit kraniomandibulären Dysfunktionen. Deutsche Zahnärztliche Z. 2001; 5: 332-334

Greene CS. The etiology of temporamandibular disorders: implications for treatment. J. Orofac Pain. 2001; 15: 93-105

Hirsch C. Kraniomandibuläre Dysfunktionen (CMD) bei Kindern und Jugendlichen. Oralprophylaxe&Kinderzahnheilkunde. 2007; 29: 42-46

Höfel L. Die Psyche und der Zahn- Stress und Bruxismus - Teil 1. Cosmetic dentistry. 2006; 3: 50-55

Höfel L. Die Psyche und der Zahn - Stress und Bruxismus - Teil 2. Cosmetic dentistry. 2006; 4: 54-60

John M, Hirsch C, Reiber T. Häufigkeit, Bedeutung und Behandlungsbedarf craniomandibulärer Dysfunktionen. Zeitschrift für Gesundheitswissenschaften. 2001; 9: 136-155

John M, Micheelis W. OHIP (Oral Health Impact Profile) - Mundgesundheitsbezogene Lebensqualität IDZ-Information. 2003; 1: o.S.

Kares H. Kraniomandibuläre Dysfunktionen (CMD) bei Kindern und Jugendlichen. KiM - Komplement. integr. Med. 2007; 1: 26-30

Lauer HC, Weigl P. Differentialdiagnose bei kraniomandibulärer Dysfunktion (CMD). zm-online. 2004; 2: o.S.

Lechner KH. Kritische Betrachtungen zur Therapie von CMD-Patienten. Hessisches Ärzteblatt 2009; 4: o.S.

Latzmann U. Okklusion, Kiefergelenk und Wirbelsäule. zm-online. 2002; 1: o.S.

Madsen H. Evidenzbasierte Medizin in der Kieferorthopädie. Quintessenz. 2008; 9: 977-984

Palla S. Grundsätze zur Therapie des myoarthropathischen Schmerzes. Schmerz. 2002; 16: 373-380

Peroz I. Differenzierung temporomandibulärer Funktionsstörungen anhand anamnestischer und klinischer Befunde. Dtsch Zahnärztl Z. 1997; 52: 299-304

Peroz I. Epidemiologie von craniomandibulären Funktionsstörungen - Eine retrospective Studie. Zahnärztl Welt. 1997; 106: 736-740

Peroz I. Symptomatik Craniomandibulärer Dysfunktionen. Quintessenz Team-journal. 2003; 33: 329-332

Türp JC, Schindler HJ, Bartzela T. Schmerzhafte Myoarthropathien des Kausystems - evidenzbasierte Diagnostik. Kieferorthop. 2005; 19: 173-181

Van den Berg F. Angewandte Physiologie, Band 4. Stuttgart: Thieme, 2003

Ververs MJB, Ouwerkerk JL, van der Heijden GJMG, Steenks MH, deWijer A. Ätiologie der kraniomandibulären Dysfunktion: eine Literaturübersicht Deutscher Ärzte Verlag, Deut Zahnärztl Z. 2004; 59: 556-562

11 理学療法としての治療技術

- 11.1 関節テクニック　173
- 11.2 筋テクニック　188
- 11.3 神経テクニック　203
- 11.4 ポジションの組み合わせによる治療　210
- 11.5 頭蓋骨テクニック　215
- 11.6 患者ができる自己トレーニング　219

この章では、障害を受けながらも関与する機能範囲も含めて、CMD患者に対するさまざまな治療方法のコンセプトについて述べる。

ここに記載するさまざまな治療方法は、臨床上有効性の実績が示されたものである。しかしながら治療の成功は、多面的な治療における理学療法治療技術の効果のみによるものではなく、理学療法治療がCMD患者の学際的治療の一部として機能したことにもよる（第1.7章および1.8章を参照）。

理学療法としての治療介入は、主要な機能障害を認識するという目的で行われる包括的な診断に則って行う。この主要な障害に対して理学療法治療テクニックを施す。その目的は、治療対象となる機能障害のある組織に対する明確な目的をもつ治療刺激によって、機能を正常化し障害を軽減させるより良い適切な適合へと導くことである。顎関節機能障害の主要な障害は、主に筋や関節構造、または神経などによってもたらされている。セラピストがCMD患者の検査を行うと、機能障害のさまざまな要素が絡み合っていることが頻繁に見出される。筋組織や関節構造の問題が、神経ダイナミクの障害と同時多発的に存在していることは、理学療法士にとっては日常茶飯事であるといえる。このような事実を認識した上で、さまざまな治療介入手段を選択して行く。関節や神経構造の徒手療法によるモビライゼーションテクニックと同様に、関与する障害のある筋組織にも治療テクニック（軟部組織テクニック）が適用される。さまざまなテクニックが用いられるが、これらはすべて、何らかの良好な変化を導き障害のある構造を改善し、その機能を回復するという共通の目的でつながっている。理学療法治療の伸展にともない、隣接する部位を詳細に検査する必要がある。これは、CMD発生の過程への障害部位の関与の有無、および治療の必要性を明らかにするためである。所見が陽性の場合、理学療法措置（筋、関節、または神経の治療テクニック）を、この隣接する部位、すなわち関与する身体部位に対しても施す。

理学療法治療を構成するものは、ひとつには一般的、基本的な治療テクニックがあり、それは例えば、他動的運動、マッサージテクニック、従来の機能的エクササイズ、他動的軟部組織テクニック、または等尺性運動後リラクセーション（PIR）や拮抗（相反性）抑制などの筋弛緩テクニックがある。さらに、神経筋骨格系の特殊な患者マネジメントのために、徒手療法（関節および関節周辺構造の他動的モビライゼーションテクニック、筋または靱帯の横断摩擦、神経構造のモビライゼーション）やPNFコンセプト（神経筋の動員、周期化、同期化）などの、すでに確立された治療コンセプトからの理学療法テクニックも使用される。医療的トレーニングの知識（外部からの治療的刺激に対する組織の生理学的適合の過程、咀嚼筋へのトレーニング作用など）もCMD患者の治療に引き続き取り入れられる。どのテクニックも、それぞれの作用の特性があり、それぞれの症状または問題に対し明確な目的をもって目標組織に施行する必要がある（図11.1、図11.2）。

障害を受けた組織の適合が迅速かつ効果的に行われるようにするために、氷冷療法や温熱療法（ファンゴ、赤色光線あるいはホットパックなど）および電気療法や超音波療法など、数々の物理的療法の中から、代謝や再生を促進する他動的な措置が取り入れられ、CMD患者の治療を補完または補助する。

顎関節に障害をもつ患者の治療は、CMDの病像がそうであるのと同じく多面的に行われなければならない。使用するテクニックは、適応に特化して（最初に発症した組織または患者のそれぞれの症状に応じて）選択する必要がある。

第8章に記載されているような検査テクニックは、原理的に、治療テクニックとしても用いることができる（Maitland 1994、1996）。関節の一定方向への運動（顎関節における、開口、閉口、側方移動、前方突出、後退）が、運動中の痛みや可動域の制限などの機能障害を示す場合、障害方向への運動を、他動的モビライゼーション治療に組み入れることができる（モビライゼーションの振幅、リズムおよび周期を機能障害の現状に適切に調節・適合させる）。

11. 理学療法としての治療技術　171

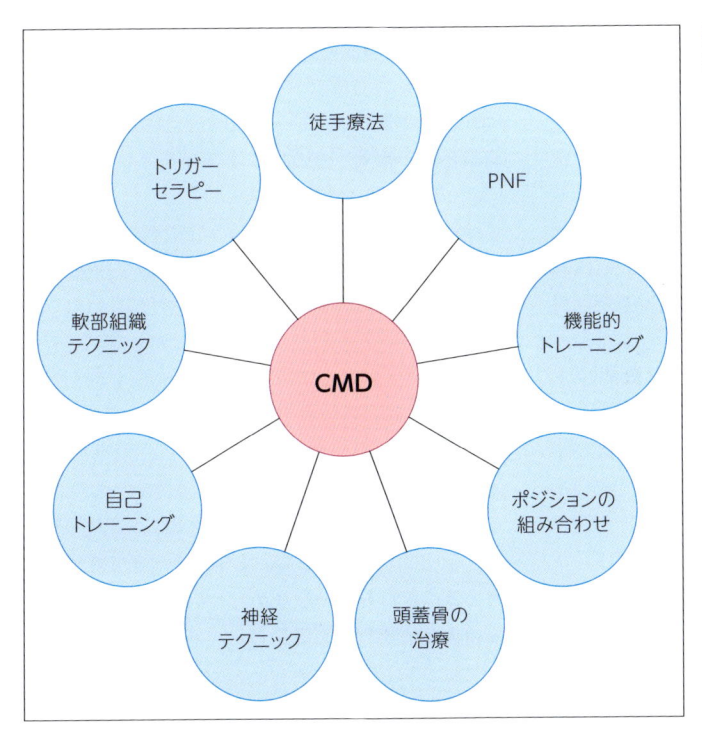

図11.1
自動的な理学療法治療方法の一覧

（図：CMDを中心に、徒手療法、PNF、機能的トレーニング、ポジションの組み合わせ、頭蓋骨の治療、神経テクニック、自己トレーニング、軟部組織テクニック、トリガーセラピーが配置されている）

> CMD患者の治療には、あらゆる患者に対してまたはあらゆる症状に対して必ず取り入れることのできるような、完成した、あるいは常に有効な治療テクニックというものは存在しない。理学療法の現場で見られるあらゆる病像に対するのと同様、顎関節機能障害の患者の治療に際しては、以下の原則が適用される。すなわち、治療に使用するテクニックは、所見または詳細な診断を根拠に、患者それぞれ個別に創出し、臨床的な根拠のある適用を行う。

多面的な患者マネジメントを完全なものにするためには、患者個別の自己トレーニングプログラムがたいへん重要である。この自己トレーニングは、治療全体を成功に導くために患者自らが副運動に自己責任で行うものである。治療目標に向かい、このようなトレーニングプログラムを補って初めて、目標への到達や持続性のある症状の改善が可能になることがしばしばある。徒手療法による理学療法治療や軟部組織テクニックの応用など、患者のために計画されたトレーニングによって、治療の目標または部分的目標の到達に向けて努力するべきである。可動性制限のある患者は、それに対応するトレーニング、すなわち可動性を高める性質があり、治療措置の目標でもある組織の変化をもたらすトレーニングプログラムが必要である。

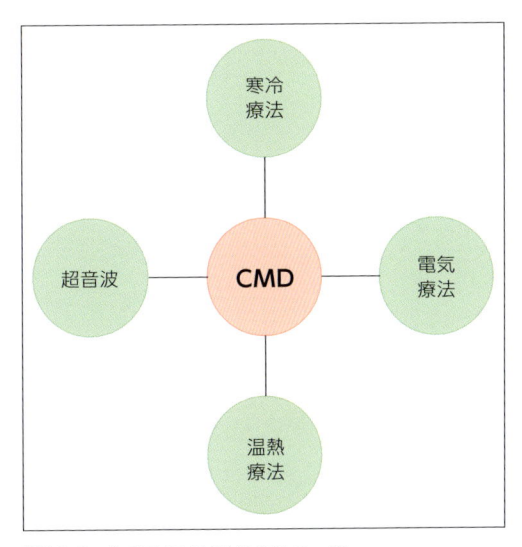

（図：CMDを中心に、寒冷療法、電気療法、温熱療法、超音波が配置されている）

図11.2　物理的（他動的）治療法の一覧

筋力低下のある患者では、筋力を強化するトレーニングが必要であり、運動コントロールに問題のある患者は、神経筋の調節トレーニングを行う必要がある。運動療法には、治療目標を立て効果的にそれを達成するためのさまざまな可能性がある。モビライゼーション、筋力強化、緊張の緩和、または連携運動の強化などは、大まかな方向性でしかない。これらの目標に向かって、組織に特化し、または部分的には構造に特化して治療を行い、そこをトレーニングすることで目標の達成が容易になる。

トレーニングの内容を適切に選択することで、患者のそれぞれの障害を補助的に改善する効果が生じる。自動的なトレーニングプログラムは、CMD治療では極めて重要な柱であり、どんな場合でも理学療法の計画および実行において不可欠である。

表11.1に記載されているテクニックの適用とCMD患者の治療への措置とは、もっぱら顎関節のみに限定されるものではなく、隣接する部位とも関係するものである(第8章「身体的検査」を参照)。CMDの原因として考えられる、検査結果が陽性であった身体部位はそれぞれ治療において、軟部組織テクニックや機能的トレーニングなどの、適切なテクニックおよび治療が適用されなければならない。CMDの治療では、治療が顎関節だけでなく頸椎や胸椎あるいは肩甲帯など、隣接する症状発現部位にまで拡がることはよくある。

第4章(考えられる症状部位)で説明されているように、原因疾患である顎関節の障害が、解剖学的および機能的に関連する身体部位に遠隔作用を及ぼす可能性がある。このような関係が検査時に見られた場合に、単純に側頭下顎部に限局した治療のみでは、完全な症状の改善を期待することはできない。症状が、一定の身体姿勢、または頸椎の椎間関節や肩甲複合体の関節などの隣接する関節が一定のポジションにある場合においてのみ現れる場合、これらの関節および構造にまで治療対象が拡がると考えるべきである。このような場合、症状の現れた部位または関与する部位にも治療テクニックを用いなければならない。

表11.1 CMD患者のための理学療法の徒手療法と治療措置(例)

関節テクニック	筋テクニック	神経テクニック	ポジションの組み合わせによる治療	頭蓋骨に施す骨テクニック	自己トレーニング
他動運動: ■ 生理的運動 ■ 補助的運動 自動運動 徒手療法 運動療法	弛緩テクニック: ■ 等尺性運動後リラクセーション(PIR) ■ 拮抗抑制 ■ 軟部組織テクニック ■ マッサージ ■ 横断摩擦、ほかトリガーポイントセラピー PNFテクニック 筋の伸長	機械的接触面の徒手療法 三叉神経の神経モビライゼーション	顎関節の治療を目的とした、症状が発現するポジション(頸椎、肩甲帯、胸椎)の組み合わせ	徒手療法	モビライゼーション 運動コントロール スタビライゼーション 筋力強化 表情筋の活性化

物理的措置
寒冷療法、電気療法、超音波療法、温熱療法(ファンゴ、赤色光線、ホットパック)

11.1 関節テクニック

顎関節構造の障害の治療のために、まず、主に徒手療法で使用されるような自動的モビライゼーション（運動療法などによる）および他動的モビライゼーションテクニックを考慮するが、マリガンコンセプトのような、自動的および他動的テクニックをいくつか組み合わせても用いることができる。次に、頸椎、胸椎、肩甲帯（肩峰鎖骨関節、胸鎖関節）、ならびに肩甲骨と胸郭の間の滑液包のモビライゼーションテクニックなども考えられる。ここでも、CMD患者の治療の目的で、他動的モビライゼーションと自動的モビライゼーションとを用いる。この関節テクニックの治療は、その効果について十分に研究され、科学的な文献があり、出版もなされている。何よりも、幅広く関節症という枠組み、あるいは一般的な関節機能障害という枠組み（痛みを伴うものを含む）では、理学療法治療介入（特に徒手療法）が良好な効果をもたらすことについてはくり返し報告されている（Chaitow 2004、Lewitt 1976、Salterほか 1980、van den Berg 2003、PfundおよびZahnd 2001、2003、Maitland 1994、1996）。一次的に顎関節に発現する病理については、第4章の関節障害に関する部分で（表4.1～4.4）一覧表示した。

● 生理的および副運動的な他動運動

顎関節（TMJ）ならびにその他の記載されている関節は、さまざまな関節運動によって検査・治療することができる。原理的には、2種類の他動的運動を治療に用いる。

その1つは、いわゆる生理的運動を治療に用いる。

この運動は、患者自らが自動的に行うこともできる運動である。顎関節については以下に挙げる6つの方向への運動である。

- 開口および閉口
- 前方突出および後退
- 左側/右側への並進運動

もう1つは、より明確に区別された治療を行うために、多方向副運動モビライゼーションによる徒手的関節テクニックを行う。これはすなわち、患者自らが自動的に行うことも制御することもできない副運動（滑りモビライゼーション）のことである（Maitland 1994、1996）。簡潔に説明するなら、これらの滑り運動は常に以下の方向への運動として行われる。

- 前方から後方へ（a/p）
- 後方から前方へ（p/a）
- 右側から左側へ
- 左側から右側へ
- 上方から下方へ
- 下方から上方へ

■ 他動的運動の関節に特化した作用

関節構造および関節周囲の構造に対する他動的モビライゼーションの効果は、多数の詳細な研究から有効であると知られている（Salter他 1980、Salter 1994、AlfredsonおよびLorentzon 1999）。

他動的モビライゼーションにより関節の軟骨面、関節包、靱帯などの固定構造を含む周辺の筋組織に機械的なモビライゼーション効果が生じ、その結果、関節可動域（ROM）が大きくなる。モビライゼーションされた関節は、自由に動かせるようになるか、少なくとも運動に対して許容度が大きくなる（Salter他 1980、Salter 1994）。徒手による機械的モビライゼーションによって、関与する組織が相互に動かされ、機械的な変形が生じる。この運動刺激は、それがおよぶあらゆる組織に均等に作用し、適合を導く。例えば外部から与えられる機械的な刺激により、新しい条件が生じたり、状況が変化した場合、生理学的な基本原理として身体は常にその変化に適合しようとする。具体的にいうならば、治療のための刺激はすべて、状況の変化を引き起こし、それに対する適合を身体に求めるということを意味する。

アイザック・ニュートンの第三法則（作用反作用の

法則)にも書かれているように、作用とその反作用とは等価である。すなわち、外部からの作用は(力も)すべて、それに対する反作用を求め、それによって身体、または器官になんらかの変化が引き起こされる。作用反作用の法則は、元来、物理的な意味において、1つの物体が別の物体におよぼす力の作用についてのみ述べられているものであった。しかし、人体もまた質量を持ち、構造を有しているため、物理的な法則があてはまって当然である。理学療法治療を行う場合に、バイオメカニカルな原理を顧みるのも、確固とした理由があってのことである。

徒手による他動的モビライゼーションが関節におよぼす効果は、外部からの刺激とそれに対する目標組織の反応との相互作用、すなわち機械的な刺激によって生じた変化(身体の適合プロセス)が、発現している症状の改善を導くことによる。これはまず、新陳代謝の改善によって組織に以下のような良好な作用が現れることにより達成される。

- 血行が改善されることによって治癒力が向上し、かつ、周辺組織の柔軟性も向上する。
- 軟骨の新陳代謝への刺激(構造が強く変形すると、関節内での滑液の分泌が増加し、これによって滑液が関節内によく行き渡るようになり、これに伴って関節軟骨への栄養の供給が改善する - 滑液の拡散能力の向上)。
- 関節内圧の減少(他動的モビライゼーションによって関節内の液体の状態の調節または分布が改善する)。
- 組織線維の並びが改善し、病理的クロスリンクがほどける(関節軟骨、靱帯構造)。
- 組織の変形が強くなることによって、病的組織への成長刺激が生じる(靱帯組織、関節包組織、および骨組織)。
- 他動的モビライゼーション効果で、筋の緊張が減少する。
- 吸収力が向上することによる膨隆の解消
- 炎症パラメーターの減少
- 変性の進行が止まり、再生プロセスが促進される。

(Salter他 1980、Salter 1994、Shimizu他 1987、Rodrigo他 1994、Steadman他 2001、Alfredson& Lorentzon 1999、Deszcynski & Slynarski 2006、van den Berg 2003)

■ 鎮痛効果および他動的可動域の調節

他動的モビライゼーションのテクニックは、さまざまなメカニズムに基づいて作用し、治療を加える目標組織および関節周辺の構造に鎮痛効果をもたらす。他動的モビライゼーションで運動受容器が活性化されることによって、非侵害性の求心性情報伝達が強くなり、これが機械性、受容性、ホルモン性の調節によって痛みの伝達を阻むか、隠すか、または少なくとも遅らせる(「ゲートコントロール説」MelzackおよびWall 1965)。

求心性の伝達経路にオーバーラップ効果が生じる。鎮痛効果はさらに、モビライゼーションの結果として生じる代謝の改善に由来する連動効果、ならびに痛みを内因抑制する中枢神経の制御回路からももたらされる(van den Berg 2003)。

この鎮痛作用に到るまでの詳細な機能メカニズムの中核を形成するものは、下行性中枢神経系から出る、交感神経を調節する働きを持つ神経伝達物質(セロトニンおよびノルアドレナリン)である。これらの神経伝達物質は、他動的運動の刺激、主に機械受容性の求心性情報伝達の強化によって、侵害受容性刺激入力の限度の上昇と炎症媒介物質の放出の強化による痛みの調節作用を起こす。どの治療テクニックを選択するか、そして設定したパラメーター(振幅、リズム、治療刺激の周期など)によって、この痛みの制御回路はさまざまな強さで活性化され治療に役立てられる。

患者の臨床状態に対応して治療効果の程度を調節するために、治療を開始する前にいくつかの点について熟考する必要がある。ここでは主に、創傷治癒の段階について、患者の現在の問題が何であるかの判定、およびその問題がどの程度の段階にあるかの判定のことをいう。その判定の内容から、一定の治療テクニック導入のための基本的な適応が導き出される。

このためには、その主観的な主要問題によって患者を振り分ける(Maitland 1994、1996)。

基本的に、主要な問題が何であるかによって2つ

の患者グループに分けられる。
- 運動に制限がある患者（CMDの場合：開口制限など）
- 痛みがある患者（CMDの場合：咀嚼時の痛み、または開口の最終段階での痛みなど）

さらに、当然この2つの主要問題をどちらも抱えている大勢の患者のグループがある。このグループも前述のように2つのグループに分けられる。2つのうちのどちらの問題が支配的であるかによって振り分けられる。最初に取り上げた問題の方が支配的な問題である。すなわち、
- 運動の制限と痛みがある患者
- 痛みと運動制限のある患者（CMDの場合：痛みを伴う開口運動の制限など）

この分類は極めて簡単であるが、異なった主要問題に対し、それぞれに対応するさまざまな治療テクニックを用いる必要があるという点を、非常に明確に示すものである。

痛みが主要問題である患者に対しては、可動性の問題を抱えている患者とはまったく別のテクニックを主として使用する。このような簡潔な区別が可能なため、治療目的に応じた各種治療テクニックが目標組織に対して異なった作用と効果をもたらす必然性もまた明らかである。治療テクニックのもたらす作用は、一定のパラメーターを介して変化させることができ、患者の現在の状態に適合させることができる。

患者および患者の個別の問題に対して何らかの治療テクニックを使用する際に調節するべきパラメーターは以下のとおりである。
- モビライゼーションテクニックの振幅：実行した他動的運動の大きさは、適用されたモビライゼーションの度合いを示し、モビライゼーションを施される構造の機械的な感受性によって異なる（Maitland 1994による他動的運動の度合い）。
- 治療刺激の周期：周期は他動的モビライゼーションを行うときのテンポ、およびそれに伴って現れる刺激のテンポと関連する。モビライゼーションの周期は1秒当たりの運動回数で表示される。例えば、1Hzの周期は1秒で1回の運動、2Hzは1秒で2回の運動を行うことである。

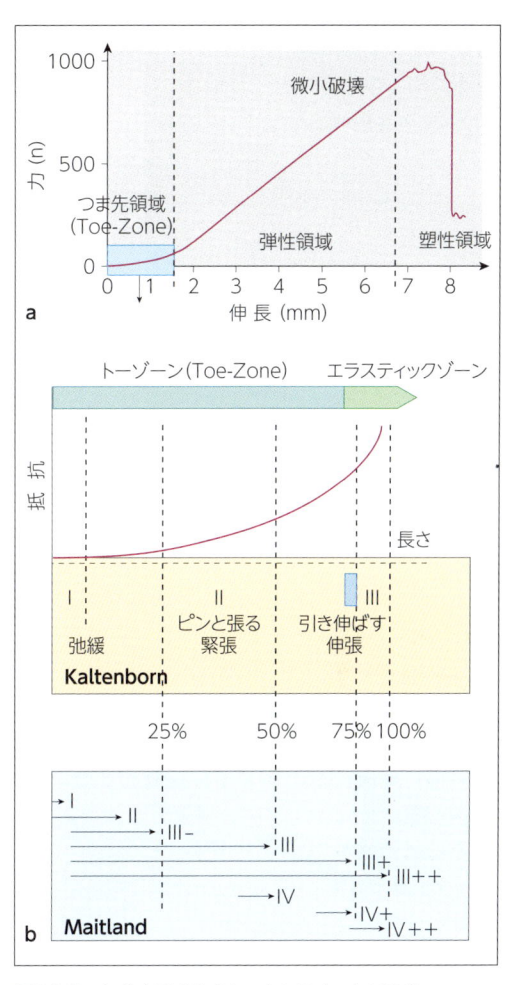

図11.3 負荷変形曲線（Pfund & Zahnd 2001）

- 治療刺激のリズム：リズムは一連の刺激サイクルにおける休止の配分によって表される。例えば、5回で1クールのモビライゼーションの刺激を1Hzの周期で与える場合に、1クール終わったあとに5秒の休止をはさむ。それからまた、5回の刺激

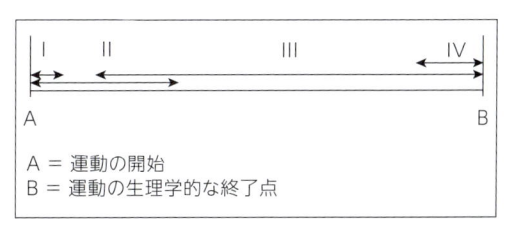

図11.4 Maitland（1994）による他動運動の度合い

表11.2 他動的モビライゼーションのレベルと主な効果

他動的モビライゼーションのレベル	目標組織への一次作用
Ⅰ ひとつの運動方向の初期で小さな振幅	痛みの緩和
Ⅱ ひとつの運動方向の初期でやや大きな振幅、しかし組織が最初に抵抗を示すよりも前の段階	小さなモビライゼーションを伴う痛みの緩和 ■ 小さな変形 ■ 機械受容性の活性化 関与する組織の変形を伴うモビライゼーション
Ⅲ 最終域に到るまでの全可動域（または可動域の大部分）での大きな振幅	■ 代謝の向上 ■ 摩擦とモビライゼーション ■ 癒着の解消 固定構造のモビライゼーション（関節包、靱帯）
Ⅳ ひとつの運動方向の最終域で小さな振幅	■ 最終域における関節包構造の強い変形 ■ 代謝の向上 ■ 痛みの緩和 ■ 転がりと滑り運動が改善することによる最終域のモビライゼーション ■ 軟骨のモビライゼーション（透過性の向上と滑液生成の促進）

を1Hzの周期で与える、などである。ここで、生じた刺激の様式をリズムと呼び、これを適応や治療目標に応じてセラピストがそのつど決定する。

徒手療法では、運動の度合いのことをモビライゼーションの度合いともいうが、これは、負荷変形曲線（図11.3）から割り出される。運動の度合いは、目標組織におけるその運動の作用によっても異なる（図11.4）。

痛みを持つ患者には、運動のレベルがⅠからⅡの範囲でのモビライゼーションテクニックを適用するのがよい。このレベルでの運動は機械的な刺激が最小限であり、しかも機械受容性のオーバーラップによる鎮痛効果が生じるためである（11.1.3章、他動的運動の鎮痛効果の項を参照）。

レベルⅠおよびⅡのモビライゼーションの機械的効果は、患者が痛みを感じている構造および組織に対しピンポイントな、またはダイレクトな痛みの緩和として現れる。これに対し、運動に制限がある場合、治療対象の病巣はより大きな振幅の範囲にあり、可動域の拡張効果を障害のある局所的な構造だけにしぼらずに、靱帯、関節包、または筋などの周辺組織にも向けるためには、モビライゼーションのレベルⅢおよびⅣのテクニックを適用するのが望ましい（Maitland 1994、1996、Butler 1998）。自動運動および他動運動経路において運動に制限がある場合は、レベルⅢのモビライゼーションが効果的

である。その理由は、これによって運動の阻害要因（組織線維の癒着、「異物」の癒着、または筋の緊張亢進など）が除かれるからである。これに対し、最終域での可動性の喪失にはレベルⅣのテクニック、およびそれによってもたらされる関節周辺構造の変形が効果的である（当該の組織が恒常的に変形している状態で、最終域にモビライゼーション刺激が与えられることによる）（表11.2）。

● 生理的他動運動と副運動モビライゼーションテクニックの組み合わせ

生理的運動は、基本的に他動的にも、あるいは自動他動的、または自動的に行うことができる。

他動運動は痛みの緩和のため、および意図的な可動性の拡大のために行う。他動運動で関節周辺組織が変形することによってもたらされる可動域の拡大と、モビライゼーションが関節内におよぼす作用（関与する関節パートナーの転がりと滑りの運動の改善および局所的な代謝の向上）によって、可動性は大きく改善される。さらに、組織受容器（機械受容器、靱帯紡錘、筋紡錘など）が治療的な意味において活性化され、神経の連携コントロールの向上によるモビライゼーション効果が生じる。

自動介助テクニックは、神経筋系コントロールの改善、痛みのない運動領域の確立、局所的および周辺構造の代謝の向上を図るのに適している。

個々の運動方向での運動トレーニングのための自動的テクニックは、運動単位の動員、周期化、同期化の領域における神経と筋の連携を支持する。このテクニックは拡張された可動域をすべての運動方向においてさらに安定させ、顎関節部全体の代謝状態を改善するのに役立つ。これらはこれ以外にも、局所的な力の構築、さらに加えて日常的な運動における運動連携の改善を図るのに適している。この章におけるテクニックの説明は、他動的モビライゼーションの適用と実践に絞り込んだものである。自動的なテクニックについては、11.6章「自己トレーニング」で説明する。

■ 他動的開口運動

他動的に行われる生理的開口運動によって、転がりと滑り運動の改善、すなわち運動経路が機械的に最適化されるとともに、痛みも緩和される。開口運動の初期（0-22mm）では、恒常的または既成の回転軸によるモビライゼーション運動が生じる。これは基本的には機械的にコントロールできる状態である。恒常的な回転軸によって、ピンポイントでモビライゼーションを行うことができる。

セラピストはできるだけ顎関節に近い位置を持ち（口腔内も）、「通常の」開口運動を行う（図11.5）。患者はその間、できる限り下顎骨に力を入れないようにする。咀嚼筋は常に働いているため、力を抜くのはかなり難しい。関節部では位置を保持しようと働く咀嚼筋によって、少なくとも軽い緊張亢進があることが予想される。この機能的位置において、その他の運動制限のある、あるいは痛みのある運動方向のモビライゼーションのための副運動を行うことができる。

■ 振幅モビライゼーション運動を伴う最終域での他動的開口運動

開口運動の運動範囲内での機能障害または何らかの症状がある場合、開口運動は機能障害のある位置に正確にセットし、局所的に限定したモビライゼーション作用を与えるか、あるいは全運動範囲をモビライゼーションする。このポジションで、図11.6aに示されたグリップテクニックを使って、全運動可動域におよぶ（スルーレンジテクニック）レベルⅢの開口運動モビライゼーションを行う。同じグリップテクニックを用いて、運動方向の最終域で、あるいは制限のある位置で、最終域の拡大または機能的な可動域の拡大のために、レベルⅣの振幅モビライゼーションを行う。

■ 両手を使った強制的開口運動

頑固な運動制限がある場合、しばしば強い力を用いて開口運動を最終域まで行うか、または制限のある位置まで動かす。そのためには、以下のグリップテクニックが最適である（図11.6b）。
- 両方の母指を下顎切歯に置く（あるいは犬歯、または小臼歯）。
- 両方の中指を上顎切歯に置く。
- 振幅モビライゼーションを開口運動の方向へ行う。

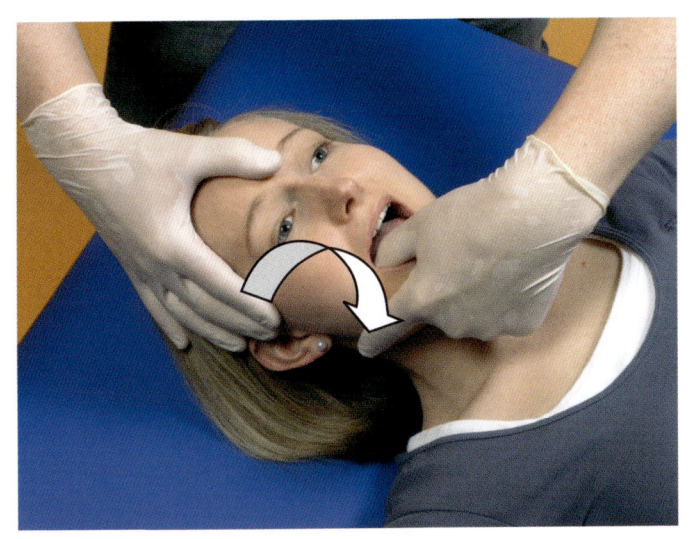

図11.5　他動的開口運動

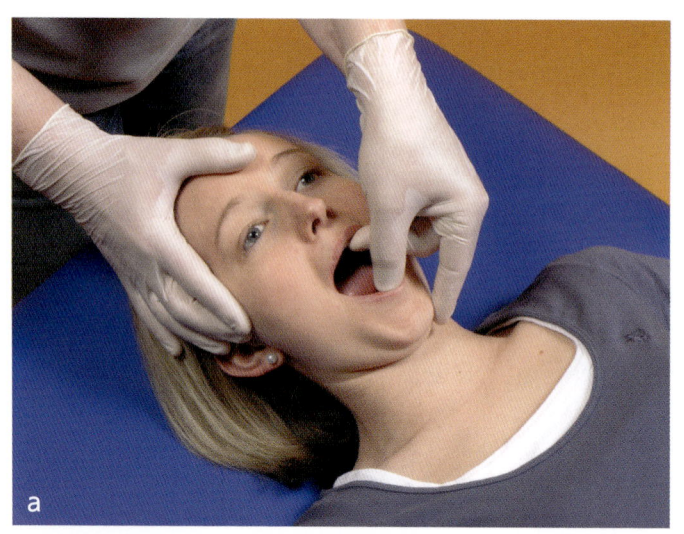

図11.6 他動的開口運動
a 最終域での振幅モビライゼーション運動を伴うもの
b 両手による強制運動

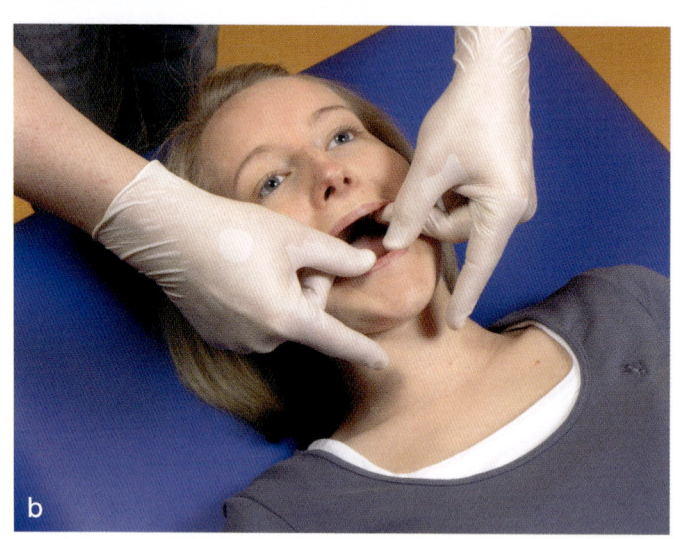

　上下切歯に指を2本置くと、与えられる圧力がより広い範囲に分散されるため、患者は多少なりとも楽になる。このグリップテクニックのこの他の利点は、治療刺激の力の調節がしやすいという点である。突発性の開口運動の制限および痛みによる開口運動制限の場合、上記のように指を患者の口内に据える、このテクニックでたいへん効果的な治療を行うことができる。強い力を用いる場合、モビライゼーションを行う指の下に木製の舌圧子を当てることもできる。これによって、患者の歯がセラピストの指に食い込むことを防止できる。

■ 他動的側方移動

　他動的に行う側方移動は、関節内の軟骨面および関節円板の滑りに作用する。このとき機械的に2つの運動方向が生じる。例えば、右側への側方移動では、患者の右側側頭下顎関節は外側への滑りモビライゼーションを受ける。この時、左側の関節では内側へのモビライゼーション運動が生じている。このテクニックを使って、意図的にモビライゼーション効果を顎関節に与えることができる。このモビライゼーションテクニックの作用メカニズムは、構造と被動方向を考慮した上で、関節および周辺構造に

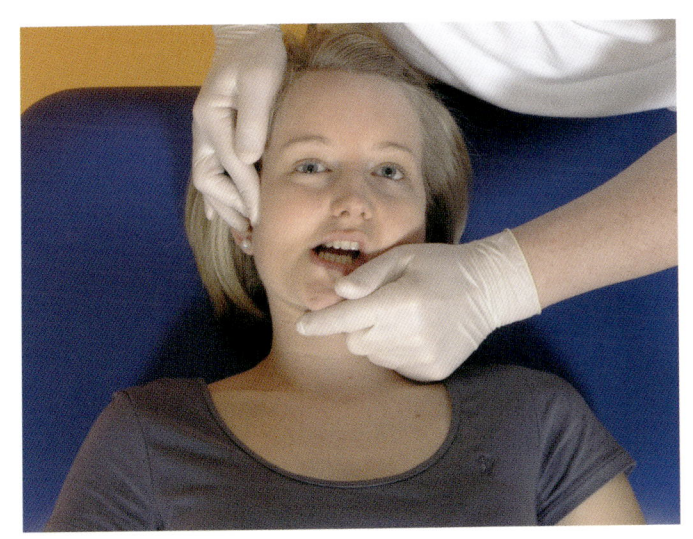

図11.7
口腔外からの右側への他動的側方移動

対して適用できる。

　右側への側方移動を行うと、左右顎関節ではそれぞれ、関節包、靱帯、または筋構造に異なった方向への変形が生じる。右側への側方移動では、右顎関節包は運動最終域で初めて変形する。運動の初期には、外側および背側の関節包部分の負荷が解除される。それに対して左側頭下顎関節およびその関節包は、右側への側方移動の初期ですでにはっきりとした変形が現れる（強い延長負荷）。

　このテクニックは口腔外または口腔内から使用できる（図11.7、11.8）。口腔内のグリップテクニックを用いる場合、以下の点に注意すべきである。口腔内にある母指は下顎骨の骨構造に当てる（歯列下）。これは、歯への刺激または圧痛を回避するためである。セラピストの他方の手は隣接する関節パートナー（下顎窩）を頬骨突起（または側頭骨関節結節）から保持する。

他動的前方突出運動および後退運動

　下顎骨の前方突出運動は生理学的自動運動に含まれ、下顎骨の機械的機能または可動性の重要な

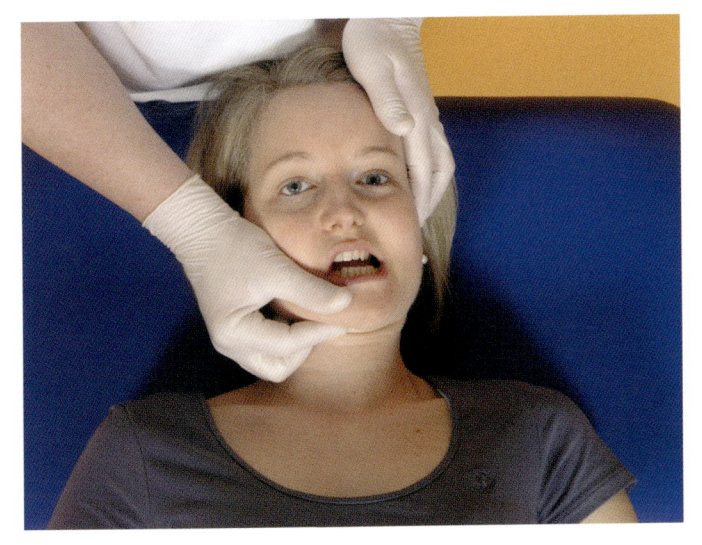

図11.8
口腔外からの左側への他動的側方移動

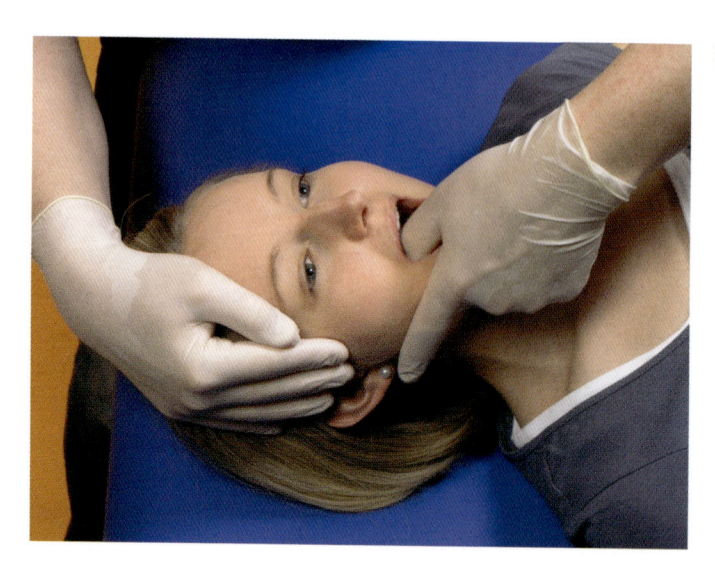

図11.9　他動的前方突出運動

要素である。自動開口運動では、下顎顆は腹側尾側へ移動する。機械的には、この腹側移動が前方突出運動に相当する。

　純粋に機械的に観察すると、前方突出運動は関節包背側および二層部（上層および下層）に対する延長負荷をもたらす。さらに下顎顆が下顎窩背側縁部から離れる。これは下顎顆の後方偏位に対してよい影響がある。これは当然、第一に機械的な側面を考慮してのことである。関節背側部の負荷の解除および腹側への移動範囲の改善は、この治療テクニックのもたらす機械的な成果である。

　セラピストは母指で小臼歯および臼歯の咬合面を掴む。示指は運動を導くために下顎骨に添えるか、または他動的前方突出運動を支持するために関節後方、下顎角後方に添える。第3指および第4指で、モビライゼーションのために顎（オトガイ）を掴んで固定する（図11.9）。

　これと同じグリップテクニックを用いて、後退運動も行うことができる。後退運動は背側への接近であり、関節包背側の線維および二層部の延長負荷を解除する。しかし、後退運動の最終域では二層部に大きな圧迫負荷がかかる。治療に当たっては適用するテクニックの選択時に、この機械的な状態を考慮すべきである。

● 副運動 モビライゼーションテクニック

　患者が自力で行うことができず、また意識的にコントロールすることのできない運動、いわゆる副運動によって、関節面の各部および関節周辺組織（関節包、外側靱帯）の各部に対し、ピンポイントで検査およびモビライゼーションを行うことができる。副運動を行うことによって、関節パートナーの各運動方向における運動（転がりと滑り運動）について、直接推論を行うことができる。これによって、事前に得た情報から症状のある範囲に効果的にモビライゼーションを行い、症状を改善させ得る臨床的に鑑別した治療を実践できる。

　他動的副運動は、メイトランドの提唱する運動レベルI-IVで加減することができ、さまざまな開始姿勢で治療できるため、患者の需要に対し最適化することができる。選択した運動レベルによって、異なった効果が目標組織におよぼされる（表11.2）。

■ 腹側への滑りモビライゼーション

　滑りモビライゼーションは、関節面の滑動性を改善する目的で行う。滑りモビライゼーションの基本となっている機械的原理は、可動性の関節パートナー（下顎顆）の一点が、固定された関節パートナー（下顎窩）の接触面上で常に新しい点と接する、すなわち滑ることを意味する。これによって、可動性の関

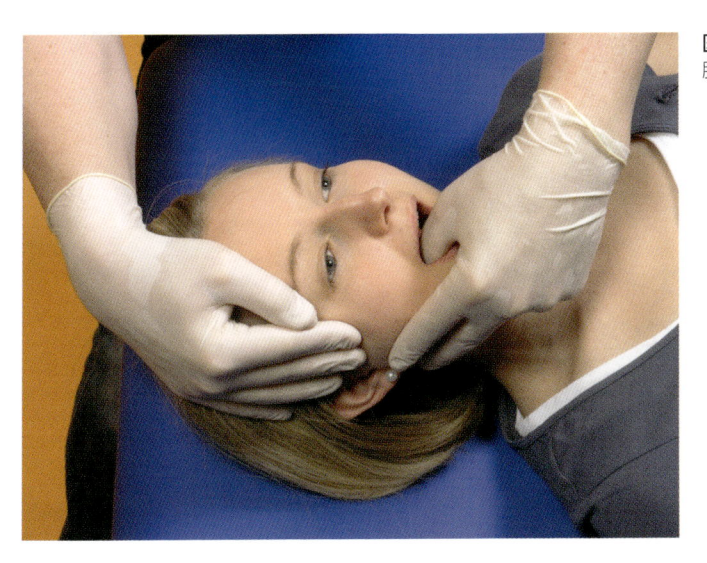

図11.10
腹側への滑りモビライゼーション

節パートナー（下顎顆）の関節面上の点に対し、大きなモビライゼーション効果が現れる。セラピストは、モビライゼーションを行う関節パートナーの事前の位置を変化させることで、この関節面上の点（滑りモビライゼーションの対象）を選択し、適切に調節することができる。腹側への滑りモビライゼーションは、関節結節に到るまでの下顎顆の軟骨の滑り運動を改善する。これによって、開口方向の運動における下顎顆の滑動性が著しく改善される可能性がある（図11.10）。

腹側への滑りモビライゼーションはさらに、関節面の背側部分の伸張（その結果関節内の軟骨面背側の直接の負荷解除に到る）および二層部の延長負荷をもたらす。この延長は、第一に二層部構造への変形刺激であり、これが穏やかに与えられた場合、良好な適合刺激を生む。二層部が延長される方向への牽引力は、通常、開口運動時に生じる生理学的な刺激であり、この関連において二層部に含まれる組織の成長または安定への刺激でもある。このテクニックによって、この運動刺激を治療目的で利用する。この多面的な機械的適合によって、関節円板に腹側への転位運動が生じる。

■ 尾側への滑りモビライゼーション

下顎骨の尾側への滑りモビライゼーションは、機械的に見るならば、下行する下顎枝に沿った縦方向の運動である。その結果、関節内構造の負荷が解除され、頭蓋側の軟骨面が伸張される。下顎顆は下顎窩から尾側に「引き出され」、これによって主に関節円板と二層部が機械的に負荷解除される。このモビライゼーションは開口運動におけるさまざまなポジションで行うことができ、軟骨面と関節内構造（関節円板および二層部）に（関与する関節面での摩擦および滑りと関連して）それぞれ異なった効果をおよぼす（図11.11）。

尾側方向への運動は、そもそも通常の開口運動の要素であるので、このモビライゼーションを通じて開口運動中の滑り運動が改善されること、そしてそれによって開口運動可動域が増大することが期待される。

■ 背側への滑りモビライゼーション

背側への他動的副運動は、生理学的な後退モビライゼーションとほぼ同じである（図11.12）。モビライゼーションの効果を機械的に観察するならば、関節面の腹側が伸張、すなわち関節顆が下顎窩の腹側面から離れる。これによって、顎関節の腹側部分に間隙が生じる。背側では、二層部や血管が機械的な圧迫作用を受ける。

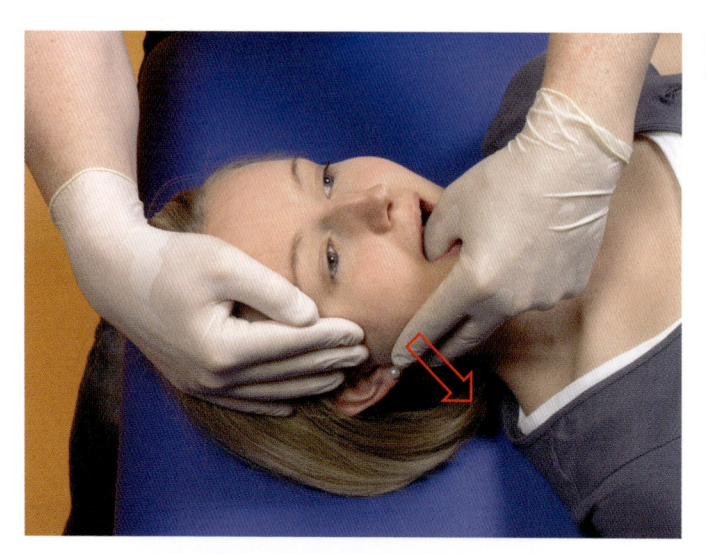

図11.11
尾側への滑りモビライゼーション

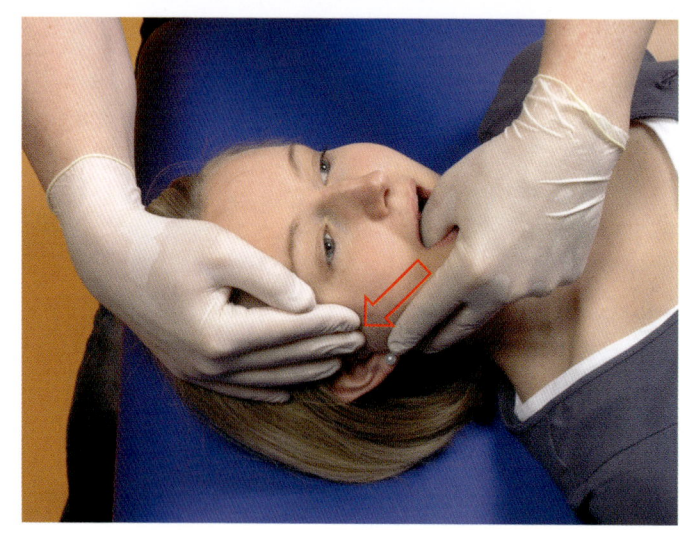

図11.12
背側への滑りモビライゼーション

■ 外側/内側への滑りモビライゼーション

側方への滑りモビライゼーションのもたらす機械的な成果については、すでに側方移動の項で詳細を記載した。側方への滑りモビライゼーションは機械的には、右側頭下顎関節の外側への移動と同時に、左側頭下顎関節の内側への移動が起こること、およびその逆方向に同様の移動が起こることを意味している(図11.13)。

■ 転がりモビライゼーションおよび滑りモビライゼーション

相対的に固定された運動軸の周りの選択的な転がりモビライゼーションは、初期の開口運動(20-22mm)の位置以外では行わないこと。開口の振幅が大きくなると、回転軸が腹側への滑りでずれるからである(図11.14aおよびb)。

伸張または滑り運動は尾側/腹側、または腹側/尾側の方向で行うことができる。理論的には、あらゆる関節と同じように、どんな方向にも行うことができ

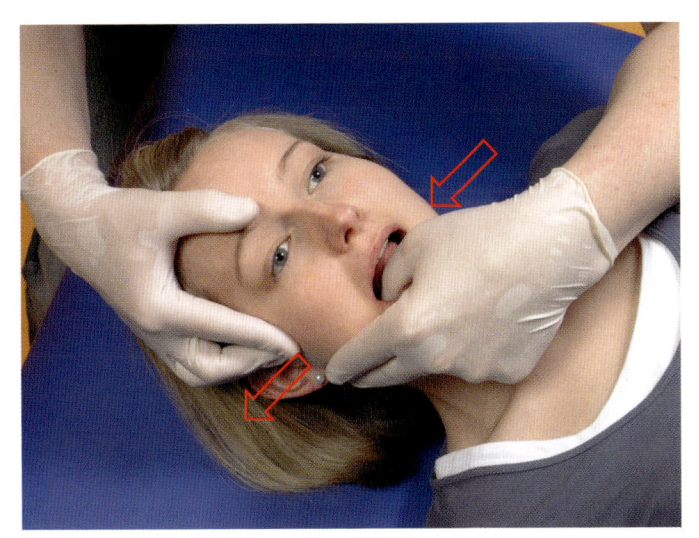

図11.13
外側/内側への滑りモビライゼーション

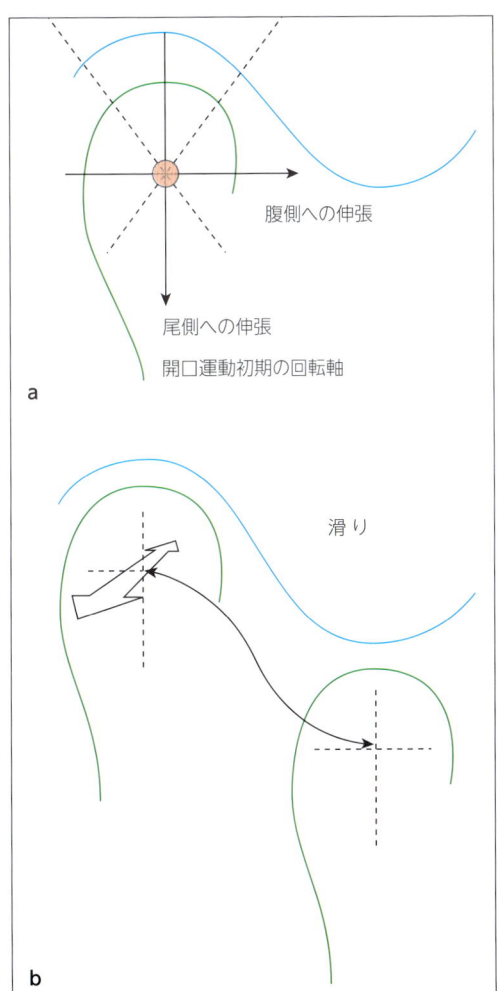

る（図の点線）。伸張の治療的作用は、関節内部構造の相対的な負荷解除であり、関節外および関節周辺構造のバイオメカニカルな負荷（変形）である。反対方向では圧迫が起こり、関節内の組織に強い変形を伴うバイオメカニカルな圧力が働く。そして、関節外および関節周辺構造に対しては、距離が縮まるために負荷が解除される。

　腹側方向への滑りモビライゼーションは、（下顎窩から出て関節結節下部への）移動経路に沿って行うことができる。この腹側尾側の移動は、機械的には通常の開口運動に属するものであり、開口運動におけるこの可動性が損なわれている場合は、治療の必要があることを示す。このことから、腹側尾側の移動はその機械的な作用で開口運動を改善し、運動経路上の障害を取り除き、痛みを軽減する可能性があると逆に推論できる。

　さらに、特別な治療効果が求められる場合、内側または外側への動きも付け加えることができる（徒手療法ではこれは応用操作とも呼ばれる）。この応用操作は、それ以前に行われた他動運動検査に則って行う。すなわち、症状の見られる運動方向への応

図11.14 側頭下顎関節の転がりモビライゼーションおよび滑りモビライゼーション
a 回転軸と伸張/滑りの方向
b 滑り時の下顎顆の運動経路

用操作を行う。これはその症状を取り除くことが目的である。

● 副運動モビライゼーション
テクニック:上部頸椎

CMD患者の治療において、C0-C3(後頭顆-C3)の上部頸椎(顎関節に隣接する機能領域として)の治療が何よりも求められることが多い。頭部の姿勢と下顎の位置およびその結果から生じる下顎の機能との間に機能的関連があることは、臨床的に大いにあり得ることである。神経構造を介して上部頸椎と顎関節との直接の解剖学的つながりがある(頸神経叢 - 頸神経ワナ - 三叉神経脊髄路核)。上部頸椎の治療を行うことによって、これらの神経構造の機械的接触面に変化が現れる可能性がある。これに基づいて、上部頸椎の筋のアンバランスの修正をさらに進め、頸椎、頭部、顎関節の間の神経・筋・関節によるバランス制御機能を改善できる可能性がある。

■ 片側の後-前(p/a)モビライゼーション

上部頸椎の後-前(p/a)方向へのモビライゼーションは、機械的な伸展方向の可動性の改善を目的に行うことができる。このモビライゼーションテクニックは、短い頸筋組織の受容野および頸椎の椎間関節に対して行い、これによって直接頭部のポジションが変わる可能性がある。これによってさらに、下顎機能および顎関節の筋の調節のための機能連鎖を介して適合が行われる可能性が生まれる。多くの頭蓋構造および筋結合が、共通して頸椎から神経支配を受けている事実からこの関係を説明することができる。

片側の後-前(p/a)モビライゼーションは頸椎のどちらか一側に行う。これは、頸椎の片側に存在する問題や、あるいは頸椎の片側からのCMDへの関与に対する治療に適している。このために、頸椎の髄節を両手で掴む。両方の母指を椎間関節の検査対象または治療対象側に置く。可能な振幅運動での触診を行う。場合によっては、局所的に頸椎に何らかの症状が現れたり、側頭下顎関節部にCMDの症状が現れることがある。このようにして、片側を固定された椎間関節の後-前(p/a)方向に既述の4つの運動レベル(グレードI~Ⅳ)で動かす(図11.15)。

椎間関節の滑り運動を改善する必要がある場合、このテクニックを用いる。それ以外の適用理由としては、上部頸椎の受容野に良好な影響を与えるためである。すなわち、短い頸部筋組織および神経構造(頸神経叢、頸神経ワナ、三叉神経脊髄路核)が顎関節との機能連鎖を持つからである。

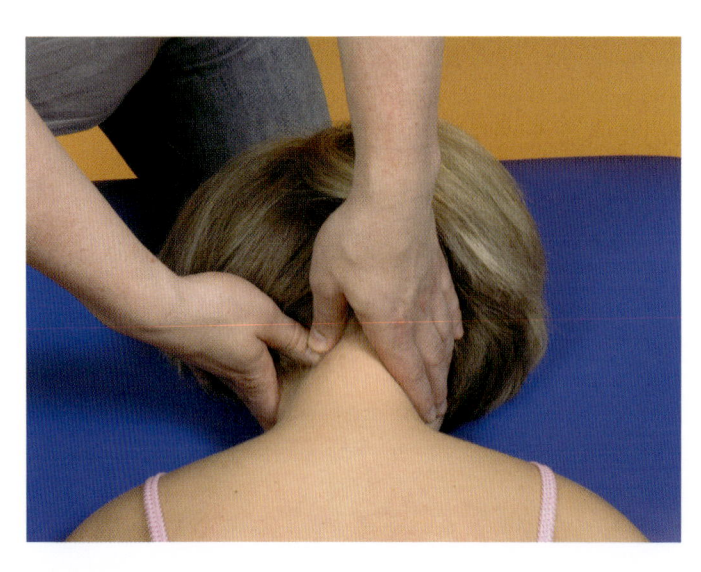

図11.15
頸椎片側の
後-前(p/a)モビライゼーション

■ 中央部（棘突起部）の後-前（p/a）モビライゼーション

既述の後-前（p/a）方向の片側モビライゼーションテクニックを、中央部にも適用することができる。そのためには、棘突起に両母指を直接置き、そこでモビライゼーションを与える（図11.16）。モビライゼーションテクニックを中央部に行うことによって、椎間板間隙にもその効果が現れ、この椎間板構造の運動にも変化が現れる可能性がある。頸椎片側へのモビライゼーション効果に加えて、日常的な運動における椎間板の負荷適合の改善が起こる。これによって、さらに神経構造およびその接触面（椎間孔、頸筋など）のモビライゼーションが起こり、神経機能的な連絡によって頸部の機能性が最適化される。

■ 片側の前-後（a/p）モビライゼーション

上部頸椎椎間関節のモビライゼーションを腹側から行う治療テクニックは、まず腹側に何らかの症状を持つ患者を対象とする。それには例えば、嚥下障害、喉の閉塞感、声の変化、しわがれ声、および喉の筋の緊張制御の問題などが挙げられる。モビライゼーションは前-後（a/p）方向に与える。急性の顎関節痛が見られる場合は、モビライゼーションを安定させる目的で、セラピストが患者の顎を手で保持する操作は控える必要がある。このテクニックの実施時に椎間関節を腹側から触診できるようになるためには、少々熟練を要する（図11.17）。この前-後方向（a/p）のモビライゼーションは、深部の頸椎伸筋（前頭直筋、外側頭直筋、頭長筋）の緊張状態および調節能力に良好な影響を与えるのに最適である。

ここに記載する治療テクニックは、頸椎のモビライゼーションおよび痛みの軽減を目的として適用する。主な治療目的（痛みの軽減、または可動域の増加など）に応じて、振幅、周期、リズムなどの調節パラメーターは個別に設定する。治療効果は患者によって異なるため、あくまで患者の個別の状態に合わせなければならない。患者はそれぞれ、ひとつのテクニックあるいは同様のテクニックに対し、異なった適合反応を示す。これは時に症状の改善へ向かうこともあれば、その反対方向に向かうこともある。

パラメーターを設定するとはこの場合、各患者に対して治療効果の評価を個別に行い、各患者の各治療セッション終了後に常にパラメーターを適合させ、目標組織に対し想定する作用または効果が現れない場合は、必要に応じて変更することを意味する。最適な治療効果をもたらすためには、治療プロセスを絶えず評価する（適用している治療テクニックと目的とする効果とを比較する）ことが必要である。これによって初めて、適用する治療介入を現状に適合させることができる。毎回の治療セッションごとに

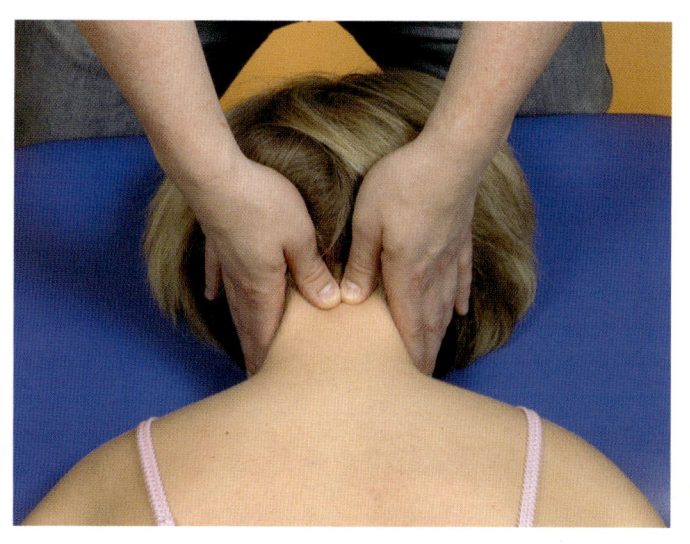

図11.16 頸椎中央部の後-前方向（p/a）モビライゼーション

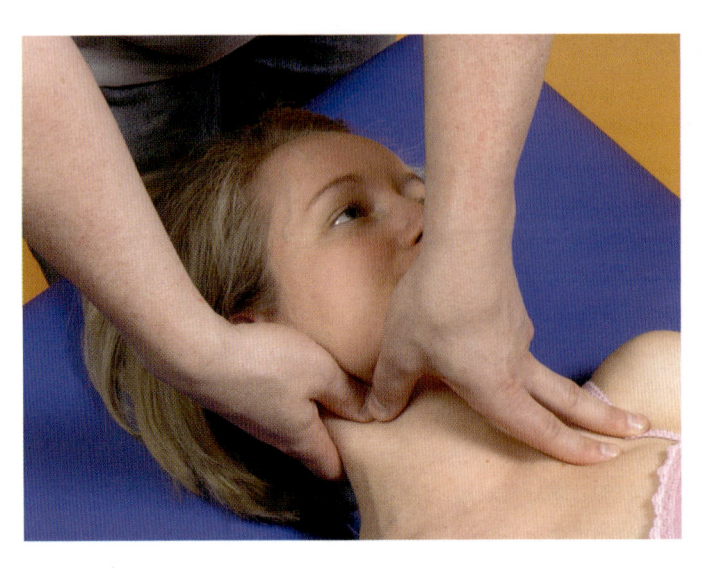

図11.17　頸椎片側の前-後方向(a/p)モビライゼーション

所見を再評価して、初めてこれが可能となる。この時、症状の状態がわずかでも変化したことがわかれば、これに対する適合が治療に反映されなければならない。理学療法のテクニカルリーズニングを継続的に行うには、この手順が極めて重要である。

● 副運動モビライゼーションテクニック:上部胸椎

　CMD患者の治療において、上部頸椎にもっとも近い関連部位は上部胸椎である。胸椎は、その位置および姿勢が、頸椎および頭部の可動性と機能的に関連している。肩部(肩甲骨)との機能的関係も臨床的に特別な意味を持つ。CMD患者の診断と治療において、これを軽視することはできない。姿勢に起因する顎関節障害の治療に対して、効果の長続きする治療を行うには、この身体部位を必ず考慮に入れるべきである。

■ 中央部(棘突起部)の後-前(p/a)モビライゼーション

　胸部分節のモビライゼーションには、上部頸椎のモビライゼーションと同じテクニックを用いる。胸部

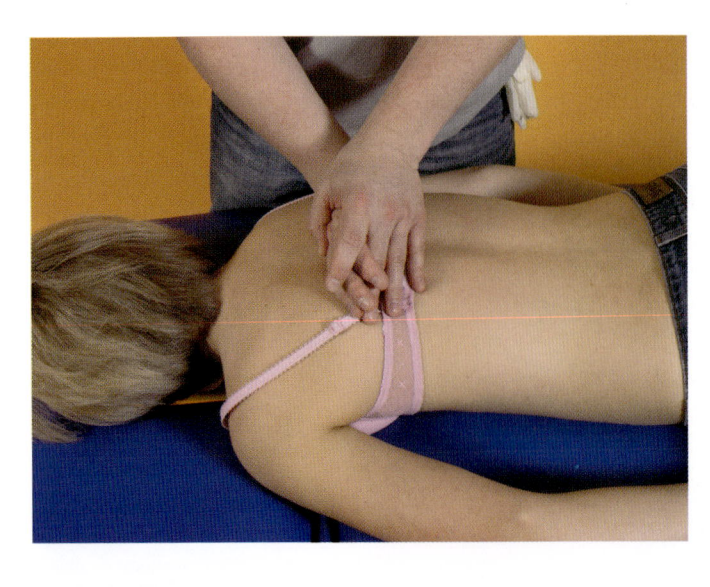

図11.18　胸椎中央部の後-前(p/a)方向のモビライゼーション

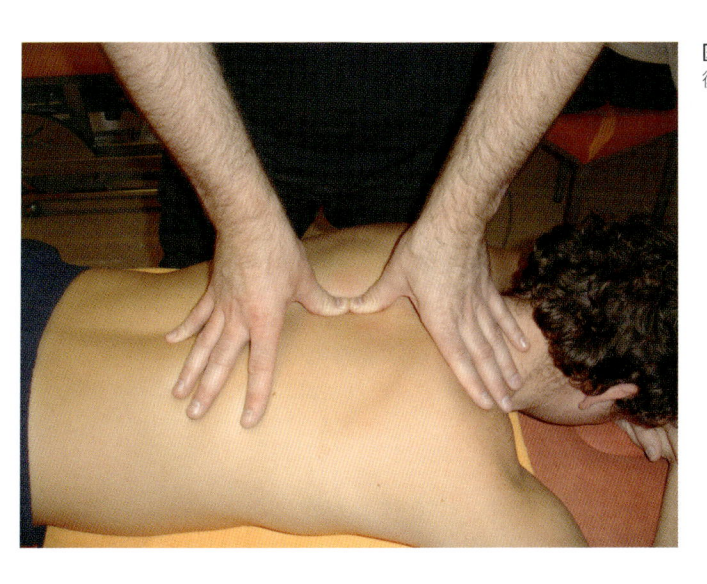

図11.19 胸椎片側の
後-前(p/a)方向のモビライゼーション

脊椎関節の伸展モビライゼーションは中央部で行う。そのためには、手の尺側縁部を治療する棘突起にあてがう。他方の手でそれを握りモビライゼーション刺激を後-前(p/a)方向に与える(図11.18)。

機械的な視点で観るならば、このモビライゼーションの効果は、椎間板間隙、椎間板そのもの、椎間関節、肋椎関節、および周辺組織などにおよぶ。さらに、このテクニックによって、胸椎部(交感神経幹)の自律神経刺激が起こる。その他の効果は、神経構造およびその接触面に現れる。

■ 片側の後-前(p/a)方向モビライゼーション

椎間関節および肋椎関節のモビライゼーションを行うには、この治療テクニックを片側で行う方が中央部で行うよりもずっと適している。片側に刺激を与えることで、これらの構造に働く力が強くなり、それに伴って反応も早くなる(図11.19)。

胸椎部の自律神経系の構造におよぼす効果も、この刺激によって促進される。これはそのモビライゼーションがよりピンポイントに行うことができるからである。それ以外の機械的なモビライゼーション効果は、分節ごとのモビライゼーションによって、神経の出口内部の神経構造およびその接触面にまでおよぶ。

図11.20 胸椎のスクリューテクニック

■ スクリューテクニック

　胸部分節の障害のさらに進んだ治療には、三方向のモビライゼーションテクニックによる、より作用の強いモビライゼーションを椎間関節および肋椎関節に用いる方法がある。これはスクリューテクニックと呼ばれ、以下の運動要素からなる。すなわち、伸展、側屈、および回旋である（図11.20）。

　この運動要素は椎間関節の片側を開き、同時に反対側を閉じる作用がある。この運動制限の機械的な効果は、左右の相反する運動によってさらに強化される。結果として、交感神経幹の自律神経刺激、ならびに神経構造とその接触面への刺激も強化される。

　ここに記載したテクニックは、診断目的でも、胸椎部への徒手療法介入としても適用することができる。診断目的では、このテクニックを実施することによって、胸椎の運動分節およびその周辺組織の運動に関する情報を得ることができる。胸椎分節の関節パートナーの運動時の変化、または局所的な関節包組織および筋組織の緊張に関して気づいた点を、長期的に以後の治療に反映させることができる。

11.2　筋テクニック

　顎関節に筋関節症が見られる場合、治療の第一の目標組織は局所的な筋構造、すなわち咀嚼筋、舌骨下筋、舌骨上筋、ならびに表情筋である。それに対応して、治療テクニックも筋に作用することを第一義としたものを選択する。機能不全は、多くの場合、動的求心性、または動的遠心性、あるいは等尺性運動時の収縮の機能障害として現れる。CMDでは、筋力の喪失も頻繁に見られる。CMD患者の場合、さらに咀嚼筋の萎縮や肥大などの栄養障害、または「標準からの逸脱」が見られる。CMD治療の現場においてもっとも頻繁に現れる筋に由来する機能不全の病因モデルについては、第4章に記載した。

　筋とは、縦横に血管が張り巡らされた、代謝特性が良好な傾向を持つ組織であり、ピンポイントで外部から与えられた治療目的の刺激に対し、迅速な適合反応を示す。これは、治療の現場においては、行った治療介入に対してその目標組織からの迅速な反応が期待されることを意味する。

● 軟部組織テクニック

　筋組織に行う理学療法の治療テクニックは、軟部組織テクニック（STT）として一般的に知られている概念の下にまとめられる。顎部でもっとも頻繁に用いられる軟部組織テクニックは、咀嚼筋のマッサージである。マッサージテクニックは、治療対象組織のさまざまな表面および作用範囲に、一次的および二次的な効果をもたらす（表11.3）。

　一次的効果に属する、咀嚼筋への軟部組織テクニックの機械的な作用は、個々の組織の層に働きかける。これらの層は相互に転位させることができ、これによって生じる刺激に対し適合しなければならない。治療のためのこの機械的な刺激は、皮膚、真皮、結合組織、筋膜、筋線維束、筋線維、ならびに神経線維や靱帯構造に作用する。

　目標組織近傍および内部における機械的な作用は以下のとおりである。
- 運動によって組織を変形させることによる、組織の層の機械的な相互転位。
- 組織の層の間でのモビライゼーションおよび癒着の解消。

表11.3

一次的効果	二次的効果
■ 機械的作用範囲 ■ 生化学的作用範囲 ■ 神経反射的作用範囲	■ 心理的作用範囲（偽薬効果も） ■ エネルギー的作用範囲 　（CTM、押圧療法、トリガーポイントセラピー、他）

- 組織の層相互間の機械的摩擦作用によって生じる組織接触面の摩擦の増加と、その結果による局所的な充血および温度の上昇。
- 局所的な血管拡張に由来する充血反応による、それ以外の部位の温度上昇。
- 治療した筋組織の緊張緩和反応。

　血流灌流量も増加する。これは血液の機械的な運動すなわち血流が増加することを意味し、これと同時に摩擦も強まり、その結果血流量の増加した筋組織があらためてその生理的温度を上昇させ、筋の緊張が緩和する（van den Berg 2008）。

　生化学的作用範囲では、軟部組織テクニックを頻繁に用いることにより、炎症媒介物質（ブラジキニン、アドレナリン、コルチゾール、ロイコトリエン、プロスタグランジン、ホスホリパーゼ、シクロオキシゲナーゼ、エイコサノイドなど）の拡散反応が起こる。これらの炎症媒介物質は、炎症プロセスを持続性させる働きを持つ（van den Berg 2003、2008、Diemer & Sutor 2007）。

　神経反射的作用範囲は、ゲートコントロール理論による痛み刺激の遮断、抑制、オーバーラップのための機械的な求心性の情報環流を起こす（Melzack & Wall 1965、1991）。この他の神経反射的調節メカニズムは、下降傾向にある疼痛コントロールレーンを活性化することで、これによって中枢神経系に由来する内在性オピオイド（基本的にエンドルフィンとセロトニン）の拡散が強化され痛みを抑制するといわれる（van den Berg 2003、2008）。

　マッサージテクニックの二次的効果は、患者の心理面をリラックスさせる。例えば、ストレスを軽減し、再生プロセスに良好な影響を与えるのに役立つ。さらに、マッサージテクニックによって影響を受けた咀嚼筋のトリガーポイントを介して、表情筋や頸椎部の筋組織などの末梢構造にそれ以上の症状の軽減や負荷の解除をもたらすことが、治癒プロセスの効果を高めることに貢献する。これらの変化は、いわゆる、筋の関連痛領域における治療効果に由来する。

　このマッサージテクニックまたは軟部組織テクニックは、顎部では第一に、咀嚼筋、舌骨上筋、舌骨下筋、ならびに表情筋の範囲に対して適用する。身体的検査によって対応する所見がある場合は、これらの軟部組織テクニックを頸肩部の筋組織や頸・胸椎の筋組織に対して、リラクセーションまたは機能の改善（筋組織のモビライゼーションも含めて）を目的として適用する。頻繁に用いられるマッサージテクニックは以下のとおりである。

- 撫でる
- 揉む
- 軽擦
- 摩擦（横断摩擦も）

■ 軟部組織テクニック：咬筋

　軟部組織テクニックを使って咬筋を治療するためには、まず浅層および深層の筋量、筋腹での深層浅層の区分、および腱移行部を触診することが不可欠である。口腔内の方が咬筋をより明確に感じることができるので、触診は口腔内で行うことが望ましい。腱移行部は極めてはっきりと確実に位置が特定できる。マッサージテクニック、横断摩擦、あるいはトリガーポイントテクニックなどの軟部組織テクニックのうちどれを選択し、実施するかは、適応によって異なる。すなわち、軟部組織テクニックの選択は、特定された症状および発症している組織（位置）によって異なる。横断摩擦を実施するために筋腱移行部の位置を確実に特定しなければならない。一方で、マッサージテクニックは筋腹に用いるのが望ましい（図11.21）。

　臨床的視点で観るならば、咬筋はCMD治療のターゲットとなる筋組織である。患者が頭痛を訴えている場合や、眼や耳に発症している場合でも、咬筋は治療において中心的な役割を演じる。

■ 軟部組織テクニック：内側翼突筋

　内側翼突筋の位置を特定することは難しい。小指で触診するのが望ましい。内側翼突筋の位置を視覚的にイメージできれば、触診に大いに役立つ。この筋は翼突窩から始まり、下顎角の下顎骨内縁に到る。このため、この筋もまた口腔内からの触診の方が確実である。小指を歯と下顎骨の内側（下顎歯列の内側）で下顎角の方向に滑らせる。この部位では、撫でる、摩擦、トリガーテクニックなどの各種の軟部組織テクニックを適用できる（図11.22）。

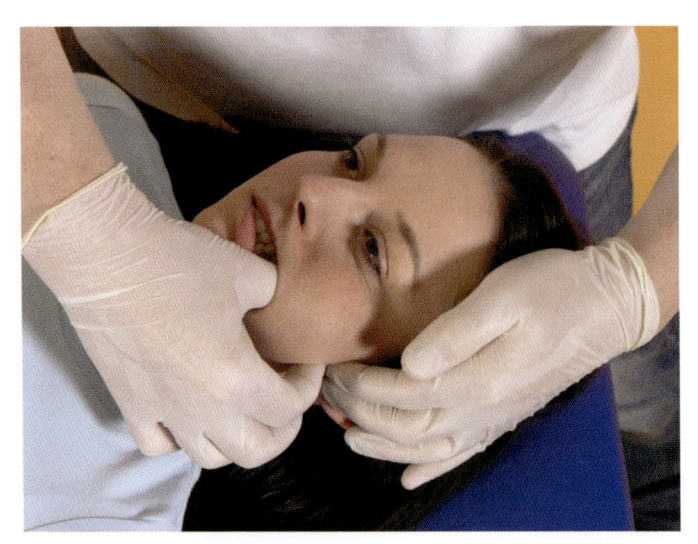

図11.21 咬筋の軟部組織テクニック

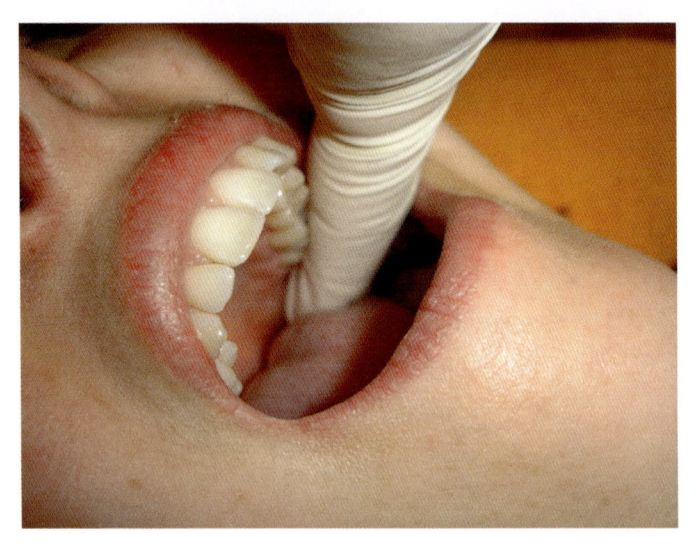

図11.22 内側翼突筋の軟部組織テクニック

　内側翼突筋は、何よりも痛みを伴う開口の制限がある場合に、基本的な臨床的意味を持つ。深層に位置し顎関節の回転軸に近い筋として、内側翼突筋は下顎の運動時にその安定を得るために大きな役割を担っている。まず第一に、この筋は咀嚼運動時に下顎顆を腹側に固定する（咀嚼運動または嚥下運動の際に対側的に）。例えば外傷を受けたときなどの反射的な緊張亢進がある場合、この腹側に向かう力がメカニズムに対し不利に作用することがある。ここから、多くの突発的なクリック音や特発性の軋轢音などの原因を解明することができる。また、注射によって創傷が生じた場合も、内側翼突筋は機能不全となり、開口運動の制限が生じる原因にもなる。

■ 舌骨上部の軟部組織テクニック：顎舌骨筋、顎二腹筋、オトガイ舌骨筋

　母指と示指との間で行う口底部の触診は比較的容易である（図11.23）。口底筋は、内側翼突筋と同様、下顎骨の運動を中心に合わせるように調節する。何よりも、嚥下および咀嚼運動時に、舌骨上筋は下顎骨を常にその機能的中心位置に導く。

　これは臨床的には、患者がその自動開口運動時に偏位または偏差を示した場合、その原因の大部分

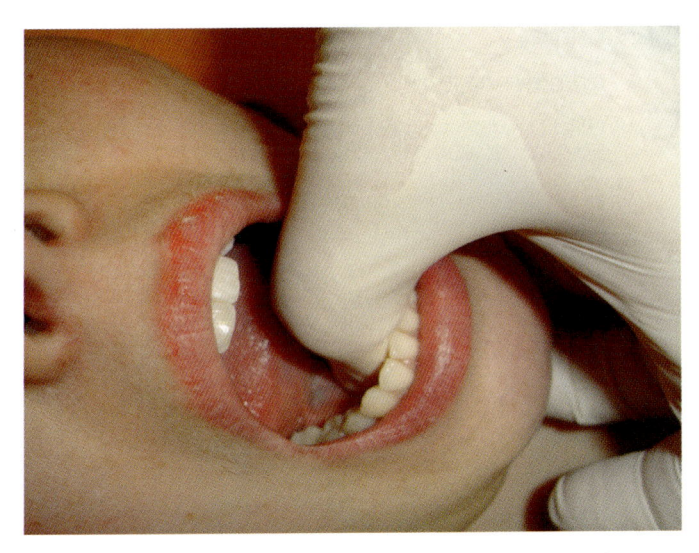

図11.23
舌骨上部の軟部組織テクニック：
顎舌骨筋、顎二腹筋（前腹および後腹）、オトガイ舌骨筋

が口底筋の緊張制御の機能不全に由来することを意味する。顎二腹筋後腹（乳様突起の付着部 - 乳突切痕）を介して、口底部は後頭下部と直接機能的に結ばれている。ここから、臨床的には頭痛（緊張性頭痛、下後頭痛）のある患者に刺激が加わる可能性がある。

●トリガーポイントテクニック

よく知られた旧来のマッサージテクニックの他、顎関節の筋構造の範囲では、これ以外の包括的な筋テクニック、例えばトリガーポイント治療のテクニックなどを適用することができる。トリガーポイントとは、圧迫または痛みに対して明らかな過敏性を示す、別部位、いわゆる関連痛領域にまで痛みを伝える、結合織の効果を伴う局所的な筋領域のことである（Travell & Simons 1998、Dejung 2009）。

トリガーポイントができている患者の場合、局所的な痛み、および/または他部位に飛び火した痛みがあり、後者はトリガーポイントを手技で圧迫すると強くなる。痛みを再現した場合、局所的に痛むか、または該当する筋の関連痛領域に痛みが放散する。このようなトリガーポイントは、筋の過負荷、職業あるいは余暇における負荷姿勢の継続、または多くの経験がなくそれゆえ不慣れな負荷（草抜きなど）などによって誘発される。

トリガーポイントの治療には、主として以下のトリガーポイントテクニックが使用される。

- スプレー&ストレッチ：局所的な低温療法（低温スプレー、氷）および筋の伸長でトリガーポイントを抑制する。
- 筋の伸長：他動的な筋伸長の要求がかかることで、トリガーポイントをニュートラルにする。
- ドライニードリング：トリガーポイントに直接鍼を打つことでトリガーポイントを抑制する。
- 徒手圧迫テクニック：手技によってトリガーポイントも局所的に圧迫し、代謝、電子化学プロセス、および神経反射制御回路に変化が起こり、トリガーポイントを抑制する（Travell & Simons 1998、Dejung 2009）。

トリガーポイントテクニックは大変多岐にわたるものであるが、本書では、実務に関連する「徒手圧迫テクニック」に関する説明のみに限定して記載する。

トリガーポイントを取り除くための徒手テクニックは、症状と抱えている問題の臨床的状態（筋、筋膜、結合織などの関与する構造）によって、作用の異なるさまざまなバリエーションで目標組織に対して実施される（表11.4）。これらのテクニックは基本的に、該当する筋の緊張状態を調和させ、トリガーポイントによって誘発された組織の変化を再び元の状態に戻すという目的で適用される。トリガーポイントセラピーのこの他の目的としては、血行の促進と細胞の代謝の最適化によって、新陳代謝を改善するこ

表11.4 徒手トリガーポイントテクニック（Dejung 2009による）

徒手トリガーポイントテクニック	臨床的機械的な実行内容
トリガーポイント上に圧力を保持する	母指および示指を（または中指も）使ってトリガーポイントを探し出し、圧力を加え、20-90秒の間、一定の圧力をかけたまま保持する。
反復運動の間トリガーポイントを保持する	触診を行ってトリガーポイントの位置を特定しこれを保持する間に、患者が自動的に、制限が現れている運動（またはその運動の一部）を行う。
トリガーポイントを保持すると同時に、トリガーポイント周辺の結合組織の硬化部分を拡げほぐす	触診したトリガーポイント周辺の結合組織の硬化部分を、母指および示指で保持し、組織内で（結合組織、筋膜）伸長する。
筋全体を伸ばしたまま筋膜とともに保持する（トリガーポイントを含む）	トリガーポイントのある筋を、その筋膜内で最大限にプリテンションを与え（伸長し）、トリガーポイントをさらに選択的に「伸長する」。

とがある。望まれる結果は、筋の可動性が向上し柔らかくなり、日常生活やスポーツなどで負荷をかけることができる、あるいは負荷耐性が向上することである（Travell & Simons 1998、Dejung 2009）。

■ トリガーポイントテクニック：僧帽筋（下行部）

僧帽筋下行部の関連痛領域は、後頭骨から前頭骨（頭蓋骨周囲をリング状）にかけて、側頭下顎関節部、および外側上腕部（三角筋粗面）にある。考えられる症状は以下のとおり。

- 側頭痛
- 顎部痛（関節痛）
- 頸部痛（凝りを伴って散発的に、および/または頸椎の可動性の喪失）

僧帽筋は全体をじっくり触診してしっかりと掴む必要がある。そうすることによって、対応する軟部組織テクニックが実施しやすくなる。徒手圧迫治療では、痛みのある筋領域を特定し、それを片方の手の母指と示指でしっかりと掴む（図11.24）。この時に発生する痛みは、60-90秒経過するにつれて弱くなるか、またはもっとも順調に行けば痛みは完全になくなる。

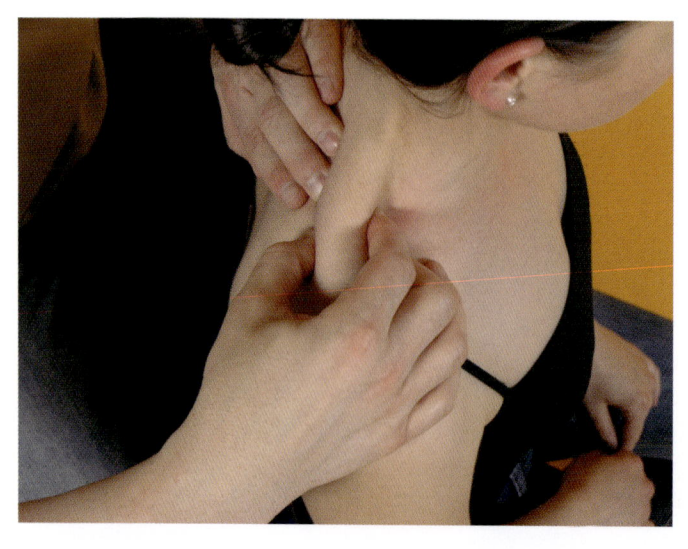

図11.24 僧帽筋下行部のトリガーポイントテクニック

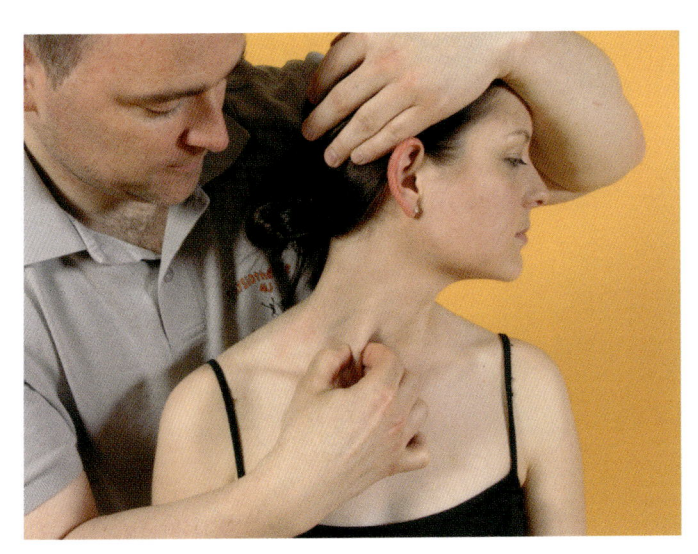

図11.25
胸鎖乳突筋のトリガーポイントテクニック

■ トリガーポイントテクニック：胸鎖乳突筋

胸鎖乳突筋の関連痛領域は、後頭骨部から側頭骨部にかけて存在する。胸鎖乳突筋のトリガーポイントは、眼窩上部にも痛みをおよぼすことがある。この筋にトリガーポイントがある場合に考えられる症状は以下のとおりである。
- 耳鳴り
- 視力障害
- めまい
- 喉の閉塞感

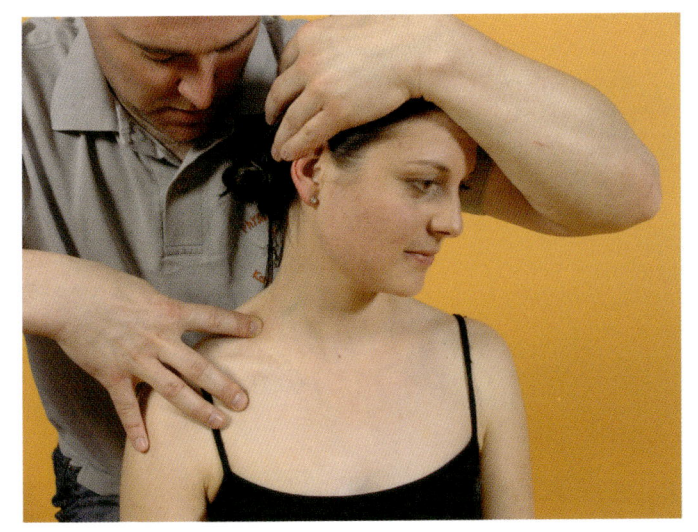

胸鎖乳突筋のトリガーポイントテクニックの方法は、既述の僧帽筋下行部に対するものと同じである（図11.25）。また、局所的な（筋腹の）症状と側頭下顎関節部に放散する症状とを区別することが臨床的に重要である。

■ トリガーポイントテクニック：肩甲挙筋

肩甲挙筋の関連痛領域は肩甲骨上角にある（内側縁も）。トリガーポイントから、痛みが後頭骨にまで放散する可能性がある（図11.26）。このトリガーポイントは机上の作業やパソコンでの作業など、同じ姿勢が長時間続くことによって発生する。これはCMD患者の病歴にも頻繁に見られる。考えられる筋関連の症状は以下のとおりである。
- 頸椎の回旋の制限
- 喉の詰まり感

肩甲挙筋は機能不全に関して肩甲舌骨筋との連携がある可能

図11.26
肩甲挙筋のトリガーポイントテクニック

性がある。その理由は、この2つの筋は付着部（肩甲挙筋）または起始点（肩甲舌骨筋）が、ともに肩甲骨につながっているからである。肩甲舌骨筋が舌骨に付着（停止）するため、該当する機能不全がある場合、相互に影響し合い、頸部にまで症状が拡がる可能性がある。

■ トリガーポイントテクニック：斜角筋

斜角筋の関連痛領域は、近位上腕部、肩甲帯部、ならびに肩甲骨周囲（特に内側角）にある。この筋のトリガーポイントによって誘発されると考えられる症状は以下のとおりである。
- 腱痛
- 神経圧迫症状
- 背部痛

胸郭出口症候群（TOS）では、この筋は機能的に特別な意味を持つ。この機能的関連によって、腕への放散痛を伴うこともある体幹上部のCMD由来の症状について説明することができる。側頭下顎関節に関連する構造の局所的近傍を観察すると、舌骨下筋（特に肩甲舌骨筋）が隣接していることがわかる。このため、機能障害が見られるときの相互作用を免れることはできず、むしろCMD患者の治療の総合的マネジメントに積極的に取り入れられるべきものである。少なくともこの関連について、十分に検査する必要がある（図11.27）。

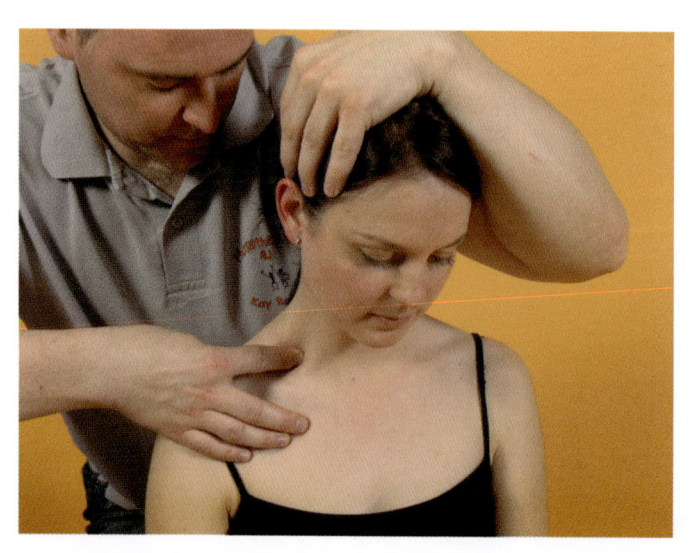

■ トリガーポイントテクニック：側頭筋

側頭筋は、咀嚼筋の中でも重要な役割を持つ筋の1つである。側頭筋の関連痛領域は、眼窩上部および上顎歯列にある。この筋が刺激されることに由来すると考えられる症状は以下のとおりである。
- 前頭側頭痛
- 上顎の歯痛

この筋の治療を行うと、主要な症状が開口運動の障害であるCMD患者の開口運動域に著しい改善が見られ、開口運動の調節においても偏位または偏差の傾向が少なくなるなどの改善が見られる（図11.28）。

■ トリガーポイントテクニック：後頭下筋

後頭下部の筋は、数多くの機能障害においてその原因のひとつに数えられる。その関連痛領域は、側頭部および耳の前後にある。この筋が原因であると考えられる症状は以下のとおりである。
- 頭痛
- 耳痛（圧迫感も含む）
- 耳鳴り

後頭下筋のトリガーポイントセラピー、およびそれによって生じた変化または受容野の適合によって、頭部ポジションの調節能力の改善、および側頭下顎関節の機能性が改善される可能性がある。これらは関節メカニズムの改善による可動性の改善、痛みの軽減または摩擦（軋轢音）の軽減などである（図11.29）。

図11.27
斜角筋のトリガーポイントテクニック

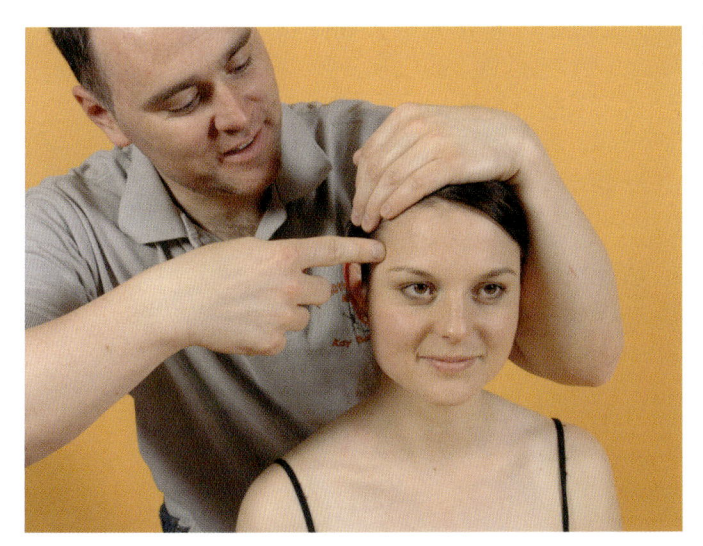

図11.28
側頭筋のトリガーポイントテクニック

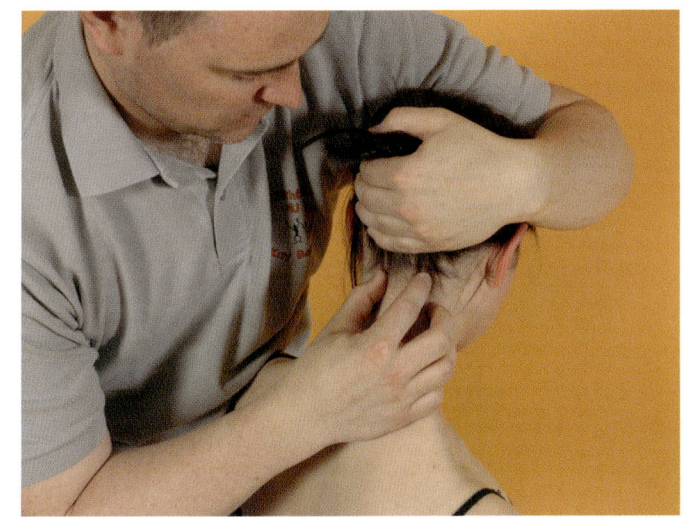

図11.29
後頭下筋のトリガーポイントテクニック

■ トリガーポイントテクニック：咬筋

咬筋の関連痛領域は、顎先、耳前部、上顎と下顎の歯列、および眼窩下部である。咬筋によって発生または接続されていると考えられる症状は以下のとおりである。

- 咬合障害（制限の場合もふくむ）
- 耳鳴り
- 咬合痛
- 歯痛
- 耳部の刺激

咬筋のトリガーポイントセラピーは、CMD患者の場合、早期に良い結果が得られることが多い（図11.30）。ひとつには、ほとんどすぐにといえるほど早期に新陳代謝が改善されることで、痛みの閾値が上昇するからであり、もうひとつには、筋の緊張状態が最適化されることで、隙間の適正化や、それまで障害を受けていた方向への可動域拡大など機械的な改善が見られるからである。

CMD患者の理学療法治療において、ここに記載した筋に徒手トリガーポイントテクニックを適用することはたいへん多い。ここに記載されている筋はCMDすなわち頭蓋下顎機能障害の治療において、

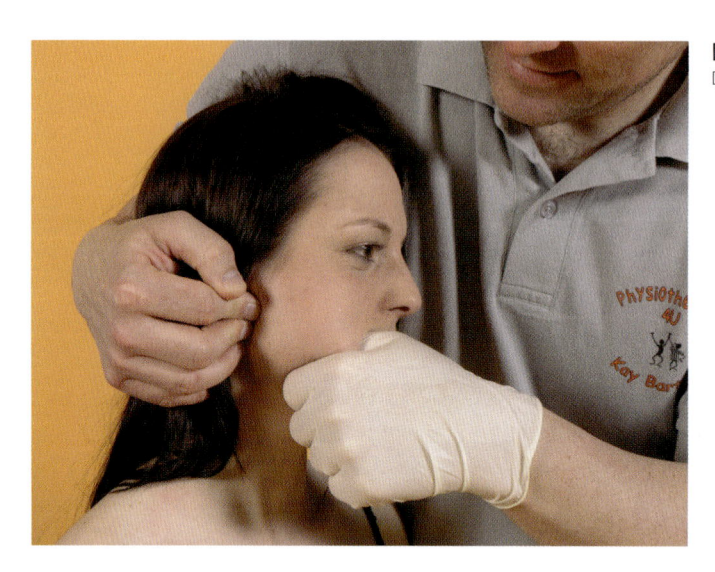

図11.30
咬筋のトリガーポイントテクニック

症状に関与していることが多く、トリガーポイントセラピーを適用するとたいへん良好な反応を示す。

● PNFテクニック

固有受容器性神経筋促通法（PNF）のコンセプトは、姿勢および運動制御の神経筋的機能、ならびにひとつの有機体の機能改善（運動能力の改善）および適合のための神経順応性などを向上させるのに役立つ。PNFは大きな適応範囲を持つ神経筋系のコンセプトであり、数多くの専門分野で臨床的に使用できるものである。基本的にこのコンセプトのテクニックは、第11.2章「筋テクニック」および後続の第11.3章「神経テクニック」のどちらにも分類できるものである。CMD患者の治療では、特定の筋および筋群の反応を促すために、PNFが使用される。そのため、神経筋系コンセプトであるPNFを、本書ではこの「筋テクニック」の章に分類することにした。

PNFコンセプトはセラピストにとって、側頭下顎関節複合体の神経筋骨格系障害を著しく改善させる格好のツールである。それはすなわち、運動システムの理想的な機能改善にむけて神経と筋の運動によって共同効果を生むのに役立つからである。多くのPNFテクニックは、筋のさまざまな基本的な働き方（遠心、求心、等尺）に対応に使われ、それによって神経筋機能を改善させる。刺激の効果で、末梢活性化によって顎関節部に適合反応を起こすことができる。PNFテクニックを用いて顎部構造の間接的治療を行える。これは、なによりも急性の痛みを伴う機能障害に対してきわめて大きなメリットを提供する。障害のある範囲から離れた位置から障害部位に向けて発せられた刺激によって、機能的筋連鎖と神経機能の制御回路が活性化され、それによって症状部位に変化が誘発される。

● 神経生理学的作用原理

■ 等尺性収縮後のリラクセーションの原理

ホールドリラックスやコントラクトリラックスなどの各種PNFテクニックは、等尺性収縮後のリラクセーション（PIR）という神経生理学的作用原理に基づいたものである。顎関節の領域では、この原理を咀嚼筋および表情筋の緊張緩和に役立てている。科学的な基礎を形成するのは、代表的なものでは、チャールズ・S・シェリントン（Charles S. Sherrington）が1906年に初めてその成果を発表した研究論文「The integrative action of the nervous system」などがある。

PIRの原理では、等尺性収縮を行った後、筋の緊張または細胞膜の電位が短時間下がるとされており、組織の状態が改善されるために運動の可動性が大きくなる（Sherrington 1906）。科学の世界

ではこの原理について今でも論議が尽きないが、その一方、筋に由来する運動障害を治療する臨床現場では、この原理が大変良好に機能している。PIR、等尺性収縮後のリラクセーションは、緊張亢進または短縮によって不全となった筋組織のための、直接の(相反的)治療法である。

■ 咬筋の例

例:ある患者の左側の咬筋に強い緊張亢進があり、自動的開口に制限がある。セラピストは現在の開口運動の最終域で、下顎を固定する。患者は閉口運動の方向に力を加え、セラピストは手でそれに対する抵抗を与える(咬筋の等尺性緊張)。患者に筋の緊張を徐々に解除するように求める(図11.31)。

この等尺性の緊張とそれに続く弛緩とによって、等尺性収縮(緊張)後の咬筋の緊張の緩和が短時間起こり、その間には開口可動域が大きくなる。

■ 拮抗的抑制の原理

CMD患者の治療では顎関節に関連する筋の緊張緩和に拮抗抑制も適用される。拮抗的抑制または反復抑制の原理もまた、チャールズ・S・シェリントンによるもので、基本的にその神経生理学的な研究成果に基づいている。拮抗的抑制とはこのように説明されている、すなわち何らかの運動システムにおいて促進された相反的な活性化によって拮抗筋が抑制される。そうでなければ、生理学的運動が行えないからである。

■ 咬筋の例

以下は、先に等尺性収縮の実例で用いた患者を例に、拮抗的抑制について説明する。拮抗的抑制を利用するために、セラピストは現在の開口運動の最終域で下顎を固定する。患者は開口運動の方向に力を加え、セラピストは手でそれに対する抵抗を与える。これによって開口運動を司る筋(咬筋の拮抗筋)が活性化され、これによって咬筋の緊張が緩和し、その後の開口運動時には緊張が緩和され抵抗も少なくなる。筋は拮抗的に抑制され、それによって開口運動が容易になる(図11.32)。

■ PNFパターンおよびテクニック

顎関節部では、CMD患者の治療には、その目的に応じて選択したPNFパターンおよびテクニックが大変役立つ。開発されたコンセプトは、主としてチャールズ・S・シェリントンの神経学的研究の成果に基づき、これを実際の治療に応用したものである。

PNFパターンでもPNFコンセプトのテクニックでも、CMD患者の治療に際しては、これらがつくりあげる筋神経的共同運動が、関与する関節の全体に良好な作用をもたらし、神経筋系の機能の改善という目標設定を達成させる。

目的を明確にした上で適切なテクニックを適用し、運動単位の動員、周期化、同期化という側面で筋の機能性が向上する。これが運動制御の基本的要件であり、日常的に求められることがらに応じた生理学的な関節の安定性をも

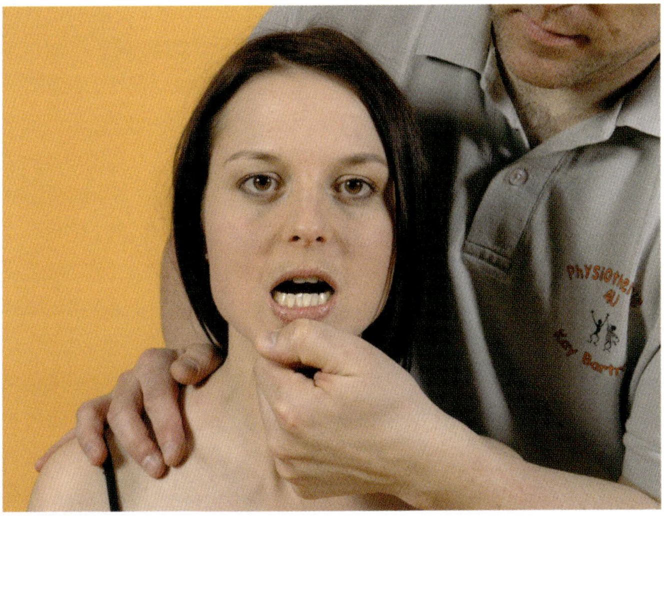

図11.31 等尺性収縮後のリラクセーション(咬筋の例)

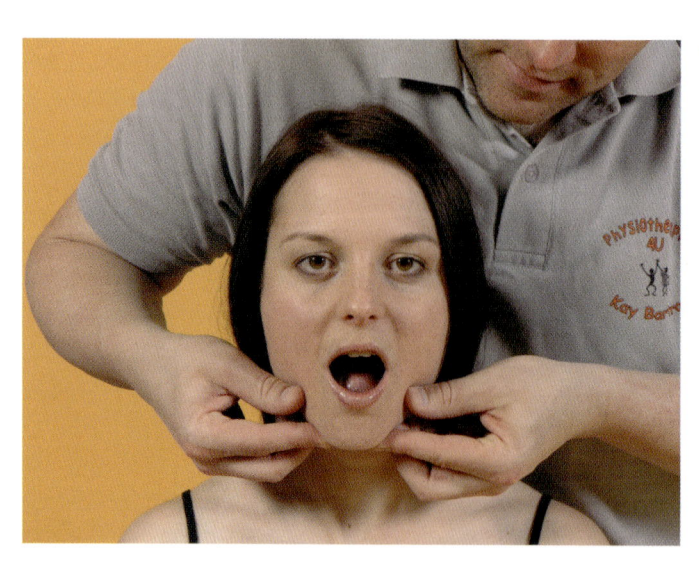

図11.32 拮抗的抑制（咬筋の例）

たらす。PNFテクニックは、関与する関節への効果的なモビライゼーション刺激を与えるために、目的を明確にして適切な機能パターンを選択することで、関節運動の改善にも役立つ。その他、パターンと対応するテクニックは、顎関節の筋のための神経筋機能を直接改善することによって、安定性の向上にも役立てることができる。このテクニックは、側頭下顎構造に直接接する部位、すなわち咀嚼筋と表情筋にこの神経筋効果をおよぼすために使用する。

　パターンが理想的な状態で患者の問題に適用された場合、顎関節のモビライゼーション効果も現れる。ここでは主として顎関節と関連する機械的な構成要素を持つPNFパターンを取り上げる。それは、頭部の姿勢、肩甲骨のポジショニング、体幹上部の身体姿勢などの変化または適合を生じさせる、あるいは少なくとも影響を与え得るパターンのことをいう。この目標設定を実現するためにまず取り上げられなければならないのは、頸部のパターン、肩甲骨のパターン、あるいは上肢のパターン（特に体幹上部への波及を伴うもの）などである。

　PNFテクニックは、顎関節に直接使用することもできれば、因果関係のある部位に用いることもできる。すなわち姿勢に問題があって顎関節と隣接する身体部位に間接的な影響がおよぼされている場合などである。これらは、身体制御能力の改善および姿勢感知能力が効果的に向上することなどに狙いを定めて使用するのに適している。それによって、CMD患者の根本的治療のために必要な、姿勢の改善が可能になる。パターン（ここでは頸部のパターンと四肢のパターン）は、断続法とリフティングを組み合わせたもので、体幹への波及を導く。顎関節への反作用的なバイオメカニカル作用と獲得された運動連鎖における筋の共同運動があるため、このテクニックはCMD患者の治療で大きな効果を上げている（表11.5）。

■ 頸部のパターン：
　屈曲、側屈および左右への回旋

　頸椎の屈曲は、バイオメカニカルな連鎖において、下顎の後方移動を伴う。この状態は、CMD患者の治療においては、反作用的に、筋による顎関節の安定性を向上させる（調節能力の改善）。側屈と回旋は、この筋活性化による隣接した部位および機能的に連携している部位（すなわち側頭下顎関節部も含まれる）への波及効果を強化する（図11.33）。

　身体姿勢（体幹上部のポジション、特に頭部姿勢）と現在発症しているCMDとの相互作用については、すでに8.1.2章で述べた。PNFコンセプトに由来するテクニックは、身体姿勢とCMDとの関係において治療的影響をおよぼす。波及効果を強化するために、セラピストはさらに肩甲骨のパターンと上肢のパターンを取り入れる。共同運動と波及効果を

11. 理学療法としての治療技術　199

表11.5　PNFテクニックの例

PNFテクニック	治療効果
ホールドリラックス	痛みを軽減するためのテクニック 運動要件: ■ 筋制御による、運動の保持を行う ■ 静的な緊張性筋収縮の動員（加重）
コントラクトリラックス	モビライゼーションテクニック 運動要件 ■ 筋制御による運動を行う ■ 静的な相動性筋収縮の動員、周期化、同期化（加重）
リズミック・スタビライゼーション	スタビリゼーション ■ 運動単位の動員強化のための反発性および拮抗性のテクニック
コンビネーテッドダイナミックマッスルワーク	反発性テクニック ■ 求心性の筋動作と遠心性の筋動作を組み合わせる ■ 運動単位の動員、周期化、同期化
スタビライジングリバーサル	スタビリゼーション ■ 抵抗を変化させて関節の安定性を強化する
ダイナミックリバーサル	関節の神経筋モビライゼーション ■ 相反的および拮抗的テクニック ■ 局所的な持久力の動員、調節、トレーニング
タイミングフォーエンファシス	ひとつの複合パターンから部分的な運動を選び出し、他の各種テクニックと組み合わせて行う ■ 体幹への波及を伴う頸部または四肢のパターン（断続法およびリフティング） ■ 機能的運動連鎖に対応する：頭部/頸部/顎関節の位置（頭部および頸部の運動が顎関節の位置に影響を与える）

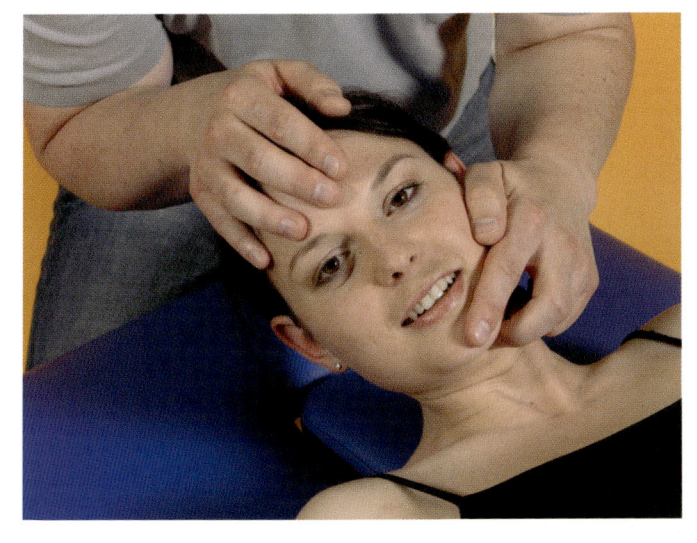

図11.33　頸部のパターン：屈曲、側屈、および左側への回旋（下顎を保持して調節）

最適に利用するためには、以下のパターンが良い。

- 肩甲骨（右）：後方下制
- 上肢（右）：伸展、外転、内旋（支持ポジション）

■ 頸部のパターン：伸展、側屈、および左右への回旋

頸椎を伸展させると、バイオメカニカルな連鎖によって、下顎が前方突出する。この反作用的な要素は、CMD患者の治療にも組み込むことができる（図11.34）。また顎関節の筋による安定性を向上させることも治療目標のひとつとなる。体幹上部および頭部の活動による、狙いを定めた波及効果が、この治療目標の達成に役立つ。顎関節の筋の活性化は、適切な下顎骨の運動（例えば自動的前方突出など）によって強化される。さらに、以下の肩甲骨のパターンおよび上肢のパターンを取り入れることで、波及効果が強化される。

- 肩甲骨（左）：前側下制
- 腕（左）：伸展、内転、内旋

頸部のPNFパターンを用いることによって、頭部および頸部の運動との共同運動の中で顎関節を治療することができる。ただしその前に、頸椎の関節または神経構造の機能障害がないか検査し、頸椎に機能障害があるケースを対象から除外することが必要である。

> 多くのCMD患者が頸部または頸椎部に何らかの症状を抱えているため、安全上の理由からも頸椎の検査が必要である。

適用した頸部のパターンによる反作用的な下顎の前方突出や後退は、固定機能のある筋を活性化し、筋による顎関節位置の確立に貢献する。頸部のパターンを施行する間に、下顎または咀嚼筋に狙いを定めた促通法を行うと、望んだ治療効果が強化される。頸部のパターンの中で、下顎運動を行うことのできるタイミングがある。これを利用して、さらに別のモビライゼーション刺激を最大の神経筋強化のもとで実行することができる。

■ 体幹および頸部のコントロールを伴う四肢のパターン：リフティング

PNFパターンをCMDの治療に組み込む以外の方法のひとつにリフティングがある。体幹への強い波及効果の可能性を持つ両腕のパターンは、特定の筋連鎖に狙いを定めて活性化することで、下顎の可動性を安定させるのに良好な影響を与える。また頭部のコントロールの改善も、顎関節の機能に良好な影響を与えることのできるリフティング効果である。個々の運動要素は以下のとおり。

- 誘導側上肢：屈曲、外転、外旋
- 肩甲骨（誘導側上肢側）：後方下制
- 対側上肢：屈曲、内転、外旋
- 頸部：伸展、側屈、リフティング側への回旋

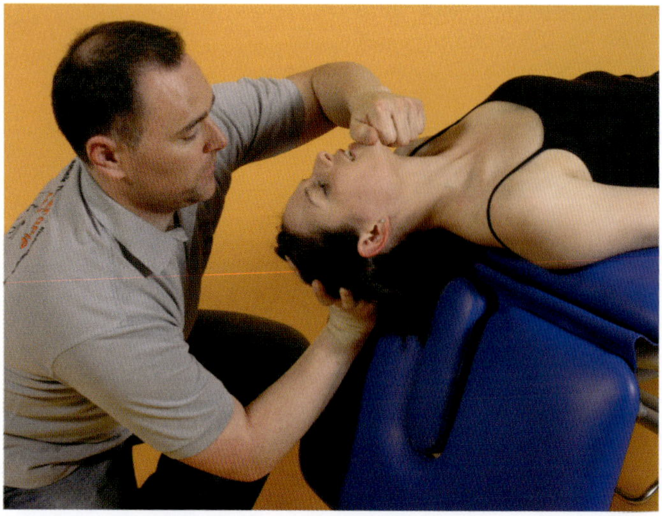

図11.34　頸部のパターン：伸展、側屈、左側への回旋（下顎のコントロールを伴う）

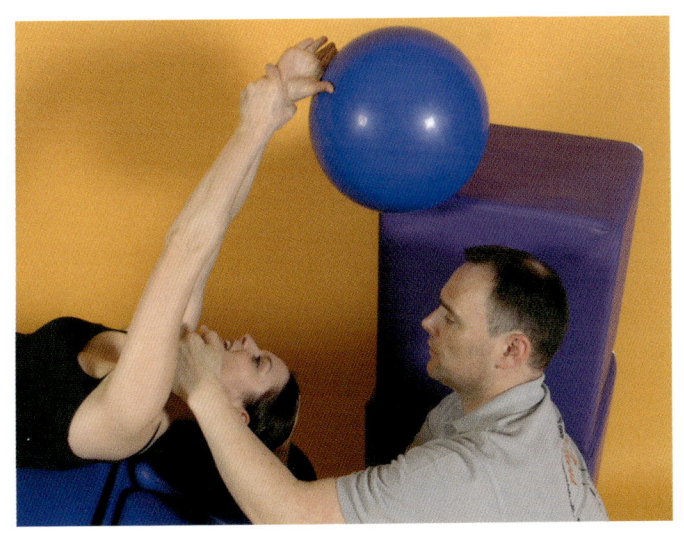

図11.35
下顎の相互作用を伴う、体幹および頭部のコントロール促通のためのリフティング

このパターンの実施中、特に頸部の運動要素(伸展、側屈、回旋)の促通が良好であるかどうか注意する。これらの運動要素は、適切な筋を促進して側頭下顎関節部に理想的な波及効果を与える。木製の舌圧子を口にくわえることで、(咬合干渉または接触不良を除くことで)習慣的な咬頭嵌合を除去し、それによって顎関節の筋共同運動を理想的な方法で実現する(図11.35)。

■ 体幹および頸部のコントロールを伴う四肢のパターン：断続法(チョッピング)

断続法を介しても、この体幹への波及と頭部ポジションの筋調節能力の改善がなされ、下顎の可動性制御の最適化に役立つ(図11.36)。このための運動要素は以下のとおり。

- 訓練側上肢：伸展、外転、内旋
- 肩甲骨(誘導側上肢側)：後側下制
- 対側上肢：伸展、内転、内旋
- 頸部：屈曲、側屈、チョッピング側への回旋

頭部および頸部の運動要素は、ここでも大きな意味を持つ。これらの運動要素は側頭下顎関節部で波及促進され顎の運動の筋調節能力を改善する。

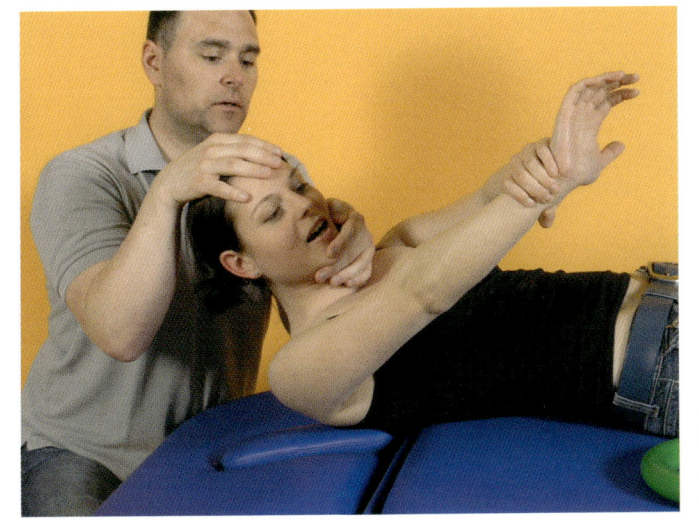

図11.36
下顎骨のガイドを伴う、体幹および頭部コントロールの促通のための断続法

このパターンの実施中、特定の筋連鎖に狙いを定めて刺激を与えるために、下顎骨に各種促通法を試みることができる。例えば、開口運動初期のポジションの保持、または22-30mmの振幅での開口運動などをこのテクニックに組み込むことができる。

例としてあげた体幹コントロールを伴う頸部および四肢のパターンは、頭部、頸部、周辺の筋、ならびに肩部および体幹上部などに影響を与える。そのためこのパターンは、顎関節の機能および中間位保持能力に影響を与える（第8.1.2章の姿勢によって誘発されたCMDに関する内容を参照）。記載されているパターンを適用する場合、さまざまな下顎骨や舌の動きなどを用いて、特殊な運動要素を構築することができる。これによって、側頭下顎の筋構造の調節能力を強調する。これらの動きは、顎関節の関節内および関節周辺の構造に対して効果を現す。

■ 肩甲骨のパターン：後方下制（後傾）

狙いを定めた神経筋の活性化によって、肩甲骨のパターンは、肩甲帯（上肢帯）の関節に機械的な変化を与え、これによって肩甲帯と機能的に結ばれている構造にも変化を与える。その変化を与えられる構造にはもちろん顎関節が含まれる。側頭下顎関節へは波及効果がよく作用する。その際、基本的に以下の筋群などを観察する。

- 頸椎の筋組織（頸部）
- 舌骨下筋
- 舌骨上筋
- 頭部のポジション
- 頸神経層 ― 頸神経ワナ ― 上頸神経節

肩甲骨の後方への下制は機能的に見ると、肩甲帯を安定させるポジションである。肩甲骨が後方へ下制されたとき関連する運動要素は、胸椎または頸椎の直立である。このような点から、CMD患者の治療における肩甲骨のパターンは、肩甲帯の安定化と胸部運動分節の直立を導くのに用いることができる。どちらの場合でも、肩甲骨の後方への下制は、身体姿勢の改善と運動の安定性を得るための方策として利用することができる。また、肩甲帯を経由した波及効果が機能的な頭部ポジションの安定に貢献することは、CMD患者の治療において肩甲骨のパターンが極めて興味深いテクニックであることを示す。このパターンは、肩甲挙筋、肩甲舌骨筋、斜角筋などを伸長させる。これによって、CMDに関連する構造に直接の変化が起こる(図11.37)。

■ 肩甲骨のパターン：前方下制（前傾）

安定した可動性を得るために、ここでは肩甲骨の前方への下制について考察する。これは基本的に、頭部が安定している場合、体幹回旋の発端となる。

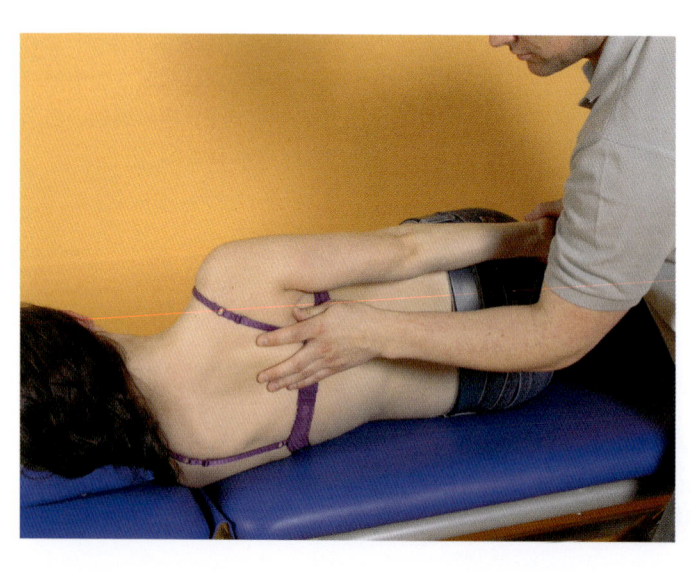

図11.37　後方への下制

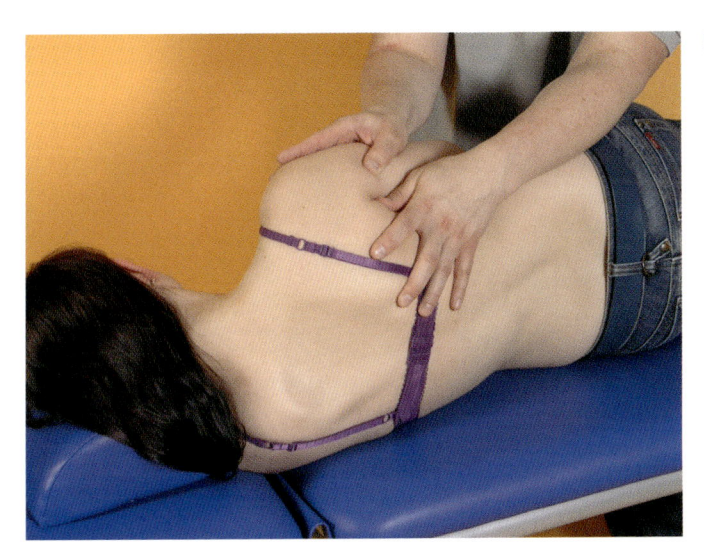

図11.38　前方への下制

反作用的に求められる喉の筋の伸長による活性化により、肩甲骨の前方下制は、CMDに関連する身体部位に直接的な適合を引き起こすことができる。伸長は主に、僧帽筋下行部、斜角筋、後頭下筋に対して要求される。頸胸部への筋、関節、神経の関与は、頭部ポジションが変化する可能性も含んでおり、それによって顎関節の機能改善の潜在的可能性がある（図11.38）。

11.3　神経テクニック

　CMDは臨床的な多様性を持ち、感覚障害（感覚麻鈍、感覚脱失、異常感覚）、筋力喪失、反射障害、または顎関節および顔部の放散痛や局所痛などの神経学的または神経的な症状も示す。

　すでに第2.3章で説明したように、神経的な症状は神経学的な異常や神経構造の直接の外傷だけではなく、原因のある部位（いわゆる機械的介在部位、機械的接触部位）への刺激で誘発されることもある（Shacklock 2008、Butler 1998）。

　解剖学的な構造としての神経は、機械的接触部位ではたいてい表面を走っており、その「接触組織」とは密接なつながりがある。すなわち、神経構造が機械的な刺激を受ける度合いは高い。この接触組織の外傷やその結果としての癒着などは、機械的接触面に悪い影響を与え、それによって神経の可動性と機能性にも悪い影響を与える。このメカニズムを手がかりとして、神経的な症状を説明することができる。機械的な刺激を受けた神経は、その第一の役割である情報伝達不十分となり、この機械的な問題が感覚機能の変化、筋力の変化、神経の支配領域における局所痛または放散痛などの神経症状を誘発する。

　神経は接触面において直接刺激を受ける。その結果として炎症が起こる。さらに神経は、顎部の運動や頭部の運動などの特定の運動が求められる際に、高い機械的感受性を示すようになる。神経（CMD患者の場合、三叉神経）は、顎部の運動に対し、被覆構造の滑動、被覆構造内での滑動（被覆構造の伸縮効果）および被覆構造内での緊張など、それに対応する措置で機械的接触面の変化に適合しなければならない。これらが、上記の理由で不可能である場合、神経症状が発症することが予想される（Butler 1998、Shacklock 2008、von Piekartz 2005）。

三叉神経および顔面神経は、顎部にとってもっとも臨床的意味のある神経である。これらの神経は、咀嚼筋と表情筋とを支配し、顎部および顔部で最大の解剖学的ネットワークを有し、臨床的に刺激を与える潜在的可能性も最大である（第2章「解剖学的構造」、図2.9および2.10を参照）。以下に記載する治療テクニックは、三叉神経およびその分枝に関係するものであるが、この他の神経構造に対しても同様の原理で応用が可能である。

神経構造が刺激を受けることによって誘発される症状の場合、まず以下の2種類の治療方法が考えられる。

● **機械的接触面の直接治療：**

神経の通る表面での神経の機械的接触面の治療は、比較的容易である。神経の触診が良好に行える場合、その触診部位への接触面の特定もきわめて良好に行うことができ、それに応じて治療も行いやすくなる。接触面は手技によって直接、または運動によって機能的に相互にずらす（位置を変える）、あるいはモビライゼーションを行うことができる。これによって、現存する運動への障害を取り除き、代謝状態を適合・改善させることができる。

● **直接的神経モビライゼーション**

直接的神経モビライゼーションの場合、被覆構造は、隣接している組織（筋、関節、靱帯など）を計画的に運動させることで、それらの組織との位置関係を相対的にずらすことができる。これによって、直接的モビライゼーションを行うことができる。

● 神経の治療テクニックの効果

機械的接触面の治療および直接的神経モビライゼーションは、それぞれ異なった一次効果がある。これはこの治療介入によってそれぞれ別の目標組織が機械的な影響を受け、変化するかまたは適合するからである。基本的な治療目標は以下のとおりである。モビライゼーションによる、神経の目標組織（周辺組織または神経接触面および被覆構造を含む神経そのもの）の機械的特性と能力の改善効果、ならびに隣接する組織と治療対象の神経の新陳代謝を改善させる効果である。表11.6および11.7に、神経テクニックの治療効果について示す。

表11.6 機械的接触面の治療効果（van den Berg 2003、2008）

治療対象の接触組織	効　果
軟部組織： ■ 筋 ■ 靱帯 ■ 関節包 ■ 結合織 ■ 皮膚、真皮	機械的効果： ■ 組織相互のモビライゼーション ■ 組織の変形 ■ 癒着の解消 ■ 軟部組織への摩擦作用によって組織の線維構造が改善する ■ 局所的な反作用的な温度上昇による灌流量の増加 ■ 血管の拡張による組織の新陳代謝の改善 ■ 体液の圧力相殺 バイオメカニカルな効果： ■ 炎症媒介物質の分泌の増加 ■ 炎症状態の調節
関節骨構造	機械的な効果： ■ 関節のモビライゼーション ■ 軟骨面の変形 ■ 関節内部の圧力相殺 ■ 骨膜のモビライゼーション バイオメカニカルな効果： ■ 拡散状態の改善による新陳代謝の向上 ■ 骨および軟骨の成長刺激

表11.7　直接的神経モビライゼーションの効果

治療対象の組織	効　果
末梢神経および被覆構造： ■ 基底膜および神経内膜(神経線維を包む) ■ 神経周膜(複数の神経線維が神経周膜によっていわゆる小束にまとめられる) ■ 内側および外側の神経上膜 　(複数の小束を包む) ■ 神経外膜(末梢神経全体を包む)	機械的効果： ■ 神経外膜を滑らかにする(Butler 1998) ■ 神経被覆の滑動：神経上膜、神経周膜、 　神経内膜の相互の滑動(Butler 1998) ■ 神経上膜、神経周膜、 　神経内膜にテンションを与える(Butler 1998) ■ 運動の障害を軽減するか、または取り除く ■ 癒着の解消 バイオメカニカルな効果： ■ 新陳代謝の改善(Shacklock 2008、Butler 1998)

> **神経のバイオメカニズム**
>
> 神経のバイオメカニズムは、神経被覆構造内、および周辺の接触組織との関連における神経の機械的運動を司る。機械的な効果は、神経外すなわち接触面との関連において現れるほか、神経内部において(神経内外の)神経被覆構造との関係においても現れる。

神経構造の、機械的接触面の治療における治療目標は以下のとおり。
- 接触面を柔らかく動きやすくすることによる可動性の獲得
- 機械的な過敏性の軽減(接触組織の摩擦の減少)
- 神経構造自体の可動性の向上
- 痛みの軽減
- 神経構造の局所的な新陳代謝の改善(神経への血液供給)

● 機械的接触位置の治療

機械的接触面の直接の治療の目標は、組織の各層相互のモビライゼーション、関節のモビライゼーション、筋組織の緊張の緩和(神経が通過する筋)、または膨隆の改善やリンパの流れの改善などによって癒着を解消し、神経に加えられる刺激を軽減することである。この治療目標を達成するために、第11.1章および第11.2章に記載したように、骨関節モビライゼーションおよび軟部組織テクニックを使用する。

■ 眼窩上神経外側枝および内側枝

眼窩上神経およびその分枝(内側枝および外側枝)は、眼神経(V1)に由来し、三叉神経と眼窩部と

の直接的な解剖学的つながりをつくる。これは臨床的には、三叉神経の刺激の状態によって眼窩部が刺激を受ける可能性があり、また逆に眼窩部(眼窩上部)での機械的接触面周辺の変化によって三叉神経が刺激を受ける可能性があるという、相互作用があることを示す。

この関連から考えられる臨床的な問題の原因は以下のとおりである。神経接触組織の癒着、筋の緊張亢進により筋組織の接触面から末梢神経に到る神経刺激、または直接的な外傷(打撲傷、血腫、炎症、膨隆、など)の結果。

治療は、神経接触組織のモビライゼーションを含む。すなわち、神経のダイナミクスを向上させるために顎関節や頭蓋骨のモビライゼーションとまったく同じように、筋および結合織のモビライゼーションテクニックを適用する。その際、神経の出口近傍の周辺組織は、末梢神経の方向にずらす。この時、額お

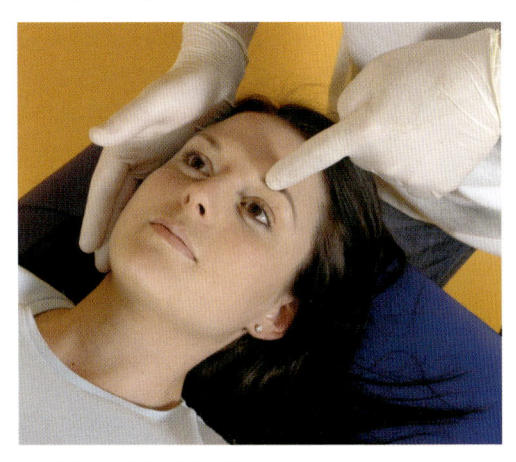

図11.39　眼窩上神経外側枝

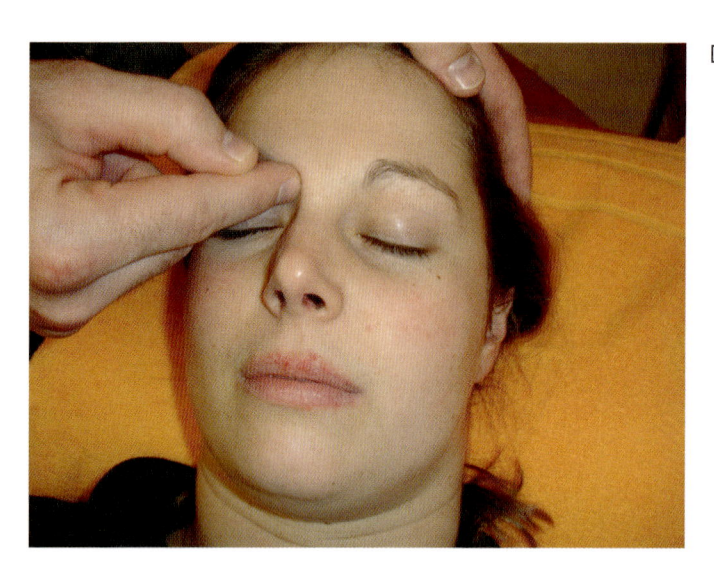

図11.40 眼窩上神経内側枝

よびこめかみの方までの放散刺激が眼部に生じる可能性がある（図11.39、11.40）。

■ 眼窩下神経上歯槽枝

　眼窩下神経および上歯槽枝などのその末梢分枝は、上顎神経（V2）に由来し、三叉神経を眼窩下部および上顎歯列の歯槽部に神経機能的につなぐ。この神経点は、上顎歯列の原因不明の痛みの治療においては、大変頼りになる手がかりである。この時、第一に行うのは周辺の接触面に対する神経構造のモビライゼーションである。これによって、癒着、筋の緊張、骨に由来する神経構造への刺激を軽減することができる（図11.41、11.42）。

■ オトガイ神経

　オトガイ神経は下顎神経（V3）の末梢分枝であり、三叉神経を下顎骨（顎先）の機械的接触面に神経機能的につなぐ。モビライゼーションには下顎骨の運動を用いる。また、周辺組織での軟部組織テクニックを用いるのもたいへん良い。何よりも、あらゆる神経出口において、表情筋のモビライゼーション作用を無視することはできない。簡単な表情筋のエクササイズ（しかめ面）が著しいモビライゼーション効果をもたらす（図11.43）。

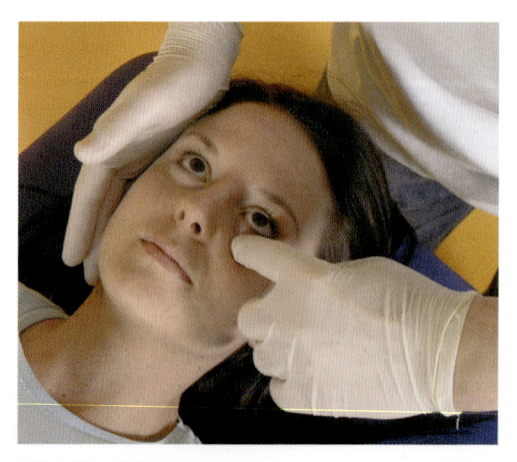

図11.41　眼窩下神経

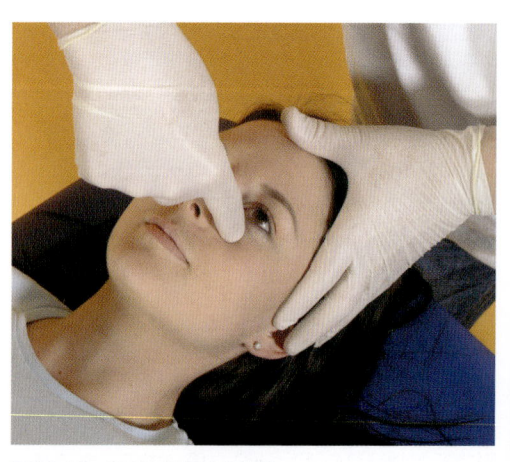

図11.42　眼窩下神経上歯槽枝

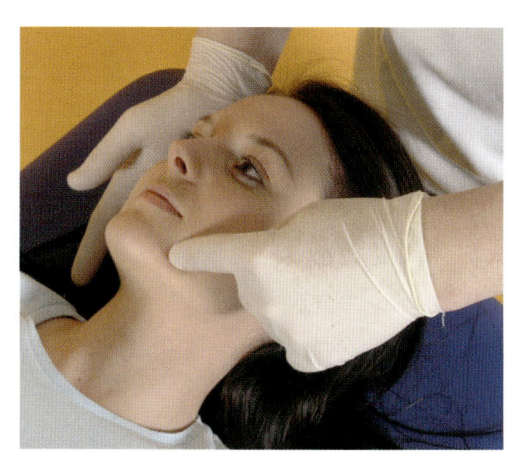

図11.43　オトガイ神経

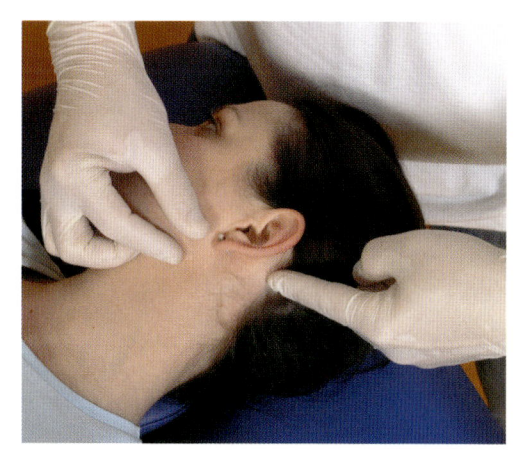

図11.44　大耳介神経および後耳介神経

■ 大耳介神経および後耳介神経、ならびに大後頭神経および小後頭神経

頸神経叢（頸神経ワナ）からの神経構造も、CMD患者の場合臨床的に重要な意味を持つ。この神経構造は、後頭下部および後頭部をつないでおり、神経支配もある。このことからこれらの構造は、CMDの臨床的な症状群に属し、実際CMD患者の多くに見られる頭痛や耳部の症状に対する影響力を持つ。

この機能不全の連鎖を遡って行くと、もうひとつの説明モデルに行き当たる。また、頸椎上部の障害も、この神経の末梢（大耳介神経および後耳介神経）から悪影響を受ける可能性がある。このことから、頭蓋骨の神経構造は、頭蓋骨や後頭部に見られる障害に対し、治療効果を示す可能性がある（図11.44、11.45）。

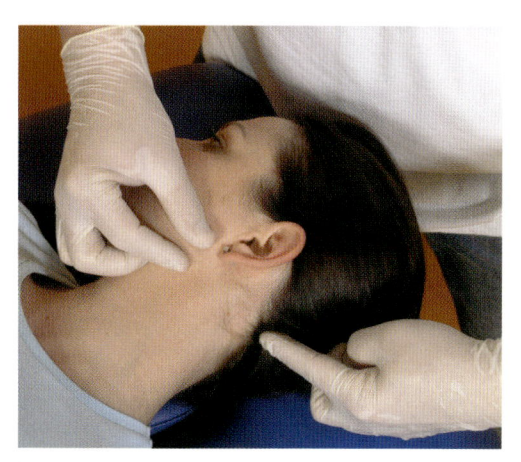

図11.45　大後頭神経および小後頭神経

■ 直接的神経モビライゼーション

神経接触部位の直接の治療の傍らで、その被蓋構造の組織内で神経に直接モビライゼーションを施すことができる。すなわち、機械的接触面に対する神経線維の滑動や緊張などの、バイオメカニカルな神経の適合メカニズムを考慮した上での神経モビライゼーションである（von Piekartz 2005、Butler 1998、Shacklock 2008）。

下顎神経の神経ダイナミック検査をもとにした正確な診断は、どの運動要素を用いてモビライゼーションをするか選択するに場合に、決定的な根拠となる（第8.3章、図8.72を参照）。検査に用いる運動要素を選択して検査し、該当する所見（症状の再現）が見られる場合は、その症状に関連する運動の一部を神経組織のモビライゼーションに使用する。直接的な神経モビライゼーションには、以下の2種類のテクニックを用いる。

- スライダー：できるだけ強い緊張を与えないようにしながら、主に神経をその接触面に対して滑らせる運動を起こす。
- テンショナー：神経端部がその接触面に対して相対的に固定されている条件下で、神経の緊張運動を起こす。

どの様な神経モビライゼーションテクニックを使用する場合でも、あらゆる器官の運動において（部分運動も含む）関節、筋、腱、あるいは血管だけを動かすのではなく、同様に神経構造も動かすというのが基本的な考え方である。機械的な負荷は必ず神経構造にも作用する。

■ 下顎神経の緊張検査による神経モビライゼーション

下顎神経の緊張ポジションは、複数の運動要素によって構成される。頸部の屈曲は緊張検査で行う運動連鎖の最初の運動要素であり、下顎神経構造の選択的なモビライゼーションテクニックとして使用することもできる。生理学的屈曲または頸椎上部との組み合わせによって、モビライゼーションを行う（図11.46）。治療目標は、神経ダイナミック緊張検査を再度実施した際に、誘発された症状が軽減していること、または頸椎の屈曲時に症状がなくなっていることである。刺激への過敏性および症状の程度によって、モビライゼーションを愛護的に行うこともあれば、むしろ機械的に刺激を与えるようなやり方で行うこともある。

このテクニックは、既述の運動レベル（レベルI-IV）で調節する。

検査位置のこれ以外の運動要素としては、側屈があり、同様に神経構造のモビライゼーションとし

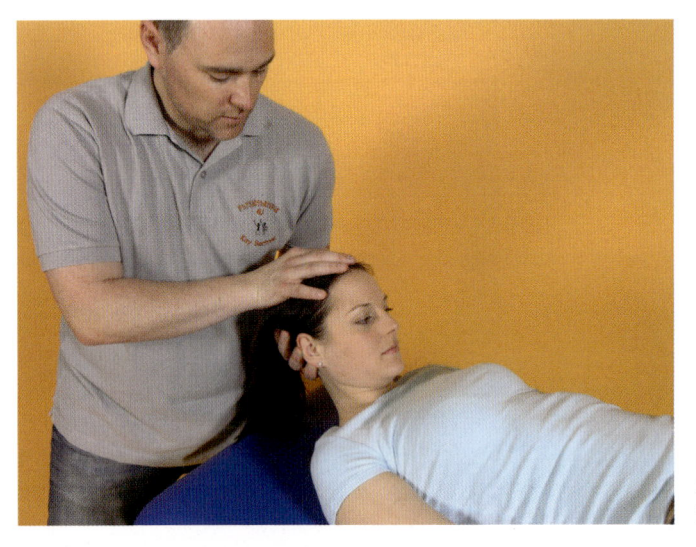

図11.46
神経緊張検査の運動要素：
頸椎の屈曲

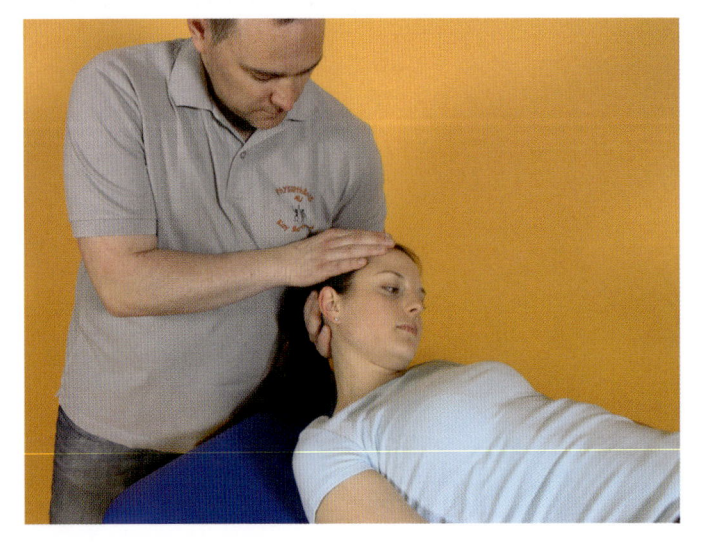

図11.47
神経緊張検査の運動要素：
頸椎の側屈

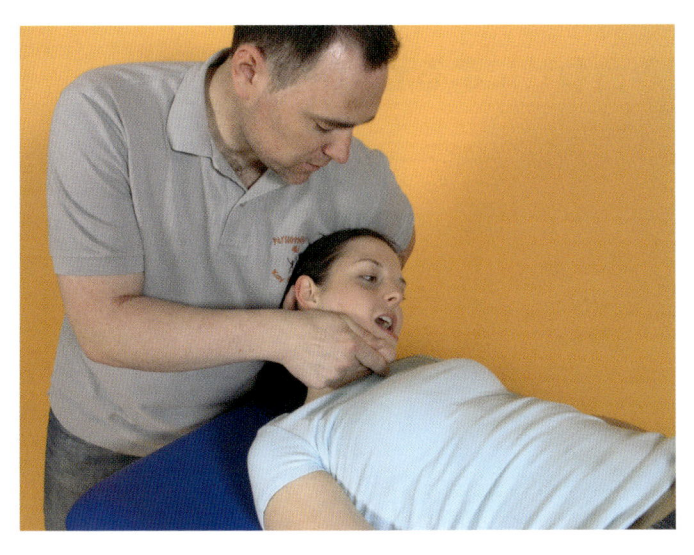

図11.48
神経緊張検査の運動要素：
側頭下顎関節内での下顎骨の側方移動

て使用できる。この場合も、生理学的側屈、または付加運動（側方滑りテクニックまたは片側の後-前（p/a）モビライゼーション）を治療において用いることができる（図11.47）。

> このテクニックを実施する前に、セラピストは頸椎を症状誘発前の状態に調節する。神経ダイナミックによるモビライゼーションを行う場合、治療テクニックの用い方が強すぎると、症状が著しく悪化する可能性がある。

顎関節における、側方への下顎骨の選択的モビライゼーションは、関節構造すなわち顎関節を動かすだけではなく、下顎神経の構造にも影響をおよぼす。適切に調節されたモビライゼーションは、神経構造を伸長させる（図11.48）。この場合期待される治療効果は、下顎骨の可動性の改善（機械的な運動の障害の除去）、ならびに神経構造の緊張および可動性の許容値の改善などが挙げられる。生理学的な側方移動は、顎関節の多方向への他動的移動のテクニックとしても使用できる。

下顎神経の全体的な神経緊張位置は、以下の運動要素で構成される（von Piekartz 2001）。
- 頸椎の屈曲
- 頸椎の対側への側屈
- 下顎骨（顎関節）の対側への側方移動

これらの運動要素のそれぞれは、機械的な接触組織のモビライゼーションという観点で捉えると、神経構造モビライゼーションとして選択的に治療に取り入れることができる。この運動要素から2種類を選択して使用することもできれば、3種類すべてを使用することもできる。この治療はむしろ、神経全体のモビライゼーションであり、機械的な負荷に対する適合能力の向上を促進する（図11.49）。

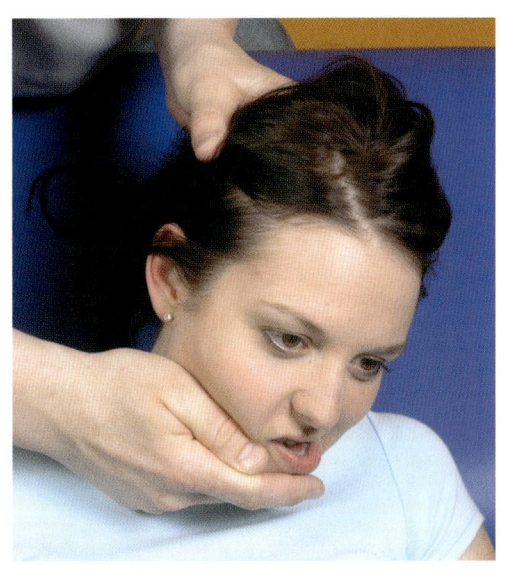

図11.49　下顎神経の緊張ポジション

11.4　ポジションの組み合わせによる治療

　CMDは時として多くの症状を伴って発現し、その作用は顎関節のみに局所的に見られるわけではない。頸椎上部、胸椎上部、ならびに肩部などの隣接する身体部位は、CMDの影響を受け、関連する症状を示す。逆に、これらの身体部位における機能不全が顎関節を刺激する場合すらある。隣接する部位または構造が臨床的に関与している場合、これらの構造を治療に組み込むことが必要である。これは、関与する構造の選択的な治療、あるいは顎関節と関与する構造に対して同時に治療を行うことを意味する。後者の場合、該当する部位の事前ポジショニングなどによって行うことができる。すなわちセラピストは、事前ポジショニングを行った患者の顎関節の治療を行う（第8.2章「自動的運動検査における開始姿勢の可変性」を参照）。

　治療計画は、身体的検査の結果から作成した臨床的所見をもとに決定する。隣接する構造にCMDとは関連のない症状が発現した場合、この構造に対して、所見に則って選択されたさまざまな理学療法テクニックによって、別枠で治療することが推奨され、臨床的にもそれが必要とされる。それとは逆に、症状が例えば顎関節のストレス運動またはストレスポジションの組み合わせがある場合にのみ発現する場合は、開始姿勢を組み合わせた治療について考える。この開始姿勢の組み合わせは、2つの異なった構造を同時に治療することを可能にする。例えば組み合わされた1つの開始姿勢から側頭下顎関節と頸椎の治療を行うことができる。

● 適用されるバイオメカニズム

　第8.1.2章に記載したように、身体姿勢（特に頭部の姿勢）は下顎のポジショニングに影響し、それによって顎関節と咀嚼筋が大きく影響される。頭部のポジションとそれに伴って変化する筋の緊張が、どのように顎関節に作用するかは、以下のように自分の身体で試してみるとよくわかる。

　目を閉じて、自分自身の最初の咬合接触を確認する。複数回、口を開閉し、どの歯が最初に触れるのか、上顎と下顎の接触を担っているのか注意する。

　次に頸椎を右へ側屈させる。頸椎をこのポジションに保ち、もう一度口を閉じてみる。このとき最初に接触する歯が変化したことに気付くはずである。これと同じことが、頸椎の回旋やスランプ姿勢などにおいて、体幹を真っ直ぐにした身体姿勢と比べて、咬合状態の違いをよりはっきり感じることができる。すなわち、胸椎が屈曲した姿勢と伸展した姿勢との間での調節が行われる。最初に接触する歯、すなわち咬合の状態が変化することがわかる。

　頸椎の回旋や側屈などの頸部の姿勢または運動は、咬合状態を変化させ、自動的な閉口運動時に適合するため最初に接触する歯が変化する。通常、頸椎を回旋または側屈させた場合、最初の咬合接触は、対側に移る。頸椎の屈曲または伸展は、下顎骨を前方突出または後退させ、側頭下顎関節の機械的な接触関係を変化させる（Bumann & Lotzmann 2000）。

　同じ効果モデルが、頸胸部の屈曲/伸展についてもいえる。

　これらも、行われる運動の機械的な原理に従って、顎関節の機械的接触関係を変化させる（図11.50）。これは、機能的連結の結果として、神経筋の観点から説明できる。

　身体姿勢および頭部姿勢の変化が顎関節の機能に病因として作用するように、現症および継続する機能障害の改善のために、ポジションを組み合わせた治療的刺激も、その相互作用によって効果的に治療に利用することができる。

　開始ポジションの組み合わせによるメリットは、その他に靱帯、関節包構造、ならびに顎関節や頸椎、胸椎部の神経系を緊張させたりリラックスさせたりして調節できることである。CMDに神経構造が関与している場合、この方法で神経系に治療として機械的なモビライゼーション刺激を与えることができる。頸椎、肩甲帯、あるいは体幹上部をいわゆる中間位に調節することによって、神経系もさらに機械的なパラメーターとして治療に組み込むことができる。

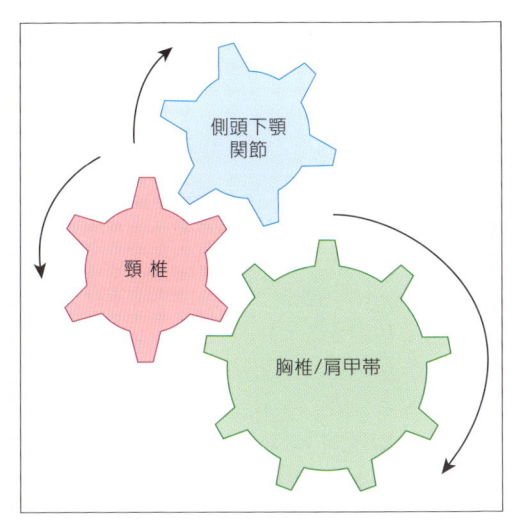

図11.50 CMDにおける上半身身体部位の機械的関係。例えば、胸椎の屈曲と肩甲帯の前方突出は、頚椎の伸展および顎関節の後退を導く（Brüggerにしたがって修正）。

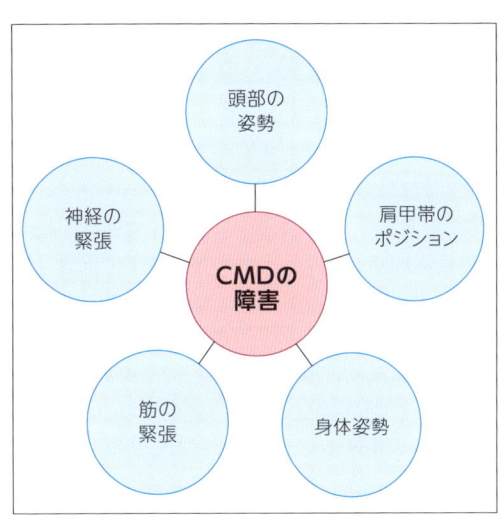

図11.51 ポジションの組み合わせによる治療の随伴要素

頚椎ポジションのバリエーションは、頭蓋骨神経構造、とりわけ多くの下顎神経（三叉神経の分枝）の治療法の関係がある。隣接する関節複合体（頚椎、胸椎、肩甲帯）を計画的に事前調節することで、関節包および靭帯構造に機械的な作用が十分におよぼされる。これは効果の高い治療を行うための重要な要素である（図11.51）。この方法に従えば、使用するテクニックの強さを変化させなくても、適用する治療介入の効果が高まる。治療する構造の治療開始姿勢を変化させるだけで、治療テクニックの効果を目標組織の別の治療場面に移すことができ、治療対象の構造の適合能力を拡張する結果を導くことのできる新しい治療刺激をつくり出すことができる（表11.8）。これによって、開始姿勢の組み合わせによる機能障害治療は、理学療法治療の効果を増大させるたいへんエレガントな方法となり得る。

表11.8 CMDの対応要素の姿勢

随伴する要素	観察の基準	機能的な意味
頭部の姿勢	側屈 回旋 滑り（腹側または背側）	これらの機械的運動要素はそれぞれ、下顎骨の可動性と習慣的な閉口運動の方法を変化させる。筋の（肩部と顎関節の直接のつながりとしての肩甲舌骨筋）
肩甲帯のポジション	前方突出 後退	事前の緊張によるメカニズムの変化
身体姿勢	スランプ姿勢 胸椎上部の屈曲または伸展	顎関節にまで到る運動連鎖および筋連鎖を介しての機能的な「姿勢の関連」
筋の緊張	肩甲帯の筋 頚部の筋 胸部の筋	筋連鎖を介しての影響および刺激
神経の緊張	三叉神経 顔面神経 副神経 舌咽神経 舌下神経	神経組織内（被覆構造内）での癒着による神経の緊張、または機械的接触面での神経の緊張

● 頸椎の調節による治療開始姿勢の変化

まず注意を払うべきことは、どのような頸椎の治療開始位置の調節方法が可能かということと、それによってどのような治療刺激の変化が生じるのかということである。屈曲、伸展、側屈、または回旋などの頸椎の調節を行うと、その都度右側または左側に変化が現れる。選択された頸椎の治療開始位置から、さまざまな強さの治療刺激が顎関節に伝達される。治療開始位置を変化させると、それに応じて顎関節を取り巻く機械的条件も変化する。これを関節の徒手的モビライゼーションによる効果的な治療に役立てることができる。治療開始位置の変化は、それに対応する身体的検査の所見とリンクしていなければならない。すなわち、身体姿勢または頭部姿勢、そしてCMDの症状との間に関連性があり、それが実施前にすでに特定されていなければならない。これによって、治療開始位置を適合させることによる症状の改善が可能となるのである。

▰ 頸椎を側屈させた状態での側頭下顎関節のモビライゼーション

頸椎を側屈させる事前ポジショニングを行うと、顎関節の機械的接触関係が変化する。下顎顆の関節内での滑りなポジションの変化が、まず左右方向に生じる。これによって、徒手的モビライゼーションの治療刺激が、目標組織の別の部分におよぼされる（図11.52）。さらに、事前ポジショニングによって目標組織の張りや緊張が変化する。これによって、治療刺激を与える際の事前条件を修正する。治療刺激をより効果的に与えるためには、顎関節を痛みを感じる限度ぎりぎり、または実際の運動限度の直前にまでポジショニングすることもできる。

▰ 頸椎を屈曲させた状態での側頭下顎関節のモビライゼーション

頸椎の屈曲（または伸展）を行うと、前方突出または後退という運動要素が生じて、顎関節内における下顎顆の滑りポジションを容易に調節できる。頸椎の屈曲の場合、臨床的には、顎関節での下顎顆のポジションを後退させる調節が実際に行われること

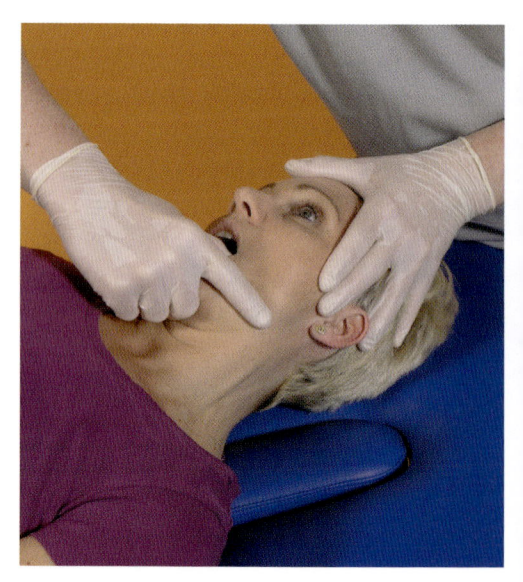

図11.52 側頭下顎関節のモビライゼーション（頸椎の側屈事前ポジショニング）

を意味する。これは、前方関節面の負荷が軽減されることにつながり、後方の関節内部、すなわち二層部には圧迫負荷がかかることになる。これによって、（おだやかな成長刺激による）代謝状態の改善と組織の弾性の改善を目的としたおだやかなモビライ

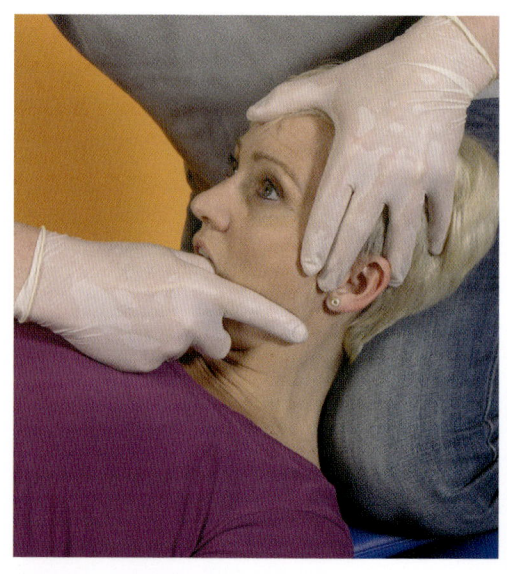

図11.53 側頭下顎関節のモビライゼーション（頸椎屈曲の事前ポジショニング）

ゼーションによる中程度の変形が起こる（図11.53）。

■ 頸椎を屈曲および回旋させた状態でのモビライゼーション

治療効果をさらに向上させるために、左右方向の滑り調節法として、頸椎の回旋を付け加えることができる。これによって、顎関節の問題のあるエリアに対し、正確な調節を行い、治療刺激をより効果的に用いることができる（図11.54）。図11.55および図11.56は、すでに記載されている頸椎の運動方向とそれが顎関節に与える影響を示す。

● 胸椎の調節による治療開始姿勢の変化

胸椎および肩甲帯のポジションを変化させてCMD患者の治療のためのさまざまな治療開始位置を取ることができるが、これは機能的につながっている構造を経由して顎関節部に影響を与える。この時、機能的な運動連鎖や運動のメカニズムは、説明モデルとして考えることができる。第8.1.2章に詳述したように、身体姿勢および頭部姿勢が、顎関節、咀嚼筋、隣接する部位の機能性に対し影響していることは明らかである。何よりも、筋構造と神経構造は、側頭下顎関節と機能的につながっており、現在の症状を変化させる可能性を持っている。

■ 胸椎を屈曲させた状態での側頭下顎関節のモビライゼーション

胸部を屈曲させると舌骨上筋が引かれ、下顎顆と下顎窩の間の位置関係において、強い滑りおよび回旋モビライゼーションが生じる（図11.57）。下顎顆は関節内を腹側に移動して関節結節に近づく傾向があり、関節内の背側の軟骨面の負荷を軽減する。関節内の背側では、二層部に牽引力が作用し、関節円板が変形する傾向を示す。

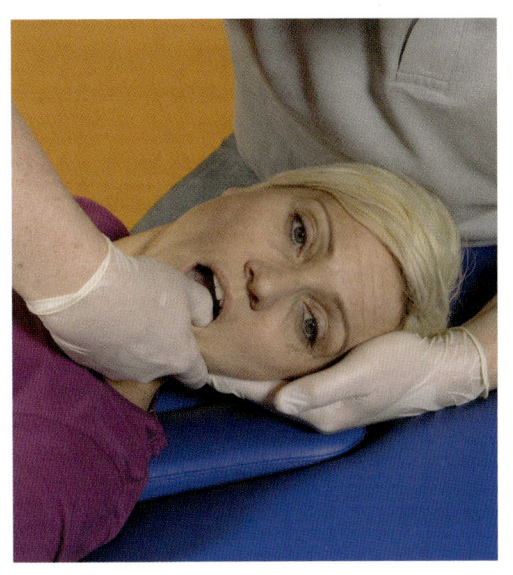

図11.54 側頭下顎関節のモビライゼーション（頸椎の屈曲と左側への回旋の事前ポジショニング）

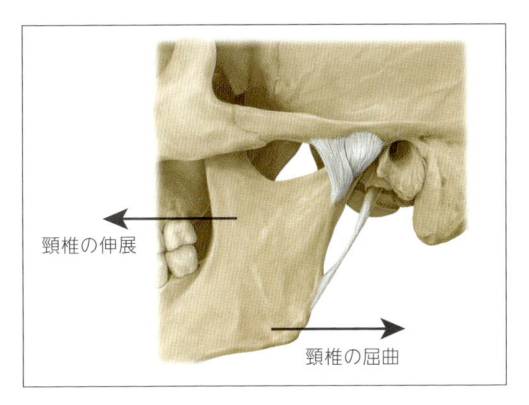

図11.55 頸椎の伸展および屈曲の運動に伴う側頭下顎関節の調節

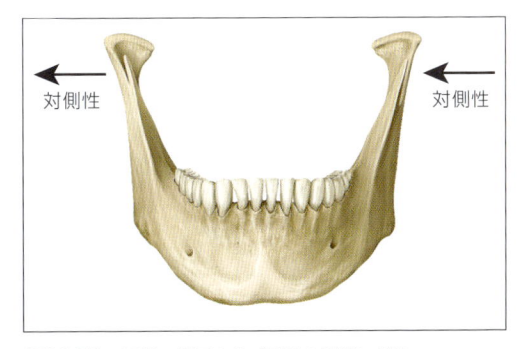

図11.56 頸椎の側屈および回旋の運動に伴う側頭下顎関節の調節

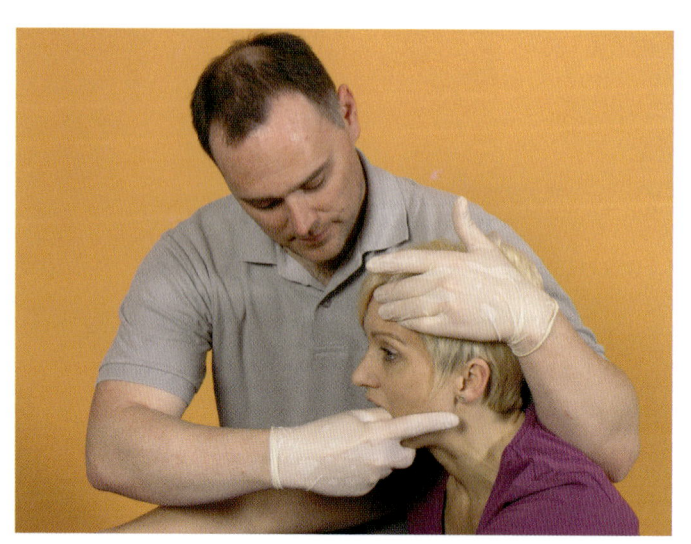

図11.57
胸椎を屈曲させた事前ポジショニングでの側頭下顎関節のモビライゼーション

■ 胸椎を側屈させた状態での側頭下顎関節のモビライゼーション

胸部を側屈させると、肩甲舌骨筋および胸骨舌骨筋の緊張が片側で緩和される。これは、片側の筋の起始部と付着部が接近することによる。また対側においては、起始部と付着部とが離れるので筋の緊張が高まることになる。機能連鎖によって、舌骨上部でも舌骨下部でも筋緊張の調節が行われる。この筋の調節作用は、設定された治療目標に応じて、顎関節のモビライゼーションテクニックをより効果的にするために利用できる（図11.58）。

■ 胸椎を屈曲させ頸椎を伸展させながら回旋させた状態での側頭下顎関節のモビライゼーション

胸椎の治療開始位置の変化に加えて、頸椎の調節も適用できる。こうすることで、頸椎と胸椎の治療開始位置の変化による機能的な双方の結果を加えることができ、その効果を顎関節の徒手療法に利用することができる（図11.59）。治療開始位置での調節が多く行われれば行われるほど、より多くの、側頭下顎関節と機能的につながっている隣接した構造が治療対象として組み込まれる。

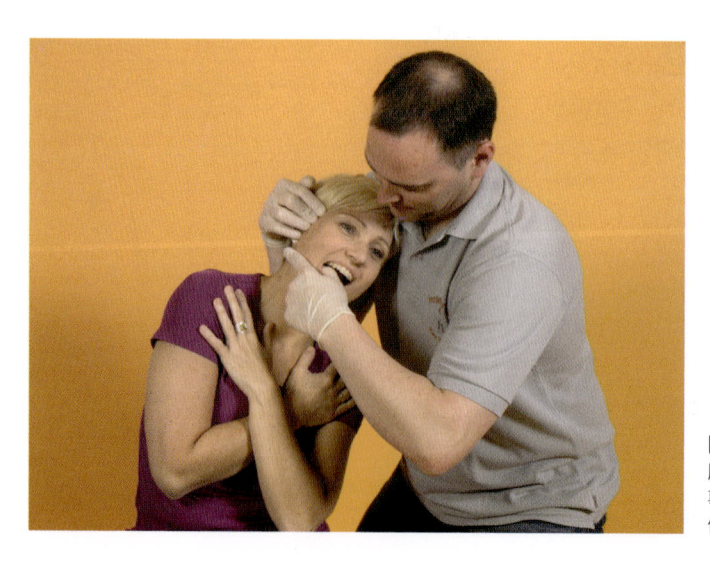

図11.58
胸椎を側屈させた
事前ポジショニングによる
側頭下顎関節のモビライゼーション

図11.59
胸椎を屈曲させ頸椎を伸展させながら左側へ回旋させる事前ポジショニングでの側頭下顎関節のモビライゼーション

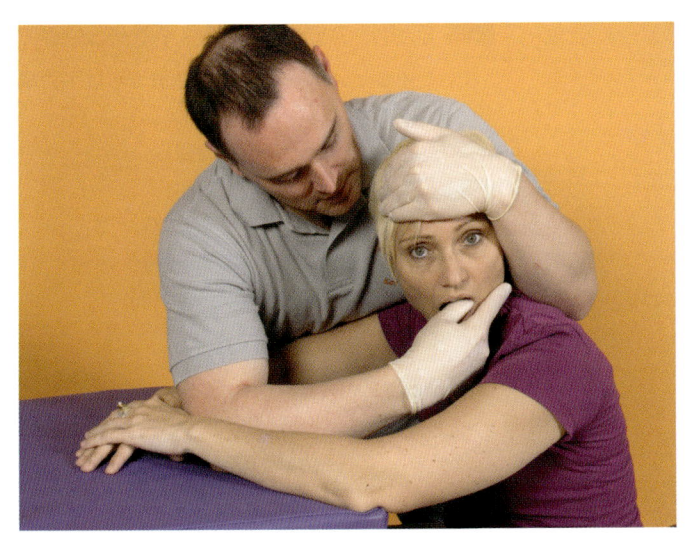

11.5 頭蓋骨テクニック

　頭蓋骨構造に対する治療を加えてCMD患者の治療内容を拡張することにより、徒手療法テクニックの多様性が著しく向上する。頭蓋骨(縫合)の癒合は、CMDの枠内では重要な刺激源であり得る。徒手療法テクニックによって、関節癒合に由来する機能障害に良い影響を与えることができる。これらのテクニックは、頭蓋骨の接触関係を変化させ、それによってCMDの症状に影響を与えることが可能である(von Piekartz 2002、Liem 2010)。

　頭蓋骨構造の徒手による機械的治療は、臨床的所見に基づくものであり、頭蓋骨構造や縫合部に再現された症状と関連する。CMD患者の多くは頭蓋骨部に症状を持っており、機械的な刺激を与えることでこれらを変化させることができる。このような刺激が外部からの機械的刺激(側頭骨上の前-後方向(a/p)の運動など)によって与えられる場合には、治療効果の予後診断も良い評価となる。頭蓋の可動性については、以前より文献などにおいてさまざまな議論がなされている。これは、現場において、臨床的な事実だけに頼るしかなく、頭蓋骨構造の治療内容も臨床的レベルにその根拠を求め、達成した治療成果もまた臨床レベルにとどめるということを意味する。頭蓋骨の可動性の検査は各方向へのいわゆる副運動によって行う。徒手療法においては、運動もまた治療に利用される。臨床的に興味深いのは、固定端と可動端の観点である。頭蓋骨に機械的モビライゼーションテクニックを適用することにより、もっとも近傍にある関節パートナー(側頭骨)を介して顎関節を治療することができる。頭蓋骨構造にこのような機械的治療テクニックを施行した後、患者が症状の改善を感じている間に、このテクニックを用いることは、臨床的に根拠がある。すなわち、効果が実際にあらわれている限り、それが正しいと言える。徒手療法テクニックを最初に用いる部位は、

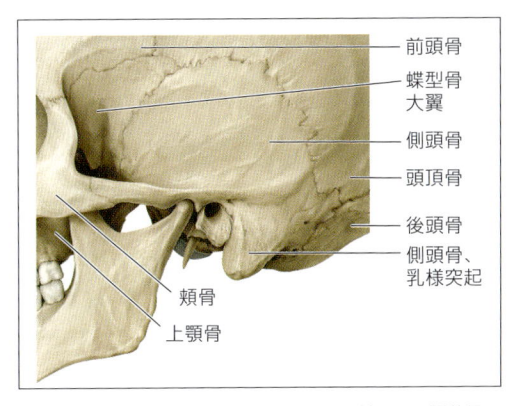

　前頭骨
　蝶型骨大翼
　側頭骨
　頭頂骨
　後頭骨
　側頭骨、乳様突起
　頬骨
　上顎骨

図11.60　CMDに対して効果を持つ可能性のある頭蓋骨

顎関節と直接のつながりを持つ頭蓋骨である(図11.60)。

■ 蝶型骨の横断方向モビライゼーション

蝶型骨の副運動モビライゼーションによって、側頭骨との関係を最適化することができる(図11.61)。モビライゼーション刺激は、蝶鱗縫合を経由して蝶型骨から側頭骨に伝えられる。さらに、機械的刺激によって、蝶鱗縫合を変化させ、モビライゼーションすることができる。

■ 前頭骨の転がりモビライゼーション

モビライゼーション刺激は、前頭骨から以下の構造に伝えられる(図11.62、11.63)。
- 冠状縫合(前頭骨と頭頂骨の間)
- 蝶鱗縫合(前頭骨と蝶型骨の間)
- 前頭頬骨縫合(前頭骨と頬骨の間)
- 前頭鼻骨縫合(前頭骨と鼻骨の間)
- 前頭上顎縫合(前頭骨と上顎骨の間)

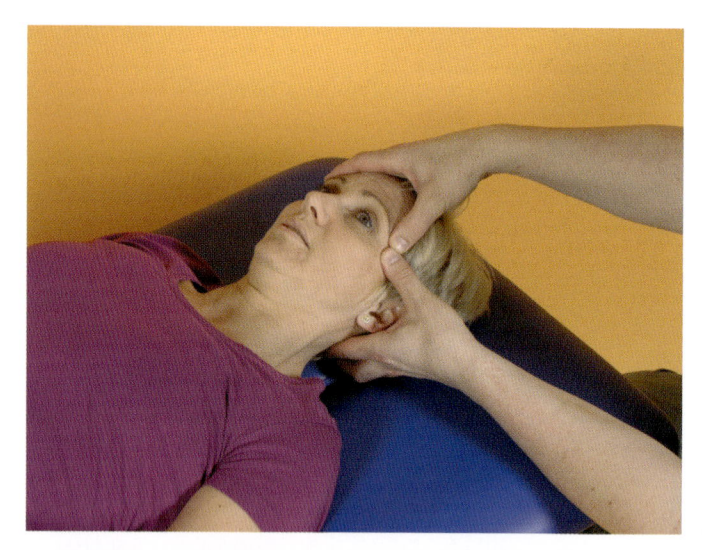

図11.61
蝶型骨の横断方向モビライゼーション

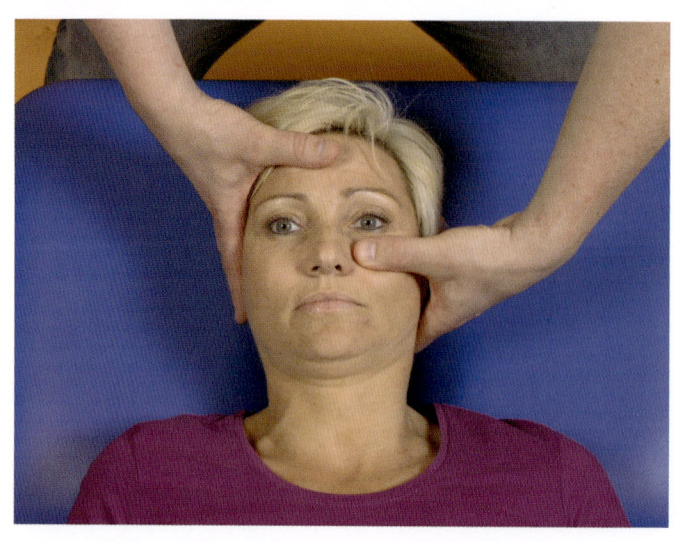

図11.62
前頭骨の転がりモビライゼーション、または上顎骨の口腔外転がりモビライゼーション

11. 理学療法としての治療技術　217

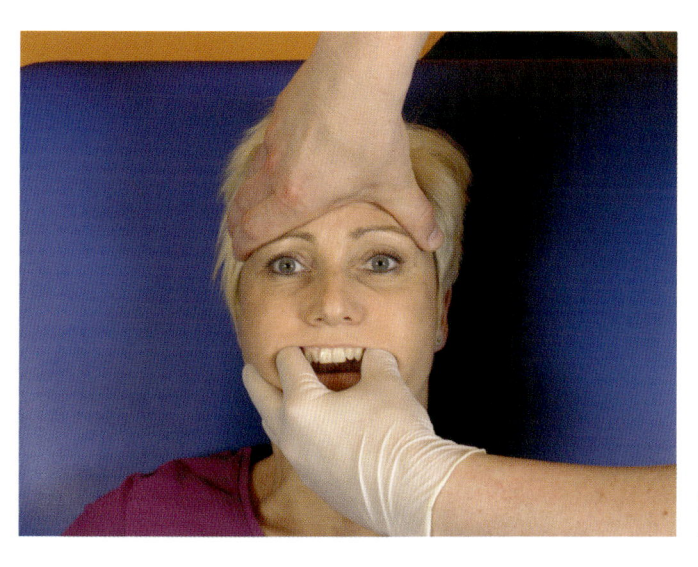

図11.63　選択的グリップ技術：上顎骨の口腔内転がりモビライゼーション

■ 頬骨の前-後方向モビライゼーション

頬骨を前-後（a/p）方向に押すと、側頭骨の背側への滑りモビライゼーションを行うことができる。モビライゼーション刺激は、頬骨から側頭骨の頬骨突起に伝えられる。これによって、側頭骨の関節結節が背側に移動し、もっとも近傍にある関節パートナーによる顎関節の滑りモビライゼーションが行われる（図11.64）。

■ 頬骨および頬骨突起の頭側/尾側方向のモビライゼーション

このテクニックを使うと、顎関節のもっとも近傍にある関節パートナー（側頭骨、頬骨突起）から顎関節に、圧縮および牽引の力が伝わる。これによって、顎関節の関節内および関節周辺の構造に機械的な変化が起こる（図11.65）。

また、このテクニックを使って側頭骨の転がりモビライゼーションを行うこともできる。セラピストは、側頭骨の前部を頭側/背側方向に、同じく背側部を尾側/腹側方向に回転させる。

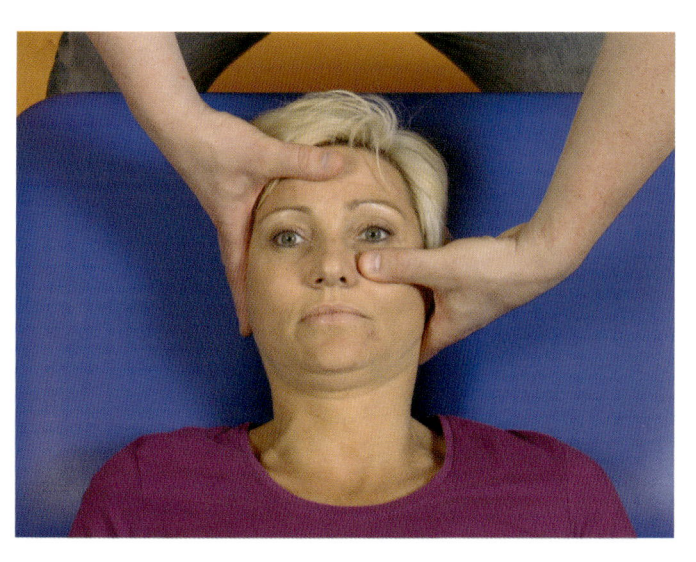

図11.64
頬骨の前-後方向モビライゼーション

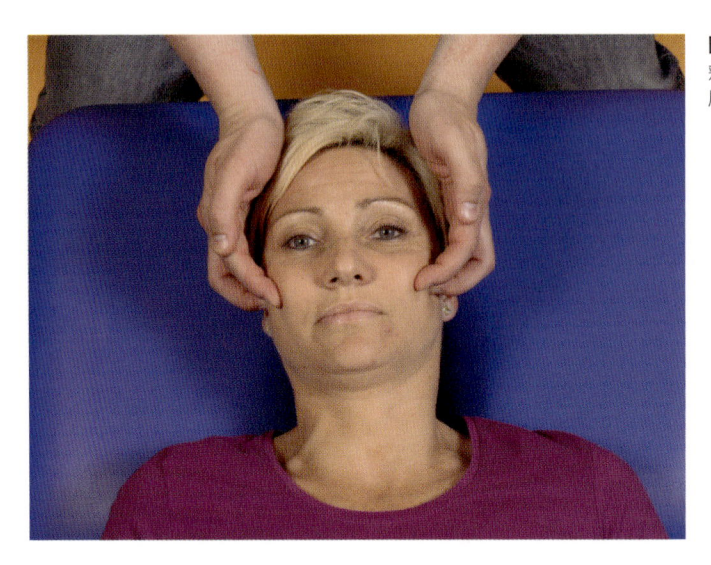

図11.65
頬骨および頬骨突起の頭側/
尾側方向のモビライゼーション

■ 側頭骨の滑りモビライゼーション

　側頭骨への滑りモビライゼーション刺激は、機械的な意味において、下顎骨の側方移動の運動によく似ている。ただしこのモビライゼーションは、片側で、顎関節のもっとも近傍にある関節パートナーの側方から行う（図11.66）。すなわち、このとき、反作用的で、機械的に当然起こる対側顎関節の内側移動は生じない。

■ 前頭骨の圧縮によるモビライゼーション

　前頭骨を圧縮して行う治療は、一般化された頭蓋骨のモビライゼーションであるが、むしろその目的は可動性を感じることと症状を再現させることにある。この機械的な作用は局所的ではなく広範におよぶ。これは、このモビライゼーションにすべての頭蓋骨が含まれるからである（図11.67）。

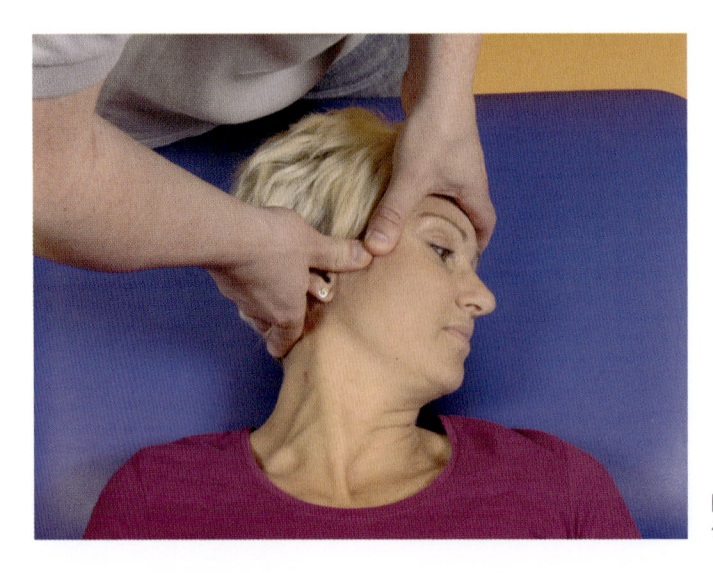

図11.66
側頭骨の滑りモビライゼーション

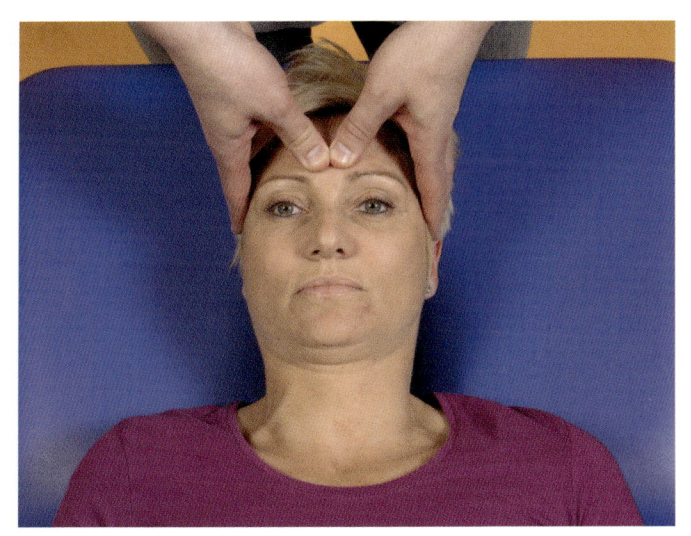

図11.67
前頭骨の圧迫によるモビライゼーション

11.6　自己トレーニング

　患者の臨床的症状と機能障害に対応した自己トレーニングのプログラムは、治療の根幹をなす構成要素である。個別の事情にうまく対応して選択されたトレーニングは、治療成果をより効果的で長続きさせる。機能障害の多くは、本来の治療に加えて、患者自身が自己トレーニングを継続して積極的に行うことによって、改善への道が開けてくる。自己トレーニングの内容は、患者個々に対応して吟味され、セラピストが選択した治療テクニックを目的とする現在の治療目標に合わせて決定する。治療の作用および期待される効果によって、自己トレーニングの内容は以下のように分類される。
- モビライゼーショントレーニング
- 調節トレーニング
- 安定性および筋力強化トレーニング
- 表情筋の活性化

　トレーニングプログラムとして自己トレーニングを採用することは、治療効果の達成をサポートし、患者が責任を持って積極的に治療に参加できるようにし、実際に治療目標の達成に対して貢献することが可能になる。

● モビライゼーショントレーニング

■ モビライゼーションとしての開口運動

　開口運動は、下顎の運動としてはもっとも症状が頻発し、意義も大きな運動であり、量的にも質的にも制限が現れることが多い。そのため、治療においても問題の改善のために適切な反復的モビライゼーションによる刺激が必要である。このモビライゼーション刺激は、必然的に患者の状態に適合した開口のためのエクササイズを要求する（図11.68）。

　また、運動の質的なパラメーターも設定することができる。例えば、視覚的に検出できる変異/偏差の制御（修正付き）などである。関節包構造および関節内部構造に周期的に負荷刺激を与えると、それに対応する組織の適合が起こる。

■ モビライゼーションとしての側方移動

　側方移動のモビライゼーションは、片側の運動の制限を取り除くか、または回避行動や痛みを回避する動きがある場合、運動制御機能の調和の取れた改善を可能にする（第11-1章、左右非対称の側方移動の臨床、第11-2章、内側移動に伴う側方移動のメカニズムを参照）；（図11.69、11.70）。

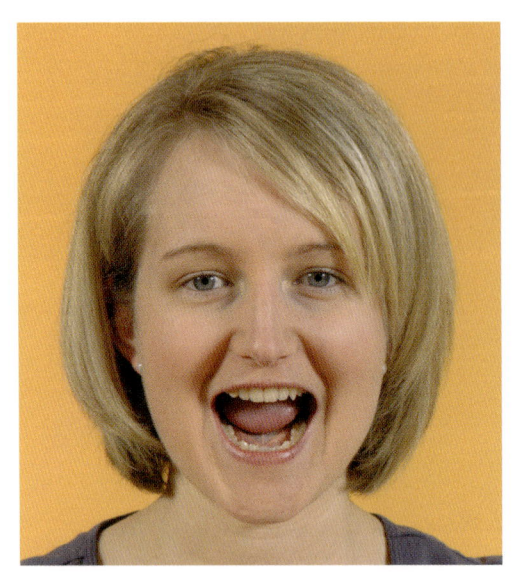

図11.68　モビライゼーションとしての開口運動

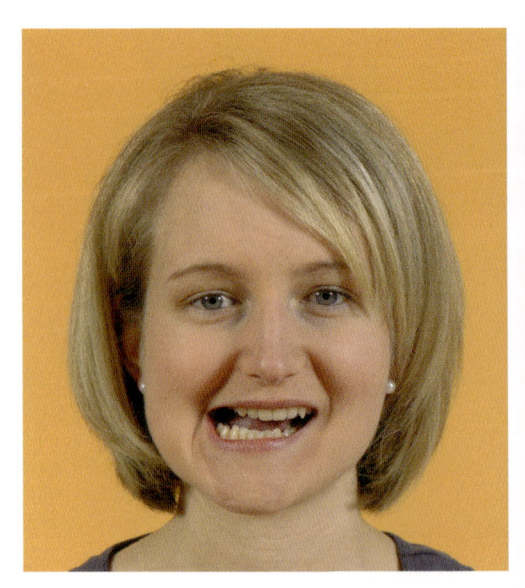

図11.69　モビライゼーションとしての右側方移動

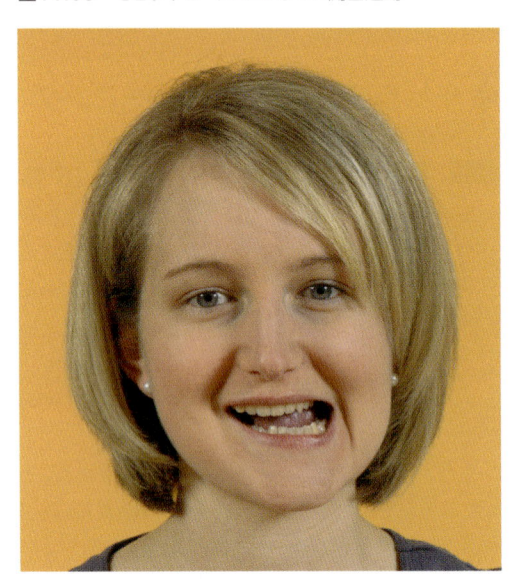

図11.70　モビライゼーションとしての左側方移動

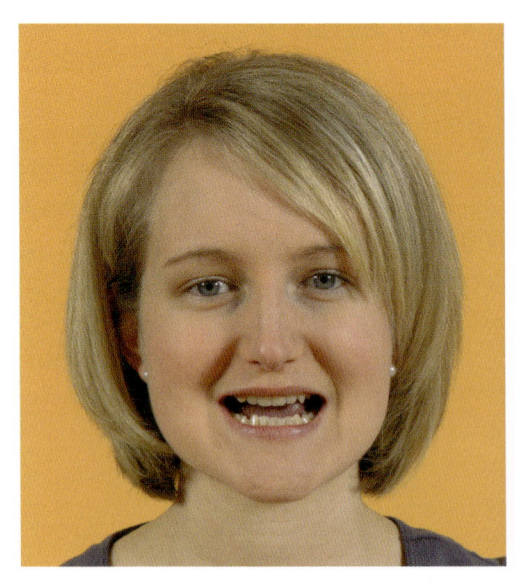

図11.71　モビライゼーションとしての前方突出運動

■ モビライゼーションとしての前方突出運動

モビライゼーションとしての前方突出運動は、関節円板と下顎顆との関係に良い影響を与え、他の方向への運動を行う際にも関節中心位を取りやすくなる。緩やかな前方突出運動のモビライゼーションは、関節円板の機械的運動に良い影響を与える（図11.71）。

機械的には下顎顆が腹側尾側に滑り、関節内部構造の背側（二層部）の負荷が軽減され、関節包の背側部分にはゆるやかな牽引力が働く。該当する所見がある場合、前方突出運動は下顎顆を関節結節の方に移動させる。したがって関節円板に由来する慢性のクリック音がある場合、関節円板の前方転位

11. 理学療法としての治療技術　221

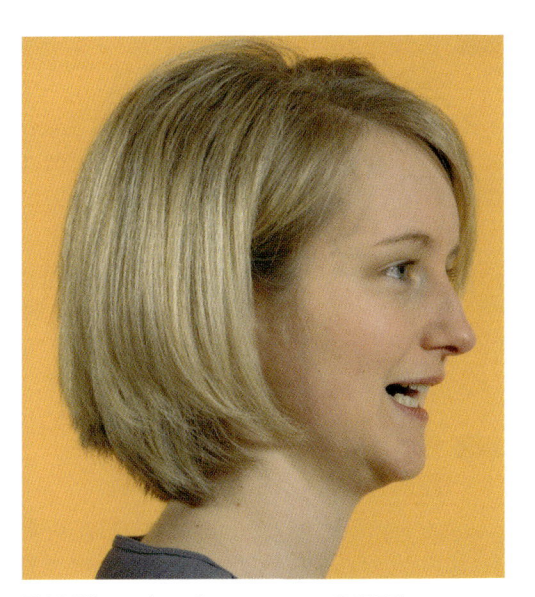

図11.72　モビライゼーションとしての後退運動

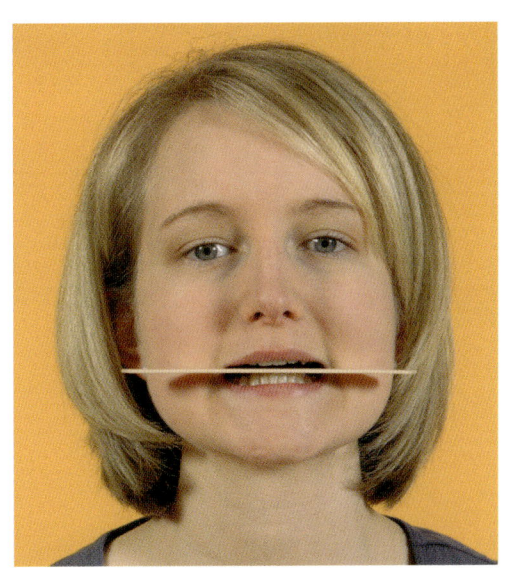

図11.73　舌圧子を使った前方突出運動または後退運動

を防ぐ効果がある。すなわち、関節内部の腹側の空間が機械的に減少するために、関節円板は下顎顆から外れる余地がなくなるのである。
　これによって、クリック音が減少する。

■ モビライゼーションとしての後退運動

　後退運動は、関節円板の部分的前方転位などの際の、圧縮された関節内腹側の構造への負荷を軽減する。後退運動末期に下顎顆は背側で二層部に接し、組織を強く変形させる(図11.72)。関節包の腹側には周期的に牽引刺激が働き、関節内構造の背側(二層部および関節軟骨)に働く力は機械的な変形を起こす。

● 調節トレーニング

■ 舌圧子を使った前方突出運動または後退運動

　調節トレーニングによって求心性が強化される。このトレーニングは、感覚・運動ホムンクルス(大脳皮質の状態)における顎部、顎関節および咀嚼筋の状態を改善する。舌圧子を使用することで感覚入力が増大し、それをもとにして、運動出力が増大す

る(図11.73)。具体的には、これによって運動の安定性を向上させるため、下顎骨を制御する運動単位の動員、周期化、同期化が改善されることを意味する。

■ 舌圧子を使った側方移動

　舌圧子を乗せることで、右側/左側への側方移動の際に、調和の取れた運動制御が可能になる

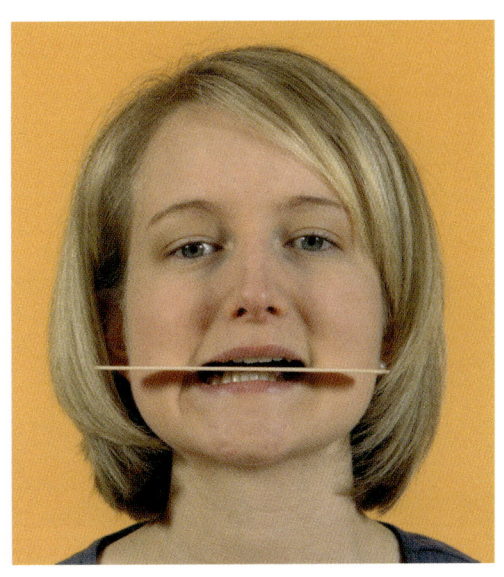

図11.74　舌圧子を使った右側への側方移動

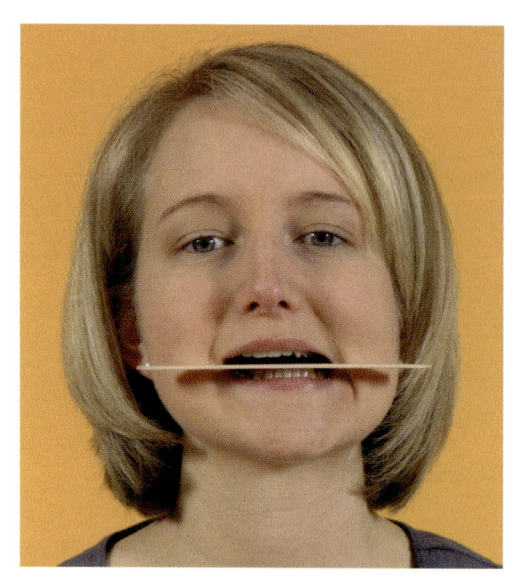

図11.75 舌圧子を使った左側への側方移動

■ 舌先を上顎門歯に
　接触させたままでの開口運動

　舌先を上顎門歯に接触させたままで開口運動を行うと、運動の振幅が小さくなる。概ね開口運動の初期だけが行われるため、回転軸がほぼ固定された下顎顆の転がりモビライゼーションが行われる（どれくらいの振幅の開口運動を行うかによって異なる）。この自己トレーニングによって、回転軸が安定し、開口運動初期の顆の転がり運動が改善される（図11.76）。

■ 舌先を下顎門歯に
　接触させたままでの開口運動

　舌先を下顎門歯に接触させるということは、中期から末期にかけての開口運動を行う傾向を示し、下顎顆も関節円板の滑りを伴い関節結節までのその移動経路上を滑る（図11.77）。

（図11.74、11.75）。治療対象の運動方向には、関与する運動単位の活動が強化された状態で動きが起こり安定化する。これによって、回避行動や運動制御の調節不全などが取り除かれ、機能が改善される。

● 難易度の高い調節トレーニング

　以下の自己トレーニングにおいては、全体的な調節に対して舌骨上筋の関与が強く求められる。舌と舌骨上筋を自己トレーニングに組み込むことで、舌の運動能力と嚥下運動への要求が強くなり、運動制御能力が強化される。

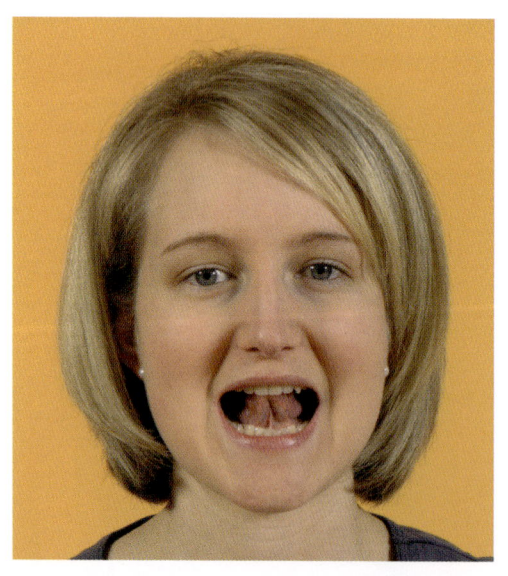

図11.76 舌先を上顎門歯に接触させたままでの開口運動

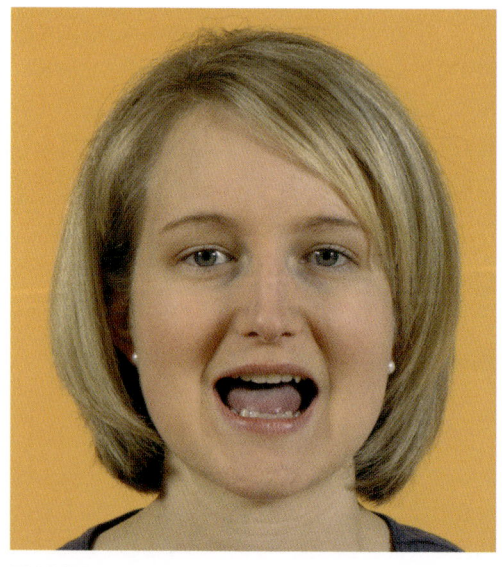

図11.77 舌先を下顎門歯に接触させたままでの開口運動

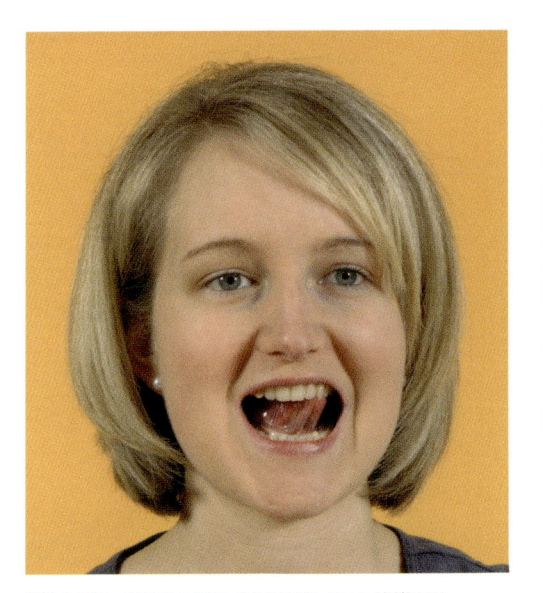

図11.78　舌先を上顎左犬歯に接触させた状態での開口運動

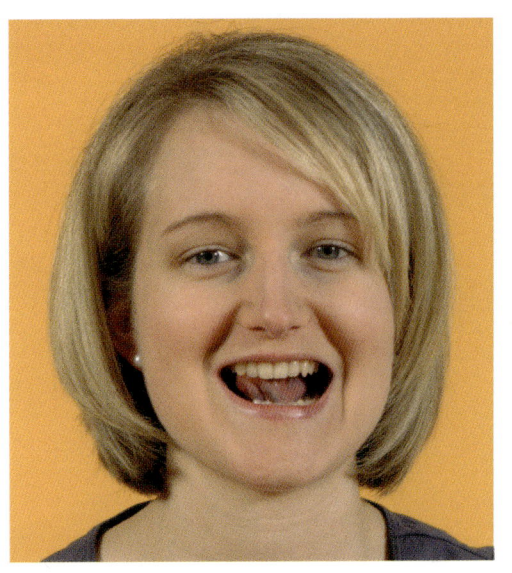

図11.79　舌先を上顎右犬歯に接触させた状態での左側(反対側)への側方移動

■ 舌先を歯に接触させた状態での開口運動

　この自己トレーニングは、舌先をさまざまな歯と接触させることによる感受性刺激の増加により、刺激の総量を増加させる。例：患者の舌先を上顎右犬歯に接触させ、それとともに下顎骨を側方移動させる。この舌と下顎骨の運動は、同側または対則で行うことができる(図11.78)。

■ 上顎犬歯に舌先を接触させた時の、対則への側方移動

　相互に対則へ向かう運動は、単独の運動の場合と比較すると、その運動に関与する部位にかかる負荷をさらに強める。これによって、日常的な運動での安定性の改善に貢献する。その理由は、大脳皮質の活動が強化されている状態で、運動単位の動員、周期化、同期化が向上するからである。
　実行された運動(右側/左側への側方移動)が左右非対称であるのは、正常と見なす。それぞれの方向への運動制御がどれくらい可能かどうかは、日常的によく行う運動、運動に関する全般的な習慣、そして患者の神経支配状況によって異なる(図11.79、11.80)。

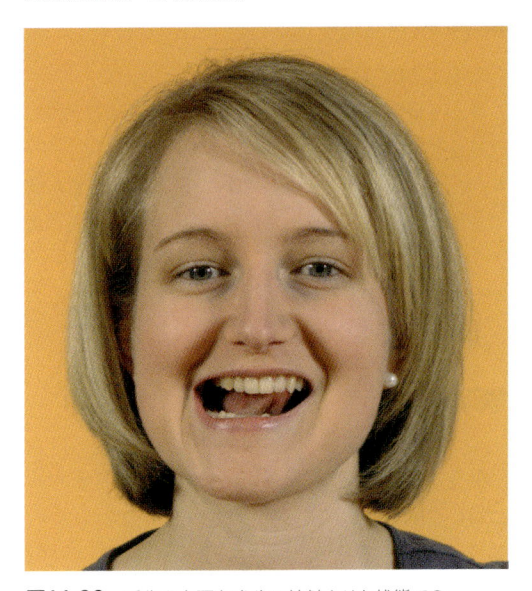

図11.80　舌先を上顎左犬歯に接触させた状態での右側(反対側)への側方移動

● 安定性および筋力強化トレーニング

■ 側方移動に対する徒手抵抗

　自動的運動に対して徒手抵抗を与える際には、知覚運動的な運動制御を行うときにどこに大きな筋力

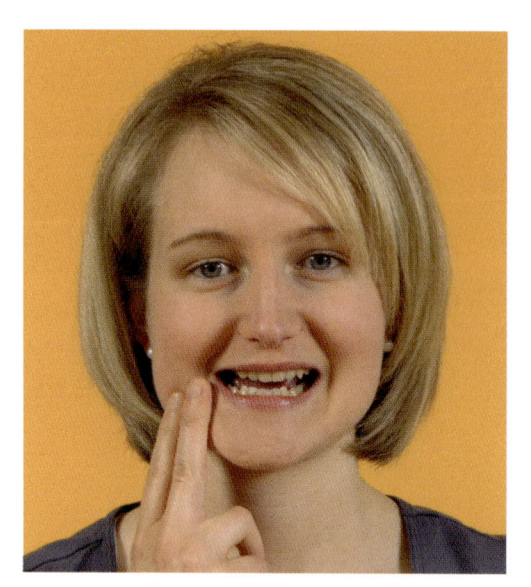

図11.81 右側への側方移動に対する徒手抵抗

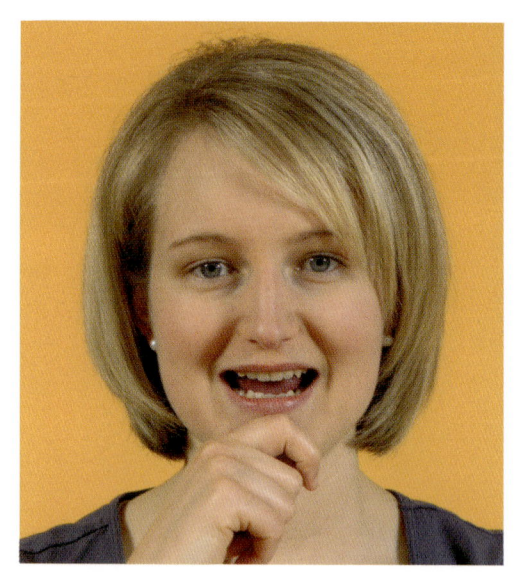

図11.82 開口、閉口、前方突出、または後退運動に対する徒手抵抗

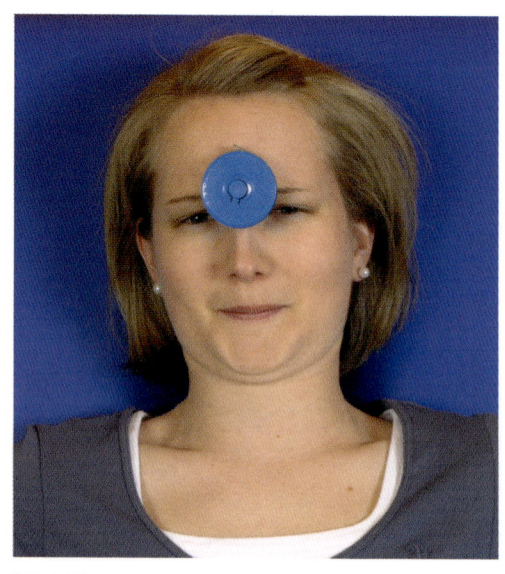

図11.83 表情筋の活性化：眉毛下制筋、皺眉筋、鼻根筋のトレーニング

を要求するかにより選択する（図11.81）。

ひとつの運動が行われている間、以下の目的で、抵抗を与える。

- 求められる筋動作に力学的な負荷（求心または遠心方向に向けられた抵抗）を与えるため、または
- ポジション保持動作として、等尺的な静止動作の促進および活性化のため

■ 開口、閉口、前方突出、または後退運動に対する徒手抵抗

顎先を図のように把持すると、すべての運動方向に対して抵抗を構築することができ、（運動単位の動員、周期化、同期化の）で自己トレーニングに利用できる（図11.82）。この抵抗は、任意の筋動作（求心的、遠心的、あるいは等尺的）に対しても組み込むことができる。

● 表情筋の活性化

動かしやすいもの、例えば巻き尺や硬貨、あるいは何らかのチップなどを活性化したい筋の上に置く（図11.83）。患者にはこの巻き尺などを顎先（あるいは左頬、あるいは眼の下など）へ、手を使わずに移動させることを要求する。

これは逆方向でも行うことができる。すなわち、巻き尺などを特別問題のない顔面の筋の上に置き、これを活性化したい筋の位置まで移動させる。最初は頭を動かしても良いことにする。表情筋の活性化

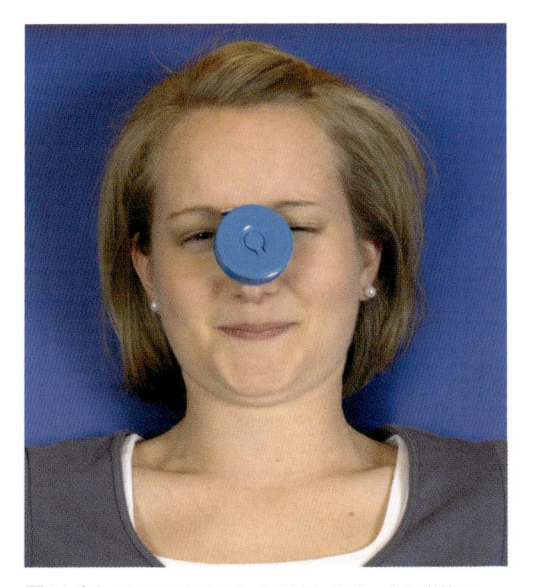

図11.84　表情筋の活性化: 眼輪筋、鼻筋、上唇挙筋のトレーニング

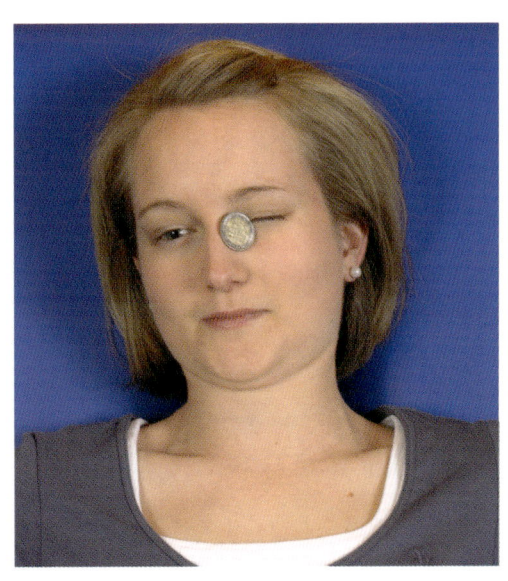

図11.86　硬貨を使った表情筋の活性化

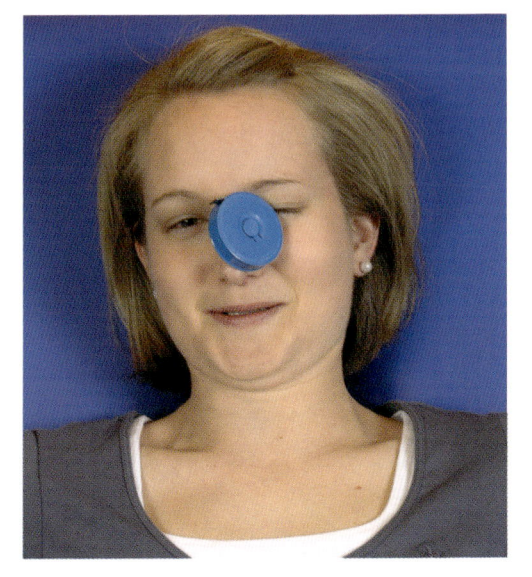

図11.85　巻き尺を使った表情筋の活性化

が進むにつれて、患者に頭を動かさずに顔面筋の運動だけによって巻き尺などのものを動かすよう指導する(図11.84、11.85)。表情筋の活性化に使用するものは、エッジの尖っていない円形の物体が適している(負傷する危険のないもの。図11.86)。原理的には、動かすものが軽いほど、運動制御機能に求められるものは高くなる。

参考文献

Alfredson H, Lorentzon R. Superior results with continuaus passive motion after periosteal transplantation. A retrospektive study of human patella cartilage defect treatment. Knee Surg Sport Traumatal Arthrose. 1999; 7(4): 232ff

Bartrow K. Physiotherapie bei CMD - Fallbericht: Patient mit Kieferstörung nach Prämolarenextraktion. ptZeitschrift. 2009; 8: 61

Beale K. Temporamandibular joint disorders - clinical review. cinacal information systems. 2008; o.S.

Bucher-Dollenz G, Wiesner R. Therapiekonzepte in der Physiotherapie: Maitland. Stuttgart: Thieme Verlag; 2008

Butler OS. Mobilisation des Nervensystems. Heidelberg: Springer Verlag; 1998

Chaitow L, Comeaux Z, Dammerholt J et al. Efficacy of manipulation in low back pain treatment: the validity of meta-analysis conclusions. J of bodywork and movement therapies. 2004; 8: 25-31

Dejung B, GröbliCh, Colla F, Weissmann R. Triggerpunkt-Therapie - Die Behandlung akuter und chronischer Schmerzen im Bewegungsapparat mit manueller Triggerpunkt-Therapie und Dry Needling. 3. Aufl. Bern, Göttingen: Verlag Hans Huber; 2009

Deszcynski J, Slynarski K. Rehabilitation after cell transplantation for cartilage defects. Transplant Proc. 2006; 38(1): 314ff

Dibbets JM, van der Weele LT. Signs and symptoms of temporamandibular disorders (TMD) and craniofacial form. Am J Orthod Dentofacial Orthop. 1996; 110: 73-78

Diemer F, Sutor V. Praxis der medizinischen Trainingstherapie, Bd. 1. Stuttgart: Thieme Verlag; 2007

Dworkin SF. Perspectives on the interaction of biological, psychological and social factors in TMD. J Am Dent Assoc. 1 994; 125: 856-863

Egermark I, Carlsson GE, Magnusson T. A 20 year longitudinal study of subjective symptoms of temporamandibular disorders from childhood to adulthood. Acta Odontol Scand. 2001; 59: 40-48

Ernst H. Krankengymnastik und physikalische Therapiemaßnahmen zur konservativen Therapie der Arthrose. Deutsch Z für Sportmedizin. 2003; 54(6): 191-195

Frisch H. Programmierte Therapie des Bewegungsapparates. 4. akt. und erg. Auflage. Heidelberg: Springer Verlag; 2002

Frisch H. Programmierte Untersuchung des Bewegungsapparates. 9. Auflage. Heidelberg: Springer Verlag; 2007

Greene CS. The etiology of temporamandibular disorders: implications for treatment. J Orofac Pain. 2001; 15: 93-105

Groß H. Einfluss Manueller Therapie an der oberen HWS auf die Schmerzempfindlichkeit der Kaumuskulatur bei CMD. Manuelle Therapie. 2009; 13: 1-7

Gunsch MD. Evidenzbasierte physiotherapeutische Behandlung bei craniomandibulärer Dysfunktion. Z.f. Physiotherapeuten. 2007; 59: 96-108

Gunsch MD. Selbstübung besser als Therapie? Der Einfluss von Muskel - und Bewegungsübungen auf das habituelle Öffnungs - und Schließbewegungsmuster der Mandibula. pt-Zeitschrift. 2007: 59; 232-244

Horst R. Motorisches Strategietraining und PNF. Stuttgart: Thieme Verlag; 2005

Horst R. Therapiekonzepte in der Physiotherapie: PNF. Stuttgart: Thieme Verlag; 2008

Huang GJ, LeResche L, Critchlow CW, Martin MD, Drangsholt MT. Risk factors for diagnostic subgroups of painful temporamandibular disorders. J Dent Res. 2002; 81: 284-288

Keller S. Stabilität der oberen Halswirbelsäule prüfen - Assessment: Sharp-Purser-Test. physiopraxis. 2008; 3: 40-41

Kern N. Integration der Neurodynamik in die Neurorehabilitation PINNP. pt Zeitschrift. 2010; 2: 59-64

Kitai N, Takada K. Yasuda Y, Verdonck A, Carels C. Pain and other cardinal TMJ dysfunction symptoms: a longitudinal survey of japanese female adolescents. J Oral Rehabil. 1997; 24: 741-748

Knust M, von Piekartz H, Zalpour C. Wirkung von Manueller Therapie im Vergleich zu einem multimodalen Physiotherapieprogramm bei Patientinnen mit kraniomandibulären Dysfunktionen - Pilotstudie. physioscience. 2007; 3: 109-116

Knust M. Mögliche Dysfunktionen des Kiefergelenks - Darstellung funktioneller Zusammenhänge und Vernetzung. Physiotherapie. 2007; 3: o.S.

Köneke C. CMD aktuell - Interdisziplinäre Diagnostik und Therapie der Craniomandibulären Dysfunktion. Manuelle Medizin. 2008; 4: 265-268

Laskin DM. Temporamandibular disorders: the past, present and future. Odontology. 2007; 95 (1): 10-15

Lässer K. Physiotherapie nach Muskelfaserriss - Ran an den Riss. physiopraxis. 2007; 5: 30-33

Lewitt K. Manuelle Medizin im Rahmen der medizinischen Rehabilitation. 3. Aufl. Leipzig: joh. Ambrosius Barth; 1976

Liem T. Kraniosakrale Osteapathie - Ein praktisches Lehrbuch. Stuttgart: Hippakrates Verlag; 2010

Maitland G. Manipulation der peripheren Gelenke. 2. Auflage. Heidelberg: Springer Verlag; 1996

Maitland G. Manipulation der Wirbelsäule. 2. Auflage. Heidelberg: Springer Verlag; 1994

Marbach JJ. Is there a myofascial, temporamandibular disorder personality? J Mass Dent Soc. 1995; 44: 12-15

Marbach JJ. The temporamandibular pain dysfunction syndrome personality: fact or fiction? J Oral Rehab. 1992; 19: 545-560

Metzack R, Wall PD. Pain mechanisms: a new theorie. Science. 1965; 150; 971-979

Metzack R, Wall PD. The challenge of pain. 2nd ed. New York: Penguin; 1991

Merz U. Physiotherapie bei Migräne - dem Presslufthammer vorbeugen. physiopraxis. 2007; 9: 32-34

Morris S, Benjamin S, Gray R, Bennett D. Physical, psychiatric and social characteristics of the temporamandibular disorder pain dysfunction syndrome: the relationship of mental disorders to presentation. Br Dent J. 1997; 182: 255-260

Oetiker-Streit D. Leitlinie zur Behandlung akuter Kreuzschmerzen - Aktiv bleiben trotz Schmerz. physiopraxis. 2006; 4: 20-23

Okeson JP. Orofacial pain, guidelines for assessment, diagnosis and management. London: Quintessence; 1996

Percht G. Effekt Manueller Therapie bei akutem und subakutem Rückenschmerz - systematischer Review. Manuelle Therapie. 2007; 11: 221-228

Perrini F, Tallents RH, Katzberg RW, Ribeiro RF, Kyrkanides S, Moses ME. Generalized joint laxity and temporomandibular disorders. J Orofac Pain. 1997; 11: 215-221

pfund R, Zahnd F. Leitsymptom Schmerz - Differenzierende manualtherapeutische Untersuchung und Therapie bei Bewegungsstörungen, Bd. 1: Oberer Abschnitt. Stuttgart: Thieme Verlag; 2001

Pfund R, Zahnd F. Leitsymptom Schmerz - Differenzierende manualtherapeutische Untersuchung und Therapie bei Bewegungsstörungen, Bd. 2: Unterer Abschnitt. Stuttgart: Thieme Verlag; 2003

Richter D. Evidenzbasierte Physiotherapie bei kraniomandibulärer Dysfunktion (CMD). pt Zeitschrift. 2008; 12: 1362

Rodrigo JJ, Steadman JR, Silliman JF, Fulstone HA. Improvement of Full-Thickness chondral defect healing in the human knee after debridement and microfracture using continuous passive motion. Am J Knee Surg. 1994; 7(3): 109ff

Salter RB, Simmonds DV, Malcom BW, Macmichael D, Clements ND. The biological effects of continuous passive motion in the healing of full-thickness defects in articular cartilage. J Bone jt Surg. 1980; 62-A; 1232-1251

Salter RB. The physiologic basis of continuous passive motion for articular cartilage healing and regeneration. Hand Clin. 1994: 10(2); 211ff

Schlumpf U, Mariacher S. Arthrose - Physiotherapie: Wann, welche, wieviel? Schweiz Med Forum. 2002; 24: 581-584

Schomacher J. Fähigkeit des spezifischen manuellen Bewegens in einzelnen Wirbelsäulensegmenten. Manuelle Therapie. 2008; 12: 113-124

Schupp W, Marx G. Manuelle Behandlung der Kiefergelenke zur Therapie der kraniomandibulären Dysfunktion. Manuelle Medizin. 2002; 40(3): 177-183

Sebald WG. Cranio-Mandibuläre Dysfunktion. ZBay. 2000; 9: 35-40

Sessie BJ. The neural basis of temporamandibular joint and masticatory muscle pain. J Orofac Pain. 1999; 13: 238-245

Shacklock M, Butler DS, Gifford L. Ein Konzept zur Behandlung abnormaler neuraler Dynamik. 2. Auflage. ZVK Landesverband BW; 1997

Shacklock M. Angewandte Neurodynamik - Neuromuskuloskeletale Strukturen verstehen und behandeln. München: Urban&Fischer; 2008

Shacklock M. Vonneuraler Spannung zu klinischer Neurodynamik - Neues System zur Anwendung neuraler Test - und Behandlungstechniken. Manuelle Therapie. 2006; 10: 22-30

Sherrington CS. The integrative action of the nervaus system. New Haven Yale: University Press; 1906

Shimizu T, Videman T, Shimazaki K, Mooney V. Experimental study on the repair of full thickness articular cartilage defects: Effects of various periods of continuaus passive motion, cage activity and immobilization. J Ortho Res. 1987; 5(2): 187ff

Steadman JR, Rodrigo JJ, Briggs KK, Rodkey WG, Silliman JF, SinkE. Debridement and microfracture (Pick technique) for full thickness articular cartilage defects. In: Insall JN, Scott WN.: Surgery of the knee. New York: Churchill Livingstone; 2001

Travell JG, Simons DG. Handbuch der Muskel-Triggerpunkte - Obere Extremität, Kopf und Thorax. München: Urban&Fischer Verlag; 1998

Türp J, Kowalski C, O☐Leary N, Stohler C. Pain maps from facial pain patients indicate a broad pain geography. J Dent Res. 1998; 77: 1465-1472

van den Berg F. Angewandte Physiologie, Bd. 1: Das Bindegewebe des Bewegungsapparates verstehen und beeinflussen. 2. Aufl. Stuttgart: Thieme Verlag; 2003

van den Berg F. Angewandte Physiologie, Bd. 3: Therapie, Training, Tests. Stuttgart: Thieme Verlag; 2000

van den Berg F. Angewandte Physiologie, Bd. 4: Schmerzen verstehen und beeinflussen. 1. Aufl. Stuttgart: Thieme Verlag; 2003

van den Berg F. Angewandte Physiologie, Bd. 4: Schmerzen verstehen und beeinflussen. 2. Aufl. Stuttgart: Thieme Verlag; 2008

von Piekartz H, Doppelhöfer D. Gesichtsschmerzen und der neurodynamische Test des N. mandibularis. Physiotherapie. 2007; 2: 15-24

von Piekartz H, Moog ME. Nervenmobilisation an der unteren Extremität - Periphere Nerven untersuchen. physiopraxis. 2004; 11-12: 2-7

von Piekartz H, Moog ME. Obere Extremität: Tests der Neurodynamik - Dem Plexus brachialis auf der Spur. physiopraxis. 2005; 6: 16-20

von Piekartz H, Moog ME. Palpation des peripheren Nervensystems - Auf den Nerv gefühlt. physiopraxis. 2006; 7-8: 22-26

von Piekartz H. Kiefer-, Gesichts- und Zervikalregion: Neuromuskuloskelettale Untersuchung, Therapie und Management. Stuttgart: Thieme Verlag; 2005 von Piekartz H. Kraniofaziale Region - Einflüsse mechanischer Stimulation und ihre Bedeutung für die Manuelle Therapie. Manuelle Therapie. 2002; 6: 77-86

von Piekartz H. Untersuchung und Behandlung des kranialen Nervengewebes am Beispiel des N. accessorius. Manuelle Therapie. 2005; 9: 237-241

von Piekartz H. Vorschlag für einen neurodynamischen Test des N. mandibularis - Reliabilität und Referenzwerte. Manuelle Therapie. 2001; 5: 56-66

Westling L. Temporamandibular joint dysfunction and systemic joint laxity. Swed Dent J suppl. 1992: o.S.

Wiberg B, Wanman A. Signs of osteoarhtrosis of the temporamandibular joints in young patients: a clinical and radiolographic study. Oral Surg Oral Med Oral Pathol Oral Radiol Endod. 1998; 86: 158-164

Zach GA, Andreasen K. Evaluation of the psychological profiles of patients with signs and symptoms of temporamandibular disorders J Prothet Dent. 1991; 66: 810-812

Zakrzewska JM. Diagnosis and management of non-dental orofacial pain. Dent Updat. 2007; 34 (3): 134-139

12 歯科医療による治療

12.1 スプリントの使用　230

12.2 選択的切削措置　233

歯科医もその現場での日常において、一連のCMDの症状（頭痛、耳部の障害/耳鳴り、視力障害など）を持つ患者の治療に直面する機会が増えており、それらは一見歯科本来の専門性とは関わりがないように見えるものである。しかしながら、文献、最新の研究、そして臨床的な経験から、歯科医の側から治療を施す余地があることが、実証されている。

症状が認識され、学際的な検査が行われ、適切な治療が行われている場合、歯科医療は上記の諸症状の改善に対してきわめて大きく貢献する。

CMD患者に対する歯科医療は、第一に咬合を改善する方向に向かう。すなわち、既述のCMDの症状の原因は咬合位置（噛み合わせ）の障害/変化に由来すると考えることである。これらの障害は、歯のフィリング、クラウン、部分クラウン、あるいはこれらに類似のものなどのさまざまな原因によって生じ、咬合接触面を変化させる。同様に、上記の諸症状の原因を歯の変位、咬合の変位に求めることも妥当である。これらも咬合接触の異常や障害を招き（第4章「症状部位：歯」を参照）、それによってCMDの病状進展の土台が構成される。

その結果、歯科治療において第一に試みられるのは、咬合異常を解消するための、いわゆる可逆治療（スプリントの使用）である。初期治療で効果がみられない場合は、それ以降の治療は非可逆治療を導入することになる。すなわち咬合異常のあるCMD患者の治療には、以下の異なった選択肢がある。

- 可逆歯科治療：咬合接触の異常やパラファンクション（歯ぎしりなどの悪癖）を取り除くことを目的としたスプリントの使用（適応に応じて）。
- 非可逆歯科治療：咬合異常を恒常的に取り除くことを目的とした、歯またはフィリングやクラウンなどの歯科治療の選択的、系統的な切削。

12.1　スプリントの使用

可逆治療としてCMD患者にスプリントを使用することは、CMD患者に対してもっとも頻繁に適用されている歯科治療法のひとつであり、一方では歯科医療関連の文献では賛否入り交じっての討論がなされているテーマでもある。文献では、スプリントの使用は頭蓋下顎整形外科ポジショニング装置として、または咬合補助用具として記載されることもある。スプリントを個人ごとにあつらえることの本来の目的は、現在の咬合接触位置を修正して機能性を高めることにある。すなわち、既存の咬合不良を解消し、歯─筋─関節のメカニズムを最適化することである。スプリントの適応に応じて作成するためには、その前に包括的な機能診断を行い、障害の原因をできる限り正確に把握する必要がある。どのようなタイプのスプリントが適切であるかは、どのような機能障害があるかによって異なる。スプリントには以下の3つの種類がある。

- リラクセーションスプリント（同義：ミニプラストスプリント、歯ぎしり用スプリント、図12.1）。
- セントリックスプリント（同義：ミシガンスプリント、図12.2）。
- エキセントリックスプリント（同義：ポジショニングスプリント）。

スプリント治療とは一種の段階的治療であり、どのようなスプリントが適切かは、機能障害の種類だけでなく、その重篤性、既往歴、身体的所見、機能診断などの結果に基づいて決定する。スプリントの種類に応じた、3つの治療段階がある。

- 第1段階：最低侵襲スプリント（歯ぎしり用スプリ

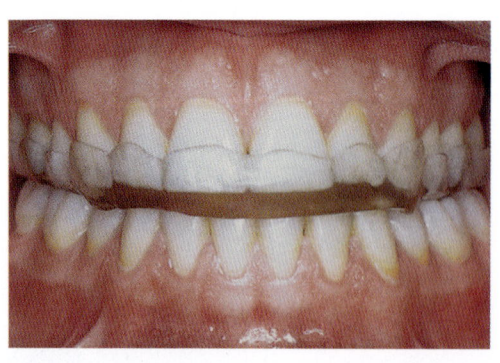

図12.1　歯ぎしり用スプリント

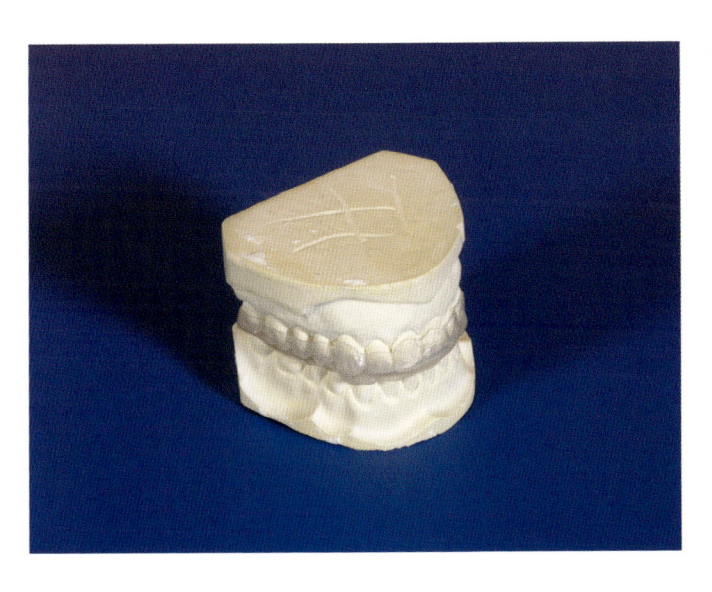

図12.2　セントリックスプリント(咬合面を加工または適合させたもの)

ント)
- 第2段階：軽度矯正スプリント(セントリックスプリント)
- 第3段階：マニピュレーティブスプリント(エキセントリックスプリント)

● スプリント治療の第1段階

いわゆる歯ぎしり用スプリントは、一般的な歯科における治療でもっとも頻繁に使用されるスプリントである。このスプリントは、突発性の痛みを軽減するために、また、ストレスやパラファンクションによって生じた咬合不良を習慣的な歯の接触位置を修正することによって取り除くため、さらに咀嚼筋の緊張を緩和するために使用する。また、このスプリントはこれ以外にも、長期にわたって歯ぎしりが解消しない場合などに、歯牙実質を保護する働きもある。加えて歯ぎしり用スプリントは、上の段階の措置を行うに際しての、事前治療の役割も果たす。

装着期間の多くは数週間と短期間であり、就寝中に着用しても不快感が少ないことなどから、この歯ぎしり用スプリントは多くの患者に良好に受け容れられ使用されている。たいていの場合、このスプリントを使用する際は咬合データの記録がない。すなわち、上顎歯列と下顎歯列とが正常な接触をするための詳細が、器具単位で測定されているわけではなく、文書化もなされていない。これは、簡単なものの場合、治療的な位置調節ができない、または困難になる(表12.1)。

表12.1　スプリント治療の第1段階：歯ぎしり用スプリント(リラクセーションスプリント、ミニプラストスプリント)

適応	装着の様式	現れる効果
■ 持続性のパラファンクション 　− 歯ぎしり 　− 歯の圧迫 　− 磨滅 　− くさび状欠損 ■ 顎関節の急性の痛み 　− 痛みによる開口の制限 　− 咀嚼時の痛み ■ 筋原性の顎関節の障害 ■ 関節雑音 　− クリック音 　− 軋轢音	■ 短期間の装着 ■ 主に夜間に装着 ■ 上下顎に装着	■ 咬合障害の除去 ■ 咬合状態における筋の緊張緩和 ■ セントリックスプリント使用のための予備治療

表12.2 スプリント治療の第2段階：セントリックスプリント（ミシガンスプリント、均衡化スプリント）

適応	装着の様式	現れる効果
■ 持続性のパラファンクション 　− 歯ぎしり 　− 歯の圧迫 　− 磨滅 　− くさび状欠損 ■ 顎関節の急性の痛み 　− 痛みによる開口の制限 　− 咀嚼時の痛み ■ 筋原性の顎関節の障害 ■ 関節雑音 　− クリック音 　− 軋轢音 ■ 運動の質的な障害 　− 偏位 　− 偏差 ■ 関節内部の障害 　− 変性 　− 関節円板の問題	■ 短期間の装着 ■ 主に夜間に装着、またはストレスや負荷のかかる状況で装着 ■ 主に下顎に装着	■ 下顎顆の中心位置が割り出され（登録され）、スプリントによって長期的にその位置に調整される ■ または、最大限の咬頭嵌合が達成される ■ 関節が負荷解除された状態になる ■ 咬合障害の除去 ■ 痛みのない位置に関節を調節する

● スプリント治療の第2段階

　セントリックスプリントは、通常下顎に用い、顎関節における下顎窩−関節円板−下顎顆の位置関係をセンタリングする。これは基礎的な関節治療方法である。これは、第3段階において上顎歯列と下顎歯列との間で可能な最大限の接触（咬頭嵌合）を神経筋骨格系全体からの影響によって達成するのと対照的である。治療第2段階においては、咬合器を用いて患者ごとに正確な中心位の記録を必要とする（咬合器とは上下顎の石膏モデルを取り付けて、顎関節の運動をシミュレーションできるようにした器具のことである）。センタリングを行う主たる目的は、咬合接触の異常を取り除き、咀嚼筋および関節包の緊張を緩和することである。さらに、顎関節のセンタリングが行われることで、日常的な運動において圧力の分布が改善され、関節内構造（関節円板および軟骨面）の負荷が軽減され、当該する構造の再生能力が向上する。センタリングを行うことで、神経筋の負荷解除が達成される（表12.2）。

表12.3 スプリント治療の第3段階：エキセントリックスプリント（リポジショニングスプリント、ピボットスプリント、減圧スプリント）

適応	装着の様式	現れる効果
■ 関節雑音 　− クリック音 　− 軋轢音 ■ 運動の質的な障害 　− 偏位 　− 偏差 ■ 関節内部の障害 　− 変性 　− 関節円板の問題 ■ 変形/位置の異常 　− 下顎顆 　− 下顎骨の後退/前方突出 ■ 噛み合わせの問題 　− 歯の位置の不良	■ 長期の装着（6-12ヶ月） ■ 24時間装着	■ 多くはこの後も、達成された顎ポジションの安定化のために、修復および/または顎整形外科治療が必要となる ■ 修正された顎ポジションの確立 ■ 各種文献および医学界において、ポジショニングスプリントについては批判的な判定がなされている

● スプリント治療の第3段階

　スプリントの中でもその効果についての意見が最もまちまちであるのが、このエキセントリックスプリントである。このスプリントは頭蓋下顎系をもっとも大きく変化させる。そのため、最新の文献ではこの点について意見が大きく分かれている（Okeson 1996）。リポジショニングスプリントは、下顎を前方に位置調節することで、関節円板の前方転位を防ぐ。この姿勢およびポジションの変化は、あらゆる周辺組織（咀嚼筋、靱帯構造および関節包、神経構造）の機能的な一貫性に広範に関係してくるためその周辺組織はこれに対応しなければならない。これによって神経筋骨格系に障害が発生することが予測される。さらに、このスプリントはこれまでに、より介入度合いの低いセントリックスプリントに対する臨床的なメリットを提供できていないところが、この実用化を難しいものにしている（表12.3）。

　ピボットスプリントの場合、臼歯が早期接触することによって、関節を離開させる。このタイプのスプリントも、今まで、セントリックスプリント以上の臨床的なメリットを提供し得ていない。

12.2　選択的切削措置

　咬合不良の状態を恒常的に取り除くため、下顎顆の中心位置を再設定するため（下顎骨のリポジショニング）、あるいは最大の咬頭嵌合を達成するために、個々の歯に対して選択的体系的に切削措置を講じる。

　この非可逆的歯科治療介入によって、恒常的に障害が取り除かれ、最善の機能性が確保されなければならない。この他の最低侵襲治療に対する臨床的なメリットについて記載された文献は存在しない（Koh & Robinson 2003、Forssell 1999）。この選択的切削措置の唯一の臨床的適応は、歯の修復治療（フィリング、クラウン、インレイなど）の後のパラファンクション的状態において、接触不良を改善するためのケースが考えられる。

参考文献

Ahlers MO, Freesmeyer WB, Fussnegger M, Göz G, Jakstat HA, Koeck B, Neff A, Ottl P, Reiber T. Wissenschaftliche Stellungnahme der DGZMK zur Therapie der funktionellen Erkrankungen des kraniomandibulären Systems. DZZ. 2005; 60 (10): o.S.

Ash MM. Schienentherapie. 3. Aufl. München: Urban&Fischer; 2006

Boisserée W. Zahnärztlich prothetische Maßnahmen nach Therapie einer kraniomandibulären Dysfunktion - Teil 1: Die Übertragung der Aufbissschiene in die prothetische Erstversorgung. Manuelle Medizin. 2003; 41: 224-229

Bumann A, Latzmann U. Farbatlanten der Zahnmedizin, Bd. 12, Funktionsdiagnostik und Therapieprinzipien. Stuttgart: Thieme Verlag; 2000

Dapprich J. Die zentrische Kondylenposition. ZMK. 2008; 24(3): 106-113

De Boever JA, Carlson GE, Klineberg IJ. Need for occlusal therapy and prosthodontic treatment in the management of temporamandibular disorders. Part 1: Occlusal interferences and occlusal adjustment. J Oral Rehabil. 2000a; 27: 367-379

De Boever JA, Carlson GE, Klineberg IJ. Need for occlusal therapy and prosthodontic treatment in the management of temporamandibular disorders. Part II: Tooth loss and prosthodontic treatment. J. Oral Rehabil. 2000b; 27: 647-659

Forssell H, Kalso E, Koskela P, Vehmanen R, Puukka P, Alanen P. Occlusal treatments in temporamandibular disorders: a qualitative systematic review of randomised controlled trials. Pain. 1999; 83: 549ff

Freesmeyer WB. Okklusionsschienen. In: Koeck B, Hrsg. Praxis der Zahnheilkunde, Bd. 8 (Funktionsstörungen des Kauorgans). 3. Aufl. München: Urban&Schwarzenberg; 1995

Freesmeyer WB. Okklusionsschienen. zm-online - Titelstory: Fortbildungsteil 2004; 2: o.S.

Freesmeyer WB. Zahnärztliche Funktionstherapie. München: Hanser Verlag; 1993

Gleditsch J. Fernpunkt-Therapie über Retromolarpunkte. zm-online - Medizin: Craniomandibuläre Dysfunktion. 2005

Hanel G. Die Kiefergelenk-Röntgenaufnahme als Hilfsmittel zur therapeutischen Kondylenpositionierung für die Initialtherapie mit Schienen. Dtsch Zahnärztl Z. 1980; 35: 621-623

Helmts H. Klinische Erfahrungen mit der Aufbißschiene nach Ash. Dtsch Zahnärztl Z. 1980; 35: 673-676

Karl PJ, Foley TF. Die Verwendung einer Apparatur zur muskulären Deprogrammierung bei der Anfertigung von Zentrikregistraten. Inform Orthod Kieferorthop. 1999; 31: 319-330

Kirveskari P, Jämsä T, Alanen P. Occlusal adjustment and the incidence of demand for temporamandibular disorder treatment. J Prosthet Dent. 1998; 79: 433ff

Koh H, Robinson PG. Occlusal adjustment for treating and preventing temporamandibular joint disorders (Cochrane Review), Cochrane Database Syst Rev Issue 3, CD003812, 2003

13 CMD患者治療における6年間の統計データ

13.1 性別分布　236

13.2 診断の多様性　236

13.3 年齢分布　237

13.4 主要症状および随伴症状　237

この章の内容は、筆者の6年間のCMD患者治療の臨床経験に基づくものである。患者に関する記録から抽出した統計データを頻度および病因などの観点から記載し、主要症状と随伴症状に対する治療関連の内容をリンクさせたものである。

この6年間で212名の患者が顎部の問題（頭蓋下顎機能障害）のために筆者のもとで治療を受けた。

この章で評価するために、200名の患者の診療データを体系的に把握し、その内容に則って評価した。この200名の患者に対し、1単位を30分として3018単位の治療セッションを行った。すなわち、顎部に問題を持つ患者に対し延べ1509時間の治療を行ったことになる。

13.1　性別分布

治療を行った患者200名の男女比は、1：4.26（男：女）であった（図13.1）。これは文献（John他、2001）に記載されている数値（1：2）と比べて2倍の違いがある（第1.3章を参照）。この原因については明らかでない。

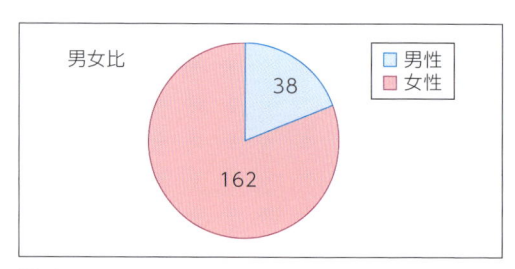

図13.1　患者200名の男女比

13.2　診断の多様性

第1.6章で述べ、また文献でも多く言及されている「診断の多様性」は、筆者の担当した実例の評価からも確認することができる（表13.1）。医師の処方によれば、2つの診断グループが見られるのみである。

すなわち、ひとつは関節を主体とした診断である頭蓋下顎機能障害であり、もうひとつはその対極とする筋を主体とした筋関節症である（注：定義によれば、筋関節症とは関節および関節周辺構造の疾病であるが、診療の現場では日常的に、この名称を筋の障害として用いることが多い）。顎関節の障害を抱えた患者の各種病像に対する統一的な診断はまだ出されていない。その理由は、この領域にさまざまな医療の専門分野が関与していることによる。実際に治療を行う場合も、このような環境からの影響が相応にあり、統一的な手順に至ることは難しい。

表13.1　診断の頻度（患者200名）

診断名	診断の該当数
CMD（頭蓋下顎機能障害）	113
筋関節症	67
側頭下顎関節の関節症	7
関節障害	3
コステン症候群	0
関節痛	2
関節円板障害	0
頸椎症候群	0
歯ぎしり	1

13.3 年齢分布

CMD患者の年齢分布は、すでに第1.3章で述べたように、幅広い分布を示す。使用したデータには10才から89才までの患者が含まれている。最新の文献では、患者は主として18才から42才までの間であるとされているものがあるが、年齢幅は若干大きいもののここで評価されたデータによって、以下のことが確認された。CMDによって引き起こされた障害を持つ患者グループで優勢なのは、20才から69才の年代である。特に多いのが40才から49才までの年代で、39名が該当し、全体に占める割合は19.5%にのぼる(表13.2)。

表13.2 年齢分布(患者200名)

治療開始時の年齢	患者数	患者全体に対して占める割合(%)
10-19	22	11
20-29	27	13.5
30-39	26	13
40-49	39	19.5
50-59	28	14
60-69	29	14.5
70-79	24	12
80-89	5	2.5

13.4 主要症状および随伴症状

リストアップされた200名の患者にもっとも頻繁に現れていた症状は、第9章に記載した主要症状と同様である。顎関節の痛みが71%にのぼり、もっとも頻度が高い。続いて運動の質的な障害が58%を占めている。クリック音が56%、開口運動の制限が48.5%で、これも頻度が高く無視することはできない。これらのデータから言えることは、多くのCMD患者はこの主要症状のひとつだけが該当するのではなく、多くは2つか3つの症状が同時に発現しているということである(表13.3)。

表13.4に、診断内容に追加すべき臨床的に重要な随伴症状を示す。もっとも頻繁に発現する随伴症状は頭痛であり、次に歯ぎしり、頸椎の障害、耳部および眼部の問題が続く。この随伴症状についても、随伴症状は必ずしもひとつだけではなく、むしろ複数の随伴症状が発現する、症状グループの交差現象が明らかに見られる。

表13.3 主要症状(患者200名)

症 状	頻 度	全体に占める割合(%)
痛み	142	71
運動の質的な変化(偏位、偏差)	116	58
クリック音	112	56
開口運動の制限	97	48.5

表13.4 慢性的なCMD患者の持つ随伴症状(患者200名)

随伴症状	頻 度	全体に占める割合(%)
頭痛	100	50
歯ぎしり	97	48.5
頸椎の障害	72	36
耳部の問題(耳鳴り、圧迫感)	28	14
眼部の問題	3	1.5

14 実例

14.1 実例1：
特殊な傷のある患者　240

14.2 実例2：
急性の顎関節外傷の患者　255

14.3 実例3：
歯根を除去した患者　264

実例1では、第2次世界大戦時に負った古傷のもたらす結果に悩まされている患者について紹介する。セラピストが外傷に由来する障害を持つ患者を迎えることはたいへん多く、治療において新しいことを試みる必要に迫られることもしばしばである。実例2および3は、典型的な急性の顎関節障害である。

14.1　実例1：特殊な傷のある患者

この患者は、外科医から理学療法士、すなわち筆者のもとに送られてきたとき、83才であった。彼は、第2次世界大戦で受けた戦傷（下唇および顎先部分の重度の広範囲な軟部組織の破壊を伴う下顎骨複雑骨折）によって、著しい開口障害（愛護的および回避的メカニズムの働きを伴う）と、咀嚼時の右顎関節の激しい痛みに悩まされていた。

● 既往歴の聴取

■ 患者の経歴

最新の出来事はおよそ3ヶ月前の食事の際にまでさかのぼる。患者は何らかの固いものを噛み、その結果右側の顎関節に「クリック音」が発生した。この時以来、右顎関節の痛みは激しくなる一方で、開口可動域が目に見えて減少し始めた。それ以降、患者は歯科医および外科医の元に何度も足を運び、ついに理学療法士のもとに送られてきたということである。

患者の現在の障害の起源は、1944年12月にまでさかのぼる。第2次世界大戦時、彼は待ち伏せ部隊にいて、銃撃戦の末、おそらく彼自身の持っていた武器が破壊されたことによって負傷した。これによって、患者は下唇顎先部分全体の、広範囲にわたる軟部組織の損傷を伴う下顎骨の複雑骨折という重傷を負った（図14.1）。

負傷し大きな衝撃に見舞われながらも、患者は自身を安全な場所にまで退避させることができた。激しい銃撃戦と混乱の中、彼は自動車のトランクに入れられて、前線の野戦病院にひとまず保護され、そこから適切な病院に搬送された。1944年から1948年にかけて、野戦病院における応急処置に始まり、骨切り術による骨接合および胸骨柄を使った開口創傷の閉鎖処置が行われ（図14.2）、最終的に下顎、顎先、下唇の形成が行われた。

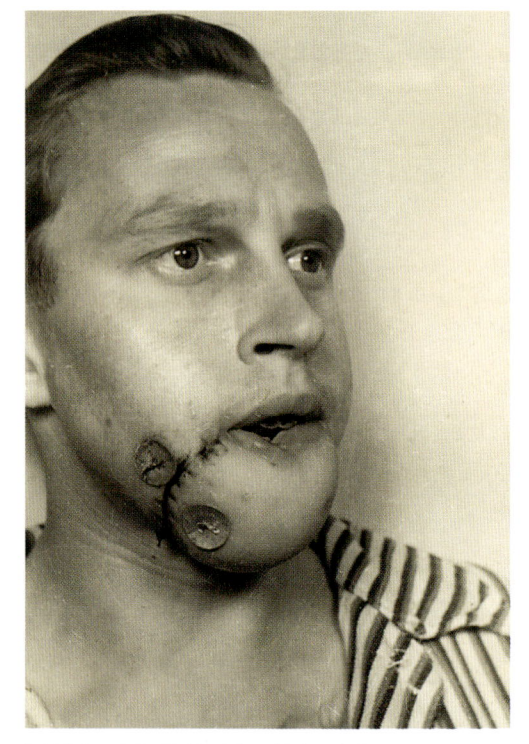

図14.1　下顎骨複雑骨折の手術後の患者

これらの治療が行われている間、患者はしばしば生死の間をさまようこととなった。これは病院の設備が十分でなかったことや、野戦病院の衛生管理に限界があったことなどによる。しかし彼は、彼自身の生命力と医師や看護師の医療サポートによってこの困難を乗り越えることができた（図14.3）。

この負傷およびそれに続く手術や治療によって、患者は頚部の痛み、下顎骨の可動性の変化および制限、さらに散発的な顔面の痛みなどに悩まされることになる。軟部組織の損傷部分の拡がり、下顎骨の部分的形成および下唇部の形成、それらによる

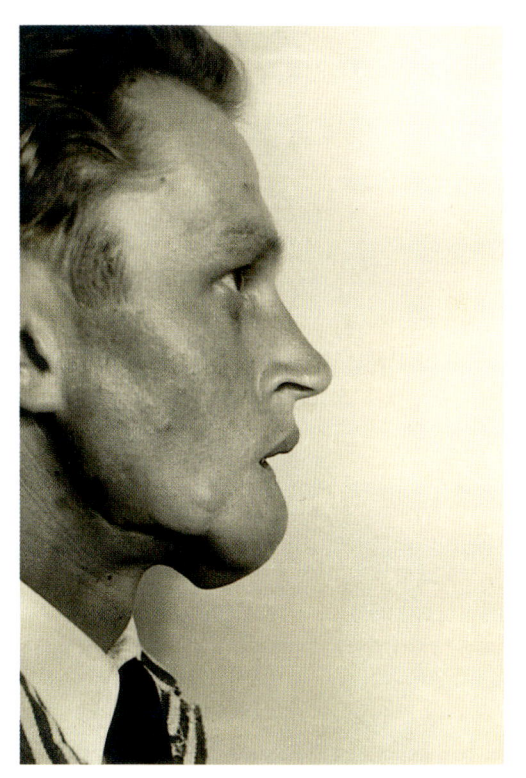

図14.2 右側面から見た当時の患者

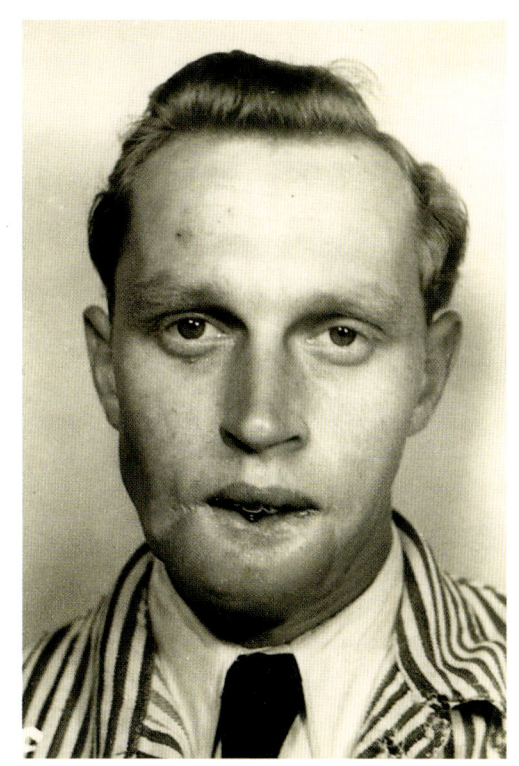

図14.3 何度かの手術を行った後の正面からみた患者

筋の状態の変化によって、唾液の流れを制御することが困難になった。ただし、意思の疎通が妨げられることはなかった。時折唾液の分泌量が増えることと、負傷およびその後の治療による解剖学的な変化によって、発語がはっきりしないことがしばしばあるという程度であった。患者は時が経つとともに、自分の置かれている状況に適切に対応できるようになっていたので、その程度はコミュニケーションの障害とは捉えていないということであった。

■ 主要な問題

初めに述べたように、ここで問題となっているのは、咀嚼時の右側顎関節の痛みによる急性の開口障害であり、その原因は第一に具体的な行動に求められる。すなわち、3ヶ月前の食事の際にその機械的な誘因があった。とはいえ、治療には患者が経験してきたこれまでの出来事すべて、すなわち顎から顔面にかけての重度の外傷による、解剖学的構造の深層にまでおよぶ変化と、その結果としての機能的な関連性を考慮しないわけにはいかない。

最初に開口運動を行ってもらったところ、切歯端部の距離がおよそ指の幅1本半分しか開かず、可動性に大きな制限がある状態であった(この値が次回再評価時の判断の手がかりとなる)。この開口運動時に、患者は視覚的評価尺度でレベル4(VAS：4/10)の痛みが右側側頭下顎関節にあることを示した。これ以外の活動、例えば食事(VAS 6/10)の際やあくび(VAS 6/10)の際にはもっと大きな値を示した。

開口運動時、さらに右側外側への移動(偏差)が2-3mm見られ、患者はこれを随意的に修正することができなかった。他動的な修正を加えると、さらに開口運動時の痛みが強くなった(VAS 6/10)。

痛みと運動との関係は、咀嚼時に強い痛み(VAS 6/10)を感じ、さらに開口運動が痛み(VAS 4/10)のために制限を受けているという状態であった。静止時には痛みは軽減するが(VAS 1-2/10)、それでも常時消えることはなかった。この

継続性の痛み(VAS 1-2/10)は、3ヶ月前の最新の発症以来ずっと続いている。

■ 1日の間での変化

痛みの強さは、1日の流れの中で変化している。患者は主観的に朝は午後や夕方と比べて、顎部は動かしにくく痛みにも敏感であると感じている。

■ 患者の治療目標

患者の最大の目標は、痛みを感じずに食事ができることである。そのためには、開口可動域が増えることと、咀嚼時の筋による「機能制御」がもっと良好に行えること、すなわち質的な向上が必要となる。

● クリニカルリーズニング

身体的検査をできる限り効率的に行えるようにするために、セラピストは現時点で知られている要因を整理し、それらを該当する病像に当てはめて行く。この方法によって最初の仮説(病因説明の試み)を立てることができる。この仮説は、できる限り多くの症状、または患者の機能障害の原因を説明し得るべきものである。仮説を立てることによって、それ以降の治療の準備を行うことができ、それ以降の治療が容易になり、目的にかなったものになる。

患者の現在の問題が始まる経緯や、それ以前の患者の経歴などを知ることによって、機能障害の原因と可能な誘因などについて、さまざまなレベルでの仮説を立てるきっかけが得られる。患者の以前の経歴などを考慮した上で、聴取した既往歴から以下の作業仮説が立てられた。

■ 仮説1

側頭下顎関節の関節症を発症しており、これは戦傷の後遺症でもある。既往歴による仮説の確認は以下のとおりである。
- この古傷は、いわゆる前関節症性変形であり、遅かれ早かれ何らかの変化あるいは機能障害に結びつく可能性のあるものであった。
- 患者の今回の発症の経緯によれば、明白な誘因(3ヶ月前の食事の際)があり、過負荷による軟骨、関節円板、関節包などの損傷が生じた可能性がある。
- 咀嚼やあくびなどの際に痛みが強くなる機械的な誘因があることから、関節靱帯または筋組織が過負荷の状態にあることを物語っている。
- 静止時にも痛みがあることから、炎症があることも考えられる。
- 関節は、朝方に動かしにくく痛みに対しても敏感になる。

以下に挙げるセラピストによる観察内容も、この仮説を裏付けるものである。
- 開口運動時に偏差が見られた(回避行動)。
- 右側側頭下顎関節部の軟部組織に膨隆が見られる。

■ 仮説2

関節内部構造および関節周辺構造が機械的に過負荷の状態にあり、急性の炎症がある(関節円板、関節包および靱帯)。既往歴による仮説の確認は以下のとおり。
- 明確な誘因(何らかの固いものを噛んだこと)があり、それ以来問題が悪化している。
- 静止時にも常に痛みがある。
- 機械的な運動(開口、咀嚼、あくびなど)によって症状が強くなる。

このケースでも、上記のセラピストによる観察内容が、この仮説を裏付ける(前段を参照)。

■ 仮説3

関節近傍の筋構造(咬筋、側頭筋、内側および外側翼突筋)が過負荷の状態にある。既往歴による仮説の確認は以下のとおり。
- 3ヶ月前に咀嚼運動から発症したこと。
- 開口運動が痛みによる制限を受け、咬合痛がある。

このケースでも、上記のセラピストによる観察内容が、この仮説を裏付ける(前々段を参照)。

■ 仮説4

負傷および手術によって、下顎部の神経構造(三叉神経、下顎神経、下歯槽神経)に変化が生じている。既往歴による仮説の確認は以下のとおり。
- 戦傷の内容が、神経構造の変化の可能性を示している

- 何年もの間に何回にも分けて手術および術後治療が行われた。

右側の軟部組織の膨隆、および開口運動の際に観察された回避行動(防御機能が働いたものと見ることができる)もまた、前記の仮説を裏付けるものである。

神経筋骨格系に障害のある患者を治療する場合、複数の仮説が該当することが多く、それらは相互に影響を与え合い、症状の慢性化を招く。この実例では4種類の仮説が立てられた。これらを継続して治療に反映させて行くことが求められる。

● この他の検査(計画)との一貫性

次に、作成した仮説をもとに、身体的検査の計画を立案し実行する。この身体的検査は、その結果に応じて仮説を立証するか、または破棄することができる内容を持っていなければならない。

身体的検査の計画立案に際し、セラピストは関与している可能性のある構造をリストアップし、身体的検査の後これらの構造を、目的意識を明確にした上で触診できるようにする。状況によっては、患者の症状に原因として該当する、または関与している可能性のある構造を図14.4のように図式する。このような計画図があると、検査の重点をどこに置くべきかの判断がしやすくなり、また関連性を見失うこともなくなる。記載されている構造で説明しきれない症状がある場合は、セラピストはこれ以外の構造複合体に対する仮説を立て、それに対応する検査を行う(図14.1の「その他の構造」)。

● 視診の所見

■ 口腔外の視診

まず腹側の視診から開始する。顔面の対称性、および水平3分割における対称性に変化がある。さ

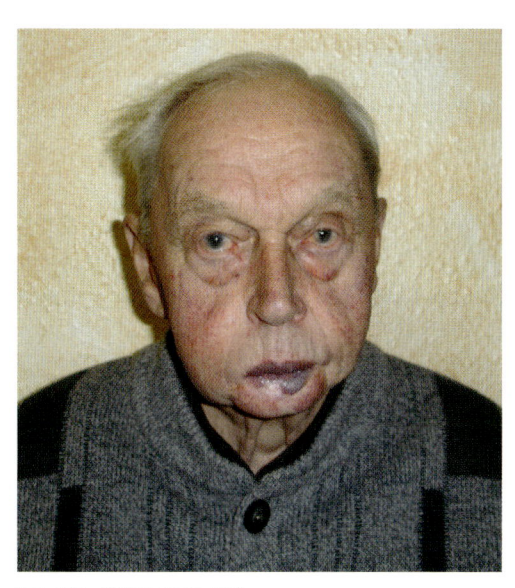

図14.5 腹側から見た患者

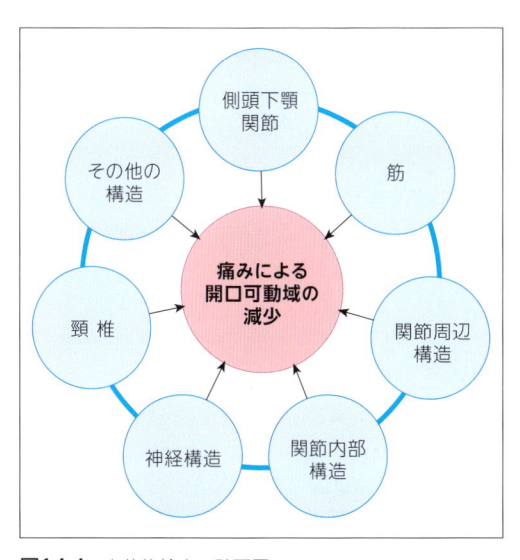

図14.4 身体的検査の計画図

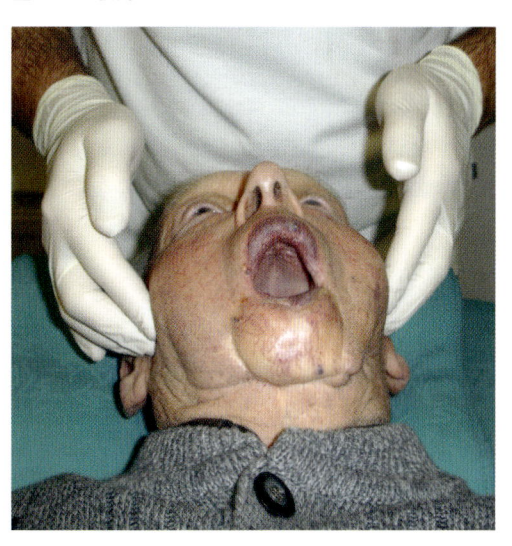

図14.6 瘢痕のある領域(尾側から頭側を見た場合)

らに、左右非対称性が見られる(図14.5)。口腔外の視診で第一に目に付く事柄は、下顎、顎先、下唇部に瘢痕組織が見られることである(図14.6)。

下顎右側の膨隆もはっきりと確認することができる。

この他には頸椎がわずかに右側に傾いていること、ならびにわずかに左側に回旋していることが確認できる。この患者の全般的な身体姿勢は、スランプ姿勢の傾向にある。これは、側頭下顎関節部の障害の遠因(関与する構造および機能的関連のある構造への負荷)となるものである(第8章を参照)。

■ 口腔内の視診

口腔内では、下顎に歯がなく(入れ歯を使用)下唇部に戦傷およびその対策とした手術によってできた瘢痕組織があることが確認できる。患者は、下顎の入れ歯の圧迫感が不快であるので、これを装着することをいやがっている。右側頬部組織には広範な膨隆が見られる。これは口腔外視診の所見とも一致する。

この他に口腔内視診の観点は、口内および頬部の粘膜が通常の状態であるか否かということである。これは、数度にわたる口腔内治療が行われ、これらの構造に軽微ではない機械的な刺激がおよぼされているからである。患者のこれらの構造については、これと言った所見はない。すなわち、大きな開口創傷や重い炎症、またはその他の慢性的な変化が認められなかったということである。

● 触診の所見

■ 口腔外の触診

軟部組織および瘢痕部位(下顎骨、オトガイ、顎先)は、全体的に良好に転位させる(ずらす)ことができる。瘢痕組織を触診した結果、硬化や癒着は認められなかった。右側頬部は圧迫に対して過敏であり、左側と比較して組織が緊密で、膨隆していることが感じられる。筋は圧迫に対して過敏性を示す。咬筋と側頭筋(本来の顎筋として)触診の際、患者は強い痛みを感じた。これ以外の部位で圧迫に対する過敏性を示したのは、眼輪筋、皺眉筋、口輪筋、そして大頬骨筋であった。患者にとっ

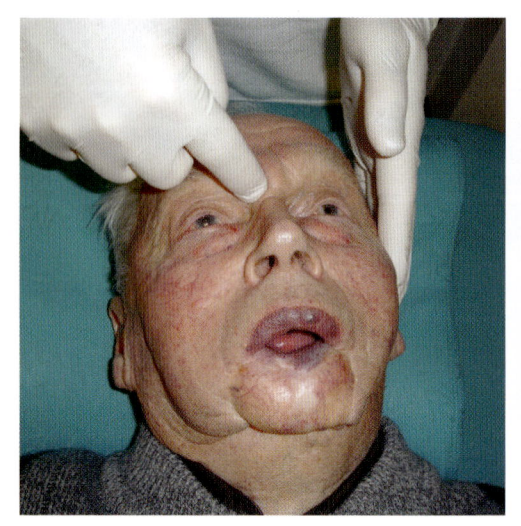

図14.7 顔面の神経孔の触診

て、触診は両側とも痛みを感じるものであったが、右側の方が強い痛みを感じた。VASは、右側2-3/10、左側1-2/10であった。

顔部の神経孔(眼窩上神経内側枝および外側枝、眼窩下神経内側枝および外側枝、オトガイ神経)もまた、触診に対する痛み(VAS 2/10)があることを示した(図14.7)。

後頭部は両側とも局所的な筋組織(頸部短筋:大後頭直筋、小後頭直筋、上頭斜筋、下頭斜筋)に触診時の痛みがあり、また局所的な神経孔(大後頭神経、小後頭神経)および耳部後方のやや外側にある大耳介神経の神経孔にも触診時の痛みがあった。筋の痛みの反応は、左右とも同じであった(VAS 1-2/10)。しかし、神経孔の触診時の痛みに対する反応は、右側の方が左側よりも強かった(右側 VAS 2-3/10、左側 VAS 1/10)。

舌骨の触診および側方移動を行った際、患者は「詰まり感」に似た不快感を喉部に感じた。

肩部および頸部の筋組織(僧帽筋下行部、肩甲挙筋、肩甲舌骨筋、斜角筋、胸鎖乳突筋)に明らかな緊張亢進があることが触診で認められた。右側では痛みの反応(VAS 1-2/10)が見られた。

顎関節の口腔外触診では、右外側および背側で主観的に激しい痛みの反応(VAS 2/10)が見られたが、左側では主観的には不快感が生じただけであった(図14.8)。

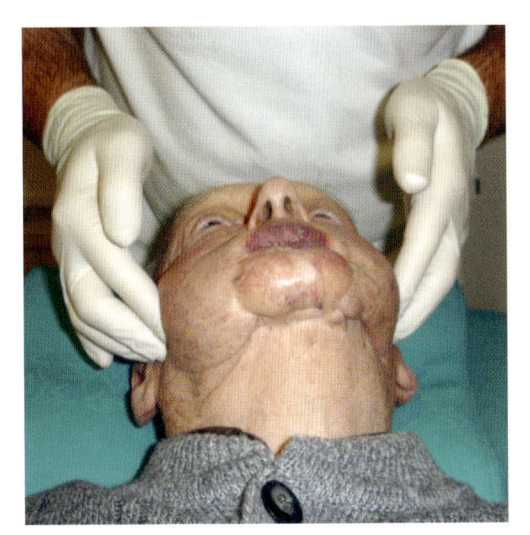

図14.8 側頭下顎関節の両側の触診

口腔内の触診

　口腔内では、両側の咬筋浅層および深層において、触診時に痛み（左側 VAS 2/10、右側 VAS 3/10）があった（図14.9）。また内側翼突筋も圧迫に対する過敏性を示した（右側 VAS 3-4/10、左側 2-3/10）。さらに口底部（顎二腹筋前腹）も圧迫に対してVAS（2/10）の痛みの反応を示した。

● 運動検査

■ 自動運動検査

　運動検査を行って、もっとも顕著に現れた現象は、痛みによる開口運動の制限であった（図14.10）。わずか23mm開口した位置で痛みが感じられた（VAS 4/10）。開口運動の最終域では、固いものに阻まれているように感じられた。また、右側への偏差（2mm）が見られた。患者はこの回避行動を、随意的に制御することができなかった。自動運動の最終域（23mm）で偏差を他動的に修正すると、かなりの痛み（VAS 6/10）を伴って初めて可能という状態であった。この偏差を開口運動の初期から修

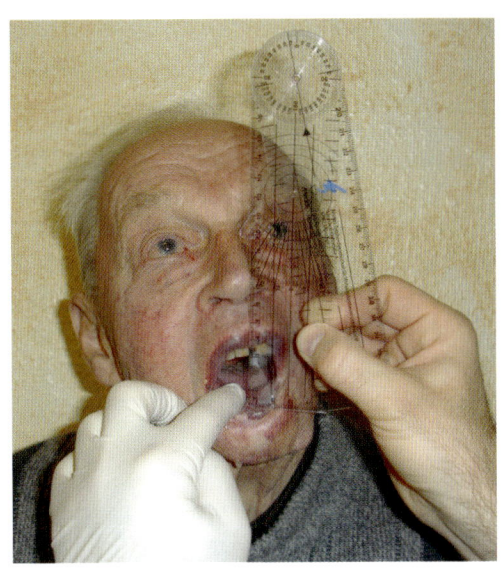

図14.10 開口運動域の測定

正しようと試みると、患者の感じる固いものに阻まれている感じが、開口運動15mmの時点、すなわち自動運動よりも早期に現れた。

　側方移動については、下顎の門歯が欠損しているため、視覚的に測定することはできなかった。しかしながら、左側への側方移動に比べて、右側への側方移動は可動域が少なかった。据わりの悪い不快な圧迫感のある下顎用義歯を使って、おおまかに測定をした結果は、右側への側方移動が6mm（痛みの刺激がVAS 3/10）、左側への側方移動が8mm（痛みの刺激がVAS 2/10）であった（図

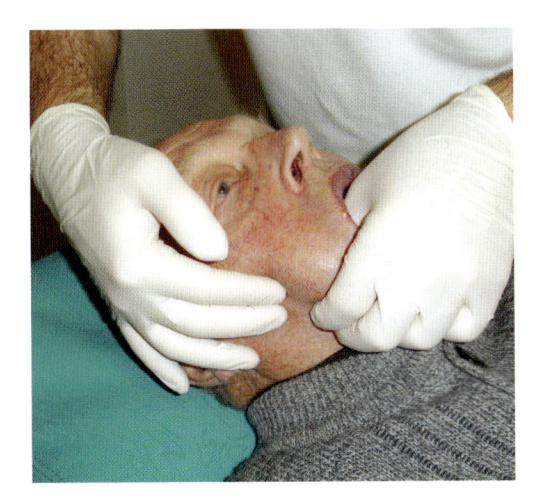

図14.9 咀嚼筋の口腔内触診

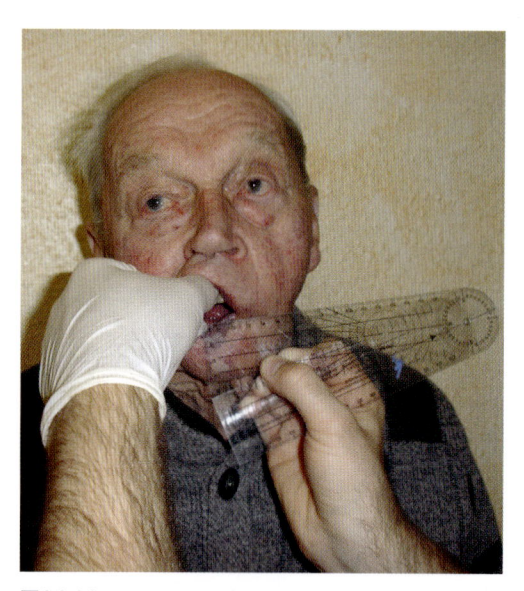

図14.11 右側への側方移動の運動量の測定

14.11)。

　前方突出運動および後退運動の測定では、測定基準点としての下顎門歯がないという、同様の問題があった。測定結果は、既述の据わりの悪い下顎用義歯を使って行われたため、参考値として見なすことができるのみである。前方突出運動はわずか4mmで、痛みの反応はVAS 4/10であった。後退運動は1mm未満であり、きわめて少ないと言える。患者はこの後退運動を行っている間、顎関節部に不快な緊張感を感じていた（主観的。右が左よりも強い）。

　開口運動の中期および末期（現在の開口可動域におけるもの）において、右側頭下顎関節に軽度の軋轢音が生じているのが聞こえ、また触診で確認することもできる。この軋轢音は、開口運動の際に、動的圧迫が加わるともう少し強くなる。圧迫が加わって軋轢音が強くなるとき、痛みも生じる（VAS 2-3/10）。

　左側頭下顎関節では、動的圧迫を加えた場合に開口運動の末期でのみ軋轢音が再現できる。しかしながら、左側顎関節の軋轢音は、痛みの刺激を与えることはない。

　隣接する構造、上部頸椎および環椎後頭骨関節（Art. atlantooccipitalis, Artt. atlantoaxiles）は、この患者の場合、「要検査」のカテゴリーに属する。最初の概観的な検査として適しているのは、頭部の腹側への滑り（白鳥の首の動き）で上部頸椎の伸展の様子を観察し、同じく背側への滑り（二重顎をつくるような動き）で上部頸椎の屈曲の様子を観察することである。

　どちらの運動も患者にとっては困難なものであるため、他動的な介助が必要である。しかし、関連する局所的な痛みの刺激は発生せず、同じく側頭下顎関節に関しても、症状の再現という見地においては、新しい疑いが浮上することはなかった。

　側方移動は、（運動を主に頸椎上部に委ねるため）他動的な介助なしでは行えなかった。側方移動方向（左右）の可動性は、両方とも制限があったが、症状が発現することも痛みの刺激が生じることもなかった。頸椎の回旋運動もまた、側方移動の所見と同様であった。すなわち、両方の回旋方向とも、量的にも質的にも運動は制限を受けていたが（側方移動および屈曲では軽度の回避行動があった）、痛みを誘発することはなかった。

■ 神経学的検査

　患者が神経学的な症状（うずき、放散痛、麻痺感など）を示している場合、神経学的検査は必須である。このケースはそれには該当しなかったが、そもそもの戦傷の重篤さと、それに続く複数回の手術を鑑みて、念のために神経学的検査を行った。

　顔面部の運動能力（表情、口の運動など）は、少々調節能力に欠ける傾向はあったが正常であり、運動学的制御が行われていることははっきりと確認できた。調節能力の低下は、一方では古傷とそのために行われた手術、他方では患者の加齢にその因を求めるものであると考えた。

　顔面の感覚を司るのは第5脳神経（三叉神経）である。この神経は以下の3本の分枝に別れる。
- 眼神経：眼部から上方に額までを司る（V1）
- 上顎神経：上顎部を司る（V2）
- 下顎神経：下顎部を司る（V3）

　上部の2本の分枝（眼神経、上顎神経）に関しては、特記事項はなかった。下顎部（下顎神経）に関しては、尖端および柔らかな刺激（爪楊枝およびハンカチ）に対して、わずかな変化を示した。右側はこれらの刺激に対して反応が少なく、患者の主観でも刺

激を感じる度合いが少なかった（特に瘢痕のある部位）。

しかしながらこの左右の差異はすでに長い間（45年以上）存続したものであり、これは今回のエピソードというよりは戦傷と手術の結果として見なすべきと考えた。ただし、神経系機能（感受性）の変化は、治療において考慮しなければならない。元々の負傷の重篤さと、それ以降に行われた手術とを考慮に入れるならば、神経系にもっと広範にわたる障害（神経機能および神経ダイナミック）があることを考えに入れておくべきである。このことは、治療に対しては、治療テクニックの選択およびそれを実行する際の強さなどを、その都度適切に調節しなければならないということを意味する（とくに、治療刺激に対する適合能力に関連して）。

他動運動検査

顎関節の検査を行う場合、それ以外の関節の場合と同様に、他動的な運動検査を行うと（他動運動のための関節の遊びを調べる）運動の振幅が大きくなる。この患者の場合も同じであった。

開口運動は、26mmと自動運動時よりも3mmほど振幅が大きくなった。痛みは変わらず（VAS 4/10）であった。偏差による回避行動は、他動運動を行った場合は見られないか、またはわずかに感じられる程度であった。下顎の開口運動は、可動域が少ないことを除いては、他動的に正常に行うことができた。他動的開口運動を行ったとき、右側の側頭下顎関節に生じる軋轢音は小さくなった。

他動的側方移動の場合は、自動運動検査の測定値と同じであった（図14.12）。

右側への側方移動は、何らかの固い強固な可動を阻むものがあり、生じた痛みはVAS（3/10）、運動域は6mmに制限されていた。左側への運動は、やはり運動を妨げるものがあり、痛みはVAS（2/10）で、運動は8mmであった。他動運動を実行しても、側方移動の場合、可動域を増やすことはできなかった。右側および左側の側方移動では、両方向とも何らかの強固な運動を阻むものがあることが示された。

前方突出運動の場合も、自動運動時とほぼ同じであった。他動的前方突出運動を施すと、運動経路は強固な抵抗に阻まれて運動は5mmで止まった。自動的前方突出運動の場合は4mmであったので、ごくわずかに増えたことになる。他動的前方突出運動も、自動的前方突出運動の場合と同じく、痛み（VAS 4/10）を伴うものであった。

後退運動も、他動運動によって自能動的後退運動（可動域＜1mm）と比べて、ごくわずかに可動域が増えた（可動振幅＜2mm）。特記事項は、患者が他動的後退運動の際に、右側頭下顎関節に痛み（VAS 2-3/10）を感じたことである。自動運動時は、後退運動において、患者が痛みを感じることはなかったので、セラピストすなわち筆者はその仮説を再検証しなければならなくなった。この運動の際に痛みを感じたということは、二層部が圧迫されたということを意味する。二層部は上層と下層で構成されており、関節円板ともつながっている。関節円板の何らか問題を病理学的メカニズムの問題として捉え、以降も仮説として採用することができると考えた。

さらに検査するべき近傍の構造は頸椎である。または最初に頸椎上部、それから環椎後頭骨関節を

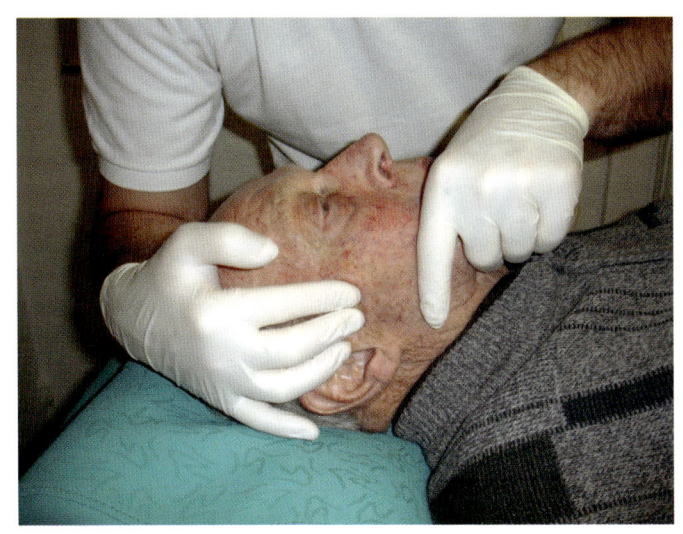

図14.12 右側への他動的側方移動

検査する。C2/3分節において、回旋時の運動に変化が生じていることが明らかであった。C2~C3分節の右回旋時の可動域が、同じく左回旋時のそれと比べて少なくなっている。さらに、右側への回旋時の運動感は、左側への回旋時と比べて、少々「緊張」があり「固い」感覚がある。患者の主観では、右側への回旋時は、運動する分節に何か不快な、局所的に「引かれるような」感覚がある。すでに口腔外視診の際に、上部頸椎に防御的姿勢があることが判明しており、そのことからも、この部位に何らかの治療を行う必要が生じる。

等尺性筋機能検査

等尺性筋機能検査は、筋の領域から関与する要因/障害を見つけるための、顎部複合体に対する早急な概観的検査である。顎関節に関与するすべての筋を触診することは現実的に不可能であるため、この概観的検査によってエビデンスの連鎖をサポートできなければならない。

徒手による等尺性筋機能検査は、中程度の開口状態で行い、開始位置はできる限り痛みのない状態であることが望ましい(図14.13)。この患者のケースでは、15mmの開口状態を開始位置とした。この位置では、開始前の時点で検査結果に影響をおよぼすような痛みがまだ出現しない(緊張や収縮の不全が起こる可能性がある、または防御的メカニズムが機能する可能性があるという意味で)。

開口運動の抵抗検査では、明らかに痛みが再現した(VAS 3/10)。閉口運動の抵抗検査では、開口運動と比べてさらにはっきりとした痛みがあった(VAS 4/10)。また、右側への側方移動に対する抵抗検査でも痛みがあった(VAS 3-4/10)。左側への側方移動に対して抵抗を与えた場合の痛みは、それ以外のものと比べて最小であった(VAS 1-2/10)。

前方突出運動に対して与えられた抵抗には、軽度の痛み(VAS 1-2/10)がある反応を示し、後退運動に対しても、前方突出運動よりも強い痛み(VAS 2-3/10)を示し、他動運動検査の結果を裏付けるような形となった。

これらの結果をもとに、すでにこの時点で、機能障害に対する筋の関与について見解をまとめることができる。すなわち、さまざまな方向への運動を行い、その際に筋に抵抗を与えたことで、それぞれ痛みが再現されたため、この患者の症状に筋の関与があることは疑う余地がない。

検査を行った運動方向で現れた症状によって、筋は以下のように関与していると考えられる。

- 舌骨上筋、すなわち、顎二腹筋、顎舌骨筋、オトガイ舌骨筋(開口運動)
- 咬筋、側頭筋、内側翼突筋(閉口運動)
- それぞれ対側の咬筋と内側翼突筋(側方移動)
- 咬筋、側頭筋(前部)および内側/外側翼突筋(前方突出運動)
- 側頭筋(後部)、および舌骨上筋(後退運動)

このまとめにより、咬筋と内側翼突筋が何度も重複して登場していることに気付く。以上のことから、この2つの筋の関与の大きいことが推測できる。

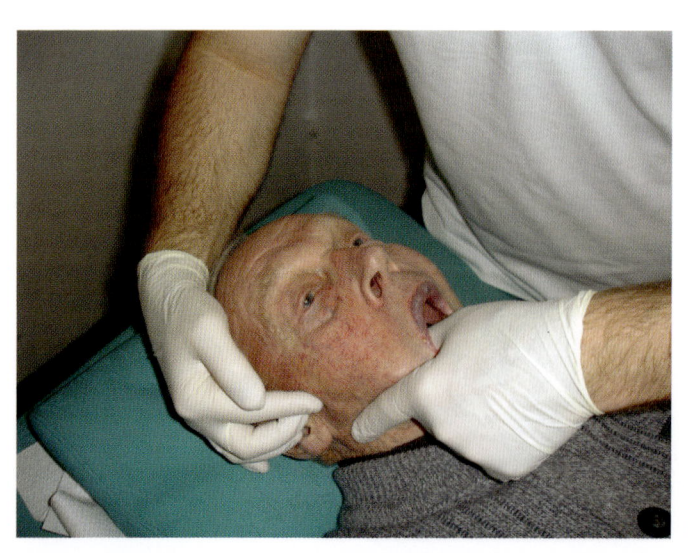

図14.13 咀嚼筋の等尺性筋機能検査

● 身体的検査の すべての関連する所見のまとめ

口腔外視診の所見：
- 下顎顎先部分に瘢痕組織がある。
- 右側頭下顎関節部に膨隆がある。
- 顔面に軽度の左右および水平3分割における非対称がある。
- 左側への回旋および右側への側方移動の際に回避行動が見られる。
- スランプ姿勢の傾向がある。

口腔内視診の所見：
右顎関節に瘢痕組織および膨隆傾向がある。

神経学的検査：
感受性の変化についての特記事項は、むしろ戦傷および手術の結果にその原因が求められる。この関係から、感受性障害が治療によって変化するのか否かという問いが生まれる。しかし、これほどの長い時間が経過した後では、それはどちらかというと期待しにくい。

口腔外触診の所見： 圧迫に対して痛みを感じた筋および神経孔がある（表14.1）。舌骨を横断方向に転位させると、患者は喉に「詰まり感」によく似た不快な感覚を覚える。

口腔内触診の所見： 咬筋および内側翼突筋は触診時に痛みを感じる（どちらも両側で）。口底部にも触診時に痛みを感じる（顎二腹筋）。

可動性に関する所見： 自動運動検査および他動運動検査による可動性の値は、機械的な原因による機能障害があることを示す。測定された自動運動および他動運動の値は、この病像に一致し、機械的な仮説を実証するものである（表14.2）。

等尺性筋機能検査： 特記事項としては、咬筋および内側翼突筋が収縮する際に、特定の運動方向（閉口運動、左側への側方移動、前方突出運動）において痛みが生じることである。

● 最初に立てた仮説の修正

最初に立てた仮説は、身体的検査で、発見された事実によって実証され、そのまま継続される。障害の起因である下顎骨骨折によって生じた創傷部位が伸張されていることや、長期間にわたって何度も手術が繰り返されたことなどによって、関節、筋、神経の状態に変化が生じたこと、そしてそれらが新たな側頭下顎関節の関節症を引き起こした可能性があると考えられる。これらは前関節症的な負傷である。すなわち、これらの負傷は遅かれ早かれ関節の変性的な変化を引き起こすものであった。さらに患者の年齢も、変形性関節症様の変化がより生じやすくするものである。運動制限が現れていることも、これらの所見を裏付けるものである。

該当する関節周辺構造、神経構造、筋構造による現在の急性症状の発現についても、身体的検査

表14.1 口腔外触診の結果

触診時に痛みのあった筋構造など	触診時に痛みのあった神経孔
■ 咀嚼筋（とくに咬筋） ■ 表情筋（眼輪筋、皺眉筋、口輪筋、大頬骨筋） ■ 頸部短筋（大後頭直筋、小後頭直筋、上頭斜筋、下頭斜筋） ■ 肩部頸部筋（僧帽筋、胸鎖乳突筋、肩甲舌骨筋） ■ 大耳介神経	■ 眼窩上神経内側枝および外側枝 ■ 眼窩下神経内側枝および外側枝 ■ オトガイ神経 ■ 大後頭神経および小後頭神経

表14.2 可動値の自動時と他動時の比較

運動の方向	自動時(mm)	VAS	他動時(mm)	VAS
開口運動	23	4/10	26	4/10
右側への側方移動	6	3/10	6(固い抵抗)	3/10
左側への側方移動	8	2/10	8(固い抵抗)	2/10
前方突出運動	4	4/10	5(強い抵抗)	4/10
後退運動	<1	—	<2	2-3/10

VAS = 視覚的アナログ尺度

の結果、上記のまとめに記載されているような原因があると考えられる。

　機械的な機能障害の仮説も身体的検査によって実証された。これは障害の明らかな誘因が発見されたことによる（on-offメカニズム）、すなわち、痛みによる開口運動の制限、側方移動の制限や開口運動時の偏差修正の試みに対する痛みの反応などである。

　機能的な所見によって以下のような結論が導かれる。このケースの場合、戦傷とそれに続く手術にその起源がある変性的な機能障害であり、関節内構造および関節周辺構造の急性の過負荷状態を伴っている。最初に立てた仮説が実証されたので、セラピスト、すなわち筆者はそれに則って治療の方向性を定める。

　これらの認識に基づいて、本患者のために以下のような具体的な治療目標を定める。第一に痛みを軽減（または痛みを除去）することを目標とする。次に優先されるのは、開口運動の可動域を増やすことである（これによって、摂食時や咀嚼時の諸条件が改善され、QOLが向上する）。神経の（神経機械的な）障害、または筋の緊張などこの障害に関与している要素に対しては、適切な治療テクニックを用いて治療を行う。

　治療の計画立案を完全なものにするために、さらにセラピストは、今後関与してくる可能性がある以下の構造についても、いくつかの点を考慮する。
- 頸椎中部および下部：筋構造が近傍にあり、神経が関与してくる可能性もあることから。
- 胸椎上部：自律神経系の関連から
- 第1肋骨および第2肋骨：肩甲舌骨筋、斜角筋などの起始部が、この胸郭上部にあることから。

　治療の進行に沿ってこれらの構造または機能複合体を詳細に検査することは、新たな関与を防ぐ、あるいは新たな関与を見つけ出すという観点からも非常に意味がある。

● 治療セッション

　身体的検査の結果から、第一に優先すべき以下の2つの治療的観点が導き出される。
- 影響の顕著な筋（咬筋、内側翼突筋）の治療：この2つの筋がもっとも多くの所見に絡んでいることから、この2つの構造に治療を施すことによって症状が改善する可能性がある。
- 側頭下顎関節の関節メカニズムの改善：もっとも明確な所見は、痛みによる開口運動の制限（偏差を伴う）であることから、関節に何らかの障害があることが推定できる。そのため、関節構造の治療によっても、症状が改善する可能性があるといえる。

　ここに至るまでに行ったさまざまな考察に基づいて、初回の治療セッションは、上記の構造の複合治療として実施することになった。すなわち、咬筋および内側翼突筋への軟部組織テクニックを準備措置として最初に行い、それに続いて側頭下顎関節の可動性を向上させるための関節治療テクニックを行う。

■ 治療1

治療前の状態：
- 自動的開口運動は23mm（VAS 4/10）で、右側への偏差（2mm）を伴う。
- 触診時の痛み（右側）は、咬筋が（VAS 3/10）、内側翼突筋が（VAS 3-4/10）。
- 咀嚼時に痛みがある（VAS 6/10）。

　準備する治療テクニックは、緩やかな軟部組織テクニック（主に緩やかなマッサージテクニック、図14.14）で、これは咀嚼筋の緊張緩和と局所的な代謝の向上（局所的に堆積した代謝生成物の排出と栄養分供給の改善）のために行う。

テクニック（関節モビライゼーションテクニック）： 18-20mmの開口時点での、右側頭下顎関節の腹側への滑りモビライゼーション（図14.15）。

開始位置： 患者は背臥位、枕および膝用サポートロールを使用。

周期： 開始時は1Hz（すなわち、1秒に1回の運動）

振幅： モビライゼーションレベルⅡ（抵抗なし―痛みがないことが最優先）。この小さな振幅においても、セラピストは最初の組織抵抗が現れる前に運動を止める。こうすることによって、治療介入に対して身体組織の極端な反応が起こること、あるいは症状の悪化などを回避することができる。

繰り返し： 60回

再所見： この初回の治療介入によって、以下の

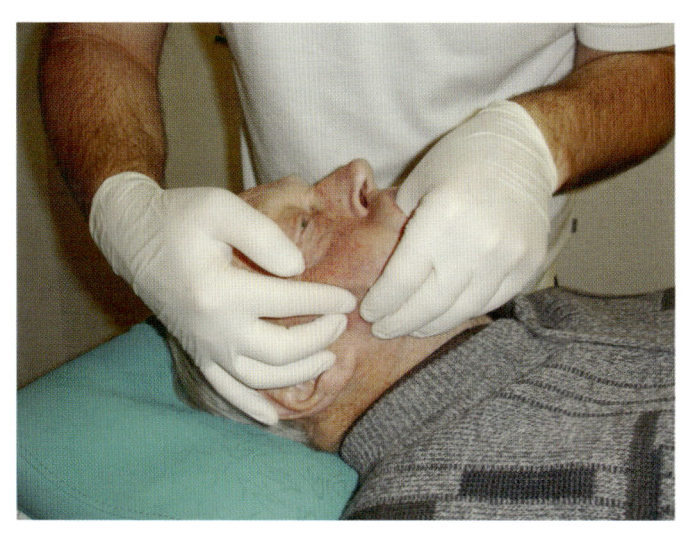

図14.14　咀嚼筋への軟部組織テクニック

ような変化が見られた。
- 自動開口運動域が27mm（VAS 4/10）に増加。偏差は右側に2mmのまま。
- 触診時の痛み（右側）は、咬筋で（VAS 2/10）、内側翼突筋で（VAS 2-3/10）。
- 咀嚼に関しては変化なし（VAS 6/10）。

治療の1セット：この治療テクニックをこの方法（開始位置、使用するテクニック、周期、振幅、繰り返し回数）で複数回繰り返す。

再所見：治療のパラメーター（偏差を伴う自動開口運動、右側の触診時の痛み、咀嚼）はすべて変化なし。上記、最初の所見を参照。

自己トレーニング：鏡の前に立って自分の眼で見ながら自動的な開口運動を行う。このとき、上顎門歯に舌先を触れ（開口運動時の筋制御を良好にするため）、同時に（随意的に可能なだけ）偏差を修正する。この自己トレーニングを、1日に2回行う。1回の内容は、運動20回を1セットとして4セットとする。

■ 治療2

第2回目の治療は、初回セッションの3日後に行った。まず、第1回目の治療後の変化がある場合、それを把握し文書化するために、回顧的に再所見を作成した。

患者の主観的な印象では、第1回目の治療のあと、4時間ほど楽になっていたと感じている。この4時間の間、痛みははっきりと軽減されていた。静止痛はVAS 0-1/10、制限を受けた開口運動域は、ほぼ同じ運動の振幅、約27mm、VAS 2-3/10であった。その後、また以前と同じ痛みを伴う、発症以来続いていた状態に戻ったということである。自己トレーニングについては、舌先を上

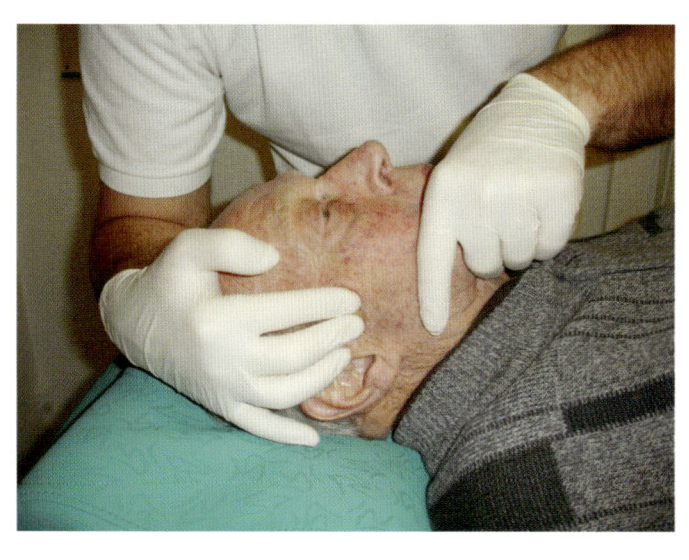

図14.15　下顎骨の腹側への他動的滑りモビライゼーション

顎門歯に触れてはいたが、まだ開口運動の制御は慣れていない様子であったので、この自己トレーニングの方法についてもっと正確に行えるように指導する必要があった。

治療前の状態：
- 自動開口運動は25mm（VAS 3-4/10）で、偏差は2mm未満。
- 触診時の痛み（右側）は、咬筋で（VAS 1-2/10）、内側翼突筋で（VAS 1-2/10）であった。
- 咀嚼時に痛みがある（VAS 4-5/10）。

頸椎中部、および下部の検査：機能検査を行ったところ、左右ともに回旋運動に制限があり、また側方移動も両側ともに制限が認められた。しかし、頸椎から、顎部の症状を誘発するものはなかった。

開始位置： 背臥位（枕、膝用サポートロール）

テクニック：
1. 他動開口運動（レベルⅡ-Ⅲ）、腹側への支持付き滑りを最終域まで（図14.16）。
2. 20mm開口した位置で、右側頭下顎関節の腹側への滑り（レベルⅣ）。

軟部組織テクニック： 咬筋、内側翼突筋。代謝反応を強化するために、横断摩擦と漸増的トリガーテクニックも適用する。

周期： 1Hz

振幅：
1. 運動レベルⅡ-Ⅲ、開口運動で痛みが再現する場合（VAS 4-5/10）
2. 運動レベルⅣ（VAS 1/10）

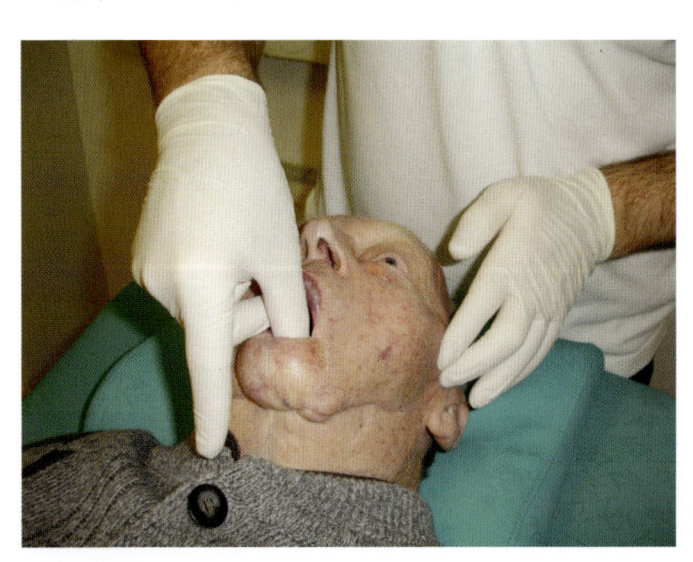

セット／繰り返し： 1. 60回繰り返しを4セット、2. 60回繰り返しを4セット

再所見：
- 自動開口運動は29mm（VAS 1/10）で偏差は1mm未満
- 触診時の痛み（右側）は、咬筋で（VAS 0-1/10）、内側翼突筋で（VAS 1/10）
- 咀嚼時に痛みがある（VAS 2-3/10）

■ 治療3

　第2回目の治療と、第3回目の治療との間には4日間のインターバルを置いた。患者の主観的な印象では、開口運動と摂食時（咀嚼運動）に、今までより快適で痛みが少ない感覚がある。この症状の改善は、今回の治療セッションまで続いた。開口運動は依然として制限されているが、以前より痛みが軽減されている（VAS 1-2/10）。咀嚼時の痛みも（VAS 2/10）と、明らかに軽減されている。治療の開始に先だって、患者の行っていた自己トレーニングのチェックを行い、患者とともに必要な修正を行った。

　胸椎の検査：胸椎部にも可動性（伸展および左右両側への回旋）に制限があることが、値に示されている。しかし、運動を行っても顎関節の症状は再現されなかった。

治療前の状態：
- 自動開口運動は28mm（VAS 1/10）で、偏差は1mm未満
- 触診時の痛み（右側）は、咬筋で（VAS 0-1/10）、内側翼突筋で（VAS 1/10）
- 咀嚼時に痛みがある（VAS 2/10）

開始位置： 背臥位（枕、膝用サポートロール）

図14.16 治療テクニックとしての他動開口運動

テクニック：
1. 痛みを感じる範囲に入るまでの強制的(forced)で他動的な開口運動(レベルⅢ)(VAS 5/10)。
2. 25mm開口した位置での、右側頭下顎関節の腹側への滑り(レベルⅣ)(VAS 1/10)。
3. 25mm開口した位置での、側頭下顎関節の右側への側方移動(レベルⅣ)(VAS 1/10)、(図14.17)

軟部組織テクニック：咬筋および内側翼突筋の筋に口腔外から氷冷法を施す。氷冷法は、痛みの閾値を上げる効果と、代謝を向上させる効果がある(栄養素の供給量の増加と、同時に代謝生成物の排出促進)。
周期：1Hz
振幅：テクニックを参照
セット／繰り返し：1．60回繰り返しを4セット、2．60回繰り返しを4セット、3．30回繰り返しを2セット
再所見：
- 自動開口運動は32mm(VAS 1-2/10)で、偏差は1mm未満
- 触診時の痛み(右側)は、咬筋で(VAS 0-1/10)、内側翼突筋で(VAS 0-1/10)
- 咀嚼時に痛みがある(VAS 2/10)

自己トレーニング内容の拡張：すでに適用しているトレーニング内容に加えて、側頭下顎関節のモビライゼーションのためのトレーニング内容を追加した。鏡の前に立って、自分で目視しながら前方突出運動を行う。この時の開口量は最小(5-7mmまたは、門歯が互いに触れ合わない程度に開口する)。
セット／繰り返し：20回繰り返しを4セット

治療4

第4回目の治療セッションは、第3回目のセッションの2日後に行った。患者は、開口運動時の痛みがさらに軽減されたと言った。また、咀嚼時または摂食時の痛みも軽減されている。治療は、今回もまた、適用している自己トレーニングのチェックから始めたが、患者がこれを正しく行えるようになっていることが確認された。

第1肋骨および第2肋骨の検査：症状の発現なし、特記すべき所見なし。
治療前の状態：
- 自動開口運動は30mm(VAS 1/10)で、偏差は1mm未満
- 触診時の痛み(右側)は、咬筋で(VAS 0-1/10)、内側翼突筋で、(VAS 0-1/10)
- 咀嚼時に痛みがある(VAS 1/10)

開始位置：背臥位(枕、膝用サポートロール)
テクニック：
1. 痛みを感じる範囲に入るまでの強制的で他動開口運動(レベルⅢ)(VAS 3-4/10)。
2. 25mm開口した位置での、右側頭下顎関節の腹側への滑り(レベルⅣ)(VAS 0-1/10)。
3. 28mm開口した位置での、側頭下顎関節の右側への側方移動(レベルⅣ)(VAS 0-1/10)。
4. 28mm開口した位置での、側頭下顎関節の左側への側方移動(レベルⅣ)(VAS 1/10)。

軟部組織テクニック：咬筋および内側翼突筋の筋部位に口腔外から氷冷法を施す。今回のセッションの軟部組織テクニックには、マッサージテクニックとトリガーテクニックを適用する。

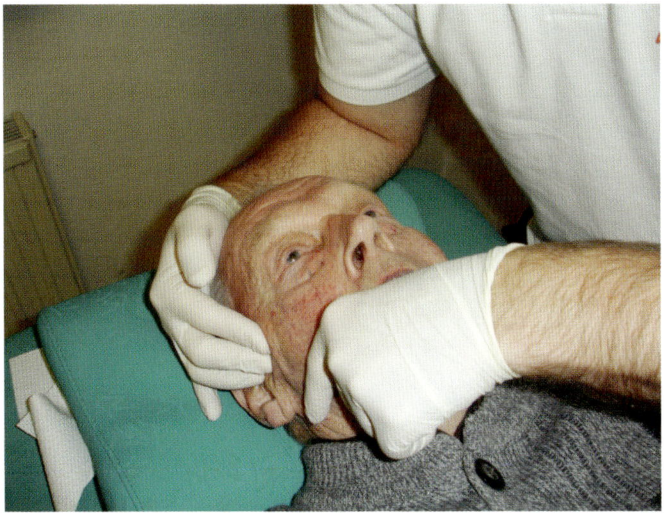

図14.17 右側頭下顎関節のモビライゼーションテクニックとしての右側への他動的側方移動

周期：1Hz
振幅：テクニックを参照
セット／繰り返し：1. 60回繰り返しを5セット、2. 60回繰り返しを5セット、3. 30回繰り返しを3セット、4. 30回繰り返しを3セット
再所見：
- 自動開口運動は35mm（VAS 1/10）で、偏差は1mm未満
- 触診時の痛み（右側）は、咬筋で（VAS 0-1/10）、内側翼突筋で（VAS 0-1/10）
- 咀嚼時に痛みがある（VAS 1-2/10）

自己トレーニング内容の拡張：患者は今までとおり、上顎門歯に舌先を接触させた状態での開口運動（20回繰り返しを4セット）と、門歯が触れ合わない状態まで開口しての前方突出運動（20回繰り返しを4セット）を行う。これに加えて、下顎門歯上に木製のへら（舌圧子）を置いた状態での前方突出運動（15回繰り返しを4セット）行う。患者はすでに、自己トレーニングはすべて鏡の前に立って自分の眼で確認しながら行わなければならないということを理解している。

■ 治療5

第4回目の治療の5日後に第5回目の治療を行った。運動の質、および開口運動時の痛みの点について、さらに状態がよくなっていた。開口運動は、患者によればほぼ通常とおりの状態に戻っている。痛みおよび緊張感についても、さらに軽減されている。
治療前の状態：
- 自動開口運動は34mm（VAS 0-1/10）で、偏差は1mm未満
- 触診時の痛み（右側）は、咬筋で（VAS 0-1/10）、内側翼突筋で（VAS 0-1/10）
- 咀嚼時に痛みがある（VAS 0-1/10）

開始位置：背臥位（枕、膝用サポートロール）
テクニック：
1. 痛みを感じる範囲に入るまでの強制的で他動的な開口運動（レベルⅢ）（VAS 3-4/10）。
2. 25mm開口した位置での、右側頭下顎関節の腹側への滑り（レベルⅣ）（VAS 0-1/10）。
3. 28mm開口した位置での、側頭下顎関節の右側への側方移動（レベルⅣ）（VAS 0-1/10）。

4. 28mm開口した位置での、側頭下顎関節の左側への側方移動（レベルⅣ）（VAS 1/10）。

軟部組織テクニックに重点を置いた治療：開口運動がこのように明白な形で改善されているため、今回の治療の重点は、マッサージテクニック、トリガーポイントテクニック、および横断マッサージを使った、関与する軟部組織構造（咀嚼筋、表情筋）の治療に置く。

周期：1Hz
振幅：テクニックを参照
セット／繰り返し：1. 60回繰り返しを2セット、2. 60回繰り返しを2セット、3. 30回繰り返しを2セット、4. 30回繰り返しを2セット
軟部組織テクニック：15分
再所見：
- 自動開口運動は36mm（VAS 0-1/10）で、偏差は1mm未満
- 触診時の痛みは、咬筋、内側翼突筋ともに、ほぼ無痛
- 咀嚼時に痛みがある（VAS 0-1/10）

■ 治療6

治療前の状態：
- 自動開口運動は35mm（VAS 0-1/10）で、偏差は1mm未満
- 触診時の痛みは、咬筋、内側翼突筋（右側）ともに、ほぼ無痛
- 咀嚼時に痛みがある（VAS 0-1/10）

開始位置：背臥位（枕、膝用サポートロール）
テクニック：
1. 痛みを感じる範囲に入るまでの強制的で他動開口運動（レベルⅢ）（VAS 1/10）。
2. 25mm開口した位置での、右側頭下顎関節の腹側への滑り（レベルⅣ）（VAS は無痛）。
3. 28mm開口した位置での、側頭下顎関節の右側への側方移動（レベルⅣ）、無痛。
4. 28mm開口した位置での、側頭下顎関節の左側への側方移動（レベルⅣ）、無痛。
5. 35mm開口した位置での、右側頭下顎関節の尾側へのモビライゼーション（レベルⅣ）、無痛（図14.18）。

周期：1-2Hz

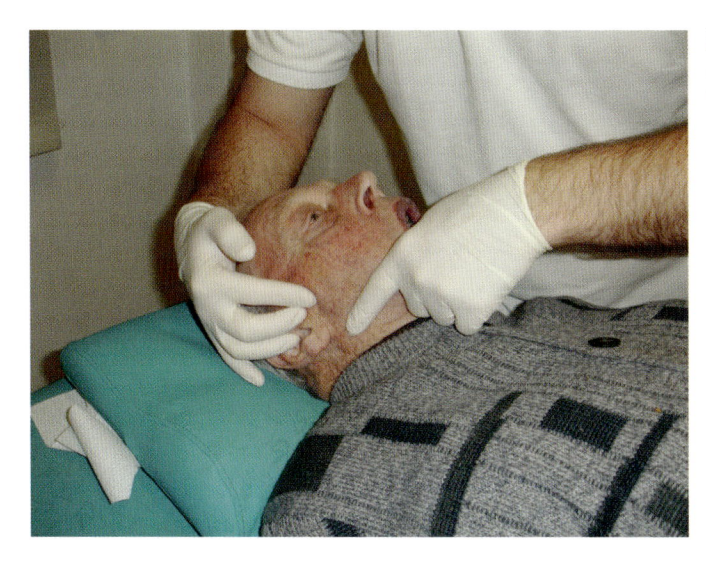

図14.18 右側顎下顎関節の治療テクニックとしての、下顎骨の尾側への受動的モビライゼーション

振幅：テクニックを参照
セット／繰り返し：1. 60回繰り返しを2セット、2. 60回繰り返しを2セット、3. 30回繰り返しを2セット、4. 30回繰り返しを2セット、5. 40回繰り返しを4セット
再所見および最終所見：
- 自動開口運動は38mm（VAS 0-1/10）で、偏差は1mm未満
- 触診時の痛みは、咬筋、内側翼突筋ともに、ほぼ無痛
- 咀嚼および咬合：ほぼ完全に痛みが除去された（VAS 0-1/10）

治療終了時点で、開口可動域は著しく増加していた（患者の言葉では「むしろ以前よりもよい」状態）。開口運動時および咀嚼時の痛みはほぼ除去された。自己トレーニングについては再度チェックを行い、正しい方法で行われていることが確認された。障害が再発した場合には、できる限りすぐに治療を受けることを患者に推奨した。最後に、表14.3に、このケースで適用した治療テクニックおよび自己トレーニングをまとめて示す。

表14.3 治療の内容

筋テクニック（軟部組織テクニック）	関節テクニック	自己トレーニング
■ 筋線維の走行に沿ったマッサージテクニック ■ 横断マッサージ ■ 排液マッサージテクニック（ドレナージ） ■ トリガーポイントセラピー（圧迫箇所を保持）	■ 他動開口運動 ■ 下顎骨の腹側へのモビライゼーション ■ 下顎骨の尾側へのモビライゼーション ■ 右側への側方移動 ■ 左側への側方移動	鏡に向かって目視確認しながら： ■ 上顎門歯に舌先を接触させた状態での開口運動 ■ 門歯が接触しない程度に開口した状態での前方突出運動 ■ 下顎門歯に木製のへら（舌圧子）を置いた状態での前方突出運動

14.2　実例2：急性の顎関節外傷の患者

この女性患者はハンドボールでゴールキーパーを務めており、プレー中にハンドボールが側方から頭部を直撃した。ボールがぶつかったことで、右側顎関節包を負傷した。患者は以前から顎関節には軽い問題があったが、この負傷以来、痛みによる開口運動制限に悩まされることになった。

● 既往歴の聴取

■ 患者の経歴と現在の問題

患者（17才）が顎関節の治療に訪れ、自分自身について語った内容である。現在の問題と、それ以前の経歴について患者は語った。

■ 以前の経歴

ここ4-5年来、散発的なクリック音や痛みによる開口運動の制限という障害が続いていた。患者の申告では、時々パンの耳や固い肉などの食品を嚙む時に痛みがあった。今回の発症の3-4年前に、歯列矯正のために強いブラケットを装着していた。

■ 現在の問題

3週間前、ハンドボールのゴールキーパーをしていたところ、右側頭部をボールが直撃した。それ以来、痛みによって開口運動が制限を受けるようになった。痛みは右顎関節にある。左側については、開口運動時に不快な引かれるような感じがあるが、痛みはない。外傷を受けた直後、右顎関節に急性の痛みが生じ、右側に限局した軽い腫脹（膨隆）傾向が見られた。この時点ではまだ開口運動の制限は生じていなかった。患者はハンドボールの競技を予定とおり最後まで行うことができた。それから3日間の間に、痛みと開口運動の制限がひどくなっていった。3週間が経過し、歯科医に相談したところ、理学療法治療を受けることを勧められた。患者は障害が取り除かれていないにもかかわらず、ハンドボールの練習を続け、試合にまで参加した。負傷前とまったく変わらずに参加していた。

■ 1日の間の症状の変化

朝方は障害はいくぶん軽いが、1日の経過の中で顎関節への負荷のかかり具合に従って悪化する。

■ 誘因、制限、現在の障害

静止時には痛みはない。右側頭下顎関節の痛みは開口時に現れ（VAS 5/10）、運動が制限される（開口痛）、あるいは、摂食時、すなわち固い食物を咀嚼する際に現れる（VAS 3-4/10）。この場合は開口痛ではなく咬合痛である。通常の（ゆるやかな）咀嚼運動時に痛みが発現することはない。

痛みは局所的なもので、針で刺されるような、あるいは引かれるような痛みであり、時折えぐるような感じの痛みになることもある。しばしば、痛みは右側顎関節前部への放散痛となり、場合によってはオトガイ孔にまで達することもある。

■ 患者の治療目標

患者にとってもっとも重要なのは、問題なく口を開けるようになることで、その際発生する痛みが減少することである（「痛みを取って欲しい」）。さらに、咀嚼運動時に痛みが発生しないことである。

● クリニカルリーズニング

患者は右顎関節に急性の外傷を負っているが、患者のそれ以前の経歴も補助的誘因として治療に関連する。患者の障害は、間違いなく外傷を受けた以降から発現し、悪化してきている。セラピストすなわち筆者には、患者の身体姿勢も原因の一角を占めるように思われた（胸部の屈曲と頚部の伸展位置によるスランプ姿勢）。聴取した患者の既往歴から最初の仮説が立てられた（図14.19）。

■ 仮説1

きわめて大きな確率で、関節包に外傷が生じている。既往歴による仮説の確認は以下のとおり。
- 外傷の種類（ハンドボールが側頭部を直撃したということは、周辺組織または関節包の局所的な外傷があることを意味する）。
- 開口運動が痛みによって制限を受けている。
- 咀嚼時に痛みがある（顎関節包の部分の圧迫が強くなる）。
- どの運動をするかによって障害が異なる。

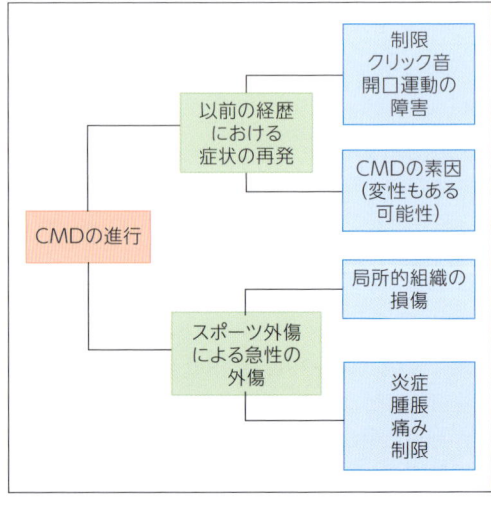

図14.19 患者のCMDの病因モデル

- 「on-offメカニズム」がある(急性の機械的な問題が生じていることを示す)。

■ 仮説2
筋が負傷している可能性もある。既往歴による仮説の確認は以下のとおり。
- どの運動をするかによって障害が異なる(運動の激しさによって痛みの強さが変わる)。
- もっとも強い痛みは開口運動時に現れる(負傷した筋が運動または伸長という試みに対し、防御メカニズムとして緊張を亢進させる)。
- 固い食品を噛む時に痛みが強くなる(筋組織に多くの要求がなされる)。

■ 仮説3
関節内部の障害(関節円板の問題)の可能性も、ないとは言い切れない。既往歴による仮説の確認は以下のとおり。
- 開口運動が痛みによって制限を受けている。
- 外傷、すなわちボールの直撃によって関節円板が損傷している可能性がある。

■ 仮説4
関節軟骨の損傷の可能性も考えられる。既往歴による仮説の確認は以下のとおり。
- 開口運動の制限
- 固い食品の咀嚼時の痛み(関節内圧の上昇)
- 外傷の種類

● 視診の所見

■ 口腔外所見
まず、右顎関節部にわずかな腫脹の傾向があるのが目に付く。発語するときには障害部位の「防衛的運動」(口を開く際に慎重になる)があることが確認できる。そのため言葉がはっきりと発音されなくなっている(コミュニケーションを回避するという結果を招く)。身体上部の姿勢(頭部、頸椎から胸椎への移行部、肩甲帯)を見ると、明らかな姿勢の崩れが見える。これは、CMDを発症する素因であると考えられる。患者は胸部伸筋(持続的な姿勢の崩れによる筋力および調節能力の喪失)と頸部屈筋

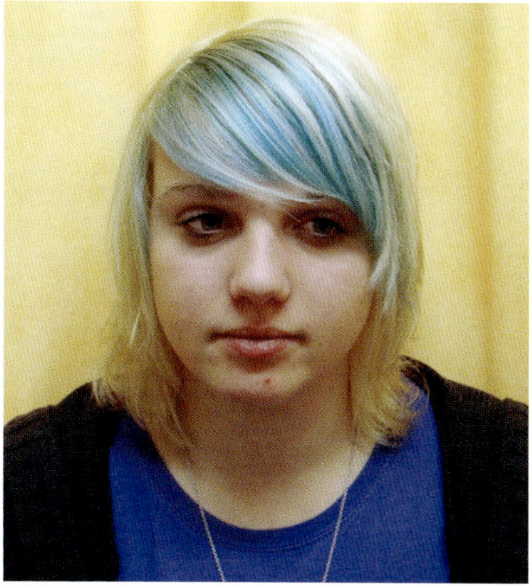

図14.20 口腔外視診：スランプ姿勢

(伸筋の緊張亢進と頸椎下部の軽度の屈筋機能不全)に明らかな筋機能障害を示した。この筋機能障害は、患者がはっきりと示しているスランプ姿勢の持つ臨床的病像に一致する(図14.20)。

■ 口腔内視診
咬合状態の大きな変化が目に付く。上下の門歯が上下対象に並んでいない(数年前に歯列矯正のために強いブラケットを装着していたことがある)。また、左右の頬や舌に歯の跡が付いている。右顎関節の膨隆傾向は、口腔内からも確認ができた(図14.21)。この所見によって、咬合適合障害があり、すでに長年にわたってパラファンクションが存在し続けていることを示している。これによって顎関節および周辺の軟部組織(関節包および靱帯)には恒常的に異常負荷がかかり、そこに由来するCMDの素因があることが解明される。同様に、このことから顎部がきわめて負傷しやすい状態であったことが推測される。

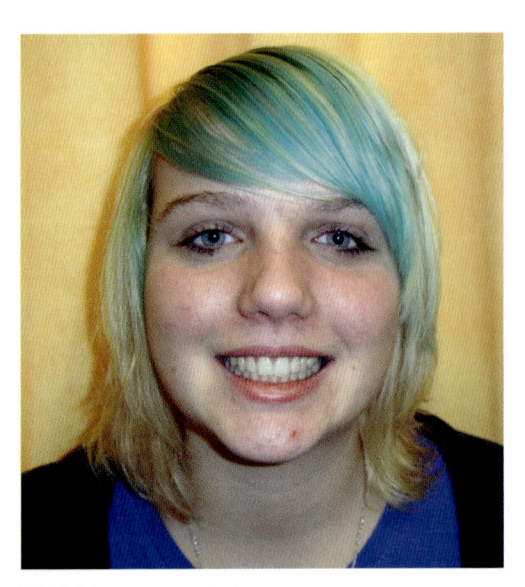

図14.21 腹側からの視診

● 触診の所見

■ 口腔外触診

外側および尾側から顎関節の触診を行うと、右顎関節に痛みが再現された。左側には、不快な圧迫感が感じられただけであった。

右側にある関与する筋(咬筋、側頭筋、顎二腹筋前腹および後腹)は、触診に対して著しい痛みの反応を示した(図14.4)。セラピストすなわち筆者は、この場合、神経構造(下顎神経、下歯槽神経)が機械的感受性の著しい増加に関与しているのではないかと推測する。これによって、筋に圧力がかかったときに、なおさら痛みが感じられるようになる。

筋組織の検査によって、筋および身体姿勢の関与に関する事前に立てた仮説が実証された。検査の結果によって、前段階で推測しただけであった筋に関する所見を伴う、頸椎から胸椎への移行部の関与(スランプ姿勢の観点)が実証された。また、右側

表14.4 口腔外触診からの筋所見

筋	右側の触診	VAS	左側の触診	VAS
側頭筋	1	―	1	―
咬筋	2	3/10	1	―
顎二腹筋(前腹)	2	1-2/10	0	―
胸鎖乳突筋	2	2/10	1	―
僧帽筋下行部	2	4/10	2	1/10
肩甲挙筋	2	2-3/10	1	―
頸部短筋	1	―	1	―

0 = 正常、1 = 不快、2 = 痛みがある
VAS = Visual Analogue Scale

表14.5 神経機械的所見(神経孔の触診)

神経	右側の触診	VAS	左側の触診	VAS
眼窩上神経内側枝	2	2/10	1	―
眼窩上神経外側枝	2	1-2/10	1	―
眼窩下神経内側枝	2	2/10	0	―
眼窩下神経外側枝	1	―	0	―
オトガイ神経	2	2-3/10	0	―

0 = 正常、1 = 不快、2 = 痛みがある
VAS = Visual Analogue Scale

頭下顎関節部に侵害受容刺激があることも、確認できる。これによって、外傷に対する機械的反応が実証される。

神経機械的所見（表14.5）も、神経接触組織の機械的刺激の病像を示している。神経孔およびその周辺組織に触診時の痛みがあったことから、聴取された既往歴から立てられた仮説が実証された。

■ 口腔内触診

口腔外触診の所見（表14.4を参照）は口腔内触診によっても実証され、さらにいくつかの筋所見が加えられる（表14.6）。

内側翼突筋の触診、および咬筋深層および浅層をより正確に触診すると、症状についての追加情報が得られた。これらの筋は痛みの反応を示したが、これによって、病像が咀嚼筋全体にわたっていることが分かり、前もって立てられていた筋および関節に関する所見が実証された。この患者が示すような包括的な筋症状が認められる場合、障害が関節全体および神経構造にまで幅広く拡大している可能性がますます大きくなる。ただし、これらの推測はこれ以降の運動検査によって実証されることを待たなければならない。

● 運動検査

■ 自動運動検査

開口運動が明らかに制限を受けていること（開口運動の通常値は38mm超）および側方移動の値も左右で大きく違うことは、関節メカニズムに問題（機能障害）があることの典型的な適応である（図14.22）。開口運動、左側への側方移動、および前方突出運動時に運動痛が生じた。これらは、関節

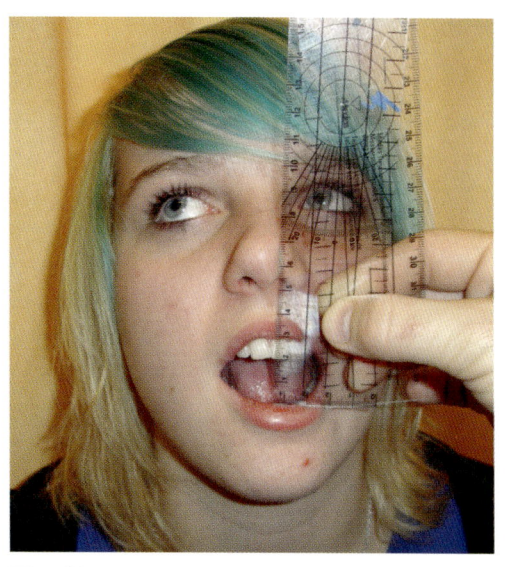

図14.22 治療開始時の開口運動域は20mm

の機能障害の病像を明確に示す（表14.7）。

■ 他動運動検査

他動的な開口運動、左側への側方移動、および前方突出運動を行っているとき、関節包の反応的緊張がはっきりとセラピストすなわち筆者に感じられた（表14.8）。この反応的緊張は、防御メカニズムの発動と解釈できるもので、関節包構造の機械的負荷を軽減しようと意図するものである。他動運動を施行すると、自動運動を行ったときよりも運動痛が強まった。これは聴取された既往歴から割り出された関節に関する仮説を実証するものである。

■ 関節包の損傷を検査する手順

関節包の損傷後の状態を判定するために、関節包および関節内部構造の弾性および変形限度を検

表14.6 口腔内触診の筋所見

筋	右側の触診	VAS	左側の触診	VAS
咬筋（浅層）	2	3-4/10	1	―
咬筋（深層）	2	5/10	1	―
内側翼突筋	2	5-6/10	2	2/10
顎二腹筋（前腹）	2	3/10	1	―

0＝正常、1＝不快、2＝痛みがある
VAS = Visual Analogue Scale

表14.7　自動運動検査

運 動	可動域(mm)	右側での運動感覚	VAS	左側での運動感覚	VAS
開口運動	20	2	5/10	1	—
右側への側方移動	12	1	—	0	—
左側への側方移動	7	2	5/10	1	—
前方突出運動	6	2	3/10	1	—
後退運動	1	1	—	0	—

0 = 正常、1 = 不快、2 = 痛みがある
VAS = Visual Analogue Scale

表14.8　他動運動検査

運 動	可動域(mm)	右側での運動感覚	VAS	左側での運動感覚	VAS
開口運動	25	2	6-7/10	1	—
右側への側方移動	14	1	—	0	—
左側への側方移動	9	2	6-7/10	1	—
前方突出運動	7	2	5/10	1	—
後退運動	3	1	—	0	—

0= 正常、1 = 不快、2 = 痛みがある
VAS = Visual Analogue Scale

査することのできる特殊検査を行った。前方突出運動(図14.23)を行うと、下顎骨が腹側に移動し、関節包の尾側には牽引による緊張が生じる。この緊張は二層部(上層および下層)に伝えられる。これによって二層部とつながっている関節円板との機能的関連が生じる。

最終域まで開口運動を行うと(図14.24)、関節包の外側および腹側部分(外側靱帯を含む)に負荷がかかり、これらの組織の弾性を検査することができる。左側への側方移動(図14.25)を行うというこ

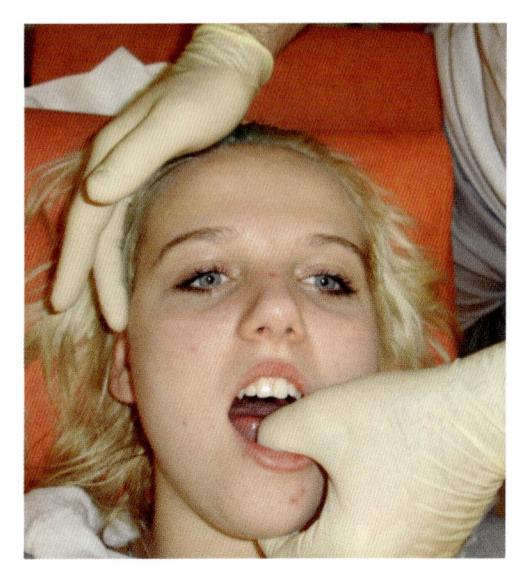

図14.23　前方突出運動の検査

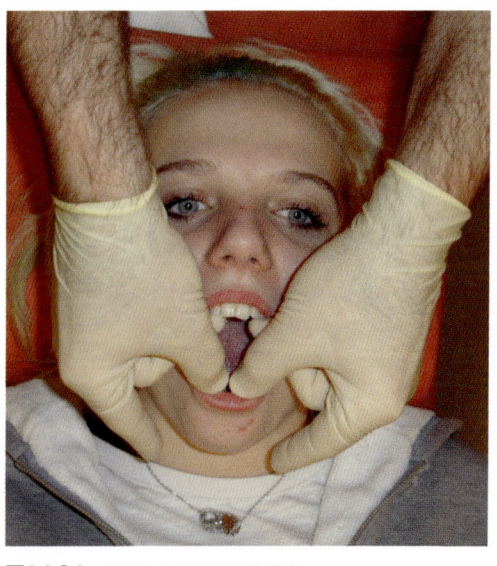

図14.24　過圧による開口運動検査
　　　　　加圧(オーバープレッシャー)

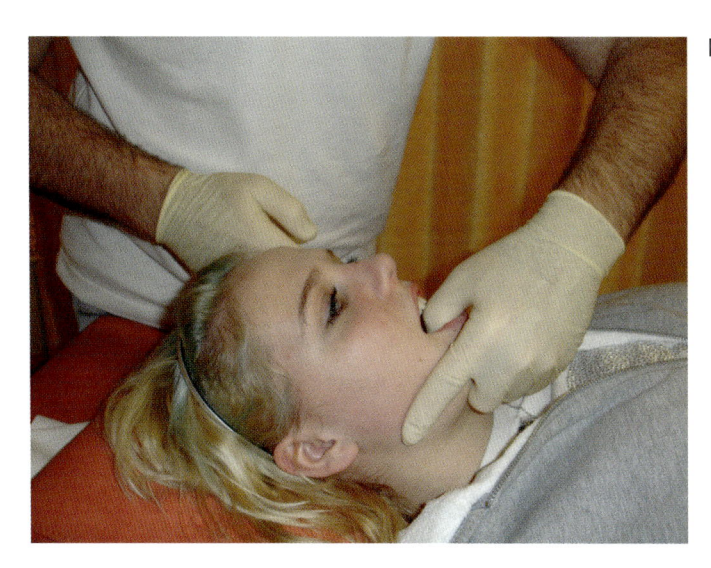

図14.25　左側への側方移動検査

とは、機械的には左側頭下顎関節だけにその効果がおよぶのではない。左側への側方移動とは、左側頭下顎関節においては外側への移動であり、右側頭下顎関節においては内側移動である。これにより、左右の関節に機械的な変形が生じ、最大負荷が生じる。

等尺性筋機能検査

この咀嚼筋の筋機能検査では、筋の機能および能力を検査し、分類する。この時セラピストは基本的に、筋力をどれだけ発揮できるかを判定し、収縮時に痛みの反応がないか検査する。下顎骨の回避行動や防御反応があれば、これも記録しておく必要がある。神経支配の経路およびそれによる動員力も、可能な限り判定する。すなわちこの検査は、検査対象の筋が、特定の運動に対して症状を再現することなく、（適切な速度と質を備えた）十分な筋力を動員できる状態にあるかどうかを判定するために行う（第8章を参照）。

この患者の筋機能検査の結果は、右側の筋機能障害の明白な病像を示すものであった。開口運動および左側への側方移動を行うと、はっきりとした痛みの再現があり、最初に立てた筋に関する仮説が実証された（表14.9）。

● 最初に立てた仮説の修正

身体的検査を行った後も、最初に立てた仮説をそのまま保持する。すなわち、患者には関節包の外傷があり、加えて顎関節の筋組織、関節円板、関節軟骨も同様に外傷がある。

表14.9　等尺性筋機能検査

運動方向	右側の筋機能検査	VAS	左側の筋機能検査	VAS
開口運動	2	4/10	0	—
閉口運動(咬合)	2	2-3/10	0	—
右側への側方移動	1	—	0	—
左側への側方移動	2	4/10	0	—
前方突出運動	2	3/10	0	—
後退運動	1	—	0	—

0 = 正常、1 = 不快、2 = 痛みがある
VAS = Visual Analogue Scale

まず運動検査の結果が急性の関節包の外傷を示している。これは関節包の緊張が増大する運動すべてにおいて強い痛みが生じたことによる。

これによって、急性の関節包の外傷に対応するための治療目標が導かれる。関節包組織は、再生能力が低いまたは再生しにくいことが特徴である。つまり、これは血流が少ない組織であることに由来する。そのため、修復／再生プロセスには長い時間がかかり、目的を明確にした治療刺激を与える必要がある。以下のように治療目標と措置をまとめた。

- 痛みの症状を軽減する(これが当面の目標)。
- 他動的措置による代謝の向上(凍結療法、電気療法、または超音波療法など)。
- おだやかなモビライゼーション刺激による開口可動域の増加。

モビライゼーション刺激は、関節包構造の再生を促進する効果を持つ。再生プロセスにおいて最適な負荷耐性を獲得するには、周期的な連続刺激を必要とする。

治療は長期間にわたることが予想される。すなわち、再生期間が長期にわたる関節包構造の外傷、および機械的障害ならびに神経筋障害が関与していることが示唆される。

● 治 療 例

患者の顎関節の負傷は急性であるため、急性損傷の状態改善のために、並行的な措置として電気療法(再生の促進)および氷冷法(炎症の抑制)を行うことにした。開口可動域を改善するには、以下の徒手療法を用いた。

- **腹側への滑り**：20mm開口した時点で障害が強く現れる。これは下顎顆が転がり運動から腹側への滑り(関節結節直前まで)に移行するレベル(20-25mm)である。このため、腹側への滑りを行うことで、治療効果が向上することが期待される(図14.26)。
- **左側への側方モビライゼーション**：この運動は制限を受けており、痛みを伴う。左側への側方移動によって、右側の関節包が引き延ばされ刺激が与えられる。このことから、このテクニックは右顎関節の可動性を向上させる目的で使用する(図14.27)。
- **軟部組織テクニック**：等尺性筋機能検査で痛みが再現されたため、筋組織の治療は必須である(図14.28)。筋組織の治療によって、さらに神経筋の関連から(状態が改善することから)、関節包に良い影響がある(咬筋、内側／外側翼突筋)。
- **自己トレーニングプログラム**：振幅が小さくなった運動はすべて、自動的なトレーニングによって

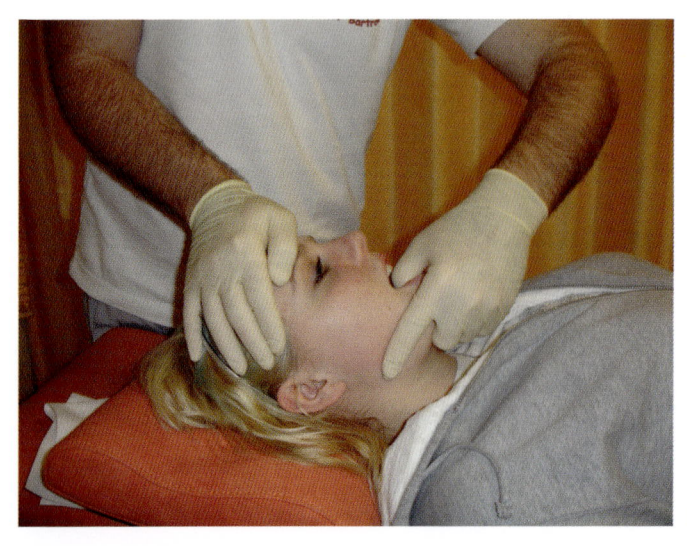

図14.26　前方突出を伴う開口運動

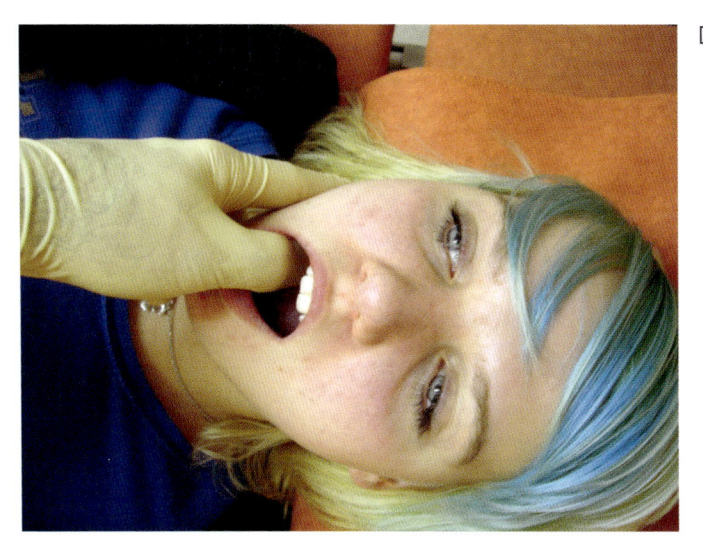

図14.27 左側への側方移動

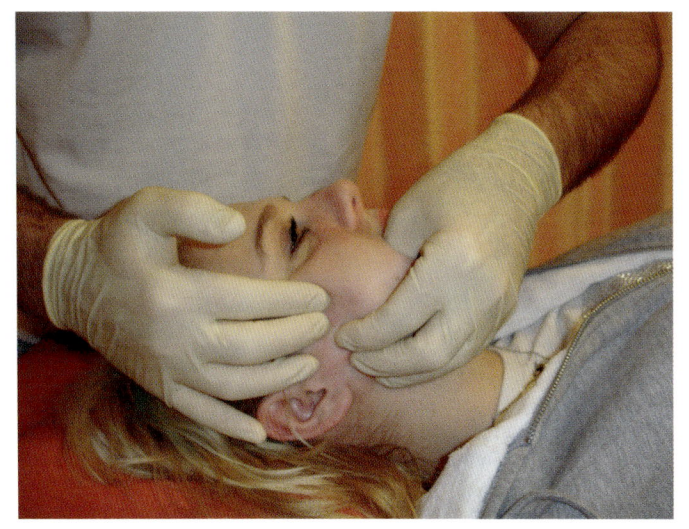

図14.28 右咀嚼筋の軟部組織テクニック

改善される。まず、開口運動を改善するために接触運動を行う（患者は舌先を上顎門歯に接触させ、求心性刺激の伝達を向上させる。そして神経支配による筋の制御が改善される）。

● 治療の経過と結果

治療の初期段階で顎関節の徒手モビリゼーションに加えて物理療法（氷冷法、超音波療法、および電気療法）を行ったことで、痛みが目に見えて軽減された。最初の3回の治療セッションで、痛みが軽減され可動性も著しく向上した。すなわち、3回の治療セッションの後、開口運動は42 mm、右側頭下顎関節の痛みVAS 2/10にまで改善された。治療セッションは、月水金のペースで行った。それ以降では、軟部組織テクニック（マッサージテクニック、横断マッサージ、トリガーテクニック）の比重を多くし、代謝の向上と筋の緊張緩和を目標とした。最終的に、治療期間は約3ヶ月にわたり、治療セッションは18回におよんだ（計3ヶ月）。この18回のセッションのうち9回が最初の4週間（急性の病状に対する措置）に行われ、痛みの軽減と可動性の向上を目標とした。その後の9回が、以降の8週間で行われた。

この期間中（最後の8週間）、患者は積極的に自己トレーニングを行った。この自己トレーニングは、顎関節部の局所的な代謝を向上させ、機械的な刺激に対する身体構造（筋、関節包組織、靭帯組織、神経組織）の負荷耐性を高めるためのものである。各治療セッションの間隔は、治療介入の効果（痛みの軽減、運動量の増加）が定着するかどうかを確認する目的で、漸次拡げていった。治療の最終段階で、自動開口運動は無痛で50mmまで増え、あらゆる方向への運動において運動制御能力の改善が見られた。

14.3　実例3：歯根を除去した患者

この実例の主人公は、左下顎の歯根先端除去手術の後、突然の痛みによって開口運動制限が発生した患者である。手術の後、痛みが激しくなり開口運動がどんどん小さくなった。

● 既往歴の聴取

■ 患者の経歴と現在の問題

57才のその患者は、手術の4週間後、痛みがひどく7mmしか開口できないという重度の制限を受けた状態で理学療法治療を受けにやって来た。障害が現れ始めた当初（手術後）は、まだ障害も軽かったが、症状が急速に悪化して痛みが強くなり開口運動が目に見えて少なくなっていった。現在、痛みは主に開口運動および咀嚼時に現れる。すなわち飲食などの栄養補給時に現れている。この時、膨隆の傾向が見られる左顎関節にはっきりとした圧迫感があり、下顎骨左側にうずきがある。患者は、手術前には顎関節内および周辺に、何の問題もなかった。

■ 1日の間での症状の変化

自動的な開口運動時の痛みについては、一定、すなわち時間帯ではなく、どんな運動をするかによって現れる痛みの強さが異なる。夜間に散発的な痛みが現れることはあるが、すぐに消失する。

1日の経過の中で特に痛みのひどくなる時間帯があるという自覚はない。痛みの強さはどんな運動をするかによって異なる。摂食すると、咀嚼器への機械的負荷が増えることで痛みが強くなり、食後約1-2時間は痛みが消えないという。また、膨隆の傾向や下顎骨の疼きなども食後しばらくは消えないという。

■ 誘因および制限

はっきりとした痛みを誘発する運動として、患者は開口運動と咀嚼運動を挙げている。症状が楽になるのは、安静にしている、あるいは摂食量を減らす（特に柔らかい食品を摂る）、および左側顎関節を冷やすなどがある。

■ 現在の障害

患者の現在の障害は、側頭下顎関節部の持続性の痛み、特に摂食時および咀嚼時に現れる痛みによる開口運動の制限（7mm）、および下顎骨の運動時には必ず何らかの回避行動が現れることである。患者はこれについて、「顎が変な動き方をする」と表現した。さらに、「顎が自分で好き勝手なことをしていて、もはや自分の顎でないみたいに感じる」とも言った。左顎関節部は、痛みに対して著しい過敏性を示した。

■ 患者の治療目標

患者の望みははっきりしていた。すなわち、再び普通に口が開けられるようになり、普通に食事を摂ることができるようになることが第一番目の目標である。特に、摂食および咀嚼時の痛みがなくなることがことのほか重要である。

● クリニカルリーズニング

まず、聴取した既往歴から、以下の作業仮説が立てられた。

■ 仮説 1

顎部の外科的介入すなわち歯根除去手術の影響から、大きく開口しようとすると、関節構造、関節包、筋組織に機械的な過剰刺激が生じる。既往歴による仮説の確認は以下のとおり。
- 痛みによる開口運動の制限がある。
- 膨隆の傾向がある。
- 左顎関節に局所的な痛みに対する過敏性が見られる。

■ 仮説 2

手術および下顎孔の伝達麻酔による、神経構造（下顎神経、下歯槽神経）への刺激がある。既往歴による仮説の確認は以下のとおり。
- 痛みによる開口運動の制限がある。
- 下顎骨左側に刺激がある。
- 膨隆の傾向がある。

■ 仮説 3

術後の創傷治癒の障害もしくは少なくとも創傷治癒における合併症がある。既往歴による仮説の確認は以下のとおり（図14.29）。
- 痛みが激しくなっている。
- 治癒段階で開口運動の制限がむしろ大きくなっている。
- 下顎骨に疼きがある。
- 膨隆の再発がある。
- 夜間に痛みがある。

● 視診の所見

■ 口腔外視診

左側頭下顎関節に軽度の膨隆があるのが目に付く。そして、開口可動域が極端に減少している。患者の下顎骨は左側への側方に偏位した（約1mmのずれ）にそのままとどまっている。これは何らかの機械的機能障害による回避行動であると推測される。

■ 口腔内視診

口腔内では左側に開咬（離開咬合）が見られ、歯の位置のずれもあり、これらによって咬合障害が生じている。歯の磨滅もはっきりと確認できる（注：これ以降の治療段階（さらに大きな開口を伴う）では、舌および頬に歯の圧痕がはっきりと確認された。これらによって、側頭下顎関節部に何らかのパラファンクションがあることが推測される）。

● 触診の所見

■ 口腔外触診

左顎関節は、外側および背側からの触診に対して痛みの反応を示した。これは、関節包および周辺構造（筋、神経など）が機械的な障害に関与していることを示す。この他には、軽度な下顎顆の「弾撥」（左側）が開口運動の際に感じられた。これは機械的な所見を実証する。

筋の触診の結果は、表14.10に記載されているように、左顎関節部で明らかな痛みの反応を示した。咀嚼筋および肩甲帯の筋組織の収縮時に痛みがあり、これらの筋群の機能は制限を受けている。これによって、聴取した既往歴をもとに立てられた筋に関する仮説が、客観的な検査を通じて実証された。このことから、当然の結果として現在発現している筋症状を改善するために、検査対象の筋組織の治療を行う必要が生じる。

神経孔の触診の結果は（表14.11）、左側に神経機械的な運動障害の臨床的病像を示した。神経構造およびその周辺組織は圧迫に対する過敏性を示

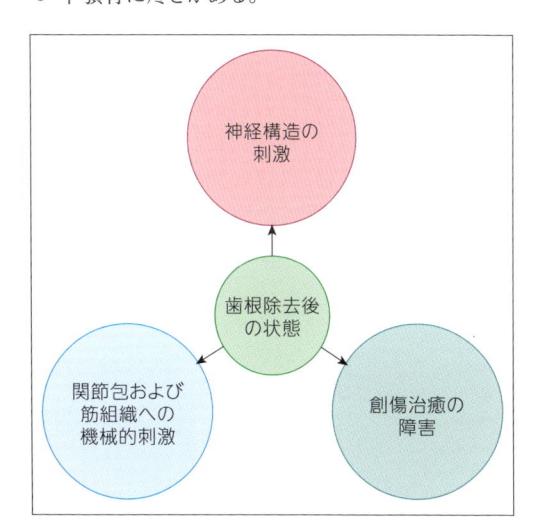

表14.29 仮説：開口運動障害の原因の関連

表14.10　口腔外触診の所見

筋	右側の触診	VAS	左側の触診	VAS
側頭筋	1	—	2	2/10
咬筋	1	—	2	5/10
顎二腹筋前腹	1	—	2	3/10
胸鎖乳突筋	0	—	1	—
僧帽筋下行部	2	1-2/10	2	4/10
肩甲挙筋	1	—	2	3/10
頸部短筋	1	—	1	—

0＝正常、1＝不快、2＝痛みがある
VAS＝Visual Analogue Scale

表14.11　神経機械的所見（神経孔の触診）

神経	右側の触診	VAS	左側の触診	VAS
眼窩上神経内側枝	0	—	2	2/10
眼窩上神経外側枝	0	—	2	3/10
眼窩下神経内側枝	1	—	2	3/10
眼窩下神経外側枝	0	—	2	4/10
オトガイ神経	1	—	2	5/10

0＝正常、1＝不快、2＝痛みがある
VAS＝Visual Analogue Scale

した。これによって、最初に立てられた神経に関する所見が実証され、検査対象の神経孔部位の治療の必要性が明確になった。左顎関節部（オトガイ神経、下歯槽神経）の痛みに対する過敏性が強くなっていることが、ここでは示されている。

■ 口腔内触診

口腔内触診による筋に関する所見は、口腔外所見の内容を裏付けるものであった。患者が口腔内の触診で痛みを感じたのは、口腔外からの触診で痛みを感じたのと同じ筋であり、左側の痛みが著しく強かった（表14.12）。それぞれの検査結果から出された所見が一致した。これは最初に患者に対する問診から立てられた仮説を実証するものである。所見の結果が陽性であるか、あるいは一致すればするほど、最初に立てられた仮説の信頼性が高まる。

● 運動検査

■ 自動運動検査

自動運動検査の結果は、急性の運動障害の臨床的病像を示した（図14.30）。下顎骨の可動域が明らかに制限されているため、関節に起因する機能障害があることが客観的に実証された。これは

表14.12　口腔内触診の所見

筋	右側の触診	VAS	左側の触診	VAS
咬筋（浅層）	2	3-4/10	2	5/10
咬筋（深層）	2	5/10	2	6/10
内側翼突筋	2	1-2/10	2	2/10
顎二腹筋（前腹）	2	3/10	2	5/10

0＝正常、1＝不快、2＝痛みがある
VAS＝Visual Analogue Scale

聴取された既往歴から仮説として想定されていた（表14.13）。側方移動が左右非対称であることは、機械的または神経筋の不一致があることが考えられ、これによって関節の機能障害があることが推測される。

■ 他動運動検査

他動的モビライゼーションの値は、自動可動域と比べて、2-3mm大きな振幅を示した（表14.14）。この値は、基本的に他動運動による振幅の増加量として予想していたものに一致した。ただし、測定された可動域は標準値から大きく隔たりがあり、左側顎関節は明らかな痛みの反応を示した。この結果は、最初に立てられた関節包および関節に起因する機能障害という仮説を客観的に裏付けるものとなった。

■ 等尺性筋機能検査

あらゆる咀嚼筋の運動方向ごとに検査を行ったが、左側の痛みはあらゆる方向において再現された。すべての筋において、筋機能障害が明確に特定された。筋機能検査において、患者の特有の症

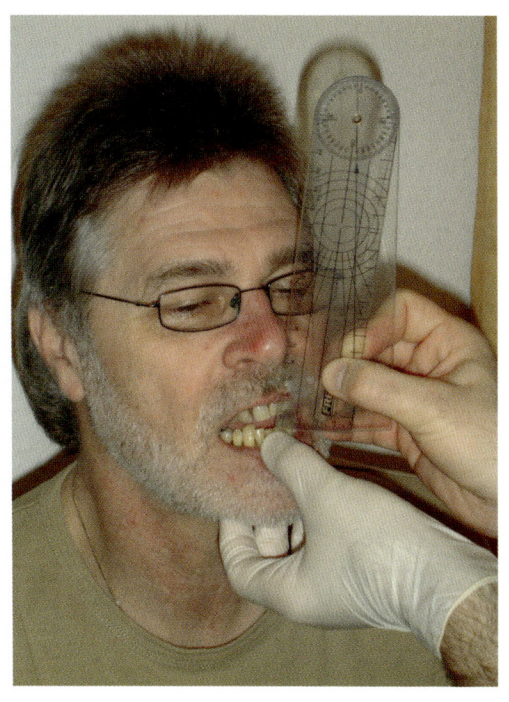

図14.30　痛みによって制限を受けた自動開口運動(7mm)

表14.13　自動運動検査

運動	可動域	右側での運動感覚	VAS	左側での運動感覚	VAS
開口運動	7	1	—	2	5/10
右側への側方移動	2	1	—	2	3/10
左側への側方移動	6	1	—	2	2/10
前方突出運動	3	1	—	2	3/10
後退運動	0	0	—	1	—

0 = 正常、1 = 不快、2 = 痛みがある
VAS = Visual Analogue Scale

表14.14　他動運動検査

運動	可動域	右側での運動感覚	VAS	左側での運動感覚	VAS
開口運動	9	1	—	2	6-7/10
右側への側方移動	5	1	—	2	3/10
左側への側方移動	8	1	—	2	3/10
前方突出運動	5	1	—	2	2/10
後退運動	1	1	—	1	—

0 = 正常、1 = 不快、2 = 痛みがある
VAS = Visual Analogue Scale

表14.15　等尺性筋機能検査

運動方向	右側の筋機能検査	VAS	左側の筋機能検査	VAS
開口運動	1	—	2	5/10
閉口運動(咬合)	1	—	2	3-4/10
右側への側方移動	1	—	1	—
左側への側方移動	1	—	2	2-3/10
前方突出運動	0	—	2	2/10
後退運動	1	—	2	2/10

0 = 正常、1 = 不快、2 = 痛みがある
VAS = Visual Analogue Scale

状が再現されたことで、筋に関する仮説が実証された(表14.15)。

　側頭下顎関節部の神経筋骨格系の障害は、複数の所見が該当する場合が多い。このことは、それぞれの組織および構造が機能的に関連していることを示す。

● 最初に立てた仮説の修正

　身体的検査が終了した後で、最初に立てた仮説を確認する。症状のきわめて明確な機械的誘因が発見された(可動域が劇的に制限されており、それ以上になると強い痛みの再現を伴うこと、筋／関節ならびに神経孔の触診時に痛みがあること)。この身体的レベルの所見は、一次的な問題が、外傷に起因する機械的機能障害であり、そこに神経が関与していること(神経機械的接触面の痛み)を示している。

● 治 療 例

　第1の治療目標は、下顎の可動性の改善、とくに開口運動の改善である。開口運動が大きく制限された状態から、再び可動性を取り戻すには、徒手療法のテクニックが適している。最初にクリアしなければならないのは、セラピストが上下の歯列の間に少なくとも指を1本差し入れることができるようになるまで、開口可動域を取り戻すことである。これができないと、側頭下顎関節にモビライゼーションを効果的に実施するために必要な「てこ」の作用を使用できないからである。患者の現状に適合させたさまざまな徒手療法テクニックを使って、この部分的目標

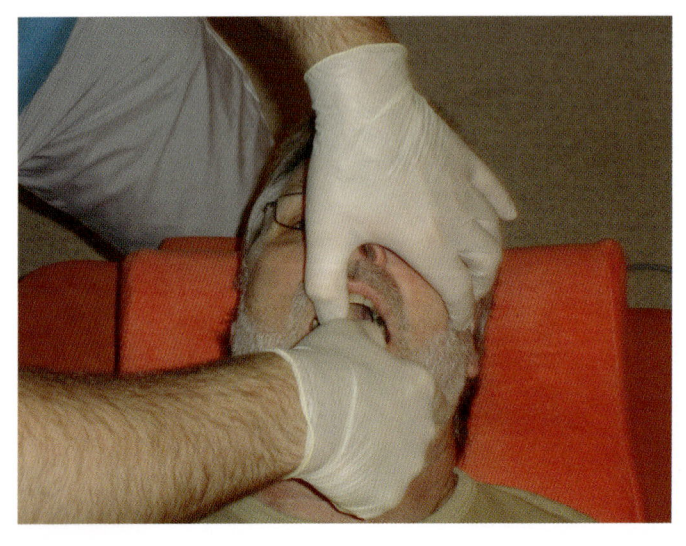

図14.31　指を口腔内に差し入れることができるようになるまで開口を促進するための他動開口運動。

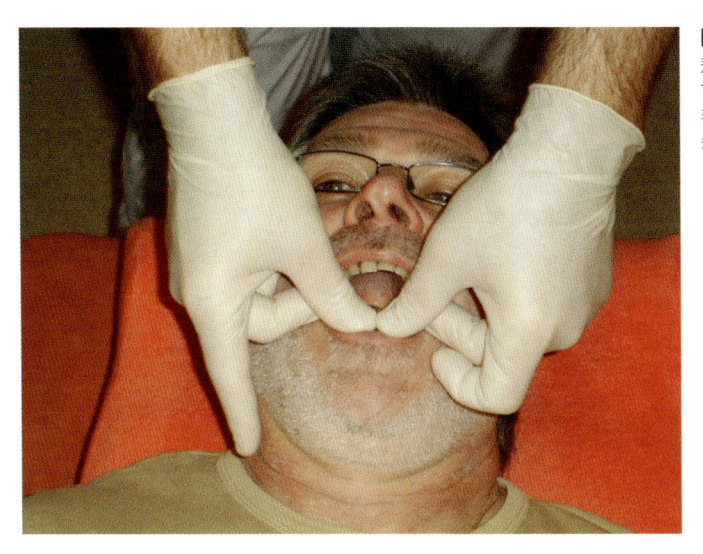

図14.32 セラピストが歯列の間に指を差し入れて、てこの作用を使えるようにまで開口可動域が取り戻せたら、あらゆる徒手モビライゼーションテクニックが使用できる。

が達成されると、これ以外の徒手療法テクニックを効果的に導入することができる（図14.31、図14.32）。氷冷法と電気療法が可動性の回復に貢献する。これらの補完療法または補助テクニックは、周辺の筋組織の緊張を緩和し、痛みの閾値を上げるというメリットがある。

　身体的検査の所見からもわかるように、神経組織（下顎神経、下歯槽神経）に刺激が伝わることが患者の症状に大きく影響している。すなわち患者の直面している痛みによる開口運動の制限には明らかに神経が関与している。そのため、基本的な治療の考え方としては、神経組織およびその接触面のモビライゼーションが中心となる。それを行った結果、側頭下顎関節構造への機械的影響が軽減されるはずである。セラピストは関節テクニックと軟部組織テクニックを使って、神経構造の機械的接触組織を動かす（図14.33）。例えば、患者の頸椎を屈曲させ、次に側屈させる。その後、下顎骨の他動的モビライゼーションを行う。これは、下顎神経のその神経幹鞘組織内での機械的運動を改善する（図14.34）。

　この開口障害に筋構造が関与していることも否定

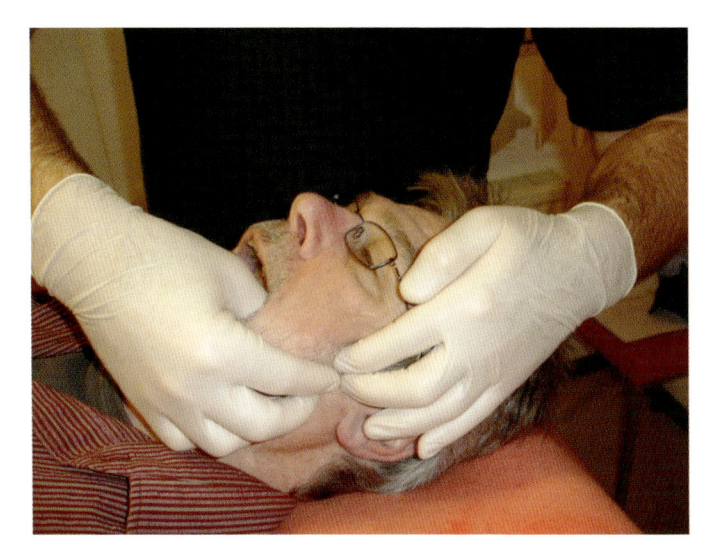

図14.33 軟部組織テクニックによる下顎神経（下歯槽神経）の機械的神経接触面の治療

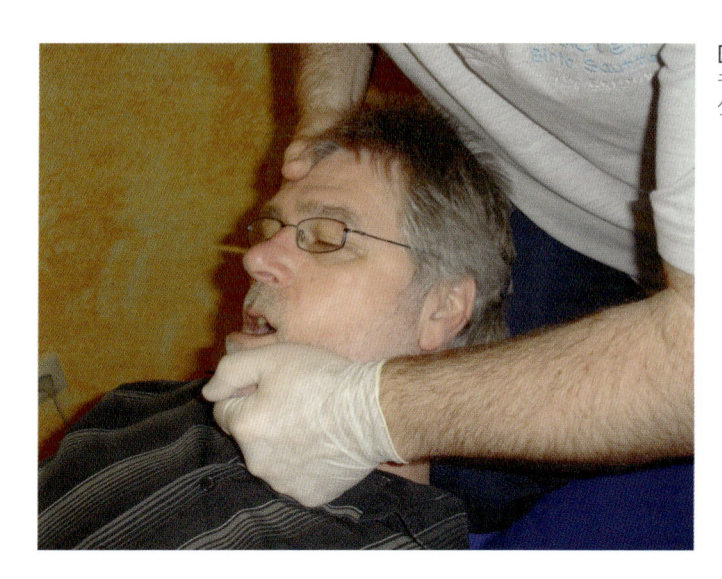

図14.34 下顎神経の神経ダイナミックモビライゼーションのための関節テクニック

できないため、筋組織の治療は治療の重点項目のひとつである(図14.35)。
- 顎二腹筋は、下顎骨が調和の取れた運動ができるように調節するのに重要な役割を演じている。そのため、開口障害のある患者の治療を行う際に、この筋の活性化に問題がある場合は、その改善に取り組むことがきわめて大切である(また、持続性の質的運動障害のある患者の場合にも重要)。
- 内側翼突筋も同様に、下顎骨の運動調節において、中心的な役割を持っている。そのため、この筋に対しても、口底部の治療と同様の視点が必要である(図14.36)。

● 治療の経過と結果

初回の治療セッションで、自動開口運動は13mmにまで拡がった。第2回目の治療開始時点での値は10mmであった。開口可動域を40mm以上にまで拡げるには、既述のテクニックおよびそれ以外のテクニックを用いて10回の治療セッションを要した。

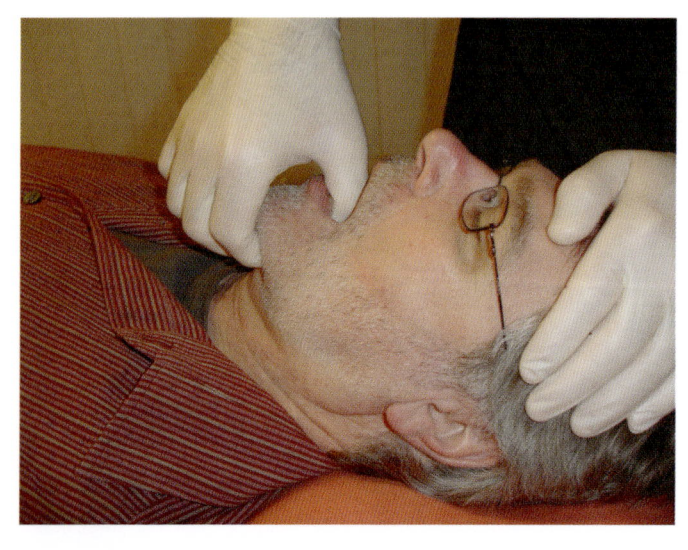

図14.35 口底部(舌骨上筋)の軟部組織テクニック

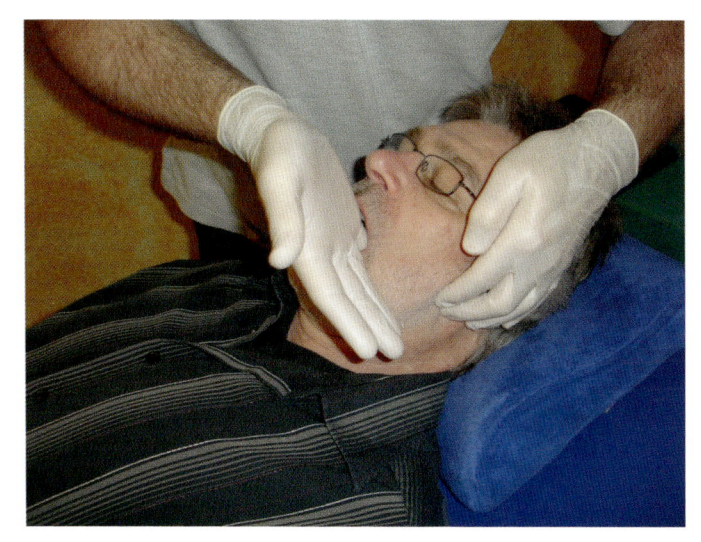

図14.36
内側翼突筋の軟部組織テクニック

開口運動の振幅が拡がるにつれて、痛みは軽減されていった。治療を行っている間、患者と協力して包括的な自己トレーニングのプログラムを作成した。これは、治療が終了した後も続けることを想定したものである。通常の開口運動の振幅と見なされる46mmの開口を無痛で成し遂げられるようになるまで、合計24回の治療セッションを行った。栄養補給の活動（飲食）は、患者によれば、まだ多少の制限は残っているものの、再び無痛で行えるようになった。

15

復習問題

問題

第1章

1. CMDの定義は?
2. CMD患者が最初に接触を持つ専門分野は?
3. CMDの原因の多様性とは?
4. CMDの機能的な原因として考えられるものを3つ挙げよ。
5. CMDの分類システムの代表的なものを2つ挙げよ。
6. これらの分類システムの検査基準の特徴は?
7. CMDの罹患頻度の3つの要因とは?
8. CMDの一次的症状を4つ挙げよ。
9. CMDの二次的症状を4つ挙げよ。
10. 一般的に言われるCMDが進展する3つのリスク要因は?
11. CMDの考えられる随伴因子は?
12. CMDの診断としてよく知られているものは?
13. CMD患者の治療に関わる可能性のある専門分野は?
14. CMD治療における理学療法士の基本的な3つの役割とは?
15. 多面的な患者マネジメントに最低限必要な内容は?

第2章

16. 顎関節の関節パートナーとは?
17. 顎関節部の4つの主要な筋群とは?
18. 咀嚼筋に属する筋にはどのようなものがあるか?
19. 顎関節の筋障害の病像とはどのようなものか?
20. 咬筋、側頭筋、内側翼突筋、外側翼突筋を神経支配しているのは?
21. 舌骨上筋に属する筋は?
22. 舌骨上筋の主な機能は?
23. 舌骨を肩甲骨および胸骨とつないでいる筋は?
24. 舌骨下筋の主な機能は?
25. 肩甲舌骨筋の、臨床的に意味のある解剖学的機能的な2つの特徴は?
26. 舌骨下筋はどこから神経支配されているか?
27. 表情筋を4つ挙げよ。
28. 上記の4つの表情筋の機能は?
29. 表情筋を神経支配しているのは?
30. 頭蓋下顎系を司る脳神経4つを挙げよ。
31. 第5脳神経の3つの分枝とは?
32. 顔面神経の3つの主な機能を挙げ、説明せよ。
33. 側頭下顎関節の関節内構造とは?

第3章

34. 開口運動の3つの段階とは?
35. 閉口運動の3つの段階とは?
36. 顎関節の自動運動の方向をすべて述べよ。

問題

37　顎関節の自動運動の通常の可動域は?
38　顎関節内で行われる運動の大部分は?
39　生理学的開口運動における関節円板の転位について説明せよ。
40　関節円板障害の場合どのような臨床的結果につながるか?
41　完全な関節円板前方転位はどのような結果をもたらすか?

第4章

42　CMDの5つの症状部位とは?
43　顎関節に発生する症状にはどのようなものがあるか?
44　顎関節の関節疾患を4つ挙げよ。
45　歯部の症状を5つ挙げよ。
46　歯部における機能障害を2つ挙げよ。
47　咀嚼筋の考えられる症状を挙げよ。
48　顎関節部に現れ得る筋障害にはどのようなものがあるか?
49　耳部に発現する可能性のある症状は?
50　CMD患者の耳部障害の病因モデルを2つ説明せよ。
51　額部からこめかみ部にかけての症状は?
52　眼部に生じ得る症状は?
53　CMDと関連する頸部腹側(喉)の症状は?
54　なぜ頭痛やその他の頭部の症状がCMDと関連するのか?
55　上部頸椎と顎部との直接の神経機能的接続は?
56　頸部短筋に属する筋は?
57　頸部を肩甲帯および胸骨と結んでいる2つの筋とは?

第5章

58　クリニカルリーズニングにはどのようなものがあるか?
59　手続き的クリニカルリーズニングについて説明せよ。
60　クリニカルリーズニングにおける、「決定プロセス」の意味は?
61　クリニカルリーズニングのプロセスでは何が判定されるのか?
62　クリニカルリーズニングのプロセスにおいて、何を決定するのか?
63　ICF(国際生活機能分類)のどのレベルをクリニカルリーズニングのプロセスで考慮するか?
64　「自分の処置を客観的に見る」とはどういう意味か?
65　手続き的クリニカルリーズニングの手順の例を示せ。
66　クリニカルリーズニングに関して、どのような影響要因のカテゴリーがあるか?

第6章

67　理学療法的診断の主観的レベルには何が含まれるか?
68　主観的レベル以外のレベルとは?
69　このレベルには何が含まれるか?
70　理学療法の検査手順を要約せよ。
71　CMD患者の身体的検査の内容は?

問題

第7章

72　「既往歴の聴取」の意味は？
73　CMD患者の既往歴の聴取の際には、どのようなカテゴリーでこれを評価するべきか？
74　既往歴の聴取の主目的は？
75　なぜ、検査の計画を立案する必要があるのか？
76　身体的検査の計画は何の上に立脚しているか？

第8章

77　身体的検査の主目的は？
78　慢性的なCMD患者の局所的な検査部位はどこか？
79　CMD患者の検査における主要部位の隣接部位を挙げよ。
80　CMD患者の視診で判定することは主に何か？
81　さまざまな姿勢要素の中で、CMD関連の視診の際に注意するのは？
82　頭蓋骨を2つの部分に分ける際、どことどこに分けるか？
83　横顔の視診における唇の重なりの判定について説明せよ。そこから導き出せる逆推論は何か？
84　下顎骨が前方突出している場合、どのようなバイオメカニカルな結論を出すことができるか？
85　下顎骨が後退している場合、どのようなバイオメカニカルな結論を出すことができるか？
86　スランプ姿勢の2つの機械的要素とは何か？
87　頸椎上部の伸展はどのような機械的な影響を顎関節にもたらすか？
88　胸郭の下降はどのような機械的な影響を顎関節にもたらすか？
89　「上位交差症候群」とは？
90　上位交差症候群で現れる症状とは？
91　頸椎上部の伸筋を挙げよ。
92　上位交差症候群の作用によって顎関節にはどのような局所的変化が生じるか？
93　上位交差症候群における肩甲帯のアンバランスについて説明せよ。
94　パラファンクションを5つ挙げよ。
95　歯の位置の異常にはどのようなものがあるか？
96　自動運動検査を行う理由を4つ述べよ。
97　自動運動検査の際に判定される3つのカテゴリーとは？
98　下顎骨の運動の標準値を挙げよ。
99　偏位とは？
100　偏差とは？
101　自動運動検査の可変性とは？
102　CMD患者の場合、神経学的検査とはどういう内容を持つか？
103　CMD患者の感受性検査について説明せよ。
104　CMD患者の神経学的検査ではどの反射の検査を行うか？
105　顔面頭蓋骨にある神経孔を挙げよ。
106　神経組織におよぼされる機械的な制限について考えられるものを挙げよ。
107　下顎神経の神経ダイナミック的緊張検査について説明せよ。
108　触診可能な口腔内構造を5つ挙げよ。
109　口腔外触診の5つの範囲を挙げよ。

問題

110　触診時の判定基準は?
111　他動運動をABCで分類すると?
112　顎関節の他動的生理学的運動を挙げよ。
113　顎関節の他動的副運動を挙げよ。
114　「他動運動検査の可変性」とは?
115　筋機能検査で検査する3つの神経機能領域とは?
116　CMDの症状で、筋が関与していることを推測できるもの3つを挙げよ。
117　筋組織の3つの作用方法とは?
118　筋機能検査で判定される筋機能とは?
119　求心的筋作用について説明せよ。
120　遠心的筋作用について説明せよ。
121　クリック音はどのような要素によって発生するか?
122　クリック音の検査に適している検査手順3つを挙げよ。
123　どんなクリック音の変化が臨床で生じ得るか?
124　顎関節のクリック音の原因となり得る構造を3つ挙げよ。
125　関節円板前方転位の3つのステージとは?
126　「スクリーニングテスト」とは?
127　CMDに罹患している可能性のある患者に対するスクリーニングテストに含まれる要素は何か?
128　CMD患者の場合、さらにスクリーニングを行うべき身体部位3つを挙げよ。
129　頸椎上部四半分(クワドラント)について説明せよ。

第9章

130　CMDの主要症状とは?
131　開口運動の制限の原因として考えられるものは?
132　顎関節雑音の原因として考えられるものは?
133　痛みに対して過敏性を示す顎関節の構造を4つ挙げよ。

第10章

134　CMDの主要な原因を4つ挙げよ。
135　筋障害を4つ挙げよ。
136　関節障害を4つ挙げよ。
137　侵害受容痛の機能連鎖について説明せよ。
138　神経障害による痛みについて説明せよ。

第11章

139　能動的な理学療法的治療の方法を5つ挙げよ。
140　受動的な理学療法的治療の方法を4つ挙げよ。
141　顎関節の関節テクニックによって、どのような局所的な組織適合を導き得るか?
142　どのようにして鎮痛効果が生じるか説明せよ。
143　受動的モビライゼーションを施術する際、どのようなパラメーターを調節するか?
144　メイトランド(Maitland)式の運動レベルについて説明せよ。

問題

145　生理学的運動は副運動と比べて何が違うか？
146　軟部組織テクニックの一次的な効果は何か？
147　トリガーポイントの定義は？
148　一般的なトリガーポイントテクニックを挙げよ。
149　手技によるトリガーポイントテクニックを挙げよ。
150　CMDにはどのPNFパターン（頭蓋下顎部への刺激の潜在的可能性を持つもの）を使用することができるか？
151　慢性的なCMD患者に肩甲骨パターンを適用する場合の、関連する刺激範囲はどこか？
152　神経構造の機械的接触面の治療テクニックを挙げよ。
153　下顎神経の神経ダイナミック的モビライゼーションに使用できる運動要素は？
154　機械的接触面の治療を行うと、どのような効果が神経組織に現れるか？
155　神経構造に直接の神経モビライゼーションを施すと、どのような治療効果が現れるか？
156　頸椎を側屈または回旋させた場合、咬合時の接触関係はどうなるか？
157　CMD患者の治療において、治療開始位置を組み合わせることのメリットは何か？
158　頸椎の屈曲/伸展の調節による側頭下顎関節の適合について説明せよ。
159　徒手治療によって頭蓋骨の可動性を判定するにはどうするか？
160　顎関節に対し解剖学的に近傍にある頭蓋骨を挙げよ。
161　頭蓋骨テクニックを使用することで、顎関節にはどのような特別なバイオメカニカルな効果が得られるか？
162　理学療法の治療において自己トレーニングの持つ効果は何か？
163　自己トレーニングにはどのようなものがあるか？

第12章

164　CMD患者のための可逆的歯科治療とは何か？
165　非可逆的歯科治療とは何か？
166　スプリントの3つのカテゴリーを挙げよ。
167　「歯ぎしり用」スプリントの使用目的は？
168　セントリックスプリントの使用目的は何か？
169　エキセントリックスプリントまたはリポジショニングスプリントの使用目的は？

解答

第1章

1 上顎と下顎の間の機能障害
2 歯科、歯科技工士、整形外科
3 CMDは、咬合に起因するものの他、神経筋的要因、関節的要因、あるいは社会心理的要因などによって発生が促される場合がある。
4 咬合障害、筋障害、関節障害
5 Helkimo指標、RDC/TMD（DworkinおよびLeResche）
6 RDC/TMD（顎関節症診断基準）では、初めて社会心理学的要因が考慮されている。
7 女性の罹患が多い。加齢とともに症状は減少する。18-45才の罹患が多い。
8 歯痛、顎の痛み、開口障害、関節雑音
9 頭痛、顔面痛、耳鳴り、視力障害、嚥下障害
10 素因、開始因子、慢性化因子
11 心理的因子、ストレス、パラファンクション、歯の位置のずれ、筋緊張亢進
12 筋関節症（MAP）、関節円板障害、コステン症候群、顎関節障害、歯ぎしりなど
13 眼科、耳鼻咽喉科、主治医、整形外科、歯科、顎整形外科、顎外科、神経科、理学療法
14 所見の作成、治療の実践、理学療法的総合マネジメント
15 人間工学、ストレス処理、睡眠挙動の修正、自己トレーニングプログラム

第2章

16 下顎骨＝下顎顆、側頭骨＝下顎窩
17 咀嚼筋、表情筋、舌骨下筋、舌骨上筋
18 咬筋、側頭筋、内側/外側翼突筋、顎二腹筋
19 圧迫に対する筋の痛み、運動障害、運動の制限、筋力の低下
20 三叉神経、下顎神経
21 顎二腹筋、茎突舌骨筋、顎舌骨筋
22 開口運動（舌骨が固定されているとき）
23 肩甲舌骨筋、胸骨舌骨筋
24 開口運動時の舌骨の固定
25 肩甲骨と直接つながっていること、内頸静脈とつながっていること、腕神経叢の近くにあること
26 頸神経ワナ（上位頸神経C1-C3および舌下神経）
27 眼輪筋、口角下制筋、口角挙筋、口輪筋
28 目を閉じる、口角を下げる、口角を上げる、唇の形を整える
29 顔面神経
30 三叉神経、顔面神経、舌咽神経、舌下神経
31 下顎神経、上顎神経、眼神経
32 表情筋の制御、涙腺の神経支配、内耳の神経支配（あぶみ骨神経）
33 関節円板、関節包、二層部

第3章

34 初期（下顎顆の転がり）、中期（下顎顆の滑り）、末期（下顎顆の関節結節下部までの滑り）
35 初期（下顎顆の下顎窩までの滑り）、中期（下顎顆の滑り）、末期（下顎顆の転がり）

解答

36 　開口運動、閉口運動、左右側方移動、前方突出運動、後退運動
37 　開口運動）40mm、側方移動11-15mm、前方突出運動7 -10 mm、後退運動0-3mm
38 　滑り
39 　関節円板は下顎窩から出て関節結節下部にまで転位する。
40 　クリック音、痛み、軟骨の損傷、運動の制限、偏位、変形
41 　機能喪失、下顎顆の変形、運動の制限、関節雑音、破裂

第 4 章

42 　耳部、眼部、頸椎、胸椎、肩甲帯、頭部、顔部、顎関節
43 　痛み、運動障害、筋力の喪失、回避行動、うずきなど
44 　関節症、関節炎、関節円板前方転位、形状誤差
45 　歯痛、歯の圧迫、歯ぎしり、磨滅、歯間空隙
46 　早期接触、歯の喪失
47 　緊張亢進、硬化、圧迫痛、運動の制限、咀嚼時の痛み
48 　筋炎、顔面筋痛、筋痙攣、筋痛、攣縮
49 　耳鳴り、圧迫感、聴力の低下、炎症、めまい
50 　関節包の膨隆によって換気が悪化し、皮脂が堆積し、炎症が起こる。軟口蓋筋の緊張または神経支配の不全から、圧力の調節能力が低下し、換気が悪化し炎症が起こる。
51 　頭痛、皮膚表面の過敏、筋の圧迫に対する過敏
52 　眼の痛み、瞼の細動、二重視、圧迫感、涙の分泌過剰
53 　喉の痛み、しわがれ声、詰まり感、嚥下障害、声の変化
54 　解剖学的に近傍に位置しており、相互に機能的な影響があるため。
55 　頸神経ワナ、三叉神経脊髄路核（C1-3）中枢部
56 　上頭斜筋、下頭斜筋、大後頭直筋、小後頭直筋
57 　肩甲舌骨筋、胸骨舌骨筋

第 5 章

58 　診断的クリニカルリーズニング、理論的クリニカルリーズニング、実践的クリニカルリーズニング、手続き的クリニカルリーズニング
59 　獲得した情報を効果的に治療に組み入れるために、標準化された検査手順を使用する。行った治療介入は、常にその効果を吟味される。
60 　検査結果に則って患者の状態を判定する。そして、この判定内容によって患者の状態を改善するためにどのような治療介入がなされるかが決定される。この一連の流れ（情報の獲得、患者の状態の判定、治療）において、さまざまな決定がなされ、これらが治療の効果に影響する。
61 　患者の状態（社会的、情緒的、物理的ほか）、患者の経歴、病状の推移、予後診断、治療目標など。
62 　鑑別診断を行い、別の専門分野の助けを借りるかどうか決定する。また、治療介入の強さ、介入の頻度、短期的目標、そして長期的目標などを決定する。
63 　身体構造および身体機能のレベル、活動のレベル、社会参加のレベル
64 　適用した治療介入の効果、および総合的マネジメントの範囲（自己トレーニング、人間工学など）を、再所見を通じて常時点検し、必要に応じて現状に適合させて行くこと。

解 答

65 情報を収集する(既往歴の聴取)、仮説を立て評価する、身体的検査によって仮説の裏付けを取る、治療目標を決定する、治療方法を決定する、再所見を出す。
66 セラピスト側では、専門知識、臨床経験、認知、メタ認知。患者側では、性格、人生経験、知識、疾病との関わり方、モチベーション

第6章

67 既往歴または問題の内容などは、患者によって(患者の視点から)説明される。
68 客観的レベル。これは身体的検査に相当する。
69 視診、測定、運動検査および機能検査、神経学的検査、触診、筋機能検査
70 既往歴の聴取、仮説、身体的検査、治療介入、再所見
71 視診、自動運動検査、神経学的検査(必要に応じて)、触診、他動運動検査、特殊検査、筋機能検査

第7章

72 問診、患者の視点からの機能障害の説明
73 原発的問題、現在の障害、随伴的障害、患者の経歴、現症の過程、患者の行う活動による症状の再現、症状の抑制、1日の間での障害の変化、過去に行った治療、過去に出された診断、画像を伴う診断およびレポート
74 情報を収集して患者の状態を判定する、仮説を立てる、診断および治療の計画を立案する
75 手順を計画しておくことで失敗を防ぐことができる。完全な診断手順を実行することに貢献する。セラピストにとって多くのことがらを学ぶ可能性が含まれている。
76 聴取した既往歴をもとに立てられた仮説の評価に立脚している。

第8章

77 症状を再現する、随伴的要因と臨床的兆候を発見する、立てられた仮説を点検する
78 顎関節、咀嚼筋、表情筋、眼部、耳部、神経構造
79 頸椎、胸椎、腹側頸部(喉)、肩甲帯
80 顔部および頭蓋部の対称性とプロポーション、この他、身体姿勢および頭部姿勢ならびに口腔内外の構造などについて判定する。
81 習慣的姿勢、就業時の姿勢、スポーツやその他の余暇活動、就寝姿勢
82 顔面頭蓋骨および脳頭蓋骨
83 唇の重なりを判定するには顎先から鼻の先端を線で結び、この線に対する唇の形状を判定する。上唇が前方突出しているか下唇が前方突出しているかで、歯の位置または下顎骨の位置について逆推論を行うことができる。
84 関節包および二層部の緊張亢進。
85 下顎骨後方に痛みがある場合は、二層部が圧迫されることによる。
86 1. 頸椎上部の伸展(頭部を後方に倒した姿勢)、2. 胸郭の降下(胸椎の過後弯)
87 顎部の腹側への移動、舌骨上筋の伸長、下顎骨の後退、後退咬合、開口運動時の下顎顆の腹側尾側への移動が機械的に困難になる、関節円板前方転位、下顎顆が背側に転位する、二層部の圧迫、靭帯構造および関節包構造を保護するために肩挙筋が反射的に緊張亢進する
88 舌骨下筋の伸長、舌骨が尾側に転位する、反射的な後屈によって顎先が腹側頭蓋側に移動、

解 答

	舌骨上筋の伸長、防御的反応としての代償性の開口、下顎顆の滑りや転がりが常時行われる、機械的過負荷、下顎顆が常時関節結節の方に位置する、関節円板前方転位
89	姿勢によって誘発された筋のアンバランスで、関与する関節複合体への機械的な異常負荷を伴う。運動や負荷が常に一方だけに偏ることから生じる。
90	頭痛または顔面痛、肩痛、頸部痛、腕部への放散痛などが頻繁に見られる。
91	大後頭直筋、小後頭直筋、上頭斜筋、下頭斜筋
92	局所的筋組織（咀嚼筋、舌骨下筋、舌骨上筋）の緊張の変化、顎関節の機械的アンバランス、関節円板前方転位の素因
93	これは肩甲帯の運動と下制筋の間の緊張制御の不全であり、顎関節へ機械的に影響する（不適切なポジショニング、それによる異常負荷）。
94	歯の圧迫、歯ぎしり、常時ガムを噛む、頬部の吸引、常時飴を舐める、爪を噛む
95	前方または側方開咬、過蓋咬合、交差咬合、歯数過剰または歯数不足症
96	これによって患者の運動範囲または運動能力が示される。回避行動があればそれを認識できる。運動の制限と運動に伴う痛みを認識できる。以降の検査および治療での安全を期するのに必要。
97	可動域、運動の質、痛み
98	開口運動は>40mm、左右側方移動は11-15mm、前方突出運動は7-10mm、後退運動は0-3mm
99	開口運動時の下顎骨の側方へのずれ。最後には中心に戻る。
100	開口運動時の下顎骨の側方へのずれ。最後まで中心に戻らない。
101	あらゆる自動運動は、開始位置や隣接する部位のポジションなどをさまざまに変化させて行うことができることをいう。
102	筋力、感受性、反射、神経ダイナミックなどの検査
103	皮膚髄節V1、V2およびV3（三叉神経）において、綿棒、布、筆記用具、爪楊枝などのさまざまなものを使って刺激を与え、感受性を検査する。
104	咬筋反射、角膜反射
105	眼窩上孔、眼窩下孔、オトガイ孔
106	外傷、被覆組織内での癒着や機械的接触組織との癒着、機械的圧迫、神経域の膨隆
107	頸椎を屈曲させる、頸椎を検査する側から離れる方向に側屈させる、下顎骨を検査側から離れる方向に側方移動させる
108	咬筋、内側翼突筋、口底部、歯部、口腔粘膜
109	表情筋、咀嚼筋、頸椎上部、肩部、腹側頸部（喉）、神経孔
110	組織の一貫性、転位できるかどうか、可動性、痛み、緊張
111	A=運動の開始、B=生理学的な運動最終域、C=解剖学的な運動最終域、AB=生理学的な運動限度、BC=解剖学的な運動限度
112	開口運動、閉口運動、側方移動（左/右）、前方突出運動、後退運動
113	前-後動(a/p)、後-前動(p/a)、外側滑り、内側滑り、頭側滑り、尾側滑り
114	あらゆる他動運動は、開始位置や隣接する部位のポジションなどをさまざまに変化させて行うことができることをいう（漸進的な検査）。
115	動員、周期化、同期化
116	運動痛、開口運動の制限、筋触診時の痛み

解答

117 求心性、遠心性、等尺性
118 筋力の構築、到達した筋力のレベル、筋力の持続、筋力の解除
119 筋が収縮することによる筋力の構築のこと。筋の停止部と起始部とが接近する。
120 筋が伸長することによる筋力の構築のこと。筋の停止部と起始部とが離れる。
121 運動方向、運動のテンポ、運動段階(初期、中期、末期)、活動の内容
122 ワッテを噛む、動的移動、動的圧迫
123 関節雑音の生じるタイミング(位置)の変化、音の響き方の変化、運動の制限、痛み
124 下顎骨の変化、関節円板前方転位、外側靱帯
125 部分的前方転位、完全前方転位(運動制限なし)、完全前方転位(運動制限あり)
126 (狭義にて)何らかの疾病に対し、何らかの構造が臨床的に関与しているか否かを、迅速に判定するための検査手順。
127 開口運動、側方移動、偏位/偏差、関節雑音、触診時の痛み、筋機能検査、滑り
128 頸椎上部、胸椎上部、肩甲帯
129 頸椎の関与を除外するための順行性検査テクニックで、上部頸椎の伸展と同時のセラピスト側への回旋、ならびにセラピスト側への側屈によって構成される。

第 9 章

130 開口運動の制限、顎運動の質的な変化、関節雑音、痛み
131 局所的な過負荷、負傷、変性、姿勢の変化
132 関節円板の完全または部分的前方転位、関節円板の可動性亢進、下顎顆の可動性亢進、軟骨肥大、外側靱帯の変化
133 関節包、咀嚼筋、二層部、神経構造

第 10 章

134 筋障害、神経障害、関節障害、関節円板障害
135 筋痛、筋炎、筋痙攣、攣縮
136 関節症、関節炎、変形、下顎顆の転位
137 局所的な外傷、侵害受容、遠心性反応の調節、炎症、痛みの知覚
138 神経の損傷、炎症、神経的症状、適合、神経障害的な痛み

第 11 章

139 徒手療法、機能的トレーニング治療、トリガーポイントセラピー、軟部組織テクニック、PNF神経テクニック
140 温熱療法、氷冷療法、電気療法、超音波療法
141 代謝の向上(周辺組織の血行の改善)、軟骨の代謝の励起(灌流の増加)、変形が大きくなることによる靱帯構造の成長刺激、膨隆の解消、緊張の緩和、炎症の調節
142 機械受容性の過負荷(ゲートコントロール理論)、内在性オピオイドの拡散、セロトニンとノルアドレナリンの拡散
143 振幅、周期、他動運動のリズム
144 レベルⅠ:小さな振幅、レベルⅡ:組織抵抗のない大きな振幅、レベルⅢ:抵抗のある大きな振幅、レベルⅣ:運動末期の小さな振幅

解答

145　生理学的運動は、患者が自ら行うことができ、調節することもできる。
146　機械的な効果、生化学的な効果、神経反射的な効果
147　結合組織の硬化が見られる局所的な筋の一点。この部位の圧迫による痛みまたは放散痛で、その関連領域が反応を示す。
148　スプレー＆ストレッチ、筋の伸長、ドライニードリング、徒手テクニック
149　運動なしで圧迫を保持する、運動を行いながら圧迫を保持する、結合織を拡げながら圧迫を保持する、筋全体を拡げて筋膜とトリガーポイントを保持する。
150　頸部のパターン、肩甲骨のパターン、体幹上部を刺激するパターン（断続法およびリフティング）
151　頸椎、頸部筋、舌骨下筋および舌骨上筋、頭部の位置/頭部の姿勢、頸神経叢、頸神経ワナ
152　癒着の解消のための軟部組織テクニック、関節のモビライゼーション、緊張緩和テクニック、リンパの排液（ドレナージ）、徒手療法、PNF、FBLなど
153　頸椎の屈曲、頸椎の側屈（検査側から離れる方向）、下顎の側方移動（検査側から離れる方向）
154　可動性の獲得、接触位置の機械的な摩擦が少なくなる、神経構造自体の運動性の向上、痛みの軽減、代謝の向上
155　被覆構造組織同士の平滑化、滑動、および緊張、癒着の解消などによる運動の阻害要因の除去、および代謝の向上などによって神経の被覆構造の可動性が向上する。
156　咬合接触関係は変化する。最初に接触する歯が変わる。
157　2つの身体部位を同時に治療できること。神経、関節包、靱帯などの組織の相互作用を利用することができること。
158　頸椎が屈曲すると下顎骨が後退し、頸椎が伸展すると下顎骨が前方突出する。
159　現在の可動性を検査するためには、副運動を適用する。
160　側頭骨、蝶形骨、後頭骨、頭頂骨、前頭骨、上顎骨、頰骨
161　直近の関節パートナーとして側頭骨に徒手的モビライゼーションを施すことによって、固定端と可動端との転換が生じる。
162　能動的措置の治療効果を強化する。患者の自己責任感を確立する。治療刺激に対して活性化された適合プロセスを継続的に促進し、代謝バランスを良好なものにする助けになる。
163　モビライゼーショントレーニング、調節トレーニング、安定化トレーニング、筋力強化トレーニング

第12章

164　スプリントの使用
165　選択的切削措置
166　リラクセーションスプリント、セントリックスプリント、エキセントリックスプリント
167　　急性の痛みの軽減、不適切な歯の接触を取り除くことで咬合障害を除去する、筋の緊張緩和、歯牙実質の保護
168　顎関節における下顎顆と下顎窩の位置関係のセンタリング、咬合接触の異常の除去、筋の緊張緩和、関節包の緊張緩和、神経筋の負荷解除
169　多くは下顎骨を前方に移動させることで関節円板前方転位を正常な状態に戻すことである。そのデメリット：あらゆる周辺組織（筋、神経、靱帯、など）がこの新しいポジションに適合することを求められ、多くは咬合そのものが全体的に変化し、広範な障害を引き起こす。

付録

所見用書式と治療報告書のサンプル

　付録には、簡単な作業用資料を掲載する。すなわち、現場で使用実績のある、使いやすく改良を重ねた所見用書式と、治療報告書または医師宛ての報告書の実例をここに掲載する。これらのツールは、CMD治療での第一歩を踏み出すにあたっての補助となり、治療初期の作業に大いに役立つと思う。

　この理学療法診断の書式は、神経筋骨格系の評価ツールであり、その臨床的な重要性はどんどん高まっており、CMD患者に対し、目的の明確な専門的治療を施すのに役立つものである。

　作業報告書は、患者を紹介してきた医師または歯科医とのコンタクトを取る際の参考になるであろう。紹介した医師が、治療を担当した理学療法士から、治療を通じて現れた変化について適切なフィードバックを得ることなしに、関係者全員のための学際的協力体制が機能することはない。

所見用書式

理学療法士　（氏名）

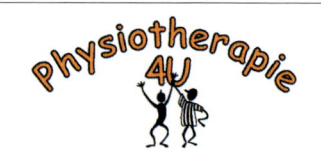

顎関節機能検査

患者名:＿＿＿＿＿＿＿　日付:＿＿＿＿＿＿　歯科医:＿＿＿＿＿＿＿

主要な問題:

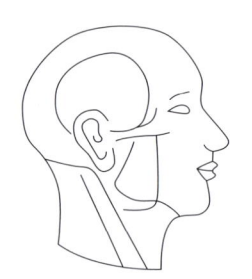

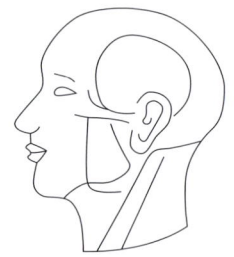

側頭下顎関節自動運動検査

運動	mm	R	L
開口運動			
側方移動(右側)			
側方移動(左側)			
前方突出運動			
後退運動			

(0=障害なし、1=不快、2=痛み)

他動運動検査

最終域感	R	L
開口運動		
側方移動(右側)		
側方移動(左側)		
前方突出運動		
後退運動		

(0=障害なし、1=不快、2=痛み)

関節の触診

側頭下顎関節の部位	R	L
側頭下顎関節背側		
側頭下顎関節外側		

(0=障害なし、1=不快、2=痛み)

筋の触診

筋	R	L
咬筋		
側頭筋		
内側翼突筋		
口底部(舌骨上筋)		
後頭下筋		
僧帽筋下行部		
M. 肩甲挙筋		
斜角筋		

(0=障害なし、1=不快、2= 痛み)

筋機能検査

運動方向	R	L
開口運動		
閉口運動		
側方移動(右側)		
側方移動(左側)		
前方突出運動		
後退運動		

(0=障害なし、1=不快、2=痛み)

所見用書式

理学療法士 （氏名）

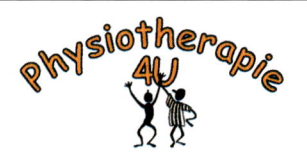

Physiotherapie 4U

関節雑音 あり ○　なし ○

右	開口運動	左	右	閉口運動	左
	初期			末期	
	中期			中期	
	末期			初期	

（0＝障害なし、1＝不快、2＝痛み、R＝軋轢音、K＝クリック音）

口腔内視診

所見	あり	なし
磨滅		
頬部への圧痕		
舌への圧痕		
粘膜の異常		
歯肉退縮		

To doリスト

経過の記録

日付	行った治療介入とその結果

治療報告書

(理学療法士氏名)―理学療法士／徒手療法士

xxxxxxxxx
xxxxxxxxx
xxxxxxxxxx（先方宛先など）

(地名)(日付)
治療報告書

(宛名の医師への語りかけ、はじめまして〜　など)

この度、患者 xxxxxxxxxx 様（YY年MM月DD日生まれ）に理学療法をご紹介頂きましてありがとうございます。

主要な問題：咬合時（摂食時）の痛みならびに散発的な軋轢音を伴う、左側頭下顎関節のクリック音。

機能検査を行ったところ、左側への側方移動11mmに対し、右側への側方移動が8mmと、左右非対称で若干運動に制限がある状態でした。開口運動の際の下顎骨調節機能に明らかな障害があり（開口時の左への偏差）、左顎関節には運動末期のクリック音とともに、開口時の軋轢音（中期から末期にかけて）がありました。左顎関節は側方からの圧迫に対し、明らかな過敏性を示しました。口腔内では、両側の咬筋ならびに右側の内側翼突筋に、圧迫に対する強い過敏性が示されました。眼窩上および眼窩下の神経孔は、左側が触診に対し強い痛みの反応を示しました。

治療：側頭下顎関節の滑りモビライゼーションおよび咀嚼筋の緊張緩和、眼窩上および眼窩下の神経孔に対する神経モビライゼーション、自己トレーニングプログラムの作成。

現状：軋轢音およびクリック音が軽減し、開口時の運動調節能力が改善。咬合時の痛みはかなり軽減するも、まだ持続しています

推奨：現状では、徒手療法による治療を続行し、氷冷療法と電気療法を組み合わせて行くことが推奨されます。

今後とも、ご協力頂きますようどうぞよろしくお願い致します。

(療法士氏名)

治療報告書

(理学療法士氏名)―理学療法士／徒手療法士

xxxxxxxxx
xxxxxxxxx
xxxxxxxxx（先方宛先など）

(地名)(日付)
治療報告書

(宛名の医師への語りかけ、はじめまして〜　など)

患者 xxxxxxxxxxxxxxxxx 様(YY年MM月DD日生まれ)の治療についてご報告致します。

主要な問題：小臼歯の抜歯後、左側下顎骨部の麻痺感覚を伴う、痛みによる開口運動の制限。左側頭下顎関節部全体(および眼窩部ならびに鼻部)の激しい膨隆。

機能検査を行ったところ、開口運動を8mm行った時点で、痛みによる開口運動の制限が認められました。安静時には、下顎骨は左側に2mmずれるという防御反応を見せます。左顎関節部から眼窩部および鼻部に到るまでの広範な膨隆が見られます。咬筋(浅層および深層)は両側とも触診に対して過敏性を示します。その他の筋は、開口運動が著しく制限を受けているために検査が行えませんでした。側頭下顎関節部は、下顎骨下部および後部で、明らかな圧迫に対する過敏性を示しました。左側頭下顎関節部(特に下顎骨)の感受性が減衰しています。左口角がやや下がり気味で、患者は「うずき感」や「麻痺感」を感じています。

治療：開口可動域の改善のための、口腔内からの側頭下顎関節の腹側尾側モビライゼーション。筋の緊張緩和のための軟部組織テクニック。短時間の氷冷療法による刺激感受性の改善および電気療法による経皮的刺激。

開口可動域の改善のための自己トレーニングプログラムの習得。

現状：開口運動は31mmの位置が最終域で、約28mmの位置からはまだ痛みがあります。感受性は両側とも同じ状態に回復。口角の位置の調節および表情の非対称性は改善されましたが、まだわずかな左右非対称性が残っています。膨隆は大部分において解消するも、時折再発が見られます。

推奨：現状では、徒手療法を継続することが推奨されます。

今後とも、ご協力頂きますようどうぞよろしくお願い致します。

(療法士氏名)

治療報告書

(理学療法士氏名)—理学療法士／徒手療法士

xxxxxxxxx
xxxxxxxxx
xxxxxxxxx（先方宛先など）

(地名)(日付)
治療報告書

(宛名の医師への語りかけ、はじめまして～　など)

この度、患者 xxxxxxxxx 様（YY年MM月DD日生まれ）に理学療法をご紹介頂きましてありがとうございます。

主要な問題：2ヶ月来開口時に左顎関節に痛みがあり、散発性のクリック音が同じく左顎関節に見られます。

開口可動域は50mmで、正常な値を示しています。ただし、特に開口時に左側への偏位を明らかに識別することができます。他動開口運動を加圧で行うと、最終域で左側頭下顎関節の関節包に著しい緊張が示されました。さらに側方移動では、右側が14mm、左側が10mmという非対称性を示しました。さらに、咬筋（深層および浅層）、内側翼突筋、側頭筋はそれぞれ左側右側ともに、圧迫に対して強い過敏性を示しました。頸椎の検査での特記事項はありません。

治療：関節包の剛性を高めるための側頭下顎関節（左側／右側）の徒手モビライゼーション、ならびに開口運動時の筋を中心とした運動を改善するための自己トレーニングプログラムの習得、さらに、筋の緊張緩和のための特殊な軟部組織テクニック。

現状：左側頭下顎関節の痛みは完全に消失しました。クリック音は減衰するも、まだ持続しています。

推奨：患者は、修正した自己トレーニングプログラムを実行することによって痛みから解放されています。今後10週間ほど、治療のための新たなチェックを行い、自己トレーニングプログラムの拡張などを行うことが望ましいと思われます。

症状が再発した場合は、迅速に治療を開始することが推奨されます。
今後とも、ご協力頂きますようどうぞよろしくお願い致します。

(療法士氏名)

治療報告書

(理学療法士氏名)―理学療法士／徒手療法士

xxxxxxxxx
xxxxxxxxx
xxxxxxxxxx（先方宛先など）

(地名)(日付)
治療報告書

(宛名の医師への語りかけ、はじめまして〜　など)

この度、患者 xxxxxxxxx 様（YY年MM月DD日生まれ）に理学療法をご紹介頂きましてありがとうございます。

主要な問題：ストレスが原因の歯ぎしりがあり、大きな開口の際および咀嚼運動の際にクリック音が発生し（左側が右側より強い）、散発的な頭痛も引き起こされます。

機能検査を行ったところ、開口可動域は35mmで、少々小さめの値でした。側方移動は左側右側とも9mmと制限を受けています。さらに、両側の咬筋（深層および浅層）ならびに両側の内側翼突筋に、圧迫に対する強い過敏性が示されました。開口運動では、運動の調節ができておらず、運動中期に左側への偏位が見られます。

治療：側頭下顎関節左側／右側の腹側尾側の徒手モビライゼーション、咬筋および内側翼突筋の特殊な軟部組織テクニック、開口運動の改善のための自己トレーニングとの組み合わせによる左右側頭下顎関節のリラックスポジションの体得

現状：クリック音と軋轢音は明らかに減衰するも、まだ持続しています。自己トレーニングが、関節の可動性の向上に対して良い影響を与えています。

推奨：これ以外の症状をさらに改善して行くために、現状では、徒手療法を継続することが推奨されます。

今後とも、ご協力頂きますようどうぞよろしくお願い致します。

(療法士氏名)

治療報告書

(理学療法士氏名)―理学療法士／徒手療法士

×××××××××
×××××××××
×××××××××(先方宛先など)

(地名)(日付)
治療報告書

(宛名の医師への語りかけ、はじめまして～　など)

この度、患者 ××××××××× 様(YY年MM月DD日生まれ)に理学療法をご紹介頂きましてありがとうございます。

主要な問題：開口運動を34mm行った時点で痛みによる運動の制限が現れます。側頭下顎関節部の筋が明らかに緊張亢進の状態にあります。患者は、歯ぎしりと左右側頭下顎関節の散発的なクリック音を訴えています。

身体的検査：機能検査を行ったところ、開口34mmの時点で痛みによる開口運動の制限があり、右側への側方移動も10mmという値でした。前方突出運動は5mmを超えるところで痛みが生じますが、可動域は7mmと正常な値を示します。

さらに、両側の咬筋ならびに両側の内側翼突筋に、圧迫に対する強い過敏性が示されました。眼窩下神経および眼窩上神経の神経孔は、両側とも中程度の圧迫に対する過敏性を示しています。

治療：左右側頭下顎関節のモビライゼーションのための口腔内徒手療法、筋の緊張緩和のための軟部組織テクニック、自己トレーニングプログラムの習得

現状：開口可動域は、51mmと再び正常値の範囲に戻り、殆ど無痛となりました。クリック音はまだ散発的に発現しています。側頭下顎関節部の緊張感は解消。開口運動中もこれを感じることはないということです。患者は自己トレーニングプログラムを自発的に行っています。

推奨：現在患者はほぼ障害のない状態なので、以降の治療の必要はないと考えます。症状が再発した場合は、再度治療を開始することが推奨されます。

今後とも、ご協力頂きますようどうぞよろしくお願い致します。

(療法士氏名)

索 引

ADD 「関節円板転位」を参照
CMDメーター　101
CMD＝頭蓋下顎機能障害　2
COPA＝Craniomandibular Orthopedic Positioning Appliance 頭蓋下顎整形外科的ポジショニング装置　230
Helkimo式機能障害指標　5, 34
HBB（後ろ手）　147
ICF＝International Classification of Function, Disability and Health（国際生活機能分類）　3
PIR 「等尺性収縮後のリラクセーション」を参照
PNFテクニック　196, 199
PNFパターン　197, 281
QQP（量・質・痛み）一覧表　101, 104
RDC/TMD＝Research diagnostic criteria for temporomandibular disorders（側頭下顎骨障害の診断基準）　7

あ

顎の運動の質　6
顎の発育異常　42
顎の反射 「咀嚼反射」を参照
圧迫感
　眼部　49　耳部　46
軋轢音　36
主な症状　155
　原因　41
　増大　246
　病因、病原論　190
　負荷姿勢、胸骨恥骨の　82
萎縮　161, 167
痛み
　運動に起因する　141, 241, 264
　主な症状　157
　下顎後方の痛み　77
　頑固な痛み　264
　筋筋膜痛　2, 6, 45
　歯槽痛　42
　侵害受容痛　166, 281
　神経病的な痛み　166, 281
　疼痛　25
　放散痛　45, 112
　　牽引痛　108
異痛　166
　断続法　201
　リフティング　200
陰嚢様舌　92
うずき　167, 264
　運動検査
　胸部　148
　受動的　123
　　可変性　127, 279
　　事例　247, 266
　能動的　99, 278
　　可変性　105, 279
　　胸椎の側方への屈曲　107
　　頸椎の回旋　106
　　頸椎の側方への屈曲　106
　　身体姿勢の変化　107
　　事例　245, 266
　　スクリーニングテスト　147
　　頭部の姿勢の変化　107
運動に伴う痛み　142, 278
運動の下準備　196
運動の障害
　急性　266
　質的　153, 162, 237
　量的　152
運動の範囲　123
運動の方向　249
運動のレベル（マイトラント式）　176
エキセントリックスプリント　230, 232, 282
嚥下障害　21, 44, 49
　誘発　120
嚥下、歯の接触　93
炎症　59, 92
炎症のパラメーター　174
炎症反応　157, 166
炎症媒介物質　189
円板内踝靱帯　46
on-offメカニズム　250, 257

か

顆 18
　亜脱臼 137
　位置の変化 162
　移動 80, 220
　転がり 80
　滑動性 181
　形状の誤差 162
　後退位置 212
　触診 117, 119
　縦方向の運動 126
　頭蓋方向への転位 136
　腹側の伸延 181
　変形 36, 83
　変性 83, 139
　横方向の運動 33
開咬 95, 140
開口 6, 18, 20, 24
　痛みを伴う 59, 82
　急性、術後の 264
　事例 240, 256, 264
　治療例 250
　記録 105
運動ダイヤグラム 100
運動の質 131
改善 181, 262, 268
回避行動 100, 103, 141, 157
関節包に起因する開口運動の制
　約 81
舌を歯と接触させた開口 222
手技による抵抗 224
初期の 32, 34, 101
振動を伴うモビライゼーションの
　間隔 177
受動的な 177, 268
　過圧を伴う 124, 260
　身体の姿勢の変化 128
制限を受けた 5, 36, 100

主な症状 152
原因 45, 152, 280
事例 259
前方への関節円板転位 138
頻度 237
病因、病原論 190
生理学的に不適切な筋のアクショ
　ン 100
　力を加えた 160, 177, 268
　能動的な 101
　ブロック 5
　モビライゼーションのための
　　219, 268
開口運動検査 260
開口の偏差 197
開口ライン 103
転がり滑動比 125, 177, 180
転がりモビライゼーション 182
回避行動 167, 264
　原因 141
過蓋咬合 95
下顎
　左右の誤差 109
下顎顆 「顆」を参照
下顎窩 18, 28
　下顎窩の変化 137
下顎骨 121
　運動の軌道 82
　運動の方向 32
　可動性の障害 41
　ガイド能力のチェック 131,
　　200
　後方移動 80, 198
　後方転位 82, 89
　前方移動 200
　変化 137
　モビライゼーション 209, 255
下顎骨外骨腫 98

下顎骨骨折 152, 249
下顎骨の位置
　後退 77, 82, 95, 278
　前方突出 77, 79, 278
下顎骨運動、開口 243, 263
下顎骨の可動性 5
　改善 268
下顎骨の調節 131, 263, 270
下顎頭 18, 22, 28
　移動障害 82
　運動 34
　背側への圧迫 80
下顎の可動性の制限 41
下顎の限界運動 33
角膜反射 108, 110
下制
　下顎 32, 34
　肩甲骨 199, 202
下制筋、伸長した 162
仮説の構築 68
肩-首の筋の緊張の亢進 244
活動 4
活動の制約 59
可動性
　受動的な 65
　能動的な 65
可動性の拡張 176, 268
窩と顆（関節のパートナー）
　形状の誤差 162
　接近 126
　変形 36, 83, 139
顆と窩の関係 138, 213, 231
顆の異音 265
顆の運動 34
顆の運動機能亢進 156
過負荷 111, 152, 242
感覚運動ホムンクルス 221
感受性検査 108, 279

索引 か— 295

感受性障害　108, 167, 246
関節
　円板下顎　28, 34
　円板側頭　28, 35
　関節運動学　198
　関節円板障害　164, 236
　関節円板転位　6, 35, 275
　　症状　41
　　前中央部の部分的関節円板転位　156
　　前方　36, 83, 275
　　　胸郭の降下　85, 87
　　　頸部後屈の場合　80
　　　雑音　137
　　　対処法　135
　　　段階区分　138
　　　発生のメカニズム　137
　　　病理学的メカニズム　87
　　　部分的　83, 138, 156
　　　臨床的状態　156
　関節円板と顆の位置関係　36, 136, 138
　関節円板の穿孔　41
　関節円板の負傷　257
　関節円板の変形　36, 139
　関節円板破裂　36
　関節間隙の癒着　41
　関節雑音　5, 36
　　主な症状　155
　　下顎骨の位置、背側　81
　　原因　141, 155, 280
　　小児の場合　8
　　スクリーニング検査　142, 143
　　スプリントの使用　230
　　説明モデル　134
　関節症　「顎関節症」を参照
　関節障害　162, 274, 280

関節テクニック　269, 281
関節内遊離体　156
関節軟骨の損傷　257
関節軟骨の変形　83, 221
関節の剛性　288
関節のモビライゼーション　173, 204
関節包　28
　炎症　41, 46
　可動性の許容値　262
　過度の刺激、機械的　265
　外傷　163
　検査の方法　259
　再生能力　262
　負荷の解除　179
　変形　139, 179
　モビライゼーションの刺激　262
関節包靱帯　29
　痛みに敏感な158
　炎症　242
　負荷の解除　126
関節包の緊張　117, 125, 259
　変化　82
関節包の収縮　157
関節面の不一致　35, 41, 139
間代性筋痙攣　28
関与レベル　59
外骨腫　137
外側靱帯の雑音　156
顎関節
　圧迫負荷　80, 84, 93
　安定性の向上　198
　運動の範囲　100
　運動の方向　32, 173, 275
　回軸移動　86
　解剖学　18, 275
　可動性　6, 65

制限　141
過負荷　157
関節腔間
　下部　34
　上部　35
外傷　157, 163, 255
　治療目標　262
機械的な刺激　157
機能障害　2, 42, 163
筋　274
　構造的　59
形状の誤差　41
口腔外の触診　119
構造
　痛みに敏感な　158, 280
　関節骨　18
　関節周囲　29
　関節内　28
　筋　20
　神経　25
矢状断面　83
触診の際の敏感さ　5
状態の改善　221, 223
接触関係　210, 212
前方突出　211
代謝障害　157
適合　282
バイオメカニズム　32
病理学的末梢作用　90
負荷の解除　126, 183
不適切な負荷　140
変性　139
包　「関節包」を参照
モビライゼーション　176, 212
　滑り　217, 250
顎関節炎　6, 41, 162
顎関節近傍をグリップして固定する　146

顎関節症　6, 41, 162
　　原因　152, 164
　　診断の頻度　236
　　治療テクニック　188
顎関節痛　6, 157, 185
　　小児の場合　8
　　スプリントの使用　230
顎関節の機能　5
顎関節の雑音　「関節雑音」を
　　参照
顎関節部、症状範囲　40
顎筋の痛み　6
顎後退　96, 140
顎骨発育異常　42
顎骨前方突出　77, 79, 278
額部　47
眼圧　45
眼窩　18
眼部　19,8
顔面側弯　77
顔面痛　3, 8, 89
顔面頭蓋　75
顔面の左右非対称　165, 244
顔面の3エリア分類　76
機械受容器　176
機械的インターフェース　「機械
　　的な接触位置」を参照
機械的感受性　258
拮抗的抑制　197
機能障害　2, 42, 59
　　関節内　125
　　変性による機能障害　250
機能的神経解剖学　23
臼歯　43
急性の過負荷症状　250
静止痛　251
胸郭出口症候群　194
胸郭の降下　78, 80, 278

バイオメカニズム　84
胸郭の姿勢　75
頬骨突起のモビライゼーション
　　217
胸鎖関節のモビライゼーション
　　147
頬側　43
胸椎
　　位置の変化　213
　　屈曲　84, 211
　　伸展　128
　　スクリーニングテスト　145,
　　　147
　　猫背　87
　　モビライゼーションのテクニック
　　　186
局所貧血　161
挙上　32
筋関節症　129, 160
筋痙攣　45, 160
筋障害　160, 276, 280
近心　43
緊張感　44
緊張緩和　189, 196, 250
筋
　　アブミ骨筋　27, 47
　　オトガイ筋　24
　　オトガイ舌骨筋　21, 191
　　下制筋　24
　　顎舌骨筋　21, 109
　　顎二腹筋　21, 47, 270
　　胸筋　90
　　頬筋　47
　　胸骨甲状筋　24
　　胸骨舌骨筋　24, 47, 53
　　胸鎖乳突筋　91, 193
　　挙筋
　　　肩甲挙筋　202

口蓋帆挙筋　47
上唇挙筋　225
茎突咽頭筋　47
茎突舌骨筋　21, 47, 50
　　筋力の喪失　109
茎突舌筋　47
肩甲舌骨筋　22, 53, 275
　　機能障害　194
　　緊張の減衰　214
　　緊張の亢進　214
　　伸長　202
咬筋　20, 29
　　圧迫に対する痛み　244
　　萎縮　161
　　拮抗抑制　197
　　氷の使用　253
　　収縮時の痛み　248
　　触診　117, 119, 144
　　力の喪失　109
　　等尺性収縮後のリラクセー
　　　ション　196
　　トリガーポイントテクニック
　　　195
　　軟部組織テクニック　189
　　肥大　165
後頭下筋　120, 194, 203
斜角筋
　　伸長　202
　　トリガーポイントテクニック
　　　194
　　不全の　90
笑筋　24
舌骨舌筋　47
側頭筋　20, 109, 194
直筋
　　外側頭直筋　89, 132,
　　　185
　　後頭直筋　51, 133

前頭直筋　89, 132, 185
頭斜筋　51, 88, 133
頭長筋　185
鼻筋　225
翼突筋
　外側翼突筋　20, 29
　筋力喪失　109
　氷の使用　253
　収縮　85
　収縮時の痛み　248
　触診　118, 144
　内側翼突筋　20, 109
　軟部組織テクニック　189, 270
菱形筋　90
輪筋
　眼輪筋　110, 225
　口輪筋　24
筋萎縮　160
筋炎　45, 160
筋機能検査　129, 279
筋系、相乗作用的　130
筋伸長　191
筋組織
　圧迫に対する痛み　45, 142, 244
　後頭骨筋　129
　舌骨下筋　21
　　機能検査　129, 132
　　緊張の増加　90
　　触診　120
　　伸長　278
　舌骨上筋　20, 274
　　機能検査　129, 131
　　硬化　81
　　触診　118
　　伸長　278
　　調節のトレーニング　222

軟部組織テクニック　190
表情筋　24, 47, 129, 275
　緊張の緩和　197
　視診　75
　触診　120
　活性化　224
筋痛　45, 160
筋のアンバランス　87
　頸部筋のアンバランス　88
　習慣的な姿勢　161
　収縮時の痛み　131, 142
　スクリーニング検査　142
　等尺性の
　　事例　248, 261, 267
　　多方向の　144
筋の緊張
　減少した　174
　等尺性の　196
筋の作用
　遠心的な　130, 280
　求心的な　130, 280
筋の収縮　130, 161
筋の不全　80, 88, 161
筋力の減衰　131
筋力の構築　131
筋力の差　108
筋力の喪失　141, 167
蟻走感　167
唇の形成　24
唇を噛む　4
屈筋
　不全　88, 161
首の伸展　200, 213, 278
クリニカルリーズニング　58, 69
　質問一覧　60
　事例　242, 264
　方法論的　58, 276

クリニカルリーズニングのプロセス　61, 76
頸神経　23
頸神経ワナ　23, 121, 207
　影響　184
頸椎
　運動の制限　51
　屈曲　198, 208, 212
　屈曲と伸展の調節　282
　屈筋の検査　132
　後屈　80
　姿勢の変化　88
　触診　122
　伸筋　88, 161, 278
　伸筋と屈筋　87
　伸筋の検査　133
事前ポジショニング、頸部伸長　84
スクリーニングテスト　145
頸椎上部クワドラント　146
頸椎のポジション
　顎関節のモビライゼーション　212
　咬合　210
頸部　51
頸部の痛み　51
頸部の筋
　収縮　80
　短筋　276
　モビライゼーション　184
頸部の屈曲　212
頸部の凝り　51
頸部の側屈および回旋　213
頸部のパターン　198
頸部、腹側　49
血管拡張　50
血行の促進　174, 191
結節

下顎　18
　関節　28
肩挙筋の緊張亢進　89
肩甲骨の下制
　後方　199, 202
　前方　202
肩甲骨のパターン　198, 202, 281
検査
　神経学的　108, 246, 279
　身体　65, 74, 277
　　計画　69, 243
　理学療法
　　客観的レベル　64, 277
　　主観的レベル　64, 277
検査グループ
　局所の　74
　周辺部位の　74
犬歯　43
肩甲帯　23, 52
　スクリーニングテスト　147
　スタビリゼーション　199
　前方突出　89, 162, 211
倦怠感　45
肩甲帯筋　75
　アンバランス　89, 278
　機能不全　89
　挙筋-下制筋のアンバランス　87, 90
　緊張亢進　89, 91
　収縮　90
肩痛
腱紡錘　176
ゲートコントロール理論　174, 281
切削措置、選択的　233
発語障害　49, 59
孔

顎　112, 120
眼窩下　112, 120
眼窩上　112, 120
口角線　77
口蓋　92
口腔　92
口腔衛生　98
口腔内のグリップテクニック　179
後屈姿勢　80
咬合　42
咬合　140
　頭部の姿勢　88
咬合異常　41
咬合位置　「咬合状態」を参照
咬合器　232
咬合誤差　162
咬合障害　95
　治療　195, 230
咬合時の痛み　41
　事例　256
咬合状態
　障害、治療　230
　中心、喪失　81
　頭部の姿勢　88, 210
　斜めの咬合　162
　変化　42
咬合接触面の変化　85
咬合補助器　230
交差咬合　42, 96
口底
　軟部組織のテクニック　270
口底筋　190
　筋力喪失　109
触診
　口腔外　119
　口腔内　115
後頭下筋　120, 194, 203

咬頭嵌合　105, 201, 232
国際生活機能分類(ICF)　3
鼓索神経　27, 50
コステン症候群　2, 236
こめかみ部　48
固有受容性神経筋促通法 「PNF」を参照
コラーゲン合成障害　157
コントラクトリラックス(CR)　199
ゴニオメーター　101

さ

左右非対称な歯の発育　95
三叉神経脊髄路核　23, 51, 91, 184
三叉神経痛　111
雑音　36, 41, 134, 280
　運動の質　100
　影響要因　135
　大きな雑音　156
　主な症状　155
　検査結果の解釈　137
　検査テクニック　135
　原因　41, 137
　初期　156
　中期　156
　記録　135
　頻度　237
　分析　135
　分類　134
　末期　156
作業仮説　65, 68, 76
視覚障害　8, 12, 45
しかめ面　129, 206
弛緩痛　131
歯頸部　43
　敏感な　94

露出した　43
歯構造の破壊　93
歯根　43
歯根除去　265
四肢のパターン　200
歯周炎　99
視診　75, 278
　　口腔外　75, 243
　　口腔内　91, 244
歯数過剰　97
歯数不足症　97
姿勢の崩れ　257
姿勢の知覚　198
歯槽　43
舌の圧痕　94
舌の運動機能　221
舌の噛み傷　94
歯痛　8, 26, 42, 94
　　眼窩下神経の治療　206
　　トリガーポイントの失活　194
歯肉退縮　92
周期化　130, 199
　　改善　221, 223
周辺要因　4
徒手療法　12
歯遊走　42
小臼歯　43
触診　65, 115, 279
　　口腔外　116, 119, 279
　　　事例　244
　　口腔内　115, 279
　　　事例　245
触診時の痛み　7, 45
食事の影響　264
しわがれ声　49, 120, 185
侵害受容　166
伸筋
　　頸部　278

　収縮した　88, 161
改善　221, 223
障害　131
神経　21
　　アブミ骨筋神経　27, 28
　　オトガイ神経　206, 266
　　眼神経　25, 48, 108, 246
　　眼窩上神経　26, 112, 205
　　下顎神経　21, 25, 108,
　　　246
　　　緊張検査　114, 208, 279
　　　刺激　259, 269
　　　モビライゼーション　269,
　　　　281
　　下歯槽神経　112, 258, 269
　　滑動　207
　　眼窩下神経　112, 206, 266
　　顔面神経　21, 26, 49, 110
　　　二腹筋枝　119
　　機械的な制限　279
　　緊張運動　207
　　咬筋神経　110
　　後頭神経　89, 121, 207
　　三叉神経　25, 29, 47
　　　感受性検査　108
　　　緊張の許容値　114
　　　刺激　110, 203
　　　触診　111
　　　損傷　109
　　　知覚過敏　111
　　視神経　48
　　上顎神経　26, 108, 246
　　舌下神経　21, 27, 118
　　舌咽神経　26
　　舌神経　112
　　大耳介神経　121, 207
　　迷走神経　49
　　涙腺神経　112

神経機能制御回路　196
神経孔　122
神経刺激　50, 205
　　治療　205
神経支配　142, 274
神経伝達物質　174
神経の緊張　211
神経の緊張位置　209
神経の緊張検査　114
神経の損傷　167
　　圧迫時の痛み　48, 50, 158,
　　　266
　　事例　258
　　触診　111, 120
　　触診時の痛み　244
神経のモビライゼーション　204,
　　207, 281
神経の連携コントロール　176
診断　59
　　仮説の構築　68
　　客観的レベル　64, 277
　　主観的レベル　64, 277
　　多様性　236
　　自己トレーニング　171, 219,
　　　282
　　下顎の調節　262
　　事例　251, 255
　　前方突出　253
耳小骨　46
耳痛　5, 194
耳道　18
　　換気量の減少　46
充血　189
受動的付加運動　126
上顎骨　215
　　転がりモビライゼーション
　　　216
上顎外骨腫　98

上顎と下顎の位置関係　77
上位交差症候群　78, 87, 278
自律神経刺激　188
靱帯
　外側　29, 117
　　刺激　137
　茎突下顎靱帯　29
身体心理社会的疾病モデル　4
スクリューテクニック　147, 187
スクリーニング　139
　頸椎　146
　隣接する身体部位　145
スクリーニングテスト　280
　原理　148
　質問　141
ストレス　4, 9, 95
　神経ダイナミック的に強化された　128
ストレスの軽減　13, 189
スプリントの使用　68, 230, 282
スプレー&ストレッチ　191
スライダー　207
随伴症状の頻度　237
頭痛　8
正中移動　33, 102, 124
　滑りモビライゼーション　182
脊柱の障害　8
脊椎過後弯症　84, 87, 161
頸椎過前弯症　87
脊椎関節のモビライゼーション　186
脊椎-肋骨関節　187
切歯間線　102
セラピストのチーム　11
センタースプリント　230, 282
センター特定　232

センターラインのずれ　163, 165
舌動脈　118
前方突出　6, 21, 125
　自己トレーニング　220
　受動的な　125, 179
　制限された　5
　説明　33
　手による抵抗　224
　能動的前方突出の測定　102
　標準値　34
前方突出検査　260
前方へのモビライゼーショントレーニング　220
　頸部　91, 184
　上腕筋　23
早期接触　42, 68, 140
相互作用の原理　173
創傷治癒障害　265
叢生歯　97
測定手順　99
側頭下顎関節　「顎関節」を参照
側方移動　6, 21
　外側　241
　効果　209
　左右非対称　142, 259, 267
　自己トレーニング　219, 223
　受動的　124, 178, 253
　スクリーニングテスト　143
　手による抵抗　223
　へら（舌圧子）を使用した　221
　モビライゼーション　262, 182
側方移動テスト　261
側方スライドテクニック　209
咀嚼筋　20, 276

痛み　259, 265
過負荷　111, 242
機能試験　129
　等尺性　248
機能障害　261
筋緊張亢進　84
緊張の緩和　196, 250
緊張の調節機能の障害　5, 50
筋活動の展開　110
筋力の喪失　109
触診時の痛み　5, 144, 158
神経支配　21
マッサージ　188
リラックス　231
咀嚼筋のアンバランス　161
咀嚼時の痛み　44, 83
　小児の場合　8
　事例　252, 256
　トリガーポイントテクニック　195
咀嚼反射　108, 110

た

体幹の転がり　202
体幹のチェック　200
代謝障害　9, 157
代謝の向上　174, 204
タイミング・フォー・エンファシス　199
縦方向の運動
　頭蓋側　126
　尾側　126
第1肋骨のモビライゼーション間隔　147
代償性の開口　80
ダンパー機能　27
知覚麻痺　166

地図舌 92
中耳炎 46
中耳換気障害 47
滑り 35
　後方 181
　前後 125
　側方 「側方移動」を参照
　側方/内側 182
　動的 135, 156
　尾側 181
　腹側 180, 182, 262
滑り検査 142, 145
チョッピング 198, 201
治療テクニック 170
　関節の 172
　筋的 172, 188
　神経生理学的 196
　神経的 172, 203
　受動的 171, 281
　能動的 171, 281
　物理的 172
鎮痛 174, 281
椎間関節 148
　触診 122
　モビライゼーション 184, 187-8
椎間板
　負荷の適合 185
　モビライゼーション 187
　結果 275
痛覚過敏 166
痛覚麻痺 166
詰まり感 49, 120
　負荷姿勢、胸骨恥骨接近の 82
　活性化されたトリガーポイント 193
　モビライゼーション 185

爪噛み 93
低温療法 191, 253, 262
抵抗
　等尺性 131
　動的 131
抵抗検査 131
テンショナー 207
点頭運動 132
皮膚髄節 109
電気療法 262
頭蓋下顎機能障害（CMD） 2
　疫学 7
　関節に起因する 141, 162
　関節円板起因の 164
　鑑別診断 12
　学際的治療 11
　機械的起因の 112, 268
　筋起因の 141, 160
　筋の関与 279
　検査 7, 277
　咬合起因の 140
　姿勢起因の 78
　姿勢の関係 211
　質問 274
　症状 40, 275
　小児の場合 8
　神経性の 112, 166
　スクリーニング 139
　性別の割合 236
　素因 257, 274
　代償性の、潜在的存続的な 8
　等級付け 5
　病因 3, 160, 280
　病因、病原論 10, 160
　活性化された 8
　リスク要因 4, 9
　臨床診断 6
頭蓋下顎系

解剖学 18
神経支配 25
頭蓋骨
　可動性 215, 282
　口腔外の触診 120
頭蓋骨のテクニック 215
等級分けのシステム 274
凍結療法 191, 253, 262
等尺性収縮後のリラクセーション 196
頭部の安定 129
頭部の移動 81, 246
頭部のコントロール 200
頭部の姿勢 184, 210
　咬合 88
トリガーポイント 45, 281
　定義 191
トリガーポイントテクニック 189, 191, 281
動員 130, 199
　改善 221, 223
　障害 131
　同期化 130, 199
瞳孔線 77
動的圧迫 135, 144, 156
　記録 104
ドライニードリング 191

な

内頸静脈 23
内在性オピエート 189
軟口蓋筋の神経支配不全 47
軟骨粗化 156
軟骨代謝 174
軟骨肥大 156
軟部組織のテクニック 188 ff, 254
　下顎神経 269

関節　255
　　筋　255, 262
　　効果　204, 281
　　口底　270
　　事例　253, 255
　　舌骨上筋　190
軟部組織の膨隆　243
難聴　46
二重顎　246
二重視　49
二層部　83, 87
　　圧縮された　79
　　圧迫許容値　126
　　圧迫負荷　85, 125, 182
　　炎症　41
　　緊張　77
　　牽引力　213
　　伸長　138, 181
　　弾性の喪失　138
　　変形　85, 221
　　連続性の破断　138
二層部上層および下層　138
脳頭蓋骨　50, 75

は

歯　44
　　痛みのある　93
　　機能障害　276
　　研磨面　93
　　触診　116
　　接触不良　233
　　方向表示　43
歯ぎしり　4, 42
　　小児の場合　8
　　頻度　237
発声のぶれ　49
発語の際の痛み　44
歯並び　91

　　ずれ　95, 140, 278
歯並びの異常　97
歯の圧迫　4, 42, 93
　　スプリントの使用　231
歯の位置不良　4, 95, 140,
　　278
歯の一覧　43
歯の接触　282
　　頭の姿勢　89
　　解除　231
歯の損失　42
歯の治療　68
歯のフィリング　68, 92
歯の負荷　85
歯の分類　44
歯の揺れ　42
鍼治療用針　191
瘢痕組織　249
反射　279
反射試験　110
反射障害　108
反復運動
　　固定　199
　　動的　199
バイオメカニズム
　　神経的　205
　　適用された　210
パラファンクション　4, 163, 278
　　スプリントの使用　231
　　注意事項　91
光に対する敏感さ　49
鼻下ライン　76
眉間線　76
肥大　162
表情　27
鼻部の灼熱感　112
病理学的クロスリンク　174
氷冷療法　253

病歴　64, 277
　　仮説カテゴリー　69
　　記録　70
ピボットスプリント　233
付加的なモビライゼーション運動
　　173
負荷変形曲線　175
複合的な治療開始位置　210,
　　282
ブラケット　256
不動化　167
ブロック感　245
閉口　18, 21
　　痛みを伴う　105, 248
　　手技による抵抗　224
　　初期の　32
　　中期の　33
　　末期の　33
閉口障害　5
へら（舌圧子）　221
へら（舌圧子）を使ったテスト
　　162
偏位　103, 154, 162
　　外側　163, 165
　　原因　141
　　スクリーニングテスト　142
　　スプリントの使用　232
　　定義　279
　　変形　183
偏差　103, 154, 162
　　原因　141
　　修正　245, 251
　　事例　241
　　スクリーニングテスト　142
　　スプリントの使用　232
　　定義　279
側頭痛　5
縫合　120, 216

骨
　頬骨　215, 217
　後頭骨　121, 215
　舌骨　21, 49
　　安定性　132
　　尾側牽引　80, 84, 87
　　前頭骨　215
　　圧迫　218
　　モビライゼーション　216
　　側頭骨　120, 215, 282
　　変化　137
　　モビライゼーション　217
　　蝶型骨　215
　　頭頂骨　215
頬の圧痕　92, 94, 257
頬を噛む　93
膨隆の傾向　257, 264
膨隆の減衰　174
ポジショニングスプリント　230, 232
ホールドリラックス　199

ま

磨減　42, 92, 140
　スプリントの使用　231
摩擦　189
摩擦雑音　「軋轢音」を参照
マッサージ　189
麻痺感　25, 53
多面的な患者マネジメント　13, 274
多面的な理学療法　13
味覚　27
ミシガンスプリント　232
ミニプラストスプリント　230
耳鳴り　8
　トリガーポイントの失活　194
　病因、病原論　28, 46

　活性化されたトリガーポイント　193
耳の痒み　46
耳の障害の病因、病原論　276
虫歯　98
むち打ち症　23
メイトランド　180
　受動的な運動のレベル　175
　スクリーニングテスト　146
眼の細動　49
眼の不調　276
めまい　193
モビライゼーション
　胸部の後/前の　186
　頸部の
　　後/前　184
　　前/後　185
　神経の　204, 207, 281
　自己トレーニング　219, 253
　滑りの　173, 178
　　外側/内側　182
　　後方　181
　　尾側　181
　　腹側　180
　頭蓋骨の　215
モビライゼーションの周期　175
モビライゼーションのテクニック　173
　関節の　250
　振幅　175
　振動による　177
　パラメーター　175
　付加的　173, 180
　　胸椎　186
　　組み合わせ　176
　　頸椎　184
モビライゼーションのレベル　175

や

融合歯　98
優性仮説　70
癒着　41, 176
指
　神経刺激　88
　麻痺感　53

ら

理学療法士
　位置　12
　処置　60
　役割　13
リズミカルなスタビリゼーション　199
リフティング　198, 200
リポジショニングスプリント　282
流涙　49, 112
リラクセーションスプリント　230
隣接（歯）　43
連携　131, 141
連携のトレーニング　221
肋椎関節　148
　モビライゼーション　187

わ

ワッテを噛む　136, 156
腕神経の刺激　88

著者：
カイ・バルトロウ (Kay Bartrow)
理学療法士。1999〜2004年、メイトランド・コンセプトによる徒手療法コースを受講。2000年、医療トレーニング治療／医療基礎トレーニング(MTT/MAT)コース受講。2004〜2006年、PNFコンセプトの上級コース受講。2004年以降、顎関節治療の分野での研鑽を積み、治療の重点を「顎関節症」に移す。この重点分野を確立するために、歯科医および顎関節整形外科医との学際的協力体制を築く。現在、各種症状を持つCMD患者の神経筋骨格系の治療が治療活動の約70%を占める。機器を使用した理学療法の認定講師およびコース担当者。MTT/MATの認定講師。

監修者：
中山 孝（なかやま たかし）
東京工科大学医療保健学部理学療法学科長教授。信州大学大学院工学系研究科生物機能工学専攻博士後期課程修了、日本工学院専門学校医療学部理学療法学科教員を経て現職。専門分野は、体幹運動解析、筋骨格系理学療法。編著書に『コアカリ準拠ビジュアルレクチャー　理学療法基礎治療学Ⅰ　運動療法』(医師薬出版)、共著に『理学療法学ゴールド・マスター・テキスト1　理学療法評価学』(メジカルビュー)など。

翻訳者：
松井 博（まつい ひろし）
独日翻訳者。医療分野では、内視鏡治療および機器に関連する各種文書、および放射線検査機器の周辺文書の独日・英日翻訳に実績がある。十年以上の在独経験があり、現在は日本においてフリーランス翻訳者として活躍。

Physiotherapie am Kiefergelenk
顎関節の徒手理学療法

発　　行　2013年10月20日
発 行 者　平野　陽三
発 行 所　株式会社ガイアブックス
　　　　　〒169-0074 東京都新宿区北新宿3-14-8
　　　　　TEL.03 (3366) 1411　FAX.03 (3366) 3503
　　　　　http://www.gaiajapan.co.jp

Copyright GAIABOOKS INC. JAPAN2013
ISBN978-4-88282-888-4 C3047

落丁本・乱丁本はお取り替えいたします。
本書を許可なく複製することは、かたくお断わりします。
Printed in China

Copyright © of the original German language edition 2011 by Georg Thieme Verlag KG, Stuttgart, Germany
Original title:
Physiotherapie am Kiefergelenk by Kay Bartrow

Drawings: Karin Baum, Paphos, Zypern